NURSINGRAPHICUS **EX**

ナーシング・グラフィカEX

疾患と看護 ❶

呼吸器

MC メディカ出版

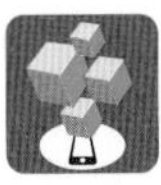

「メディカAR」の使い方

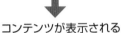

「メディカ AR」アプリを起動し，マークのある図をスマートフォンやタブレット端末で映すと，飛び出す画像や動画，アニメーションを見ることができます．

アプリのインストール方法

メディカ AR　で検索

お手元のスマートフォンやタブレットで，App Store（iOS）もしくは Google Play（Android）から，「メディカ AR」を検索し，インストールしてください（アプリは無料です）．

アプリの使い方

①「メディカAR」アプリを起動する

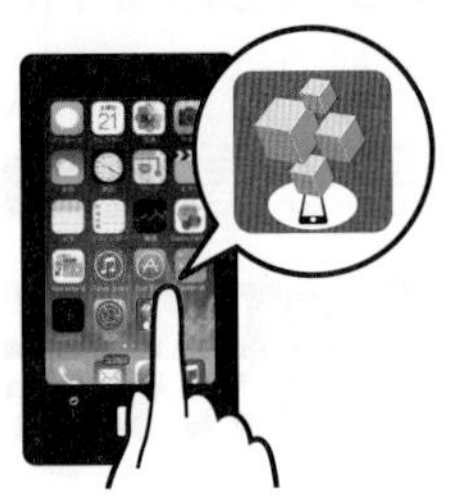

※カメラへのアクセスを求められたら，「許可」または「OK」を選択してください．

②カメラモードで，マークがついている **図表全体** を映す

↓

コンテンツが表示される

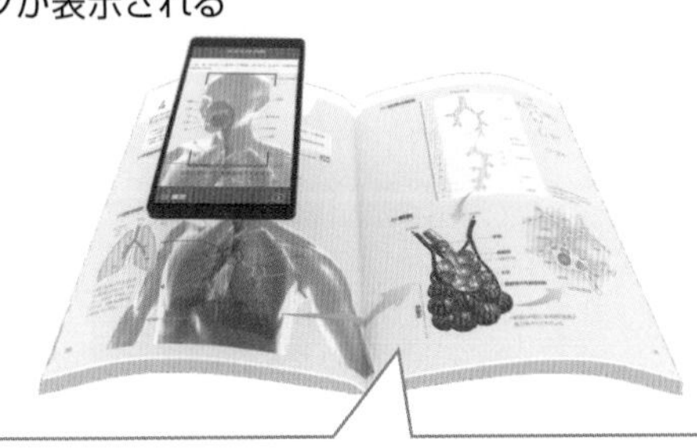

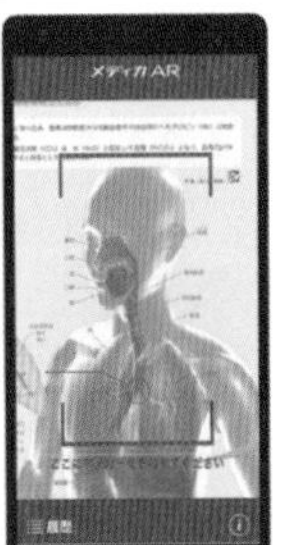

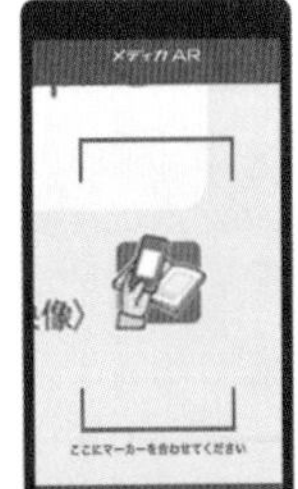

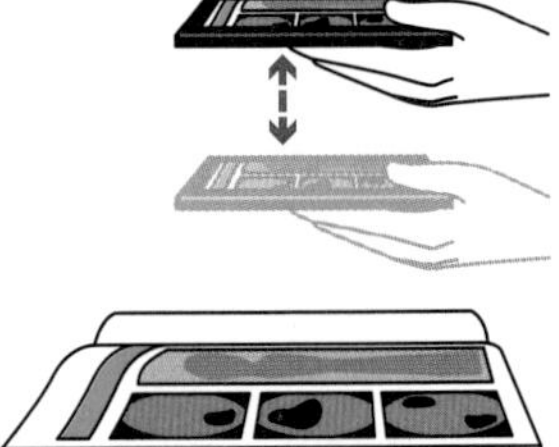

〇 正しい例　✕ 誤った例

ページが平らになるように本を置き，マークのついた図表とカメラが平行になるようにしてください．

マークのついた図表全体を画面に収めてください．マークだけを映しても正しく再生されません．

読み取れないときは，カメラをマークのついた図表に近づけたり遠ざけたりしてください．

正しく再生されないときは

・連続してARコンテンツを再生しようとすると，正常に読み取れないことがあります．
・不具合が生じた場合は，一旦アプリを終了してください．
・アプリを終了しても不具合が解消されない場合は，端末を再起動してください．

※アプリを使用する際は，WiFi等，通信環境の整った場所でご利用ください．
※iOS，Android の機種が対象です．動作確認済みのバージョンについては，下記サイトでご確認ください．
※AR コンテンツの提供期間は，奥付にある最新の発行年月日から４年間です．

関連情報やお問い合わせ先等は，以下のサイトをご覧ください．
https://www.medica.co.jp/topcontents/ng_ar/

●AR コンテンツおよび動画の視聴は無料ですが，通信料金はご利用される方のご負担となります．パケット定額サービスに加入されていない方は，高額になる可能性がありますのでご注意ください．●アプリケーションダウンロードに際して，万一お客様に損害が生じたとしても，当社は何ら責任を負うものではありません．●当アプリケーションのコンテンツ等を予告なく変更もしくは削除することがあります．●通信状況，機種，OS のバージョンなどによっては正常に作動しない場合があります．ご了承ください．

はじめに

人の生命活動は呼吸をすることによって成り立っています．これは人体のすべての臓器が酸素を必要としているからです．しかし，酸素を取り込み二酸化炭素を排出する，シンプルな作業をするように思える呼吸器官は，非常に複雑な構造と機能をもっています．また私たちは無意識に呼吸をしていますが，ひとたび呼吸器官に障害が起こると，呼吸困難という症状で患者さんは呼吸を意識するようになり，何かをしようとしても十分にできず，患者さんのQOLは一気に低下してしまいます．その時は身体的評価とともに，苦痛を緩和するケアや残存した機能を生かすリハビリテーションを行います．

本書は看護を学ぶ学生を中心に，学生に関わる教員，看護師（実習指導者）を主な対象としています．そして願わくば，看護師になってからも，時々本書を参照していただけることを期待しています．

1部では呼吸器の構造と機能，呼吸器疾患特有の症状や検査，処置と看護，いわゆる必修項目としての内容をなるべく図や動画を用いて理解しやすいように解説しています．2部の主要な呼吸器疾患とその看護では，臨床で疾患の看護を実践してこられた看護師の方を中心に，わかりやすく執筆をしていただきました．また本書の特徴として，3部で呼吸に障害を抱えながらも生活の場に戻るためのケアとして，呼吸リハビリテーションと生活支援，そして意思決定支援についての解説に多くを割きました．4部の事例は手術を受ける急性期患者ケアと回復から地域連携への慢性期ケアの2事例で，アセスメントの視点，エビデンスに基づいたケアの展開を示しています．

呼吸は神経系や筋運動にも大きく影響を受けます．しかしこの部分は分量のため割愛しています．ぜひ他巻と合わせて学習していただくことをお勧めします．

より良い看護実践は，知識に基づく適切な判断と，病を抱えながらもその人らしい人生を送ることを支える看護の視点を統合したケアと考えます．本書がその看護実践を支える書になることを願っています．

編者を代表して　宇都宮明美

NURSINGRAPHICUS EX

疾患と看護❶
呼吸器

CONTENTS

2 呼吸器の疾患と看護

■本書で使用する単位について
本書では，国際単位系（SI 単位系）を表記の基本としています．
本書に出てくる主な単位記号と単位の名称は次のとおりです．
m：メートル　L：リットル
mmHg：水銀柱ミリメートル　Torr：トル
cmH_2O：水柱センチメートル
kg：キログラム　kcal：キロカロリー
＊本書では血圧に mmHg，生体内の圧力（PaO_2 など）に Torr を用いています．

編集・執筆

編 集

讃井　將満　さぬい まさみつ
自治医科大学総合医学第２講座主任教授／附属さいたま医療センター副センター長，集中治療部部長

加茂　徹郎　かも てつろう
東京都立墨東病院集中治療科医長

宇都宮　明美　うつのみや あけみ
関西医科大学看護学部看護学研究科治療看護分野教授

本城　綾子　ほんじょう あやこ
大阪刀根山医療センター看護部長室副看護師長，慢性疾患看護専門看護師

執 筆（掲載順）

加茂　徹郎　かも てつろう
東京都立墨東病院集中治療科医長
２章１～11 節，８章１・２節

中西　美貴　なかにし みき
大阪大学医学部附属病院看護部，呼吸器疾患看護認定看護師　２章２～５節

渡部　妙子　わたなべ たえこ
大阪はびきの医療センター慢性呼吸器疾患看護認定看護師
２章 10 節，４章１節

馬場　里英　ばば りえ
済生会宇都宮病院呼吸器内科
３章１～４・13 節，11 章１～３節

千代谷　厚　ちよたに あつし
医療法人社団たかはら会尾形医院内科
３章５～８節，13 章２～４節

冨保　紗希　とみやす さき
慶應義塾大学病院呼吸器内科　３章９節，９章１～６節

塙　龍太郎　はなわ りゅうたろう
済生会宇都宮病院呼吸器外科　３章 10・12 節

明神　哲也　みょうじん てつや
東京慈恵会医科大学医学部看護学科講師
３章 10 ～ 12 節

中間　楽平　なかま らくへい
国立がん研究センター東病院放射線診断科
３章 11 節，13 章１節

八塩　章弘　やしお あきひろ
市立大津市民病院救急診療科医長　４章１～３節

宇都宮　明美　うつのみや あけみ
関西医科大学看護学部看護学研究科治療看護分野教授
４章２節

鬼塚　真紀子　おにづか まきこ
大阪はびきの医療センター呼吸器内科病棟主任，慢性呼吸器疾患看護認定看護師　４章２節，５章３節

大方　葉子　おおかた ようこ
慢性呼吸器疾患看護認定看護師　４章３節

古川　拓　ふるかわ たく
The Florey Institute of Neuroscience and Mental Health, The University of Melbourne　４章４～６節

井上　智子　いのうえ ともこ
京都大学医学部附属病院集中治療部集中ケア認定看護師
４章４節

松山　晶子　まつやま しょうこ
京都大学医学部附属病院看護部看護師長
４章５節

小湊　照代　こみなと てるよ
京都大学医学部附属病院看護部南病棟８階看護師長
４章６節

近藤　悠生　こんどう ゆうき
東京ベイ浦安市川医療センター救急集中治療科（集中治療部門）フェロー　５章１～３節

卯野木　健　うのき たけし
札幌市立大学看護学部教授　５章２節

千葉　圭彦　ちば よしひこ
自治医科大学附属さいたま医療センター麻酔科臨床助教
６章１～３節

齋藤　大輔　さいとう だいすけ
公立学校共済組合関東中央病院看護部，急性・重症患者看護専門看護師／副看護師長　6章1節

櫻本　秀明　さくらもと ひであき
日本赤十字九州国際看護大学看護学部看護学科クリティカルケア・災害看護領域教授　6章2節

小林　千穂　こばやし ちほ
新潟医療福祉大学看護学部准教授，慢性呼吸器疾患看護認定看護師／慢性疾患看護専門看護師
6章3節，9章2・4節

岡田　真彦　おかだ まさひこ
慶應義塾大学医学部内科学教室呼吸器内科
7章1～3節

森　菊子　もり きくこ
兵庫県立大学看護学部教授　7章1節

今戸　美奈子　いまど みなこ
高槻赤十字病院看護部慢性疾患看護専門看護師
7章2節

本城　綾子　ほんじょう あやこ
大阪刀根山医療センター看護部長室副看護師長，慢性疾患看護専門看護師　7章3節，9章6節

藤井　利江　ふじい りえ
兵庫医科大学病院看護部看護師長，慢性疾患看護専門看護師　8章1節

牧野　晃子　まきの あきこ
聖路加国際大学大学院看護学研究科助教　8章2節

河田　照絵　かわだ てるえ
日本赤十字看護大学看護学部准教授　9章3節

荒井　大輔　あらい だいすけ
済生会宇都宮病院呼吸器内科医長　10章1～4節

徳岡　良恵　とくおか よしえ
大阪公立大学大学院看護学研究科講師　10章2・3節

関田　恵　せきた めぐみ
大阪はびきの医療センター看護師長，小児アレルギーエデュケーター　11章1節

仲地　一郎　なかち いちろう
済生会宇都宮病院呼吸器内科主任診療科長
12章1～6節

後藤　順一　ごとう じゅんいち
河北総合病院救急医療センター急性・重症患者看護専門看護師　12章2節

西村　裕美子　にしむら ゆみこ
兵庫医科大学病院看護部がんセンター看護師長，がん看護専門看護師　12章3節

大江　理英　おおえ りえ
兵庫県立大学看護学部実践基礎看護講座看護病態学准教授　12章4～6節

比田井　理恵　ひだい りえ
千葉県救急医療センター看護局急性・重症患者看護専門看護師　13章1節

辻　守栄　つじ もりえ
千葉県救急医療センター看護局，ICU急性・重症患者看護専門看護師　13章1節

木田　朋子　きだ ともこ
淀川キリスト教病院看護課長，慢性呼吸器疾患看護認定看護師　13章2・3節

笠井　史人　かさい ふみひと
昭和大学病院リハビリテーションセンター長，昭和大学医学部リハビリテーション医学講座教授　14章1節

神津　玲　こうづ りょう
長崎大学大学院医歯薬学総合研究科理学療法学分野教授
14章2節1項

岡垣　雅美　おかがき まさみ
京都府立医科大学附属病院医療技術部栄養課栄養士長
14章2節2項

毛利　貴子　もうり たかこ
京都府立医科大学大学院保健看護学研究科教授
14章3節

金子　美子　かねこ よしこ
京都府立医科大学大学院医学研究科呼吸器内科学・教育センター講師　14章4節

渕本　雅昭　ふちもと まさあき
東邦大学医療センター大森病院救命救急センター看護師長，急性・重症患者看護専門看護師　14章5節

山岡　綾子　やまおか あやこ
兵庫医科大学病院看護部看護師長，急性・重症患者看護専門看護師　15章

竹川　幸恵　たけかわ ゆきえ
大阪はびきの医療センター呼吸ケアセンター副センター長，慢性疾患看護専門看護師　16章

1

呼吸器疾患を学ぶための基礎知識

1 呼吸器の構造と機能

ページ全体に端末を
かざしてください

1 呼吸器の全体像

呼吸器系は，鼻，鼻腔，咽頭，喉頭，気管，気管支，肺，肺を覆う胸膜，呼吸に必要な筋肉（横隔膜，肋間筋など）からなる．口や鼻から入った空気は，肺の中で気管支から順に枝分かれした葉気管支，区域気管支，細気管支を通って肺胞に到達し，ガス交換を行う．

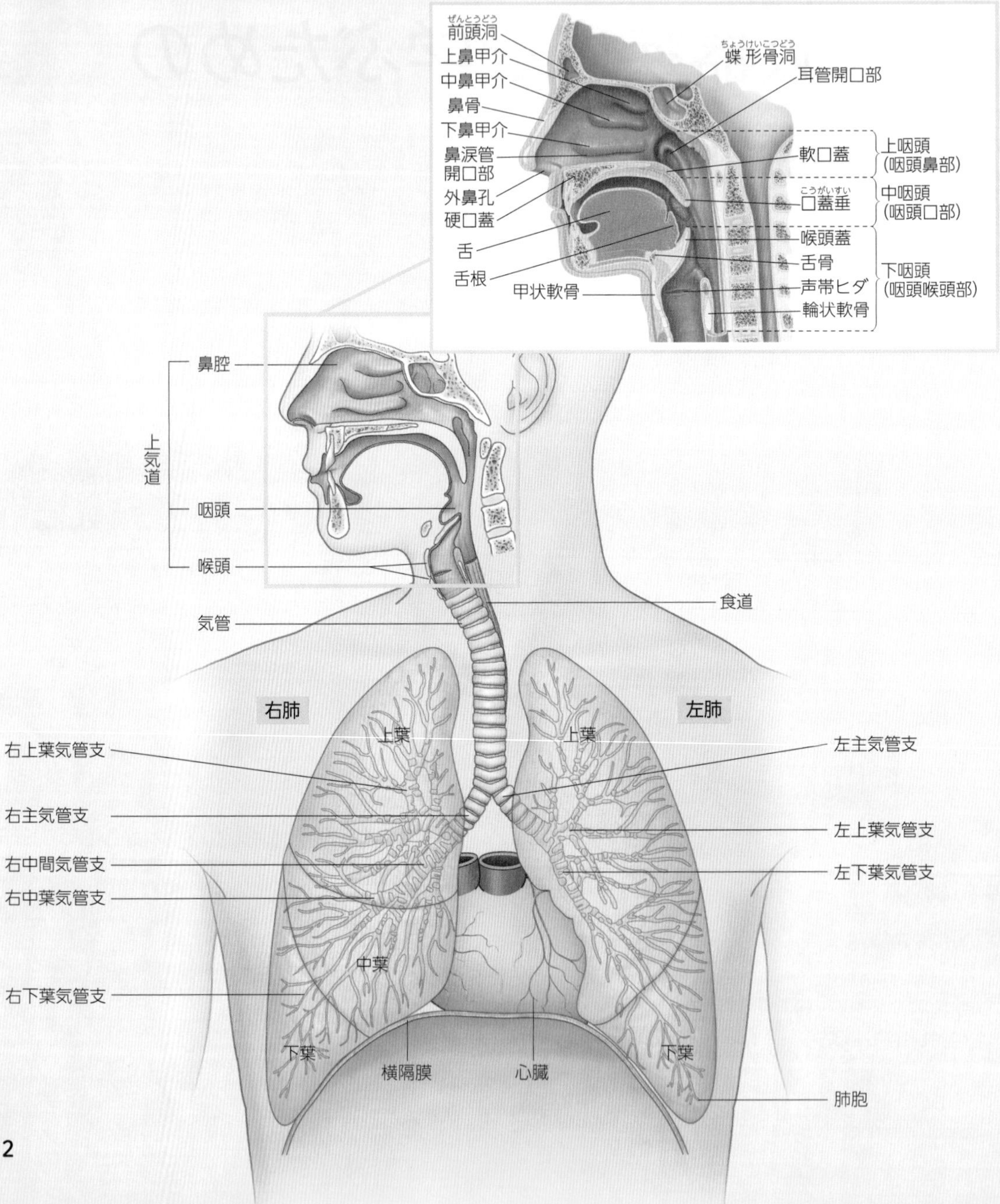

前頭洞
上鼻甲介
中鼻甲介
鼻骨
下鼻甲介
鼻涙管開口部
外鼻孔
硬口蓋
舌
舌根
甲状軟骨
蝶形骨洞
耳管開口部
軟口蓋
口蓋垂
喉頭蓋
舌骨
声帯ヒダ
輪状軟骨
上咽頭（咽頭鼻部）
中咽頭（咽頭口部）
下咽頭（咽頭喉頭部）

上気道
鼻腔
咽頭
喉頭
気管
食道
右肺
左肺
上葉
上葉
中葉
下葉
下葉
右上葉気管支
右主気管支
右中間気管支
右中葉気管支
右下葉気管支
左主気管支
左上葉気管支
左下葉気管支
横隔膜
心臓
肺胞

2 気管・気管支の構造と機能

鼻腔から喉頭までを上気道（じょうきどう），気管から末梢の気道を下気道（かきどう）と呼ぶ．空気が肺胞に至るまでの通路を総称して気道という．

上気道～下気道の構造

区分			分岐	内径(mm)
上気道	鼻腔 咽頭 喉頭			
下気道(導管部)	気管		0	20
	気管支	主気管支	1	10
		葉気管支	2	7
		区域気管支	3	2～7
		亜区域気管支	4	
	細気管支	小気管支	5	
		細気管支	↓	0.5～2
		終末細気管支	16	0.5
中間(移行)領域	呼吸細気管支		17	0.3
			18	
			19	
呼吸部	肺胞管		20	0.1
			21	
			22	
	肺胞嚢		23	

B1a
B2a
B1b
気管
B1+2a
B1+2b
B3c
B2b
上区支
B1+2c
上幹
B3a
右主幹
B3a
左主幹
B3b
上幹
B3b
中間幹
B6a
B6a
B6b
舌支
B4a
中葉支
B4a
下幹
B4b
下幹
B6b
B5a
B4b
B6c
底幹
B5b
B8a
B6c
B8a
B8b
底幹
B8b
B9a
B7a
B10a
B9a
B7b
B9b
B9b
B10a
B10c
B10b
B10b
B10c

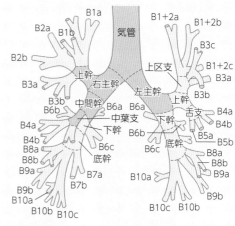

右肺		左肺		
右葉	B1～B3	上葉	上葉上区	B1+2，B3
中葉	B4，B5		舌区	B4，B5
下葉	B6～B10	下葉		B6～B10

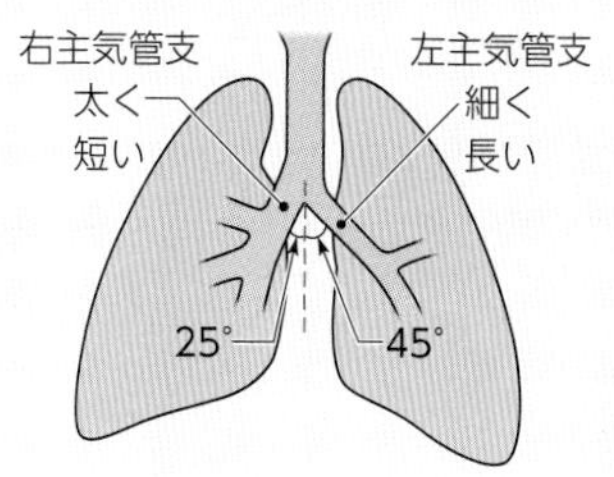

気管分岐角は70°．左右の主気管支は正中から，右は25°，左は45°である．誤嚥すると，角度がゆるやかな右肺に入りやすい．

気管・気管支と隣接する臓器

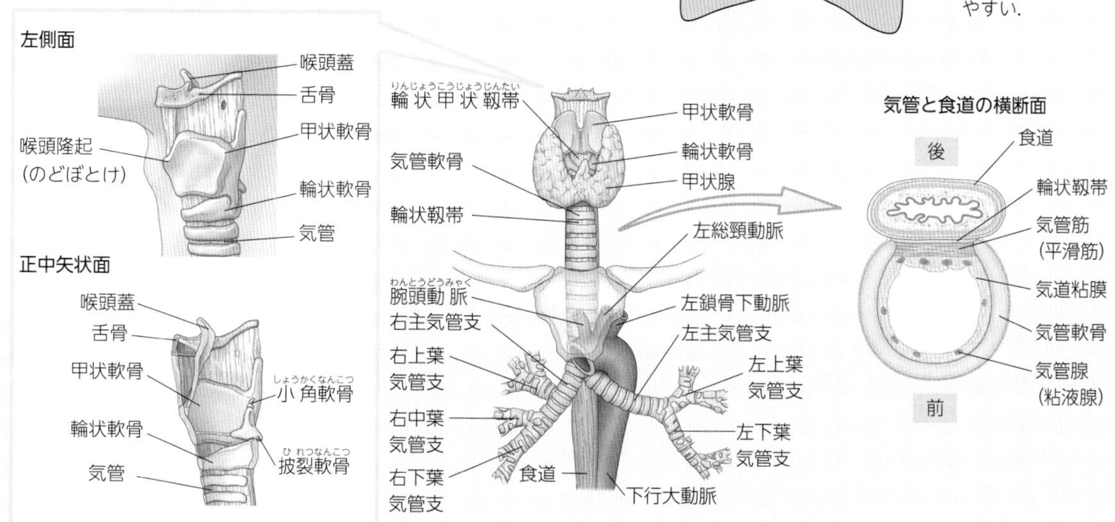

3 肺の構造と機能

肺は空気中の酸素を身体に取り込み，二酸化炭素を排出している．鼻や口から吸い込んだ空気は喉頭を通って気管，左右二つに分かれた気管支を通り抜け，細かく枝分かれした先の空気が入った小さな袋の房（肺胞）にたどり着く．肺胞の周囲を網目状に取り巻いた毛細血管から，肺胞内の酸素は血液中に取り込まれ，血液中の二酸化炭素が肺胞内に押し出される（ガス交換）．

●肺〈3D人体映像〉

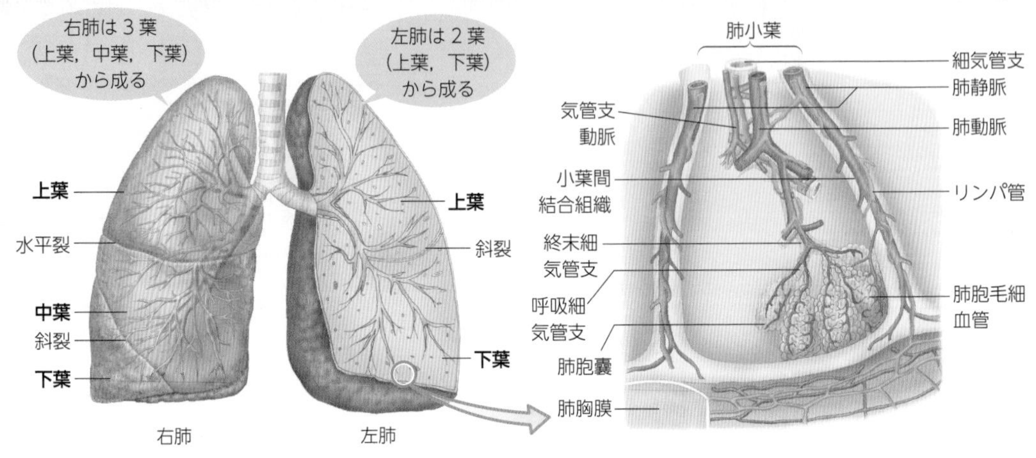

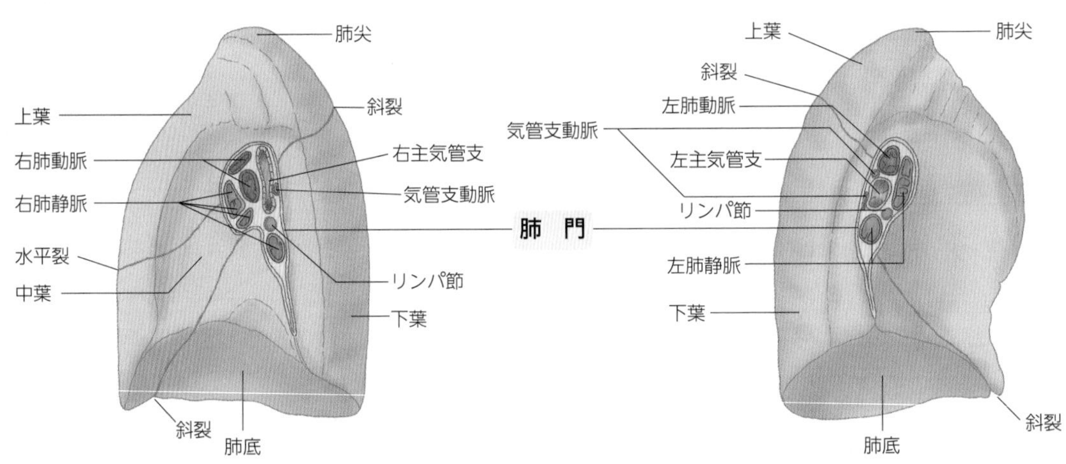

左右の肺の内側面中央部に，主気管支，肺動脈，肺静脈などが出入りする肺門がある．

肺実質と肺間質

●**肺実質**　肺に特有の機能として，ガス交換を行う部位，気腔（呼吸細気管支，肺胞道，肺胞嚢，肺胞の各内腔）と肺胞上皮細胞．

●**肺間質**　肺実質の外側にあり，酸素や二酸化炭素の通り道となる，肺胞および気管支細動静脈周囲の結合組織．主に肺を支える役割を担っている．

肺区域　　右肺は 10 区域，左肺は 8 区域から成る

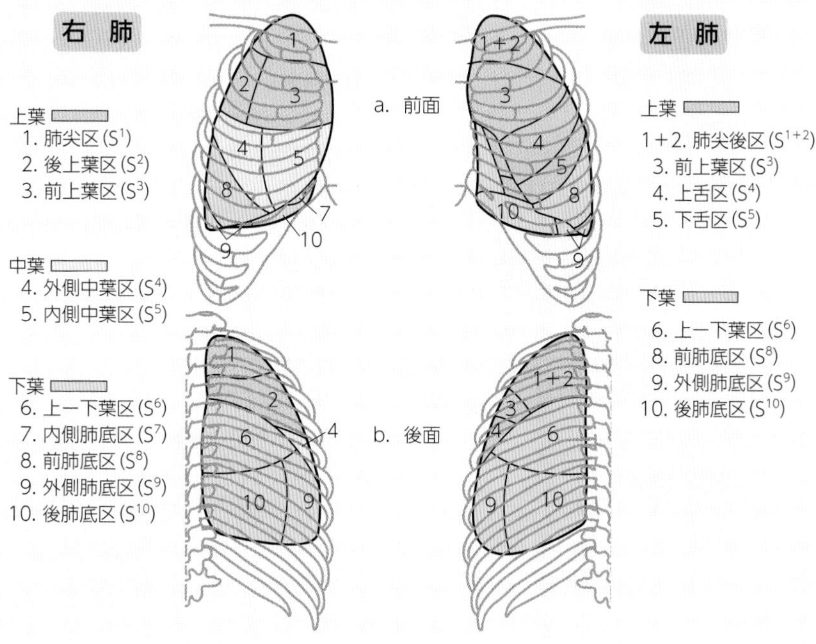

肺胞の構造　　肺胞は直径 250 ～ 300 μm，両肺あわせて 3 ～ 5 億個あり，表面積の合計は 80 ～ 100m^2 となる．中身は空気で満たされている．

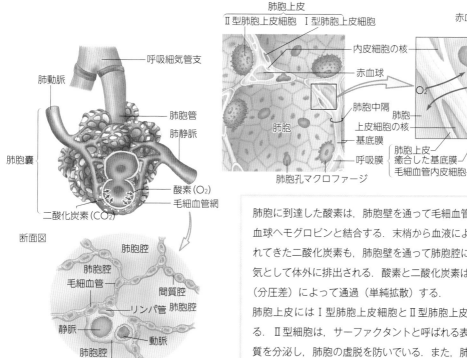

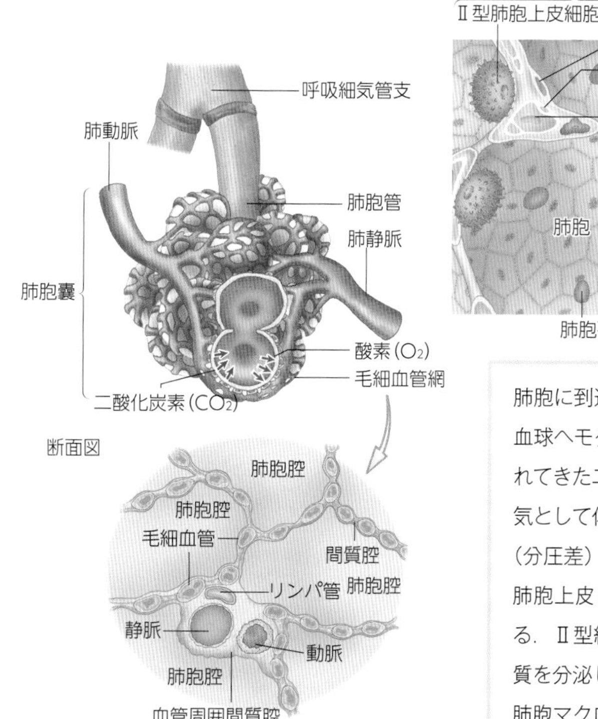

肺胞に到達した酸素は，肺胞壁を通って毛細血管の中の赤血球へモグロビンと結合する．末梢から血液によって運ばれてきた二酸化炭素も，肺胞壁を通って肺胞腔に達し，呼気として体外に排出される．酸素と二酸化炭素は濃度勾配（分圧差）によって通過（単純拡散）する．

肺胞上皮にはⅠ型肺胞上皮細胞とⅡ型肺胞上皮細胞がある．Ⅱ型細胞は，サーファクタントと呼ばれる表面活性物質を分泌し，肺胞の虚脱を防いでいる．また，肺胞腔内の肺胞マクロファージが，気道で除去しきれなかった吸気中の塵芥や病原微生物を貪食する．

体循環と肺循環

●心臓〈3D人体映像〉

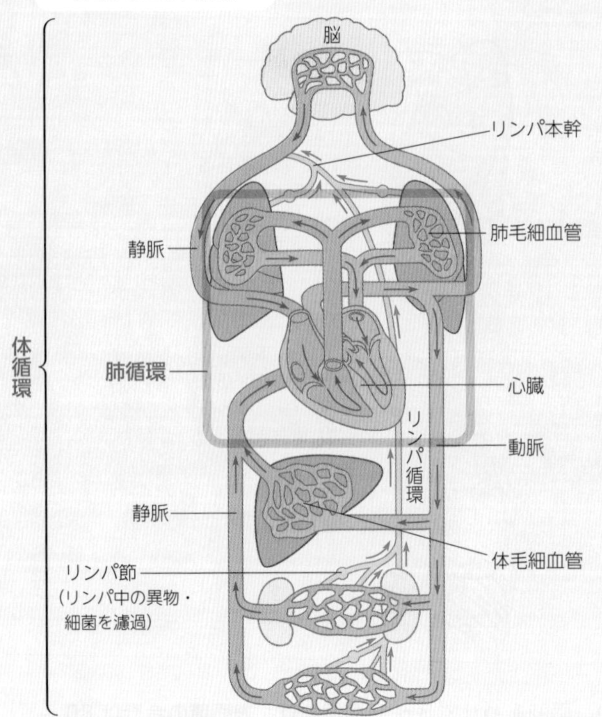

●肺循環

右心房→右心室→肺動脈→肺毛細血管（ガス交換）→肺静脈→左心房→左心室

●体循環

左心房→左心室→動脈系→全身の各組織→静脈系→右心房→右心室

原則として，動脈には酸素のより多い血液（動脈血）が，静脈には酸素のより少ない血液（静脈血）が流れている．しかし例外として，**肺動脈には静脈血，肺静脈には動脈血**が，胎児の臍動脈には静脈血，臍静脈には動脈血が流れている．リンパが静脈に沿ってゆっくり循環するリンパ系は，毛細血管から漏出した体液を循環血に返す排水路としての役割を担っている．

4 胸膜／縦隔／胸郭の構造と機能

胸膜（きょうまく）

肺，心臓，気管などの臓器を覆っている膜．胸膜はひとつながりで，表面を壁側胸膜（へきそくきょうまく），内面を臓側胸膜（ぞうそくきょうまく）という．

縦隔（じゅうかく）

左右肺と胸椎（きょうつい），胸骨（きょうこつ）に囲まれた部分．心臓，大血管，食道，気管，胸腺（きょうせん）などが含まれる．

胸膜

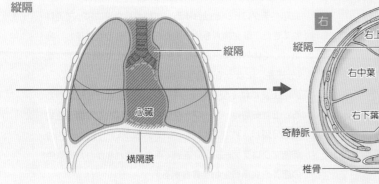

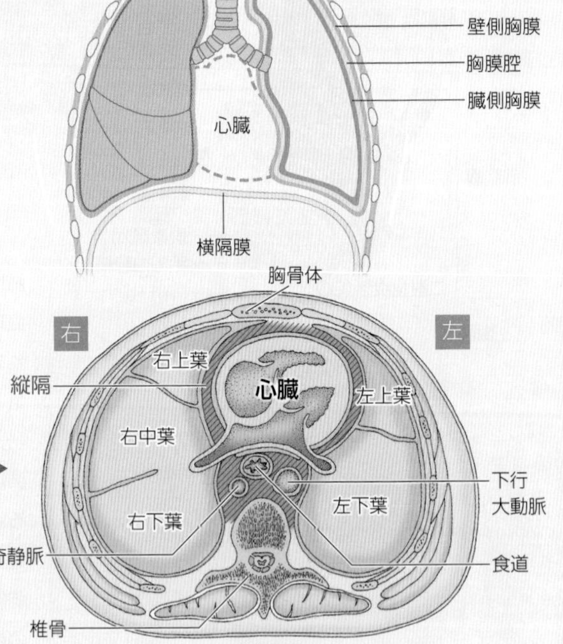

縦隔

縦隔

心臓

横隔膜

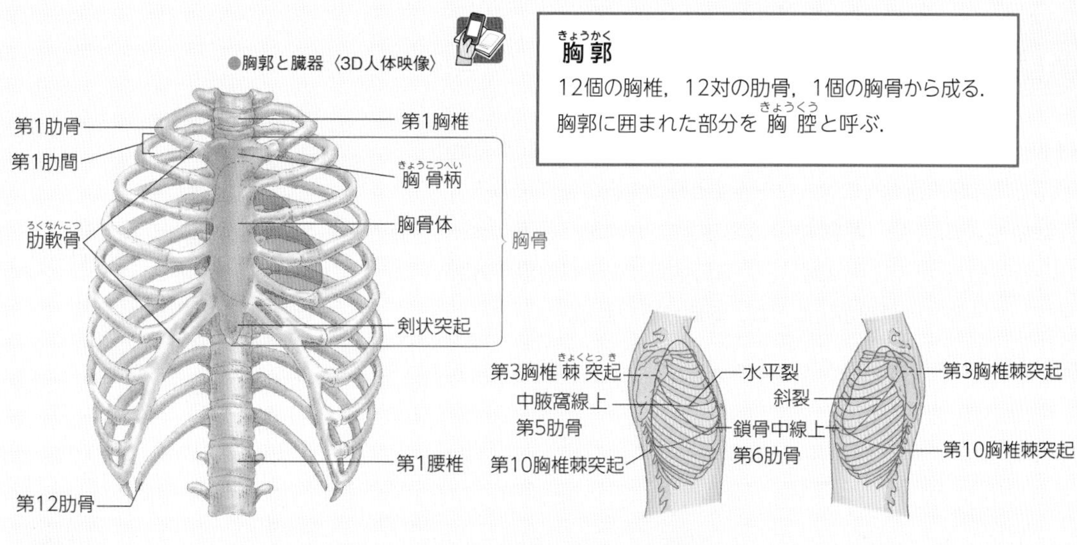

胸郭

12個の胸椎，12対の肋骨，1個の胸骨から成る．
胸郭に囲まれた部分を胸腔と呼ぶ．

5 呼吸に必要な筋肉の構造と機能

安静呼吸では，吸気時は外肋間筋が収縮して胸腔の前後径が増大し，横隔膜が引き下げられて胸腔が上下に広がる．壁側胸膜と臓側胸膜が外向きに引っ張られて肺胞の内圧が下がり，肺胞内に空気が吸い込まれる．呼気時は横隔膜，外肋間筋が弛緩し，肺は弾性力によって受動的に小さくなる．
努力呼吸では，吸気時は胸鎖乳突筋など，呼気時は内肋間筋，腹直筋などの呼吸補助筋が使われる．

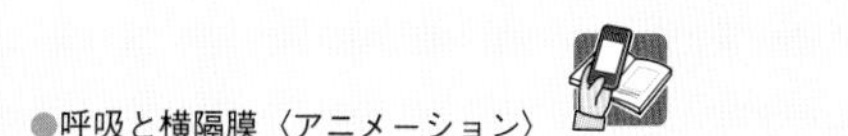

横隔膜のドームの部分が引き下げられ，両端は持ち上がって外に向かって開く

a. 安静時（呼息）

b. 吸息

肺

横隔膜

外肋間筋

横隔膜

外肋間筋の収縮により斜め上方に肋骨が持ち上がり，胸郭の前後径と横径が広がる．横隔膜は収縮し，平坦化する

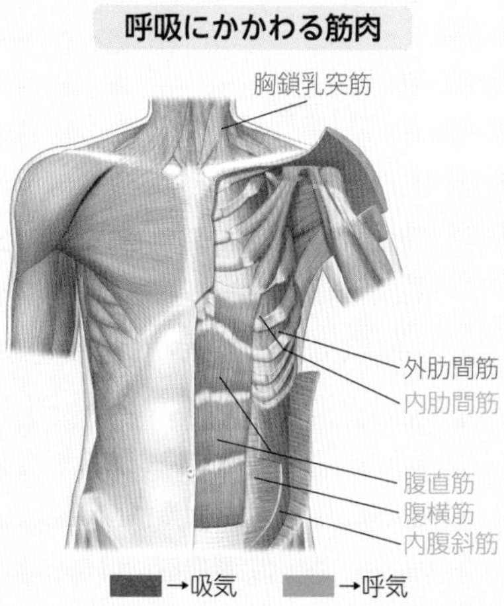

呼吸にかかわる筋肉

胸鎖乳突筋
外肋間筋
内肋間筋
腹直筋
腹横筋
内腹斜筋

■→吸気　■→呼気

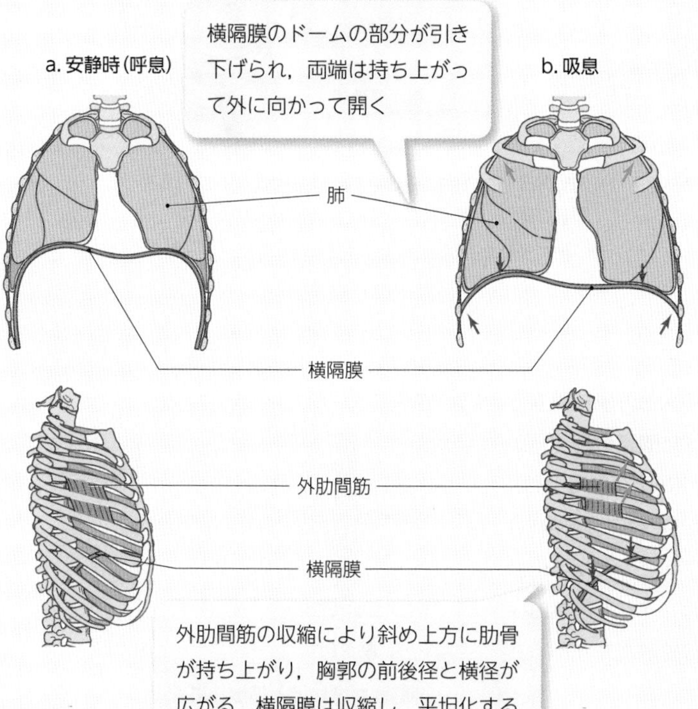

6 呼吸の生理

呼吸は外呼吸（肺呼吸）と内呼吸（組織呼吸）からなる．外呼吸である呼吸運動をコントロールする呼吸中枢は延髄にある．呼吸中枢（吸気中枢，呼息中枢）から運動ニューロン（吸息ニューロン，呼息ニューロン）を経て，主な呼吸筋である横隔膜，外肋間筋，内肋間筋へ情報が伝えられ，呼吸が行われる．

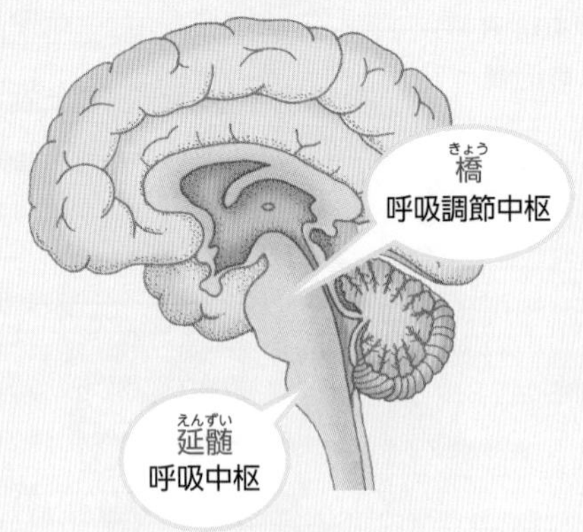

呼吸運動

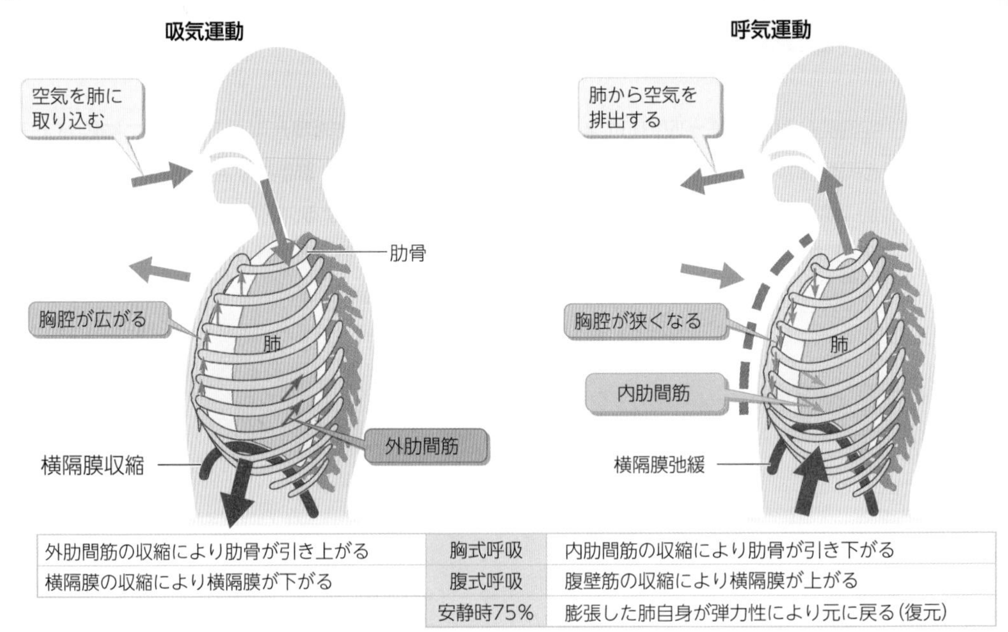

吸気運動		呼気運動
外肋間筋の収縮により肋骨が引き上がる	胸式呼吸	内肋間筋の収縮により肋骨が引き下がる
横隔膜の収縮により横隔膜が下がる	腹式呼吸	腹壁筋の収縮により横隔膜が上がる
	安静時75%	膨張した肺自身が弾力性により元に戻る（復元）

ガス交換

ガスは分圧の高いところから低いところへと分子移動する性質がある．人間の肺は，肺胞に達した酸素分圧（PO_2 100Torr）が肺毛細血管内の酸素分圧（PO_2 40Torr）よりも高いため，空気中の酸素は肺胞壁（毛細血管を含む）を介して血液へ移動し，血液中のヘモグロビンと化学結合する．これを拡散という．拡散障害を起こすと低酸素血症を来すが，二酸化炭素は酸素の 20 倍の拡散能力があるため，高二酸化炭素血症にはならない．

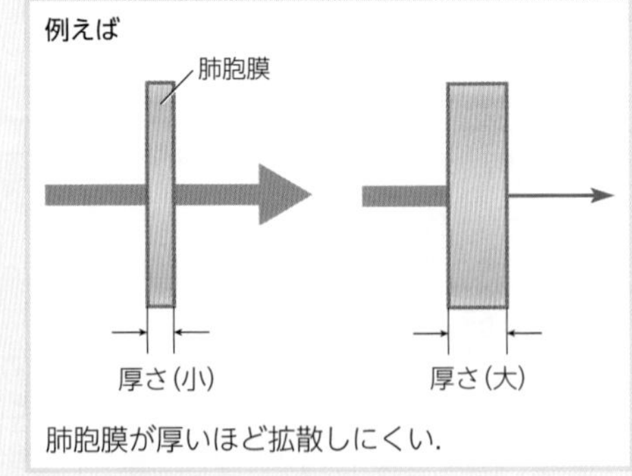

肺胞膜が厚いほど拡散しにくい．

酸塩基平衡

酸塩基平衡(さんえんきへいこう)は，体内における酸と塩基（アルカリ）のバランスを示す．酸塩基平衡の指標として，pH が用いられる．何らかの原因によって酸塩基平衡に異常が起こると，代償機能が働いてもとに戻ろうとし，アシドーシスまたはアルカローシスという病態が生じる．

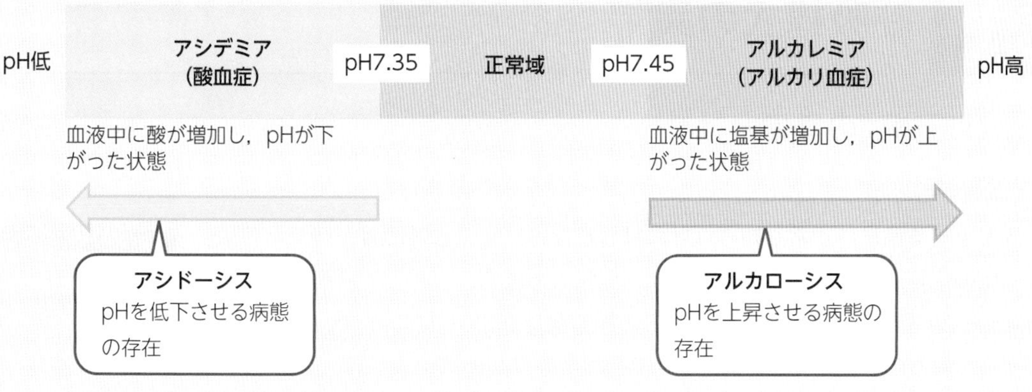

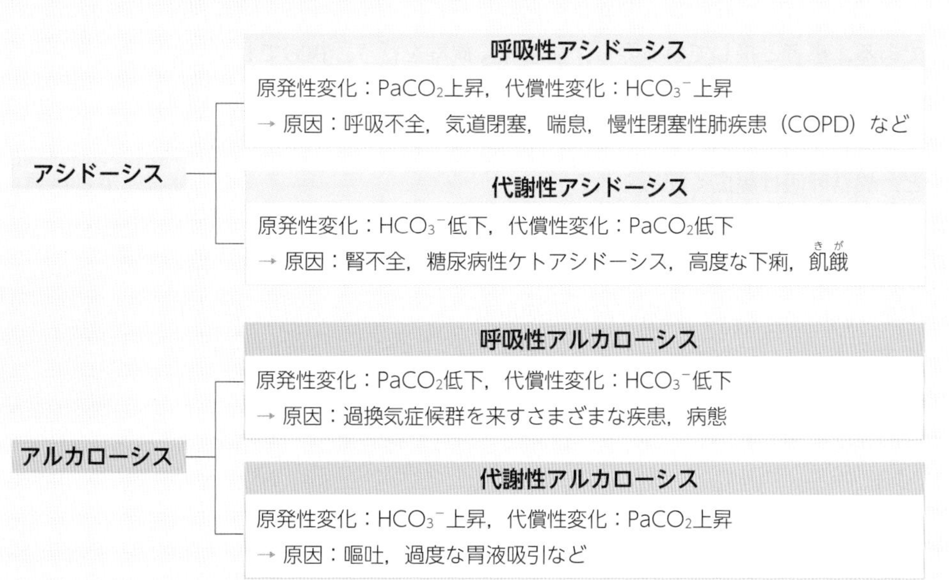

●呼吸器で用いられる略語

P	pressure，分圧（2 種類以上の気体からなる混合気体で，それぞれの成分気体だけがある体積を占めたときの圧力）
a	arterial，動脈血
A	alveolar，肺胞内
$PaCO_2$	partial pressure of arterial carbon dioxide，動脈血二酸化炭素分圧
PaO_2	partial pressure of arterial oxygen，動脈血酸素分圧
SaO_2	arterial oxygen saturation，動脈血酸素飽和度
SpO_2	arterial oxygen saturation of pulse oxymetry，経皮的動脈血酸素飽和度（パルスオキシメーターによるもの）

a と A の区別に注意！

2 呼吸器の異常でみられる症候と看護

1 呼吸様式の異常

1 呼吸様式の異常とは

1 異常呼吸とは

異常を知る前に，正常を知らなければならない．正常な呼吸は，吸気と呼気が一定の規則正しいリズムを繰り返す．健常人の場合，安静時の呼吸回数は毎分 12 ～ 20 回前後である．1 回の呼吸の換気量は 300 ～ 500mL で，体型などによって異なる．

異常呼吸では，呼吸量の異常，呼吸の型の異常，呼吸の周期の異常がそれぞれ混在して認められる．呼吸様式の異常を把握するには，身体診察，特に視診が有用である．患者と接している際も，注意深く観察を行う．視診でわかりにくい場合は，患者の胸腹部に手を当てると呼吸のリズムが把握しやすい．睡眠時に無呼吸を繰り返す睡眠時無呼吸症候群や換気量が低下する病態，増加する病態など，異常呼吸は幅広く認められる．

2 異常呼吸の分類

呼吸の分類を表2-1 に示す．特徴的なパターンを示す異常呼吸とその原因となる疾患を，表2-2 に示す．異常呼吸は重症患者，救急患者や入院中の患者に認められることが多い．異常呼吸を認めた際は，その背景にある原因疾患，病態を考える．

呼吸回数が低下することを，無呼吸，徐呼吸という．**無呼吸**は，一時的に 10

plus α

1 回換気量（TV）
安静時，1 回の呼吸で肺を出入りするガスの量．目安は「理想体重× 6 ～ 8mL/kg」で，性別，身長，体重によって異なる．
理想体重
男性
50.0 ＋ 0.91 ×（身長[cm] − 152.4）
女性
45.5 ＋ 0.91 ×（身長[cm] − 152.4）

➡睡眠時無呼吸症候群については，7 章 3 節 p.155 参照．

コンテンツが視聴できます (p.2参照)

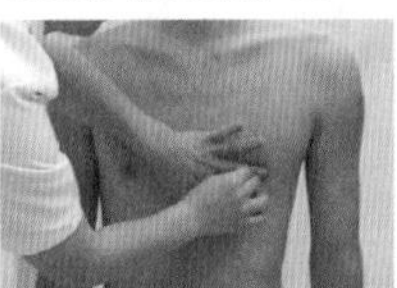
●肺(呼吸器系)の打診〈動画〉

表 2-1 ■呼吸回数の異常と 1 回換気量の異常

●呼吸音の聴取部位〈動画〉

	分類	呼吸数	呼吸の深さ（1 回換気量）	呼吸パターン
正常な呼吸	正常呼吸	12 ～ 20 回 / 分	300 ～ 500mL	
呼吸回数の異常	無呼吸	減少（0 回 / 分）	0mL	
	徐呼吸	減少（12 回 / 分以下）	—	
	頻呼吸	増加（25 回 / 分以上）	—	
1 回換気量の異常	低呼吸	—	正常より低下	
	過呼吸	—	正常より増加	

表 2-2 ■特徴的な異常呼吸

	呼吸パターン	特徴	主な疾患，病態
チェーン・ストークス呼吸		• 周期的に過呼吸と無呼吸を繰り返す • 小児や高齢者では睡眠中にみられることがある	• 脳出血 • 脳腫瘍 • 重症心不全 • 尿毒症 • 中毒
ビオー呼吸		• 深さが一定ではない早い呼吸と無呼吸を不規則に繰り返す • 生命の危機がある状態	• 延髄の疾患 • 髄膜炎　など
クスマウル呼吸		• 規則正しい，深く大きな呼吸 • 呼吸数は正常から低下までさまざま • 代謝性アシドーシスの呼吸性代償の結果出現する • 運動時や過呼吸症候群などで生じることもある	• 糖尿病性ケトアシドーシス • 尿毒症

表 2-3 ■低換気の原因

中枢性肺胞低換気	• 原発性：不明 • 続発性：脳炎，脳症，脳出血，脳梗塞など，呼吸中枢の機能低下を来す疾患
神経・筋疾患	• 重症筋無力症 • 筋萎縮性側索硬化症 • 多系統萎縮症（線条体黒質変性症，オリーブ橋小脳萎縮症，シャイ・ドレーガー症候群）
肺・胸郭の疾患	• 肺気腫 • びまん性汎細気管支炎　など

表 2-4 ■過呼吸（過換気）の主な原因

原因	病態
呼吸中枢の刺激	低酸素血症，代謝性アシドーシス
肺内呼吸中枢の刺激	肺水腫，間質性肺炎，肺塞栓症など
薬剤	サリチル酸など
脳神経疾患	中枢神経病変（感染，脳腫瘍など）
その他	発熱，敗血症，疼痛，過換気症候群

秒以上呼吸が停止していること，**徐呼吸**は呼吸回数が 1 分間で 12 回以下に減少することである．**呼吸停止**は自発呼吸が消失した状態を指し，脳死患者でみられることがある．**低換気**は 1 回換気量が低下して，排出されなかった二酸化炭素が体内に蓄積されている状態である．低換気の主な原因を表2-3 に示す．中枢神経系や，筋疾患に由来するものが多いが，病的肥満などでみられる肥満肺胞低換気症候群も原因に含まれる．表2-4 に**過呼吸**（**過換気**）の主な原因となるものを示す．過呼吸は 1 分当たりの呼吸数は変わらないか増加し，換気量は増大する．これにより，体内の二酸化炭素が減少して呼吸性アルカローシスとなる．器質的な原因を有さない過換気症候群は，臨床でしばしば遭遇する．

3 特徴的な異常呼吸

周期的な異常呼吸である**チェーン・ストークス呼吸**は，無呼吸と，次第に大きくなったり小さくなったりする呼吸が周期的に繰り返される．高度心不全，脳出血などの中枢神経疾患でみられる．**ビオー呼吸**は不規則で中断のある呼吸で，こちらも中枢神経疾患でみられる．**クスマウル呼吸**は，糖尿病性ケトアシドーシス，尿毒症でみられる，規則正しい深く大きな呼吸である．代謝性アシドーシスに対する呼吸性代償として認められる．

表 2-5 ■特殊な呼吸

		特徴	主な疾患，病態
努力呼吸	鼻翼呼吸	• 呼吸時に鼻翼を張って鼻孔を拡大（小鼻が開くような動き）し，気道を拡大するため咽頭を下方に大きく動かす	• 呼吸困難
	下顎呼吸	• 吸気時に下顎を動かして口をパクパク開ける呼吸 • 呼気流量の低下を補おうと，呼吸補助筋（胸鎖乳突筋など）が使われる	• 死の直前 • 重篤な呼吸不全
	陥没呼吸	• 吸気時に肋間腔，剣状突起部，胸骨部，横隔膜に沿った部分がへこむ	• 新生児の特発性呼吸窮迫症候群（IRDS）
起座呼吸		• 仰臥位により，静脈還流が増加して肺うっ血が増大して，呼吸困難の増悪を認める • 起座位をとると静脈還流は減少する	• うっ血性心不全 • 心原性肺水腫 • 尿毒症

そのほかの特殊な呼吸（表2-5）として，心不全患者では，仰臥位で呼吸困難を感じ，起座位になると和らぐ**起座呼吸**を認める．**下顎呼吸**は努力呼吸の一つで，日常臨床で認められる異常呼吸である．死期が近い場合にみられ，息を吸うときに下の顎が上がり，吐くときにゆっくり下がる．**口すぼめ呼吸**は重度の慢性閉塞性肺疾患（COPD）患者で認められる呼吸で，上昇した気道抵抗に打ち勝とうとして，患者自身が習得する呼吸方法である．

4 検査

異常呼吸の鑑別には動脈血ガス分析が重要である．呼吸パターンや呼吸量の異常を来す原因は，中枢疾患（脳炎，脳症，脳卒中など）が基にあることが多いため，頭部CT検査，MRI検査，脳波検査，髄液検査が必要になる．起座呼吸は心不全で認められることが多く，心電図，胸部X線検査などを行う．

➡動脈血ガス分析については，3章9節p.48参照．

2 呼吸困難（息切れ）

1 呼吸困難（息切れ）とは

1 定義

呼吸困難（息切れ）は，呼吸努力感や呼吸する際の「息が苦しい」という不快感を指す（図2-1）．呼吸をする際に患者自身が感じる主観的な訴え（自覚症状）である．

2 メカニズム

呼吸は，**換気**，**拡散**，**血流**の三つから成り立っている．呼吸困難は，これらのどれかが障害されて生じる．換気（V）と血流（Q）の比である換気血流比（V/Q）の不均等の程度により，感じる呼吸困難の程度は異なる．換気は低下する（例：無気肺）が血流が維持されている領域は増えるlow V/Qミスマッチ（心不全，ARDS，肺炎など）と，換気は維持されているが血流の低下する領域

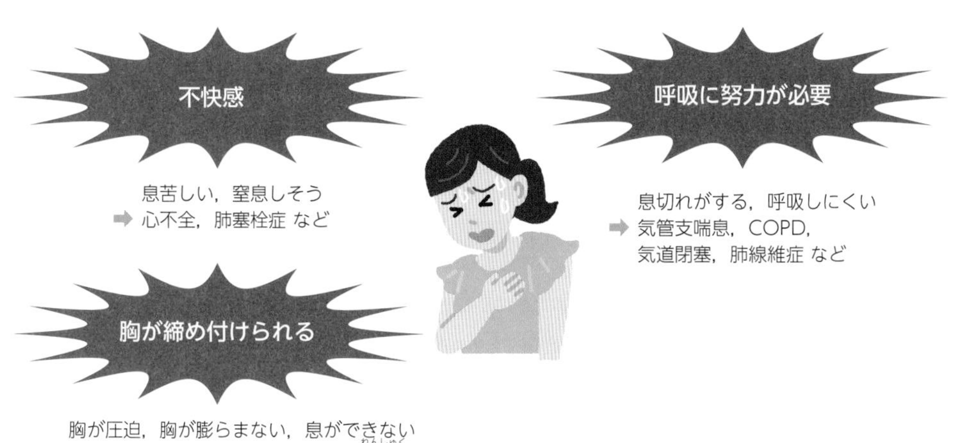
不快感
息苦しい，窒息しそう
➡ 心不全，肺塞栓症 など
呼吸に努力が必要
息切れがする，呼吸しにくい
➡ 気管支喘息，COPD，
気道閉塞，肺線維症 など
胸が締め付けられる
胸が圧迫，胸が膨らまない，息ができない
➡ 急性冠症候群，気管支喘息，気管支攣縮（れんしゅく） など

図 2-1 ■呼吸困難（息切れ）の症状と考えられる疾患

表 2-6 ■ヒュー・ジョーンズ分類

Ⅰ	同年齢の健常人と同様の労作ができ，歩行・階段の昇降も健常者並みに歩ける．
Ⅱ	同年齢の健常人と同様に歩行できるが，坂・階段の昇降は健常人並みには歩けない．
Ⅲ	平地でさえ健常人並みに歩けないが，自分のペースなら1.6km 以上歩ける．
Ⅳ	休みながらでないと 50m 以上歩けない．
Ⅴ	会話，着替えにも息切れがする．息切れのため外出できない．

表 2-7 ■修正ボルグスケール

0	感じない（nothing at all）
0.5	非常に弱い（very very weak）
1	やや弱い（very weak）
2	弱い（weak）
3	
4	多少強い（some what strong）
5	強い（strong）
6	
7	とても強い（very strong）
8	
9	
10	非常に強い（very very strong）

息切れの強さを数字で直接表現してもらう．

が増える high V/Q ミスマッチ（肺塞栓症，脂肪塞栓など）を呈する疾患はそれぞれ異なっている．

3 評価

呼吸困難は主観的な訴えであり，客観的な評価が難しい．そこで，主観的な症状を客観的に評価するための尺度として，各種スケールが用いられる．呼吸困難の重症度を分類する評価方法として，**ヒュー・ジョーンズ分類**（表2-6）と**修正ボルグスケール**（表2-7），**修正 MRC 息切れスケール質問票**（表2-8）がある．

ヒュー・ジョーンズ分類は，患者と同年齢の健常者と比較して，労作時の行動能力を評価したもので，日本で広く用いられている．修正ボルグスケールは患者が自覚している呼吸困難の程度を 10 段階に分ける評価方法で，重症度や治療効果の判定などに用いられる．COPD における運動耐容能の評価に用いられることが多い．修正 MRC 息切れスケール質問票は呼吸困難の程度を 5 段階で評価する．世界的によく使用されている MRC 息切れスケールを日本版に修正したものだが，多くの健常者が Grade0 と Grade1 の両方に当てはまってしまうことが問題点として挙げられる．

➡ COPD については，7章 1 節 p.131 参照．

表 2-8 修正 MRC 息切れスケール質問票

グレード分類	あてはまるものにチェックしてください(1 つだけ)	
0	激しい運動をしたときだけ息切れがある.	□
1	平坦な道を早足で歩く，あるいは緩やかな上り坂を歩く時に息切れがある.	□
2	息切れがあるので，同年代の人よりも平坦な道を歩くのが遅い，あるいは平坦な道を自分のペースで歩いている時，息切れのために立ち止まることがある.	□
3	平坦な道を約 100m，あるいは数分歩くと息切れのために立ち止まる.	□
4	息切れがひどく家から出られない，あるいは衣服の着替えをするときにも息切れがある.	□

※呼吸リハビリテーションの保険適用については，旧 MRC のグレード 2 以上，すなわち上記 mMRC のグレード 1 以上となる.

日本呼吸器学会 COPD ガイドライン第 5 版作成委員会編．COPD（慢性閉塞性肺疾患）診断と治療のためのガイドライン 2018．第 5 版．メディカルレビュー社，2018，p.54.

4 観察所見

呼吸困難を訴える患者には，まず呼吸回数の観察を行う．重症患者の多くが頻呼吸を呈している．次に，呼吸パターンの観察を行う．背景にある疾患によって特徴的な呼吸パターンを呈することがあり，鑑別に用いられる．その他，起座呼吸など患者の体位や，冷汗などの随伴症状の有無を確認する．

具体的な観察項目として，①発症の様式（突然の発症なのか，徐々に苦しくなったのか)，②何をしているときに発症したか（夜間睡眠中，長期臥床，食事中など)，③寛解・増悪因子の確認（何をしたら増悪・寛解するのか，労作によるのか)，④経過（秒，分，時間，日，月のどの単位で生じているのか)，⑤随伴症状の有無（チアノーゼ，冷汗，胸痛の有無)，⑥呼吸状態（呼吸回数，リズムの異常がないか）を患者から聴取する．

5 呼吸困難時の身体診察

一般的に呼吸困難を来さない疾患の患者が症状を訴えた際も，同様の診察を行う．

バイタルサイン

意識状態，呼吸状態（呼吸回数，様式，呼吸量)，循環状態（血圧，心拍，脈拍)，経皮的動脈血酸素飽和度（SpO_2）を確認する．

発症時の状態

患者は一番楽な姿勢をとるようになるため，起座呼吸の有無などを確認する．また，随伴症状の有無などを意識して聴取する．

6 分類

呼気性か吸気性か

呼気は口や鼻から吐き出した息のこと，吸気は吸い込んだ息のことである．病変が存在する部位により，呼気性呼吸困難と吸気性呼吸困難に分類される（表2-9）．

急性か慢性か

発症様式が急性か慢性かで，想起する疾患が異なるため，患者本人，家族から経過を聴取する．急性発症の場合は緊急性の高い疾患が多いが，心因性の呼吸困難の場合もある．COPDや貧血，慢性心不全など，慢性に呼吸困難を訴える疾患が多い．

表 2-9 呼吸困難の分類

	呼気性	吸気性
病変部位	末梢気道（下気道）	中枢気道（上気道）
症状	息が吐きにくい	息が吸いにくい
聴診	ウィーズを聴取	吸気性喘鳴，ロンカイ（類鼾音）を聴取
疾患	・気管支喘息 ・慢性閉塞性肺疾患（COPD） ・細気管支炎 ・気管・気管支軟化症	・異物による窒息 ・がんなどによる狭窄 ・クループ症候群 ・急性喉頭蓋炎

聴診で聴取される副雑音については，p.34 図 2-4 参照.

体位による分類

患者は，最も安楽に過ごせる姿勢を自らとる．呼吸困難の原因となる疾患によって，安楽な体位は異なる．

▶ 起座呼吸

心機能の低下している患者では，仰臥位になると重力の影響を受けなくなり，静脈還流量が増加して肺うっ血が悪化し，呼吸困難を自覚する．そのため，上半身を起こして，静脈還流量を下げようとする．

▶ 側臥位呼吸

左右どちらかの肺が，肺炎や胸水貯留などで換気が困難になっている場合，V/Qミスマッチを是正しようと，患側を上にする側臥位をとる．

▶ 仰臥位呼吸

心室中隔欠損症における右左シャント（静脈血が動脈血に流入する）や肝硬変などの進行した肝臓疾患でみられる．立位や座位では呼吸困難となり，仰臥位で軽減する．

2 呼吸困難（息切れ）患者の看護

呼吸困難（息切れ）は主観的な複合感覚で，感じ方は個々で異なり，呼吸不全を伴わない場合もある．また，予後規定因子でもあり，患者は耐え難い苦痛の中にいる．看護師は，患者が感じている苦痛の程度，障害の体験，セルフマネジメント*の内容や，どの程度コントロールしたいと思っているかなど，患者の思いに耳を傾け，共感的に理解することが重要である．

病態や呼吸機能の評価だけではなく，患者の感じている呼吸困難を身体的・精神的・社会的側面から多角的にアセスメントし，達成可能な共同目標を立案し，有効な対応策を検討する．例えば，低酸素を伴う呼吸困難であれば，労作速度や酸素流量を調整する．換気に障害があれば，呼吸法や動作の工夫などが有効である．精神的な原因による呼吸困難であれば，SpO_2の低下がないことを数値で客観的に示す，パニックコントロールを共に行い「いつもより楽に呼吸できた」「呼吸困難をコントロールできた」といった成功体験を積み重ねるなど，自己効力感*へアプローチすることが挙げられる．

しかし，病態の進行や呼吸機能の破綻（はたん）により，呼吸困難（息切れ）をコント

用語解説

セルフマネジメント
自己管理を意味し，患者自身が行う療養管理をいう．セルフマネジメント能力が向上することで，疾患とうまく共存できる．セルフマネジメントが上手にできない場合は，病気の受容，価値観，認知状態などの原因を知ることが大切であり，一方的な押し付け教育だけではセルフマネジメント能力を向上させることはできない．

自己効力感
何かに対して「自分はできる」という自信であり，バンデューラ（Bandura, A.）によって定義された概念．患者の行動を変える必要がある時に自己効力感を高めるアプローチが有効とされている．

ロールすることが困難な場合が多く，患者は以前はできていたことができなくなるなど，多くの喪失を体験し，ディコンディショニング（身体機能の低下）状態となる．社会的孤立，抑うつなどを背景に加えながら呼吸困難は増加し，さらなる身体活動性とQOLの低下を来す．この負のスパイラルから抜け出すためにも，患者が大切にしていること，生きることの価値は何かを知り，QOLを保ったまま治療を継続できるように支えること，ケアリング*が大切である．

用語解説

ケアリング
Careの派生語．概念は提唱者により異なるため，一定の見解はまだないが，看護における中核概念である．患者ー看護師間の双方向的な関わりで，看護実践全体がケアリングといえる．ケアする側の思いや価値観が基盤となる．

3 胸　痛

1 胸痛とは

1 定義

胸痛は，胸部に感じる痛みや不快感の総称である．狭心症状の一つとして，胸部圧迫感，胸部絞扼（こうやく）感といった表現で訴えられることが多い．呼吸器疾患においても胸痛を認めることがある．肺そのものには痛覚神経が存在しないため，呼吸器疾患で胸痛を感じるのは，壁側胸膜もしくは臓側胸膜になんらかの異常を来した場合である．

2 診断

胸痛を訴える患者には，まず緊急で対処が必要な疾患の除外を行う．狭心症，心筋梗塞などの心臓疾患や，食道破裂などの消化器疾患があり，以下の流れで，各臓器において鑑別する疾患を想像しながら診療を行う．

バイタルサインの測定，安定化

心電図モニター，SpO_2の測定，意識状態の評価などを行い，バイタルサインが不安定な状況にないことを確認する．バイタルサイン測定時に，バイタルサインを安定化させるために行う治療として，気道確保，酸素投与，輸液路の確保がある．

緊急性疾患の除外

急性冠症候群（ACS），急性肺血栓塞栓症（エコノミークラス症候群），大動脈解離，食道破裂など，緊急の処置を要する疾患を除外する．この際，問診（患者からの聴取が難しいようであれば家族から聴取する），身体診察，動脈血ガス分析，心臓超音波検査（心エコー検査），胸部単純X線検査，血液検査を行う．それらによって得られた情報から，各疾患に即した治療を行う．

そのほかの疾患の鑑別

前述の緊急性を要する疾患の存在が除外されたところで，そのほかの疾患の鑑別を行う．必要があれば，内視鏡による検査や，胸部MRI検査などを行う．

●胸痛を呈する呼吸器疾患

●肺炎，胸膜炎：肺炎の進展により胸膜が炎症すると，胸痛を訴える．胸膜炎では呼吸により胸膜が刺激され，痛みが増強する．

- 自然気胸：突然発症の呼吸困難を呈することが多く，咳嗽で増悪する胸痛を訴える．
- 肺塞栓，肺梗塞：長期臥床，高リスク術後（骨盤内臓器手術，下肢整形外科手術後など），避妊薬内服症例で，突然の呼吸困難とともに強い胸痛が生じた場合に疑う．

2 胸痛患者の看護

1 胸痛の患者に対する看護の考え方

胸痛は，緊急性疾患でも出現する徴候のため，まずは緊急性疾患の除外が必要となる．鎮痛薬を投与するだけの対症療法ではなく，原因の追究が大切である．また，緊急性疾患が除外されても，その後に緊急性疾患へ移行する場合もあるため，原因がはっきりしない場合は継続した観察が必要である．

疼痛は患者に苦痛と不安を与えるため，患者が楽な姿勢をとり，衣服など締め付けているものがあれば緩めるといったように，苦痛緩和に努める．また，不安が強い患者では，さらなる疼痛の増強を招くことがあるため，タッチングや声掛けなど，不安を和らげるケアも大切となる．

2 アセスメントの視点

まずは意識レベルと循環（血圧・脈拍），呼吸（SpO_2と呼吸数）に異常がないかを確認し，ショック状態に陥っていないかの評価を行う．そして，緊急対処の必要性をアセスメントする．

次に，疾患を鑑別する余裕があれば，**心臓性疾患**，**非心臓性疾患**，**心因性**に分類する．分類するためには，胸痛の強さや部位，発現のしかた，持続時間とそのほかの随伴症状を問診または観察し，各種検査結果と照合する必要がある．表2-10に各疾患の鑑別のポイント示す．

循環器疾患では，不安定狭心症のように断続的に胸痛（疼痛）が出現する場合もあり，持続時間は重要な鑑別ポイントとなる．また，循環器疾患では疼痛部位が一定ではないが，呼吸器疾患では疼痛部位は疾患部位と合致し，離床や肺炎罹患後など，胸痛出現前になんらかのきっかけがあるため，注意して観察する．

表 2-10 ■胸痛を起こす疾患の鑑別ポイント

疾患		疼痛部位	疼痛の種類	発現	持続時間	随伴症状	V-S 変化	検査所見
心臓性疾患	不安定狭心症	心窩部～背中，肩，顎	絞扼痛，放散痛	断続的，突発的	数分～20 分	呼吸困難，倦怠感，チアノーゼ，ショック症状	血圧低下，徐脈，頻脈，SpO_2 低下	心電図：ST 異常，不整脈 血液検査：心筋マーカー異常 心エコー：局所壁運動低下
	心筋梗塞			突発的	20 分～数時間			
非心臓性疾患	大動脈解離	心窩部～背部，腰部	激痛	突発的	病態改善まで	呼吸困難，意識消失，ショック症状	血圧低下，徐脈	心電図：ST-T 変化 胸部 X 線：縦隔陰影拡大 造影 CT：大動脈の二腔構造
	気胸	前胸部，患側	鈍痛，吸気時の疼痛	突発的		呼吸困難，咳嗽，ショック症状	SpO_2低下，血圧低下，徐脈	胸部 X 線・CT：肺虚脱・皮下気腫
	胸膜炎	肺炎部位	吸気時の疼痛	慢性的		肺炎症状	発熱	胸部 X 線・CT：胸膜肥厚，肺炎像
	肺塞栓，肺梗塞	前胸部	吸気時の疼痛，圧迫感	突発的，離床時		呼吸困難，頻呼吸，ショック症状	SpO_2低下，頻脈	CT：肺動脈の途絶，遮断 血液検査：FDP，D-ダイマー 心電図：ST-T 変化
心因性疾患	心臓神経症	心窩部～背中，肩	絞扼痛，放散痛	突発的	短時間	呼吸困難，めまい，意識消失	頻脈	異常なし

日本循環器学会ほか．急性冠症候群診療ガイドライン（2018 年改訂版）．2019-06-01．https://www.j-circ.or.jp/cms/wp-content/uploads/2020/02/JCS2018_kimura.pdf，（参照 2022-11-04）．を参考に作成．

4 咳嗽（咳）／喀痰（痰）

1 咳嗽（咳）／喀痰（痰）とは

1 咳嗽（咳）

咳嗽（咳）は多くの疾患で認められる症状の一つで，気道内に貯留した分泌物や異物を気道の外に排出して，気道を浄化する生体防御反応である．呼吸器疾患以外の疾患でも認められる．

咳嗽の分類

咳は持続期間によって急性咳嗽と慢性咳嗽に分類される（図2-2）．

▶ 急性咳嗽

原因としては上気道の感染が最も多く，ほとんどはウイルス感染症である．発熱，咽頭痛，鼻汁などの症状を伴う．小児でみられる**百日咳**（pertussis）は百日咳菌が原因で起こる，笛の音のような非常に高調な咳である．花粉症でも咳が認められ，かぜと間違われやすい．下気道感染症でも咳が認められ，喀痰を伴うことが多い．

呼吸器疾患以外で咳嗽を来す疾患には，心不全がある．喀痰を伴うこともあ

plus α

咳嗽が生じやすい時間

疾患により咳嗽が起きやすい時間帯がある．例えば，気管支喘息は朝方に，気管支拡張症，びまん性汎細気管支炎などは起床時に咳嗽が生じやすい．

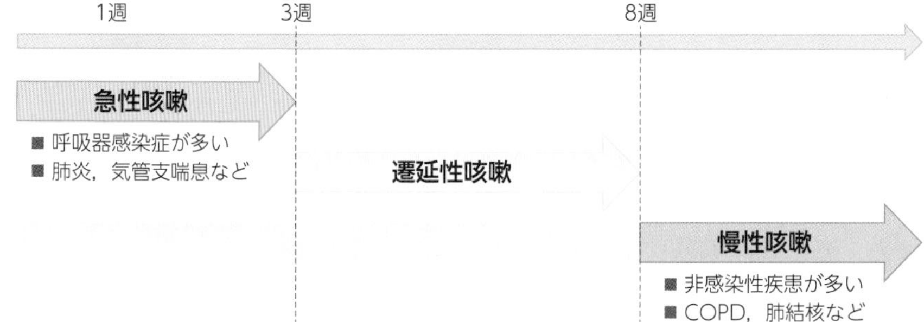
1週
3週
8週
急性咳嗽
■ 呼吸器感染症が多い
■ 肺炎，気管支喘息など
遷延性咳嗽
慢性咳嗽
■ 非感染性疾患が多い
■ COPD，肺結核など

図 2-2 咳嗽の持続期間と分類

り，日常診療で肺炎と間違われやすい．

▸ **慢性咳嗽**

緊急性を要する疾患は少ないが，COPD や喘息といった呼吸器疾患でよくみられる．感染などでそれらの呼吸器疾患が増悪した際は，咳嗽の頻度の増加や増悪を認めるため，問診上重要である．降圧薬である ACE 阻害薬は，副作用で咳が生じることがある．

慢性咳嗽では，肺結核と肺癌の可能性を考える必要がある．外来に慢性咳嗽を訴える患者が来た際は，これらの疾患を見逃さないように注意する．

喀痰の有無による分類

喀痰を伴う，ゴロゴロとした咳を**湿性咳嗽**という．痰を喀出するための咳で，気管支炎，肺炎など気道感染を中心とした疾患で認められることが多い．一方，**乾性咳嗽**は気道上皮などの咳受容器が直接刺激を受けて起こる咳嗽で，痰の喀出はないか，あっても少量である．乾性咳嗽を生じる代表的な疾患に，気胸，喘息，間質性肺炎などがある．

2 喀痰

喀痰の機序

喀痰の本体は，嚥下しきれない気道分泌物である．これらの気道分泌物は，気道粘膜に存在する杯（さかずき）細胞や気管腺，気管支腺から分泌される．線毛運動によって喉頭側へ運ばれ，気道を浄化する．正常では嚥下されるが，なんらかの異常を生じたことで，量が増加するか，性状が変化すると嚥下できなくなり，痰として排出される．

喀痰の分類

喀出された喀痰で，黄色の部分または変色した緑色の部分を有するものを**膿性痰**といい，下気道に感染が存在している可能性がある．一方，非膿性の喀痰は唾液様の白い痰で，粘性が高く，なかなか喀出できない．

細菌検査を行う上で，喀痰の評価方法は，ミラー・ジョーンズ分類とゲックラー分類がある（➡ p.45 表3-2，表3-3 参照）．ミラー・ジョーンズ分類では P1 ～ P3 を適切な膿性痰と評価する．ゲックラー分類では，グループ 4，5 が適切な検体である．良好な喀痰の採取は，その後の感染症診療においても重要である．

顕微鏡検査

喀痰は気道分泌物以外に，細胞成分や結晶，細菌などを含むことがあり，必要に応じて顕微鏡検査を行う．主にグラム染色や，グロコット染色などを行い，原因菌の検索を行う．また，悪性腫瘍の疑いのある患者では，喀痰の細胞診を提出することで悪性腫瘍の組織型を推定できることがある．アスベスト関連肺疾患では石綿小体を確認できることがある．喘息患者の喀痰細胞診検査では，好酸球が変性したシャルコー・ライデン結晶*を認めることがあり，診断に役立つ．

➡アスベスト関連肺疾患については，13 章 2 節 p.267 参照．

用語解説

シャルコー・ライデン結晶
崩壊した好酸球の顆粒が結晶化したもの．アレルギー疾患や寄生虫感染などでみられる．

気道クリアランス法
気道クリアランスは気道浄化ともいい，気道内の過剰な分泌物等を口側へ移動させ排除することである．排痰手技や排痰機器，呼吸法，吸入，体位ドレナージなど多くの方法が提唱されている．

保存方法

患者に喀痰が出た際に保存してもらい，外来にもってくるように指導することがある．病棟などで夜間，休日に検査の窓口が閉まっており，喀痰検査ができない場合は，4℃の冷蔵庫で保存する．

2 咳嗽（咳）／喀痰（痰）のある患者の看護

1 咳嗽（咳）／喀痰（痰）のある患者の看護の考え方

咳嗽は異物や分泌物を除去するために誘発される．しかし，呼吸器疾患が咳嗽反応を亢進させていることもある．

咳嗽の持続は，筋肉痛や体力消耗，夜間不眠など，患者に大きな影響を与える．よって，咳嗽の看護では，咳嗽と喀痰をコントロールし，患者の安楽を維持することが重要となる．安易な鎮咳薬（ちんがいやく）の使用は異物や分泌物の除去を抑制し，気道の閉塞や感染症の増悪を招く．乾性咳嗽か湿性咳嗽かにより，痰の有無を判別する．

2 湿性咳嗽のある患者の看護

湿性咳嗽の場合は，まずは痰の喀出を促進する．そのため，自己排痰能力（咳嗽力）の評価を行い，排痰援助が必要かを検討する．客観的評価指標として，咳嗽時の最大呼気流量（cough peak flow：CPF）の測定があり，270L/ 分以下は排痰困難，160L/ 分以下は日常的に吸引介助が必要とされている[1)]．咳嗽力が弱い場合は，咳の 4 層[2)]のどこに問題があるかを考察し，介入内容を検討する（図2-3）．気道の閉塞や器質異常，線毛運動の低下であれば，気道クリアランス法*の実施が効果的である．また，喀痰の粘稠度を，適度な加湿や体内の水分バランスの維持によってコントロールすることも重要となる．喀痰量を減少させるために，去痰薬の使用や，感染管理としての手指衛生，口内保清の実施などが挙げられる．

3 乾性咳嗽のある患者の看護

乾性咳嗽の場合は，原因疾患の治療を遂行できるよう，病識（自分が病気であるという患者自身の認識）や治療の順守に向けたセルフマネジメント支援，

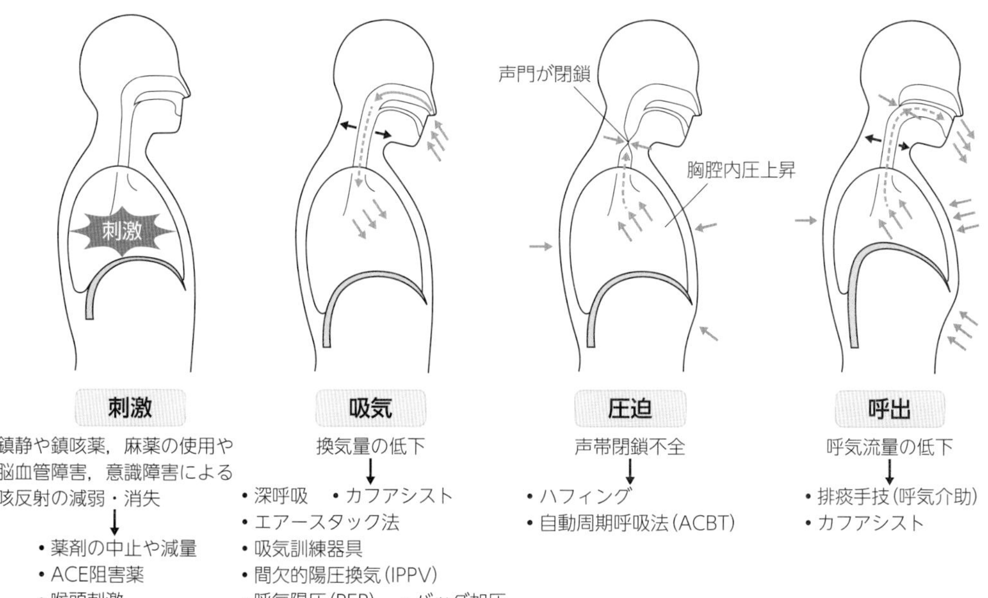

図 2-3 咳の 4 層と介入内容

生活環境の整備などの介入と，対症療法としての鎮咳薬の使用が挙げられる．咳嗽は会話や食事摂取などにも影響を与えるため，咳嗽をしっかり抑えたい時間や頻発時間に薬剤効果を得られるように内服時間を調整することや，精神的な安寧のために頓服（決まったタイミングではなく，発作時や症状の悪化時に薬を服用すること）として使用できるようにすることも大切である．

5 喀血／血痰

1 喀血／血痰とは

1 定義

喀血とは，気道や肺胞からの出血であり，厳密には喀痰の排出を伴わない，鮮血を喀出することである．**血痰**は，痰に血液が混じったものである．

喀血の原因疾患は多岐にわたるため，抗凝固薬の内服や出血性素因の有無など，患者の病態をしっかりと把握することが大切である．24 時間で 100 ～ 600mL の喀血を認めると大量の喀血とされるが，定まったものはない．

2 喀血と吐血の鑑別

吐血は消化管からの出血であり，悪心，心窩部の違和感などの消化器症状を伴うことがある．喀血と吐血はともに口腔内から排出される血液だが，初期対応が異なるため，鑑別を要する．肉眼的な違いとして，喀血の場合は血性成分の中に気泡が含まれプツプツしていることが多い．吐血の場合は嘔吐を伴い，血性成分が強い特徴がある．また，消化管からの出血であるため，吐血の場合は黒色便などの下血（げけつ）を伴うことがある．

3 喀血時の対応

出血側の同定

喀血が生じた際に重要なのは，十分な酸素化の確保と出血側の同定である．喀血の既往の確認，呼吸音の異常の確認を行う．

患者の体位

大量喀血の際は，出血が疑われる側の肺を下にした側臥位をとる．

確実な気道確保

大量喀血により呼吸困難や呼吸不全を来している場合や，循環動態が不安定な場合は，できるだけ口径の太い気管挿管チューブを用いて挿管するのが望ましい．出血側がわかれば健側のみの片肺換気を行う．分離肺換気に慣れている施設であれば，適切なチューブを選択する．

換気の適正化

大量喀血時に特異的な人工呼吸管理は存在しないが，片肺換気時の健側肺のオーバーインフレーション（空気の入り過ぎ）に注意する．

2 喀血／血痰患者の看護

多くの場合，喀血，血痰の第一発見者は看護師である．看護師が初期対応を担うことが多いため，喀出内容の確認，喀出量の把握，バイタルサインの確認など，患者の状態のアセスメントに基づく，迅速な緊急性の判断が求められる．また，原因の解明のためにはSBAR*などを用いて簡潔に患者の状況や状態を医師に伝える必要がある．

動脈性の喀血の場合は喀出量も多く，持続的な喀出となり，気道閉塞や出血性ショックを起こすため，呼吸と循環の維持のための急変対応を要する．血液を目の当たりにした患者は不安が強く，パニックになる場合もあるため，精神的な介入や苦痛緩和への対応も重要である．また，喀血，血痰への対応では，血液に曝露することになるため，感染予防対策として手袋，マスク，ゴーグル，エプロンを着用し，看護師自身の身体を守ることを忘れてはならない．

原因疾患が明らかで，喀血，血痰のリスクがあるとわかっている患者の場合は，前もって喀血・血痰時の対応について医療者と患者・家族間で話し合い，救命処置の内容などを決めておく，**意思決定支援**が必要である．外来通院患者では，どのような場合に緊急受診をするか，救急搬送をいつ手配するのかなど，症状マネジメントの方法とアクションプランを明確に伝えておく必要がある．

＊用語解説

SBAR
S：situation（患者の状態）
B：background（臨床経過）
A：assessment（状況評価）
R：request（要請）
四つの頭文字をとってSBARという．要領よく報告するための形式で，急変対応時などに使用されている．

6 喘鳴

1 喘鳴とは

1 定義

喘鳴(ぜんめい)は，さまざまな疾患で認められる呼吸音の異常である．聴診器を使用しなくても，ヒューヒュー，ゼイゼイという呼吸音が聴取される．緊急処置を要することもあり，背景にある疾患を正しく把握することが大切である．

表 2-11 喘鳴の原因

胸郭外（吸気時に喘鳴を聴取）
気管狭窄（異物，誤嚥など），気管腫瘍，喉頭腫瘍，舌根沈下
胸郭内（呼気時に喘鳴を聴取）
気管支喘息，慢性閉塞性肺疾患（COPD），重症アレルギー（アナフィラキシー），心不全

2 機序

喀痰や分泌物によって気管支などが狭窄したり，気道炎症によって気管支が狭小化したりすることにより，乱流（不規則に変動する流れ）となった気流が通り喘鳴を生じる．胸郭外の太い気道に乱流が生じた際は吸気時に，胸郭内の細い気道に乱流が生じた際は呼気時に聴取される．喘鳴の原因を表2-11に示す．

3 喘鳴出現時の対応

多くの場合，呼吸器系の異常により認められるため，患者の酸素化（SpO_2が低下していないか）を確認し，酸素を投与する．心不全などの場合は，仰臥位で喘鳴が出現するため，頭部のギャッチアップを行う．病態により安楽に感じる体勢が異なるため，患者の訴えを確認する．

突発する喘鳴には注意が必要である．上気道の異物や，喉頭浮腫など，緊急の対応を要する疾患を想起する．

7 副雑音

1 副雑音とは

1 定義

副雑音は聴診で確認することのできる，正常な呼吸音以外の音で，**ラ音**とも呼ばれる．副雑音は連続音と断続音に大きく分けられる（図2-4）．

2 連続性ラ音

何らかの病態によって狭窄した気道を，気流が通過するときに発生する．狭窄したのが太い中枢気道か細い末梢気道かで聴取される連続音は異なる．中枢気道が狭窄して聴取されるのは低い音で，**ロンカイ**（類鼾音(るいかんおん)，いびき音）と呼ばれる．ボーボー，グーグーという音で，低音性連続性ラ音とも呼ばれる．末

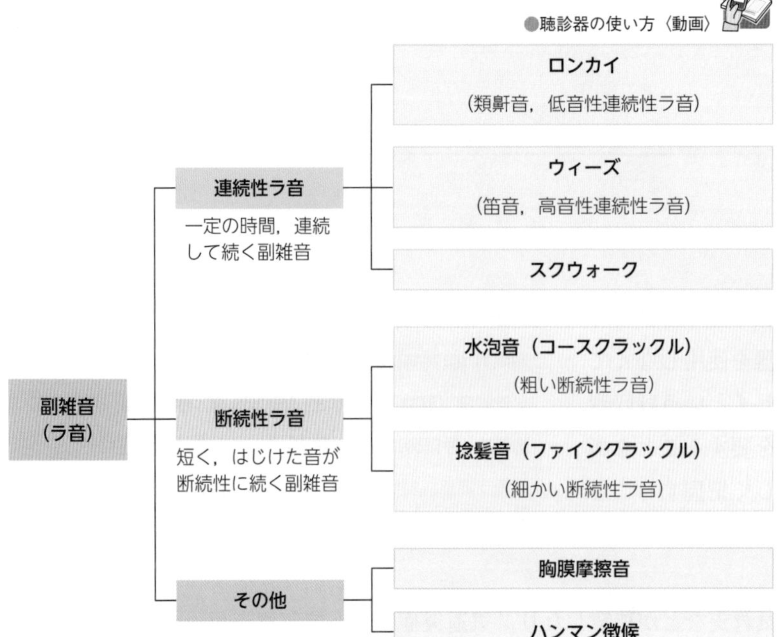

図 2-4 ■副雑音の分類

梢気道が狭窄して聴取されるのは高い音で，**ウィーズ**（笛音）と呼ばれる．ヒューヒュー，ピーピーという音で，高音性連続性ラ音とも呼ばれる．気道に器質的な障害（腫瘍など）が生じた際は，毎呼吸ほぼ同一の呼吸音が聴取される．

3 断続性ラ音

断続音は，**水泡音**（すいほうおん）（コースクラックル）と**捻髪音**（ねんぱつおん）（ファインクラックル）に分類される．水泡音は低調なブツブツという音で，気道に発生した喀痰などの分泌物が，呼吸で生じる圧の変化によって弾けるときに発生する粗い音である．気道分泌物の多い細菌性肺炎や，気管支拡張症などで聴取される．捻髪音は，バリバリ，パチパチという細かい音で，硬くなって閉塞した肺胞が吸気に伴い広がる時に生じる．肺の線維化を主な病態とする間質性肺炎や肺線維症などで聴取される．

8 チアノーゼ

1 チアノーゼとは

1 定義

チアノーゼとは，血液中の酸素不足が原因で，皮膚や粘膜が青紫色に変化している状態である．一般に血液中の酸素飽和度が低下した際に認められ，他覚的に確認できる．毛細血管の豊富な口唇，口腔内，四肢末端などでみられやすい．毛細血管内で酸素と結合していないヘモグロビンであるデオキシヘモグロ

表 2-12 中枢性チアノーゼと末梢性チアノーゼ

	中枢性チアノーゼ	末梢性チアノーゼ
出現部位	全身の皮膚，粘膜	四肢末端，鼻
特徴	• ばち指，多血症に伴う舌裏面のチアノーゼ • 酸素投与で改善	• 局所のマッサージ，保温で改善 • 舌裏面のチアノーゼなし • 酸素投与で改善しない
病態	• 動脈血酸素飽和度（SaO_2）低下	• SaO_2 は正常 • 循環不全のため，末梢組織で酸素消費増大
原因	• 肺の異常（V/Q ミスマッチ，拡散障害など） • 心臓の異常（先天性） • メトヘモグロビン血症	• 温度による変化 • 心拍出量の低下 • 動静脈の閉塞

ビン（還元ヘモグロビン）が 5g/dL 以上増えると認められる．出現する部位によって，中枢性チアノーゼ，末梢性チアノーゼの2通りに分類される（表2-12）．

チアノーゼの患者では貧血，多血症の有無を確認する．貧血がある人はそもそも血液中のヘモグロビンの数が少ないため，デオキシヘモグロビンが 5g/dL 以上になりにくく，低酸素血症でもチアノーゼが認められないことがある．多血症の人は血液中のヘモグロビン量が多いため，低酸素血症がなくてもチアノーゼを生じることがある．

2 中枢性チアノーゼ

顔の中央や，全身の皮膚，粘膜にチアノーゼが出現する．動脈血中の酸素飽和度が低下した結果，デオキシヘモグロビン（還元ヘモグロビン）が増加して生じる．肺炎，気管支喘息，間質性肺炎などの呼吸機能障害に由来するものと，先天性心疾患によるものがある．先天性心疾患では，ファロー四徴症や三尖弁閉鎖症などで右左シャントを生じると，静脈血と動脈血が混ざって酸素が慢性的に不足するため，チアノーゼを生じる．

3 末梢性チアノーゼ

指先や鼻の末端部，四肢にチアノーゼを認める．酸素化自体は正常に行われていても，寒冷刺激や興奮などにより末梢血管の血流速度が低下すると，循環障害が生じて末梢の酸素の需要と供給のバランスが崩れ，デオキシヘモグロビンが増加してチアノーゼが生じる．

9 ばち指

1 ばち指とは

ばち指（ばち状指）とは上肢，下肢の指の先端が太鼓のばちのように膨れている状態である（図2-5）．爪は手掌側へ丸く弯曲する．通常，爪の根元部分の角度は 160° ほどだが，ばち指では 180° 以上になる．痛みなどはない．

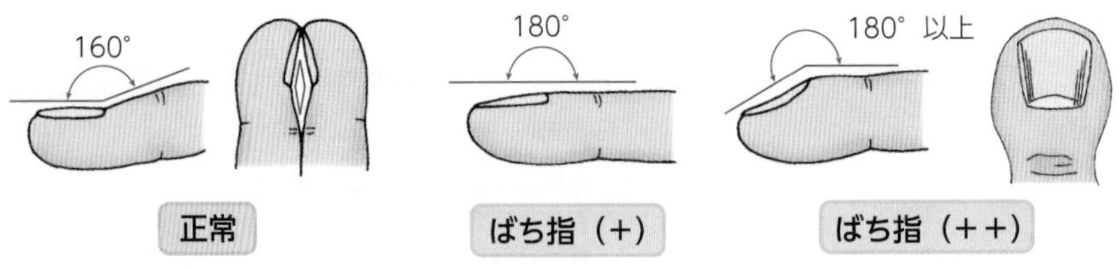

図 2-5 ■ばち指
末端組織への慢性的な酸素供給不足により，指先が太鼓のばちのように膨らんだ状態．

成因は不明だが，低酸素血症を呈するような先天性心疾患や COPD，肝疾患などで認められる．可逆性であり，原因疾患の治療で改善する可能性がある．

10 CO_2 ナルコーシス

1 CO_2 ナルコーシスとは

CO_2 ナルコーシスとは，体内に二酸化炭素が蓄積して，意識障害，自発呼吸の減弱，停止，呼吸性アシドーシスなどの中枢神経系の異常が生じることである．

呼吸パターンの調節は，脳幹部の延髄に位置する呼吸中枢が第一の役割を担っている．延髄にある中枢化学受容体は，血中の二酸化炭素分圧を適正に保つために呼吸を調節している．COPD 患者のように慢性的に血中の二酸化炭素分圧が高い患者の場合は，中枢化学受容体の機能は低下しており，末梢の頸動脈や大動脈にある末梢化学受容体が主となり呼吸を調節している．末梢化学受容体は酸素飽和度に反応して呼吸を調節するため，COPD 患者は，低酸素を感じることで呼吸を調節されている状態といえる．このような中枢化学受容体の反応性が低下している患者が急性増悪でさらに低酸素血症が悪化したところに高濃度酸素を投与すると，末梢化学受容体の低酸素状態が改善されて機能を停止し，CO_2 ナルコーシスを発症することが多いとされる（図2-6）．

2 CO_2 ナルコーシス患者の看護

1 CO_2 ナルコーシスの患者に対する看護の考え方

CO_2 ナルコーシスは重度の呼吸性アシドーシスにより引き起こされ，人工呼吸療法を要することが多い．非侵襲的陽圧換気療法（NPPV）が第一選択となるが，高度な意識障害や，著明な低酸素を合併していれば，挿管による人工呼吸療法も適応となる．必要時には速やかに移行できるように準備するとともに，挿管に至るまでの症状の出現に注意し，CO_2 ナルコーシスを防ぐことも重要である．

➡ NPPVについては，4章2節 p.74 参照．

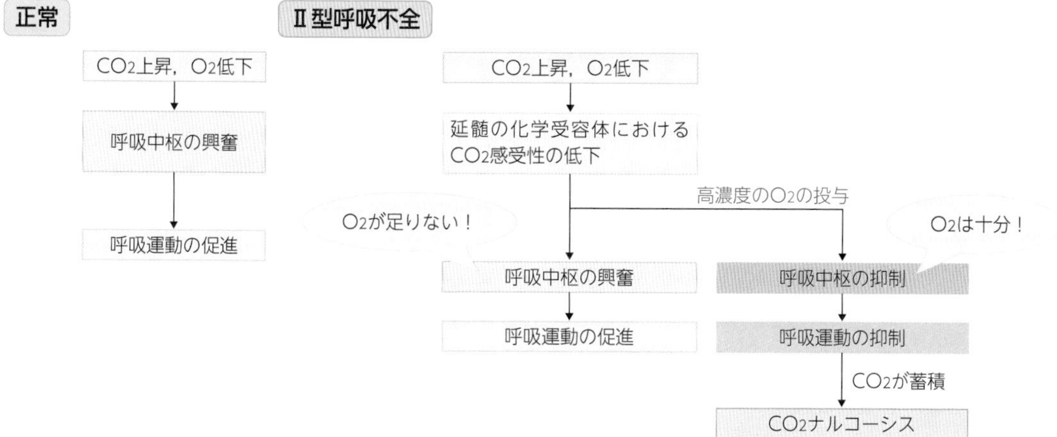

図 2-6 CO_2 ナルコーシスの機序

2 アセスメントの視点

動脈血ガス分析

動脈血ガス分析で呼吸性アシドーシスに傾いていないか確認する．慢性Ⅱ型呼吸不全患者であれば，日常から $PaCO_2$ が高値を示していることが多く，安定期の状態を把握しておくことも重要である．経皮的カプノメーター*を活用する方法もあるが，実際の $PaCO_2$ との誤差をあらかじめ理解しておき，疑わしいときには動脈血ガスデータでの確認を行う．

➡動脈血ガス分析については，3章9節 p.48参照．

*** 用語解説**

経皮的カプノメーター
耳朶などにセンサーを装着し，皮膚を温めて毛細血管を拡張させ，皮膚から拡散してくる二酸化炭素分圧を測定し，$PaCO_2$ を推定する．動脈血ガス分析と比較し，連続的かつ非侵襲的に測定が可能である．保険適用となり活用しやすくなったが，実際の $PaCO_2$ との解離も念頭に置いておく必要がある．

CO_2 ナルコーシスの症状

CO_2 ナルコーシスは呼吸性アシドーシス，自発呼吸の減弱，意識障害を主症状とし，前駆症状として，頭痛や頭重感（ずじゅうかん），頻脈，呼吸促迫，発汗，振戦（しんせん）などが挙げられる．起床時の頭痛や頭重感，日中の眠気がないか，じっとり汗ばんでいたり手指の振戦により物の保持が困難だったりしないか，覇気のない表情や易怒性（いどせい）などの変化が認められないかを，バイタルサインとともに観察する．

酸素管理

酸素吸入を行っている患者に対しては，平常時の動脈血ガス分析のデータから高二酸化炭素血症の有無を確認しておく．データがない場合は疾患から予測し，過剰な酸素吸入を行うことがないように注意する．

排痰状況

喀痰が多い疾患，病態では，排痰困難な状況は換気に影響を及ぼす．量や性状など排痰状況を確認する．

3 看護のポイント

酸素管理

CO_2ナルコーシスが懸念されるときには，呼吸パターンにより酸素濃度が変化する鼻カニュラではなく，ベンチュリーマスクなどの吸入酸素濃度を一定に保つことができるデバイスに変更する．医師の指示のもと，目標とするSpO_2を維持でき，かつ過剰投与とならないように酸素吸入量を調整する．

排痰への援助

体位ドレナージや吸入療法，薬物療法などを検討し，自己排痰が行えるように支援する．排痰が困難な状況であれば吸引も考慮するが，侵襲的な処置となるため，注意が必要である．

NPPV 管理

慢性期のNPPV使用患者において，感染症の合併や効果的にNPPVを使用できていない場合にCO_2ナルコーシスを来すことがある．適切にマスクを装着できているか，呼吸器と同調しているかなどを確認し，医師と協働して適切な設定を検討する．

在宅での対応

入院中と異なり，在宅では医療者が不在となることから，本人，家族への指導が重要である．指示された酸素流量を遵守するように説明するだけでなく，慢性Ⅱ型呼吸不全患者には症状についても理解が求められる．患者本人には起床時の頭痛や日中の眠気などの自覚症状に注意を促し，家族には患者の自覚症状に加えて，家族からみた表情や性格の変化など，「いつもとなんとなく違う」という小さな変化への気づきを見逃さないように説明する．そのような症状がみられたときには，訪問看護師やかかりつけ医に相談し，早期に医療機関を受診するよう指導する．

11 胸　水

1 胸水とは

1 定義

胸水とは，壁側胸膜と臓側胸膜の間である胸膜腔に存在している液体のことである．健常者であっても，数ミリリットル程度の胸水は産生されている．壁側胸膜から産生され，壁側胸膜のリンパ管に吸収される．肺炎などの呼吸器疾患や胸膜疾患，心不全，肝不全，腎不全などの疾患によって，胸水の産生と吸収のバランスが崩れると，胸水が貯留する．

2 臨床所見

大量の胸水貯留の患者の身体診察において，打診を行うと，胸水が貯留して

表 2-13 Lightの基準

胸水中のLDH（乳酸脱水素酵素）	血清中LDHがULN（基準値上限）の3分の2以上
胸水中：血清中の総タンパク比	≥0.5
胸水中：血清中のLDH比	≥0.6

三つのうち一つ以上当てはまれば滲出性胸水，いずれも当てはまらなければ漏出性胸水といえる．

いる部分では濁音が確認され，正常肺野では鼓音が聴かれる．聴診では同部位で呼吸音の減弱を認める．また胸水に特徴的な身体所見として，声音振盪（せいおんしんとう）の減弱を認める．

第一に行う検査は胸部単純X線写真であるが，この検査では胸水が数百ミリリットル程度貯留して初めて，胸水を同定できる．ベッドサイドで簡便に知る方法としては超音波検査があり，微量な胸水であっても確認できる．

3 胸水検査

胸水貯留の原因検索として，ベッドサイドで行うことが可能な**胸水穿刺**を行う際は，局所麻酔をして，肋骨の間から肺へ穿刺針を入れて胸水を採取する．

➡胸水穿刺については，3章10節p.50参照．

胸水を採取したら，まず色調を確認する．正常な胸水は，淡黄色で透明である．白色に混濁していて膿性の場合は，膿胸と診断される．穿刺した胸水が明らかに血性である場合は，外傷や悪性腫瘍などを考慮する．まれに肋間動脈損傷による合併症の可能性もあり，注意が必要である．外傷による血性の胸水の場合，一見すると血性で鑑別が困難でも，外傷性胸水は凝固する．

滲出性胸水か漏出性胸水かの鑑別には，Lightの基準を用いる（表2-13）．肺炎に伴う胸水，癌性胸膜炎，膿胸，結核性胸膜炎などでは，血管透過性が亢進して滲出性胸水を認める．胸水中の糖，LDH（乳酸脱水素酵素）などの検査項目を参考に，さらに鑑別を行う．漏出性胸水の病態は，低アルブミン血症による膠質浸透圧の低下や，血管内静水圧の亢進が挙げられ，心不全，肝硬変，ネフローゼ症候群などの疾患で認められる．

Lightの基準以外の重要な指標として，糖，ADA（アデノシンデアミナーゼ），pHがある．胸水中の糖が低下している場合，感染や関節リウマチに伴う胸水などが鑑別になる．ADAは結核性胸膜炎の診断の際に用いられ，50 U/L以上で結核性胸膜炎を強く疑う．pHが7.2以下の場合は膿胸の可能性が高く，緊急での胸腔ドレナージを考慮する．

引用・参考文献

1）John, R. B. et al. Criteria for extubation and tracheostomy tube removal for patients with ventilatory failure：A different approach to weaning. Chest. 1996, 110（6）, p.1566-1571.
2）Reuben, M. C. et al. Respiration in health and disease. 3rd ed. Saunders, 1983.

3　呼吸器科で行われる検査と看護

1　呼吸器科で行われる主な検査

1　呼吸器科で行われる検査とは

呼吸器疾患の診断のために行う検査は多岐にわたる(表3-1)．感染症，腫瘍，換気障害，免疫・アレルギー疾患など，呼吸器疾患の原因となる病態はさまざまであり，それらの鑑別に必要な検査の種類は，必然的に多くなる．

表 3-1 ■呼吸器科で行われる主な検査

画像診断	胸部 X 線検査, CT 検査, MRI 検査, シンチグラム
検体検査	血液検査，喀痰検査，胸水穿刺，肺生検，リンパ節生検など
呼吸生理検査モニタリング	スパイロメトリー，ピークフロー値測定，酸素飽和度検査，睡眠時呼吸モニタリング（PSG）など

検査を行う際に忘れてはならないのが，肺は呼吸に合わせて動く臓器だという事実である．胸部 X 線検査や CT 検査など，静止した状態の肺を調べる検査もあるが，安静呼吸時，強制呼吸時，酸素吸入下など，特定された呼吸状態で行う検査も存在する．検査の前後では，その患者自身の呼吸パターンに応じて，無理なく，検査が円滑に進められるような看護を念頭に置かなくてはいけない．

一般的な血液検査や画像検査のほか，呼吸器に特徴的な検査として，まず肺機能検査（呼吸機能検査，スパイロメトリー）が挙げられる．これらは気管支喘息や慢性閉塞性肺疾患（COPD）など，気流制限が主な病態の疾患で不可欠な検査である．

次に，呼吸器に特異的な検体（喀痰，胸水，肺組織など）を採取して行う検査が挙げられる．良質な検体を得ることが診断に重要であることはいうまでもないが，検査のために喀痰を出すことは，患者にとっては容易でない場合もある．検体採取時の姿勢や，排出困難時には高張生理食塩水のネブライザー吸入による誘発喀痰を行って喀出を促すなどの工夫が有用である．胸水や肺組織の採取はある程度の時間や侵襲を伴うものであり，検査中は呼吸状態の観察も重要である．苦痛を軽減するための看護も求められる．

これらの検査を行う意義や方法を正しく理解し，なるべく侵襲が少なく有益な結果が得られるよう努めるべきである．

2 肺機能検査（呼吸機能検査，スパイロメトリー）

1 肺機能検査（呼吸機能検査，スパイロメトリー）とは

1 肺機能検査の概要

肺機能検査（呼吸機能検査，スパイロメトリー）とは，患者がどのくらい空気を吸ったり吐いたりできるか，またどのくらい速く空気を吐き出すことができるかを調べる検査である．スパイロメーターを用いて測定する（図3-1）．呼吸器全体の換気機能の評価を行うものであり，測定値は肺そのものだけでなく，気道，胸郭，呼吸筋，呼吸中枢の機能などにより影響を受ける．

2 測定される主な項目

拘束性換気障害を来す場合

▸ 肺活量（VC）

息を最大限に吸い込んだ状態（**最大吸気位**）から，完全に吐き切る（**最大呼気位**）までゆっくりと吐き出した空気の量を**肺活量**（vital capacity：**VC**）といい，換気に使える肺の容積を表す．年齢，性別，身長から計算された予測肺活量（基準値）に対する実測肺活量の比率を**%肺活量（% VC）**という．% VCが 80%未満の場合を**拘束性換気障害**があるという（図3-2）．

%肺活量（% VC）＝実測肺活量÷予測肺活量（基準値）× 100

拘束性換気障害を生じる代表的な疾患は，間質性肺炎，肺線維症である．これらは，肺が硬く広がりにくくなって容積が減少し，拘束性換気障害を生じる．また，肺自体には異常がなくても，神経筋疾患や胸郭変形，胸水貯留などでは，横隔膜・胸郭の動きが制限され，結果として換気に使える肺の容積が減り，

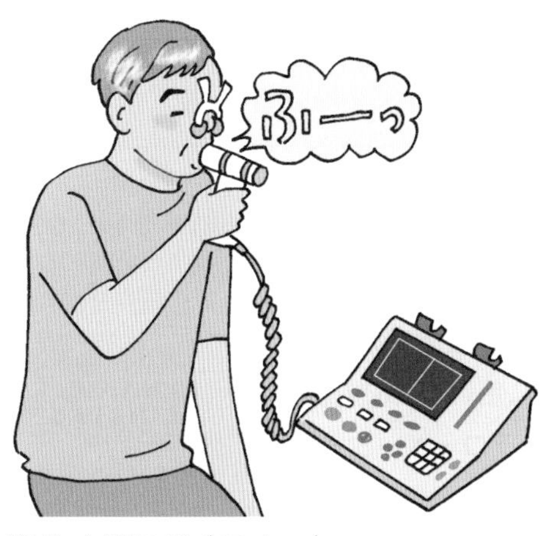

図 3-1 ■スパイロメーター

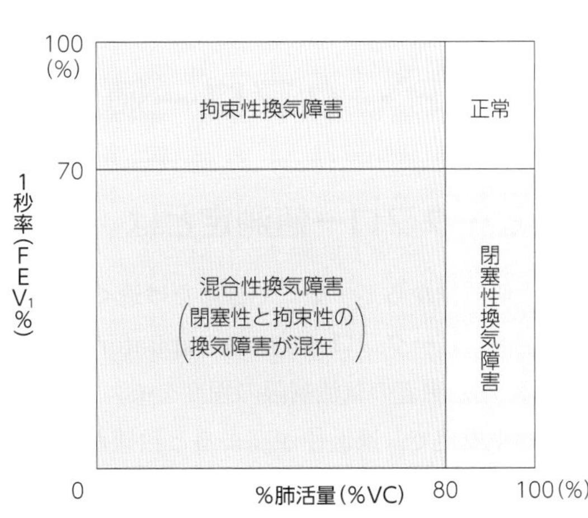

図 3-2 ■換気障害の分類

拘束性換気障害を来す.

閉塞性換気障害を来す場合

▶ 努力肺活量（FVC）

最大吸気位から，可能な限り速く，一気に吐き出したときの肺活量を，**努力肺活量**（forced vital capacity：**FVC**）という.

▶ 1 秒量（FEV_1）

努力肺活量のうち，最初の 1 秒間に吐き出すことができた空気の量を **1 秒量**（forced expiratory volume in 1 second：**FEV_1**）という. 1 秒量は，息を吐き出すときに抵抗があると減少するため，低下は気道における閉塞性病変の存在を意味する.

▶ 1 秒率（FEV_1/FVC）

努力肺活量に対する 1 秒量の比率を **1 秒率**（**FEV_1/FVC**）という. **FEV_1%** とも表記する.

1 秒率（FEV_1/FVC）＝ 1 秒量（FEV_1）÷努力肺活量（FVC）× 100

1 秒量は常に肺活量の影響を受ける. 肺活量が多い人は，最初の 1 秒間に吐き出せる量も多くなる. 肺活量の差は体格などの影響を受けるため，1 秒量の比較のみでは，閉塞性障害の有無を判断することができない. そこで，1 秒量を努力肺活量で割った 1 秒率が，実際に気流制限があるかどうかを判断する指標となる. 通常は 1 秒間で肺活量の 70%以上を吐き出せるため，1 秒率は 70%以上が正常値である. 1 秒率が 70%未満のときは，空気を吐き出す機能に障害があることが示唆され，**閉塞性換気障害**があるといえる（図3-2）. 閉塞性換気障害を生じる代表的な疾患である喘息，COPD では，呼気時に末梢気道の狭窄や肺胞の虚脱を生じ，気道抵抗が高くなり，効率良く空気を吐き出すことができなくなる.

3 ピークフロー値測定

1 ピークフロー値測定とは

最大吸気位から，一気にできるだけ速く，勢いよく息を吐いたときの最大呼気流速を，**ピークフロー**（peak expiratory flow rate：**PEFR**，**最大呼気速度**）という. 喘息患者の気流制限の程度をモニタリングするために用いる. 気管支の状態が不安定で，過敏性が高まると数値が低下する. **ピークフローメーター**という器具を用いて測定する. これは携帯可能かつ安価であり，喘息患者が自身の体調管理に役立てることができる. 具体的な測定方法を，図3-3 に示す.

➡気管支喘息（喘息）については，11章1節 p.231 参照.

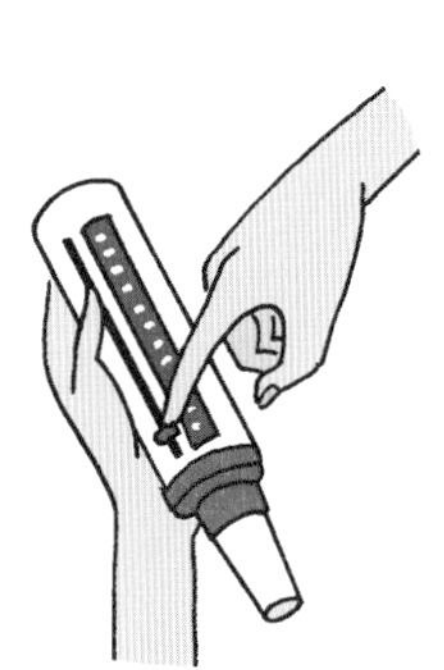

①ピークフローメーターの針をゼロに合わせる

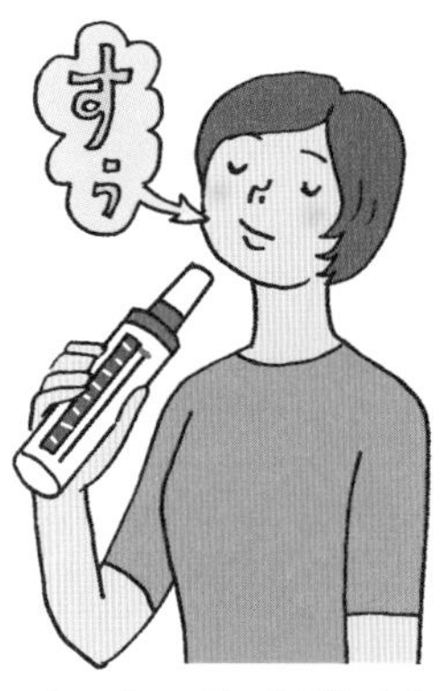

②目盛り，針に指がかからないように注意して持ち，息を大きく吸い込む

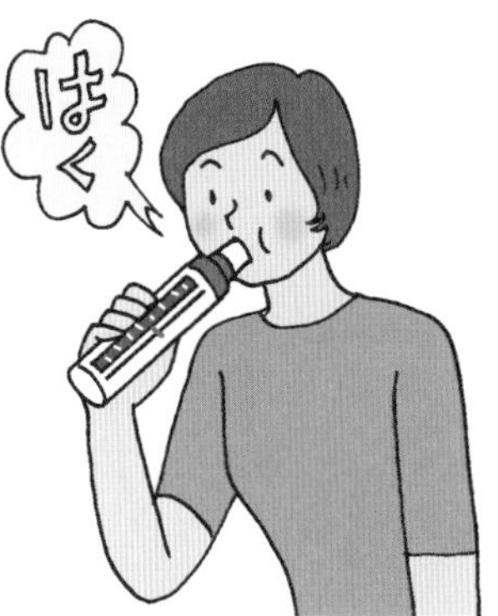

③マウスピースを口でしっかり覆い，力いっぱい勢いよく吐く

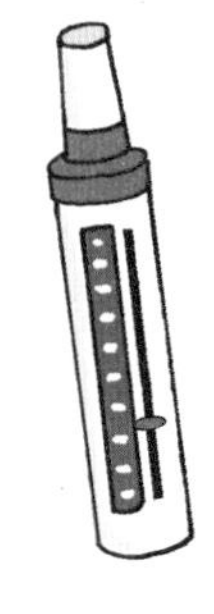

④針が止まったところの目盛りを読み取る

図 3-3 ■ピークフロー値の測定

喘息症状は変動的であり，コントロール悪化の予兆を早めに知り，適切な対応をとることが求められる．日々，患者が自分でピークフロー値を測定することで，自己最良値と比較して，コントロール状況を知ることができる．自己最良値の 80％以上を保てている状態をグリーンゾーン，50 ～ 80％をイエローゾーン，50％以下をレッドゾーンとし，グリーンゾーンの維持を目標とする．イエローゾーンに入ったときは早めに発作時の吸入薬を使用する，レッドゾーンに入ったときは早めに医療機関を受診する，など対策を立てておく．

➡ピークフローゾーン管理については，11 章1 節 p.242 表11-7 参照．

2 肺気量分画とは

呼吸筋を用いて息を最大限に吐き切った後（最大呼気位）に肺の中に残っていた空気の量を**残気量**（residual volume：RV）という．スパイロメーターでは直接測定することができず，ガス希釈法*や体プレチスモグラフ法*で計算できる．一方，呼吸筋による努力を要さずに息を吐いた状態を**安静呼気位**といい，そのときに肺内に残っている空気の量を，**機能的残気量**（functional residual capacity：FRC）という．肺活量と残気量を足したものが**全肺気量**（total lung capacity：TLC）であり，息を最大限に吸い込んだ状態で，気道・肺内にある空気の量をいう（図3-4）．COPD など気流制限を来す疾患では，息を吐き切るのに必要な時間が長くなり，息を吐き切る前に次の吸気が始まると，肺内に空気が残ってしまう．これを**エアートラッピング**という．残気量が増えるため，全肺気量も増加する．

用語解説

ガス希釈法
測定装置内にヘリウムガスを加えておき，患者に装置内のヘリウムガスを吸わせる．肺内にある空気が多いほどヘリウムガスが大きく希釈されるため，希釈の程度から肺気量を算出できる．

体プレチスモグラフ法
ボディボックスという大きな密閉された箱の中に患者に入ってもらい，ホースを通じて呼吸させ，口腔内圧の変化から肺容積の変化を算出する．

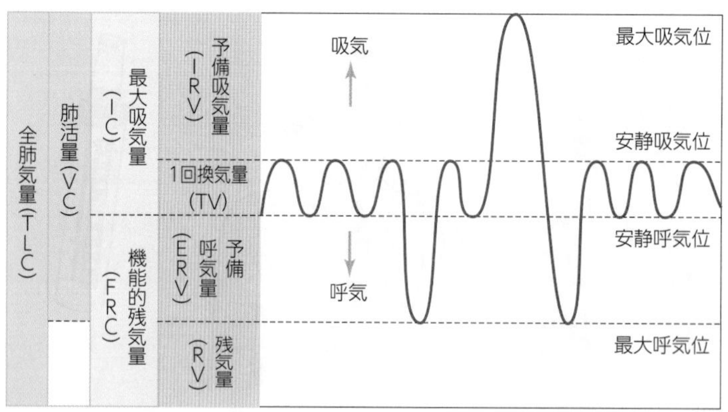

図 3-4 ■肺気量分画

4 酸素飽和度検査

1 酸素飽和度検査とは

肺から取り込まれた酸素は，赤血球中のヘモグロビンと結合して全身に運ばれる．**酸素飽和度**（oxygen saturation）とは，心臓から全身へ運ばれる血液（動脈血）中の赤血球に含まれるヘモグロビンが酸素と結合している割合をいう．パルスオキシメーター（図3-5）で簡便に測定できる．

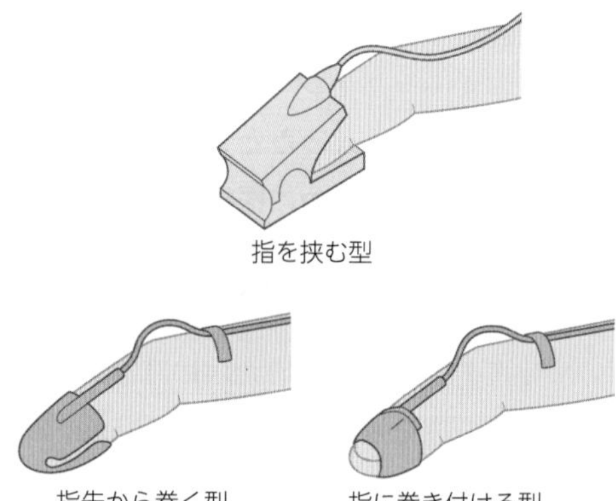

図 3-5 ■パルスオキシメーター

パルスオキシメーターは，指や耳などにセンサーを装着し，二つの波長の光を当て，受光部で動脈の拍動を検知することで，光の吸収値の変化から酸素飽和度を計算する．採血を行わなくても，経皮的かつリアルタイムに酸素飽和度を測定をすることができ，モニタリングに有用である．パルスオキシメーターを用いて測定された酸素飽和度は，経皮的動脈血酸素飽和度（saturation of percutaneous oxygen：**SpO_2**）という．動脈血を採血して酸素飽和度を測定した場合は，**SaO_2** と表記し，区別される．

一般的に SpO_2 は 96 ～ 99％が基準値とされる．呼吸器疾患や心疾患などで酸素を取り込む力が落ちてくると，SpO_2 が低下する．SpO_2 が 90％以下の場合は呼吸不全になっている可能性があり，適切な対応が必要となる．寒冷や末梢血管収縮などで測定部に十分な血流がない場合や，汚れ，マニキュアなどで光の透過性が妨げられる場合，体動などで発光部と受光部がずれてしまった場合などに，数値が正しく測定されないことがあるため，注意する．

5 喀痰検査

1 喀痰検査とは

1 概要

喀痰検査は微生物学的検査と病理細胞学的検査に大別される．いずれの検査においても，唾液ではなく良質な痰を採取することが最も大切である．痰がうまく採取できない場合は，3%の高張食塩水をネブライザーで吸入させ，咳を誘発して喀出させる方法が有用である．

まずは喀痰の色調，量を確認する．膿性喀痰は黄色から緑色の色調をしていることが多く，細菌性気道感染の存在を示唆する．非膿性喀痰は白い痰で，粘液性と漿液性に分けられる．粘液性の痰はネバネバしている粘性の高いもので，気管支喘息などでみられる．漿液性の痰はサラサラしている薄い痰で，肺水腫などでみられ，肺水腫ではピンク色の泡沫状のことも多い．喀痰量の多い場合は，1日の喀痰をためてその量を測定する．肺水腫，気管支肺胞上皮癌，気管支拡張症などの疾患で多くなる．

2 微生物学的検査

感染症が疑われる場合には，膿性部分を多く含む検査に適した痰であるかの評価が必要である．膿性度の評価には，肉眼的には**ミラー・ジョーンズ分類**（表3-2）を用いる．M1は検査に値せず，P1～P3が検査に適した良質な喀痰である．そのほか，培養の意義を顕微鏡的に評価するための**ゲックラー分類**（表3-3）がある．

喀痰中の微生物検出のために，塗抹検査，培養検査を行う．塗抹検査は一般的にグラム染色が用いられるが，特殊な染色でしか見つからない微生物もいる．チール・ネルゼン染色では抗酸菌，グロコット染色では真菌，ヒメネス染色ではレジオネラ，メイ・ギムザ染色ではニューモシスチス・カリニなどが検出できる．

塗抹検査に続いて，培養検査を行う．培養検査が陽性になった場合は菌の同定を行い，次いで抗菌薬の選択に必要な薬剤感受性検査を行う．

染色や培養が難しい抗酸菌，レジオネラ，マイコプラズマなどの微生物に対し

表3-2 ミラー・ジョーンズ分類

		膿性度
M1	唾液，膿を含まない完全な粘液性	↓
M2	わずかに膿を含む粘液性	
P1	膿が全体の1/3以下	
P2	膿が全体の1/3～2/3	
P3	膿が全体の2/3以上	高

表3-3 ゲックラー分類

群別	細胞数／視野（100倍）		培養の意義
	白血球	扁平上皮細胞	
1	< 10	> 25	×
2	10～25	> 25	×
3	> 25	> 25	△
4	> 25	10～25	○
5	> 25	< 10	◎
6	< 25	< 25	×～○

ては，微生物の遺伝子成分を増幅して検出するPCR法，DNAプローブ法などの遺伝子診断法が用いられている．

3 病理細胞学的検査

喀痰中の細胞成分を調べる検査で，炎症細胞と悪性細胞の検出に大別される．

炎症細胞として，好中球が多い場合には，気道感染症を示唆する．好酸球が多い場合には，気管支喘息などのアレルギー性疾患を考える．気管支喘息では，好酸球の顆粒成分が集まったシャルコー・ライデン結晶を認めることもある．

悪性細胞の検出は，喀痰検体を95%エタノールで固定し，パパニコロー染色を行い，顕微鏡検査（鏡検）を行う．細胞の染色性や核／細胞質比，核内クロマチン量などにより，形態的にクラスⅠ（正常）からクラスⅤ（がん細胞を認める）に分類する．クラスⅣ（悪性の疑いが強い細胞がある），クラスⅤが検出されれば肺癌の存在を疑う．

6 胸部単純X線検査

1 胸部単純X線検査とは

胸部単純X線検査は，最も一般的な胸部画像検査である．CT検査と比較すると解像度は低いため，単純X線検査だけでは淡い陰影，小さな陰影などの発見は難しい場合がある．しかし，簡便で侵襲性が低く廉価であるため，現在でも胸部の疾患の検査においては，最も使われる頻度が高い検査の一つである（図3-6）．

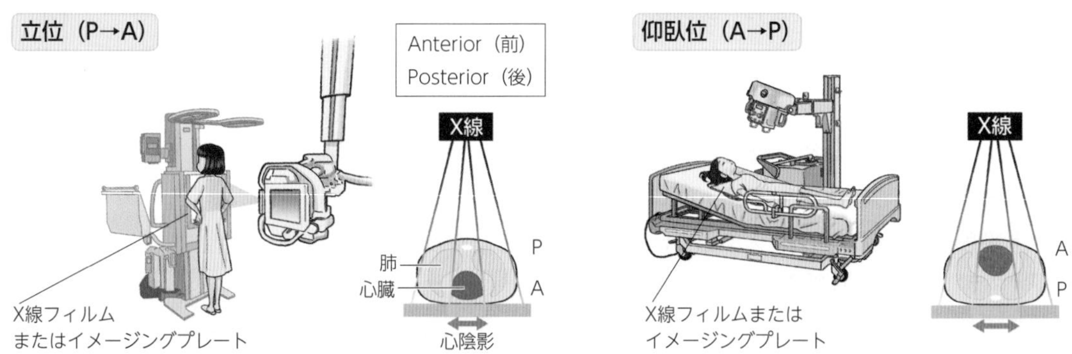

図3-6 ■胸部単純X線検査

通常の立位での撮影（P→A）と比較し，仰臥位の撮影（A→P）では心陰影が大きく撮影される．

正面像

通常は感光板を腹側に置き背側からX線を射入して深吸気位（最大まで息を吸い込んだ状態）で撮影する（**PA像**）．気胸が疑われるときには，深呼気位（最大まで息を吐き切った状態）で撮影するほうがわかりやすい場合がある．ベッドサイドでのポータブル撮影時には背側に感光板を置き，前面からX線を射入する（**AP像**）．

側面像

通常は病変のある患側に感光板を置いて撮影する．つまり，左に病変があれば左側に感光板を置き，右からX線を射入する．

7 胸部CT検査

1 胸部CT検査とは

1 概要

胸部CT検査とは，X線を使った装置で撮影したデータをコンピューターで解析処理して，身体の横断面画像（輪切りの画像）を作成する検査である．心臓，大血管，縦隔，胸壁などを観察するための画像（縦隔条件）と気管支，肺野などの観察に適した画像（肺野条件）がある．

通常の胸部CTはスライス厚が5～10mmの画像だが，近年ではスライス厚0.5～3mmの高分解能CT（HRCT）が用いられ，早期の肺癌にみられる小さく淡いすりガラス陰影も発見しやすくなってきた．

2 造影CT検査

造影CT検査は，CT撮影時にヨード造影剤を使用する検査である．ヨード造影剤により，血管などの血流豊富な部位とリンパ節などの血流の少ない組織を識別しやすくなり，診断に有用である．ヨード造影剤には腎機能悪化やショックなどの有害事象が生じ得るため，ヨードアレルギーの既往について確認する．

3 PET/CT検査

PET/CT検査では，PETとCTを組み合わせて肺内病巣の良悪性の判定，転移病巣の有無などを判定する．**PET**（ポジトロン放射形断層撮影）とは，放射性薬剤であるFDG（18F-fluorodeoxy-glucose）を投与し，その分布状態を撮影する検査で，糖代謝を可視化したものといえる．腫瘍細胞は正常細胞に比べて細胞分裂のスピードが速いため，代謝が亢進しており，グルコースの消費量が多く，FDGの取り込みが多くなる．PET/CT検査では血糖値の影響を強く受けるため，高血糖で検査を行うと体幹部の軟部組織への集積がびまん性に上昇することがあり，注意が必要である．

8 肺シンチグラフィ

1 肺シンチグラフィとは

肺の血流や換気の状態を画像評価する核医学検査である(図3-7).

血流シンチグラフィでは ^{99m}Tc-MAA(テクネチウム 99m 標識大凝集アルブミン)を用いて,肺梗塞の原因となる血栓の診断や治療効果,血流シャントの評価などを行う.肺換気シンチグラフィにはクリプトン(^{81m}Kr)ジェネレータを用いることが多い.血流シンチグラフィと換気シンチグラフィを同時期に行うことで,換気血流が異常な部位を可視化できる.

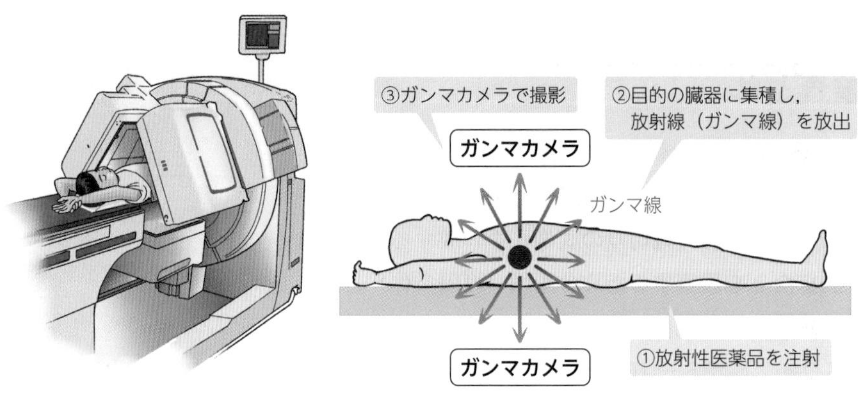

③ガンマカメラで撮影
②目的の臓器に集積し,
放射線(ガンマ線)を放出
ガンマカメラ
ガンマ線
ガンマカメラ
①放射性医薬品を注射

図 3-7 ■肺シンチグラフィ

9 動脈血ガス分析

1 動脈血ガス分析とは

1 概要

動脈血ガス分析とは,患者の酸素・二酸化炭素濃度や酸塩基のバランスを簡便に知ることができる血液検査である.患者の呼吸や代謝状態に関する情報を得ることができる.動脈血ガス分析は呼吸器科での診療だけでなく,さまざまな臨床現場で日常的に使用される.ここでは基本的な動脈血ガス分析の考え方と評価の仕方を解説する.

肺と腎臓が働くことで,酸である CO_2 とアルカリである HCO_3^-(重炭酸イオン)のバランスが調整される.$PaCO_2$ 40Torr,HCO_3^- 24mEq/L でちょうど酸塩基平衡(さんえんきへいこう)が保たれ,そのときの体内の pH が 7.4(± 0.05)となる.pH が

➡酸塩基平衡については,1章 6 節 p.19 も参照.

7.35より低い状態を**アシデミア**，7.45より高い状態を**アルカレミア**という．酸塩基平衡の異常を来すときは，酸性の方向（pHが低くなる方向）への動きと，アルカリ性の方向（pHが高くなる方向）への動きがあり，それぞれの動きを**アシドーシス**，**アルカローシス**と呼ぶ．酸塩基平衡の異常は呼吸性と代謝性の2パターンが存在し，それぞれ**呼吸性アシドーシス**，**代謝性アシドーシス**，**呼吸性アルカローシス**，**代謝性アルカローシス**に分類される（表3-4）．

また，代謝性アシドーシスにはアニオンギャップ（AG）が上昇するものと上昇しないものの2種類がある．アニオンギャップとは，血清中の陽イオンであるナトリウムの量と陰イオンである塩素と重炭酸の量の差をいう．

表3-4に示す原因によって酸塩基平衡が崩れると，身体は恒常性を保つために代償を行う．$PaCO_2$かHCO_3^-のどちらかが増えると，代償の働きによりもう一方も増え，どちらかが減るともう一方も減る．代謝性異常が起こった際は，肺は換気量の増減によってすぐに代償を行うが，呼吸性異常が起こった際には，腎臓が代償を行うのに数日を要する．

plus α

アニオンギャップ

アニオンギャップ（AG）＝血清Na値－（血清Cl値＋HCO_3^-）

アニオンギャップの正常値は12（±2）である．アニオンにはリン酸や硫酸などの陰イオンやアルブミンなどの陰性荷電したタンパクが含まれる．

2 動脈血ガス分析の評価

動脈血ガス分析の評価を表3-5に示す．③でアニオンギャップを計算・評価した際，アニオンギャップは低アルブミン血症に影響され，アルブミンが1低下するごとに2.5低下するため，低アルブミン血症を認める場合は，必要なHCO_3^-の値を計算し，補正する．最後に，代償性変化が適切に働いているかどうかを評価する．代償性変化の基準を表3-6に示す．

表3-4 ■酸塩基平衡異常

呼吸性アシドーシス		中枢神経系の抑制 神経筋疾患 喘息 COPD
呼吸性アルカローシス		敗血症 頭蓋内圧亢進 過換気症候群
代謝性アシドーシス	アニオンギャップ上昇	糖尿病性ケトアシドーシス アルコール性ケトアシドーシス 乳酸アシドーシス 末期腎不全 中毒（サリチル酸，メタノール，エチレングリコール，パラアルデヒド）
	アニオンギャップ正常	下痢 尿細管性アシドーシス 初期～中期腎不全 過剰な生食投与
代謝性アルカローシス		脱水 胃液の喪失 低カリウム血症 大量輸血

表3-5 ■血液ガス分析の評価

①pHをチェックし，アシデミア（<7.35）かアルカレミア（>7.45）かを判別
②代謝性（HCO_3^-）の変化か呼吸性（CO_2）の変化かを判別
③アニオンギャップ（AG）を評価
④アニオンギャップが開大していれば，補正HCO_3^-を計算
　補正HCO_3^-＝AG増大分＋HCO_3^-実測値
⑤代償性変化が適切かを評価

表3-6 ■代償性変化の基準

代謝性アシドーシスに対する呼吸性代償
HCO_3^- 1mEq/L低下ごとに$PaCO_2$ 1.2Torr低下
代謝性アルカローシスに対する呼吸性代償
HCO_3^- 1mEq/L上昇ごとに$PaCO_2$ 0.7Torr上昇
呼吸性アシドーシスに対する代謝性代償
急性：$PaCO_2$ 10Torr上昇ごとにHCO_3^- 1mEq/L上昇 慢性：$PaCO_2$ 10Torr上昇ごとにHCO_3^- 3.5mEq/L上昇
呼吸性アルカローシスに対する代謝性代償
急性：$PaCO_2$ 10Torr低下ごとにHCO_3^- 2mEq/L低下 慢性：$PaCO_2$ 10Torr低下ごとにHCO_3^- 4mEq/L低下

10 胸水穿刺

1 胸水穿刺とは

1 概要

胸水穿刺（きょうすいせんし）とは，胸腔内に貯留した胸水を，経胸壁的に刺入した穿刺針やカテーテルを用いて，体外に排液し，採取する手技である．胸腔に貯留した血液の除去や，脱気を目的とする場合は**胸腔穿刺**（きょうくうせんし）という．胸水貯留の原因の検索を目的に行う診断的適応と，胸水貯留による呼吸・循環動態の改善を目的とした治療的適応がある．

是正できない血小板減少（5万/μL以下）や凝固異常が存在する患者は禁忌となる．処置に対する同意が得られない，または安静を保てない患者も禁忌となる．胸水穿刺の合併症として，気胸，出血，**再膨張性肺水腫**が挙げられる．

➡再膨張性肺水腫については，4章4節p.93参照．

2 手技

位置決定

穿刺部位は座位の場合は第7～8肋間後腋窩線（ろっかんこうえきかせん），仰臥位で行う場合は第4～6肋間後腋窩線，どちらも肋骨上縁を目安とする（図3-8）．手技を行う前に，必ずエコーで胸壁の厚さや血管走行，周辺臓器，胸水貯留の程度・性状を確認し，至適穿刺部位を決定することが重要である．胸水貯留が少量であるならばエコーガイド下での穿刺を考慮する．

麻酔

穿刺部位を消毒したら，局所麻酔を行う．1%リドカインを用いて，皮膚，筋層，壁側胸膜に麻酔を浸潤させる．皮膚と壁側胸膜は疼痛に対して鋭敏なため，十分な量の麻酔を用いて，患者の苦痛を軽減することが重要である．その後，針を進めて胸水が吸引されると，深さを確認し，試験穿刺*とする．

用語解説

試験穿刺
診断を目的に，胸腔や腹腔など，液体が貯留している部分を穿刺すること．

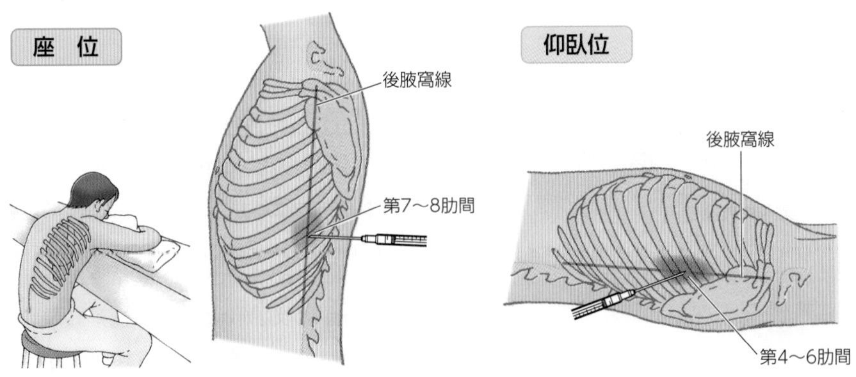

図 3-8 胸水穿刺の位置

本穿刺

本穿刺を行う．本穿刺には通常は血管留置針を用いる．血管留置針をシリンジに接続し，陰圧をかけながら針を進める．胸水が吸引されたら，そこから数ミリメートル針を進め，処置前のエコーで確認した胸水貯留の程度に応じて，血管留置針の外筒だけを進め，胸腔内に留置する．外筒全長を進めることが多い．外筒に，三方活栓と延長チューブを介してシリンジを接続し，必要量の胸水を吸引する．胸水を採取できたら，外筒を抜去し，数分間圧迫止血を行う．一般的には，1回の穿刺での排液量は再膨張性肺水腫予防の観点から800～1,000mL以内としている．

3 胸水の性状・鑑別

採取した胸水は，性状により滲出性と漏出性に大別される（表3-7）．滲出性であれば淡黄色透明であることが多い．滲出性胸水は多彩な外観を呈する．一例として癌性胸水では血性を呈することもあれば，淡黄色であることもある．いずれにせよ，胸水の外観だけで診断を行うことはできず，目的に応じて，血球計算，生化学検査，免疫学的検査，培養検査，病理学的検査を行う．

2 胸水穿刺の看護

1 胸水穿刺を受ける患者に対する看護の考え方

胸水穿刺を受ける患者への看護では，実施の目的と穿刺部位を把握し，適切な診療の補助により患者の負担を少なくする．また，患者の身体的・精神的変化を観察し，安全に実施できるように援助する．そのため，胸水穿刺を実施する目的を把握し，患者の状態をアセスメントした上での観察が重要になる．

2 アセスメントの視点

実施前から患者の身体状態を把握しておくことが重要である．特に患者の呼吸状態を実施前から把握し，胸水穿刺時の体位の決定やモニタリング事項の選択を行っていく．また，経時的なモニタリングにより，実施中の急変対応や実施後の合併症の早期発見につなげることができる．観察項目を系統立てて選択し，アセスメントすることが，検査後の変化を予測し，急変時にどのような物

表3-7 ■胸水の分類

	滲出性胸水	漏出性胸水
原因	胸膜炎，膵炎	うっ血性心不全，肝硬変，ネフローゼ症候群
機序	胸膜の炎症による毛細血管透過性亢進	静水圧上昇もしくは膠質浸透圧減少
Lightの基準	①胸水タンパク／血清タンパク＞0.5 ②胸水LDH／血清LDH＞0.6 ③胸水LDH＞血清LDHの上限×2/3 ①～③のいずれかを満たす	①～③のいずれも満たさない
外観	さまざま	淡黄色，透明

➡Lightの基準については，p.39 表2-13参照．

品を準備していくかというアセスメントにつながる．

3 看護のポイント

検査前の看護

胸部X線検査やCT検査，超音波検査で胸水貯留部位を把握する．胸水穿刺について医師から説明を受け，患者または家族からの同意を得ているかどうかを確認する．看護師は，患者が検査の必要性，目的，方法，注意点を理解できているかを確認し，理解に不足があれば追加で説明する．胸水穿刺の実施中は身体を動かさないようにする必要があると説明し，我慢できないときは，その旨を伝えるように説明する．

施行前に排尿を済ませてもらい，穿刺部位（マーキング）を確認し，体位を整える．穿刺部位や患者の呼吸状態に合わせて，施行体位を医師と協議していく．また，実施体位をとった後に呼吸状態の観察を行い，体位による呼吸状態の悪化がないかを確認する．身体に針を刺すため，患者によっては不安が強い場合もある．声掛けを行い，不安や緊張の緩和に努める．前回の穿刺時に迷走神経反射によるショック等の既往がある場合は，検査前の硫酸アトロピンの投与を医師と検討する．感染防止のための清潔操作によって物品を準備する．また，急変時の対応物品の準備状況を確認する．

検査中の看護

バイタルサインの変化と全身状態の観察を行う．血圧や SpO_2 などだけでなく，患者の表情や呼吸様式も観察する．局所麻酔の実施による呼吸状態や循環動態の変動を観察する．局所麻酔薬やラテックス（天然ゴム）アレルギーにより，アナフィラキシーショックなどが起こり得るため注意する．発生時は原因と考えられるものを除去または中止する．救急カートなどを準備し，重度の循環虚脱や気管支痙攣に備え，気道確保，酸素投与の準備，静脈路の確保などを行うとともに，患者の症状やバイタルサインの変化を観察する．穿刺による迷走神経反射によって血圧低下や徐脈，循環不全を来す可能性があるため，穿刺時はモニタリングを適切に行う．また，穿刺による合併症として，気胸や出血があるため，実施中のバイタルサインの確認と記録を実施する．

胸水の排液量，性状を観察する．何分かけて，どれくらいの量を排液したかを確認し，記録する．採取した胸水は，汚染しないように滅菌試験管に入れる．バイタルサインや患者の呼吸状態の変化がないか確認し，記録する．

検査後の看護

穿刺部位の確認を行い．出血や腫脹，痛みの程度を確認し，穿刺部位を圧迫固定する．患者の病衣を整え，実施後の注意事項（実施後の安静時間など）を説明する．バイタルサインの観察，呼吸音の聴診を行い，気胸の有無を確認する．また，咳嗽や呼吸困難感，皮下気腫，発熱などの症状がないか確認していく．これらについて，経時的に24時間ほど観察を継続し評価する．

11 経皮的肺生検

1 経皮的肺生検とは

1 概要

経皮的肺生検とは，CT 検査や超音波などの画像下で肺内の病変を穿刺し，検体を採取する手技である．生検*による確定診断が必要な場合で，かつ，経気管支肺生検（TBLB）や胸腔鏡下肺生検（VTLB）などの生検方法と比較して，経皮的肺生検が最も適すると考えられる場合に適応となる．基本的には経気管支肺生検が第一選択となるが，①経気管支肺生検が身体的または技術的な理由で困難な場合，②経気管支肺生検では確定診断を得られない場合，③気道系と直接関与しない病変の場合に経皮的肺生検が考慮される．

2 手技

経皮的肺生検に用いる誘導画像にはＸ線透視，超音波，CT 検査がある．現在最も用いられている，**CT ガイド下生検**の手技を解説する．

①CT 画像を確認し，腫瘍の部位と穿刺ルートを確認する．
②腫瘍の近傍に CT で写るマーカーを置き，穿刺用の CT を撮像する．
③穿刺用 CT 画像から穿刺するポイントを決定し，ペンなどで皮膚にマーキングする．
④皮膚，皮下組織，胸膜面に十分な局所麻酔を行う．
⑤穿刺部にメスで小切開を加え，ペアンで広げた後，組織採取針で穿刺する．
⑥CT を撮像しながら，腫瘤をとらえていることを確認し，検体を採取する．
⑦採取した組織を取り出す．
⑧CT で気胸などの合併症が起きていないかを確認して終了．

3 主な合併症

気胸

穿刺経路には必ず肺実質があるため，穿刺した肺実質から漏れ出した空気によって生じる気胸（**医原性気胸**）は，最も頻度が高い合併症である．多くは自然に消失するが，まれに一時的な脱気が必要な症例や持続的胸腔ドレナージが必要な症例も起こり得る．

喀血，肺出血

血管を損傷した際に起こり得る．ほとんどの場合，症状は軽微であり，安静や止血剤の投与で経過観察可能である．出血量が多い場合や持続する場合は，気管支動脈や内胸動脈，肋間動脈など出血源に対する血管塞栓術，外科治療を要することもある．

空気塞栓

極めてまれだが，重篤な合併症である．血管内に空気が混入することで起こ

＊用語解説

生検
病理組織学的診断を行うため，生体から細胞，組織の一部を切除すること．採取した検体は染色し，顕微鏡で観察する．細胞を採取して行う場合を細胞診，組織を採取して行う場合を組織診という．

plus α

分子標的薬と肺生検
近年，さまざまな分子標的薬（腫瘍に特異的な効果を持つ薬剤）が開発されている．分子標的薬を最も効果的に使用するためには，組織の遺伝子診断が不可欠である．必要に応じ，複数回の生検が必要になることもある（re-biopsy，再生検）．肺生検は最も正確な診断ができるため，分子標的薬の広まりとともに検査件数が増加している．

り，CTで心腔内や脳に空気が認められれば確定診断となる．診断されたら頭低位・酸素投与を行い，呼吸・循環状態の安定化を図る．高圧酸素療法が有効であるという報告もあり，病態により実施可能な施設への転送も考慮する．

2 経皮的肺生検の看護

1 経皮的肺生検を受ける患者に対する看護の考え方

経皮的肺生検を受ける患者の看護では，検体採取部位を把握し，適切な診療の補助により確実な検体採取が行えるようにする．経皮的肺生検は，肺の末梢の組織を採取する場合のほか，気管支鏡では見えにくい病変の場合や，気管支鏡で組織が採取できなかった場合，明らかな悪性疾患がないのに肺陰影の消退が遅延している場合などで実施される．つまり，複数の検査によっても診断が難しい患者もいる．これらの状況を把握し，患者の不安や緊張の緩和を図っていく．

2 アセスメントの視点

経皮的肺生検により病理学的な診断を行うため，適切に検体を採集する必要がある．そのため，経皮的肺生検の実施前から患者の身体状態を把握しておくことが重要である．特に，どのような呼吸状態かを実施前から把握し，穿刺時の体位の決定やモニタリング事項の選択を行っていく．また，検査自体は通常15分程度と短時間で終了するが，一般的な生検とリスクは同じである．麻酔によるアレルギーや気胸，出血などが起こり得るため，経時的なモニタリングにより，実施中の急変対応や実施後の合併症の早期発見につなげていく．

3 看護のポイント

検査前の看護

経皮的肺生検について医師から説明を受け，患者または家族からの同意を得ているかどうかを確認する．患者が検査の必要性，目的，方法，注意点を理解できているかを確認する．患者の理解に不足があれば，追加で説明を行う．

穿刺部位のマーキングを確認し，CT検査台上で穿刺部位に合わせた体位をとる．穿刺部位や患者の呼吸状態に合わせてCT検査台上での体位を医師と協議しておく．また，前回穿刺時に迷走神経反射によるショックなどの既往がある場合は，検査前の硫酸アトロピンの投与を医師と検討する．抗凝固療法の実施の有無を確認する．検査中は手を出したり，動いたりできないこと，息止めの協力を依頼すること，痛みや悪心などがあったら，遠慮なく伝えてほしいことなどを説明する．

患者がCT検査台に移乗した後は，呼吸状態の観察を行い，体位による呼吸の悪化がないかを確認する．身体に針を刺すため，患者によっては不安が強い場合もある．声掛けを行い，不安や緊張の緩和に努める．感染防止のための清潔操作によって物品を準備する．急変時の対応物品の準備状況を確認する．

■ 検査中の看護

バイタルサインの変化と全身状態の観察を行う．血圧や SpO_2 などだけでなく，患者の表情や呼吸様式も観察する．局所麻酔の実施による呼吸状態や循環動態の変動を観察する．アナフィラキシーショックなども起こり得るため，注意する．穿刺による迷走神経反射によって，血圧低下や徐脈，循環不全を来す可能性があるため，穿刺時はモニタリングを適切に行う．穿刺による合併症（気胸や出血）がないか，実施中のバイタルサインの確認と記録を実施する．

採取した組織は，患者氏名やID番号などが記載された試験管に入れる．バイタルサインや患者の呼吸状態の変化がないか確認し，記録する．呼吸困難感の有無，胸痛の有無，呼吸音の変化，皮下気腫の有無，穿刺部の出血や疼痛の有無，SpO_2，発熱などの症状を確認する．

■ 検査後の看護

穿刺部位の確認を行い，出血や腫脹，痛みの程度を確認し，穿刺部位を圧迫固定する．患者の病衣を整え，安静時間など，胸水穿刺実施後の注意事項を説明する．バイタルサインの観察，呼吸音の聴診を行い，異常の有無を確認する．経時的に24時間ほど観察を継続し評価する．

12 気管支鏡検査

1 気管支鏡検査とは

1 概要

■ 気管支鏡

気管支鏡とは，気管・気管支の観察や処置が可能な内視鏡である．気管支鏡は硬性気管支鏡，軟性気管支鏡に大別される．硬性気管支鏡は全身麻酔下において，高度な気道狭窄の解除，再狭窄予防のためのステント留置，異物除去など，主に治療目的で利用される．軟性気管支鏡は主に局所麻酔下において，中枢気道や末梢肺野病変の診断を目的とした検査に用いられるが，治療目的にも利用されている．日本で気管支鏡といえば，軟性気管支鏡を指すことが多いため，軟性気管支鏡およびそれを用いた検査について解説する．

■ 軟性気管支鏡

軟性気管支鏡（図3-9）は電子スコープ，ファイバースコープ，ハイブリッドスコープに大別される．電子スコープは先端の電荷結合素子（CCD）で電気信号に変換した画像を内視鏡とは別のプロセッサ内で再構成し，ディスプレイに表示する．検査および処置で広く利用される．ファイバースコープは対物レンズでとらえた画像を光ファイバー束を通して接眼レンズまで導き，観察する．ポータブルタイプは構造が単純であり，機動性に優れているため，ベッドサイ

気管支鏡本体

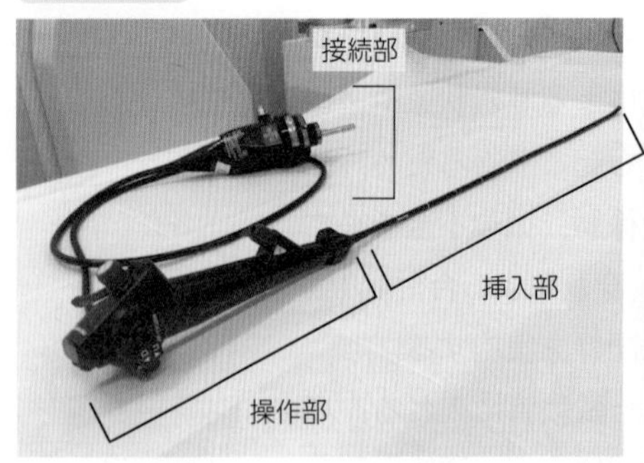

気管支鏡先端部

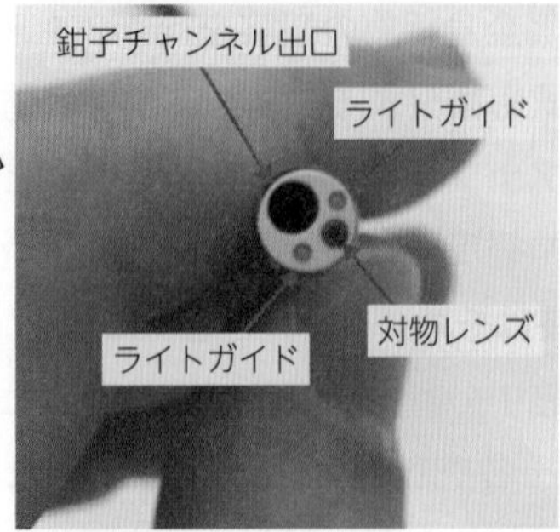

気管支鏡操作部

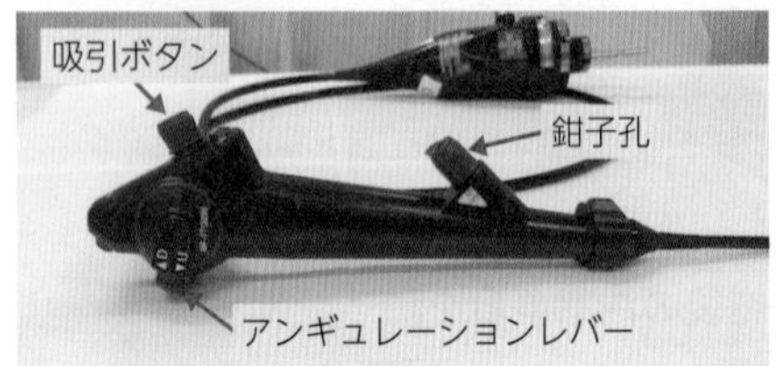

処置具の例

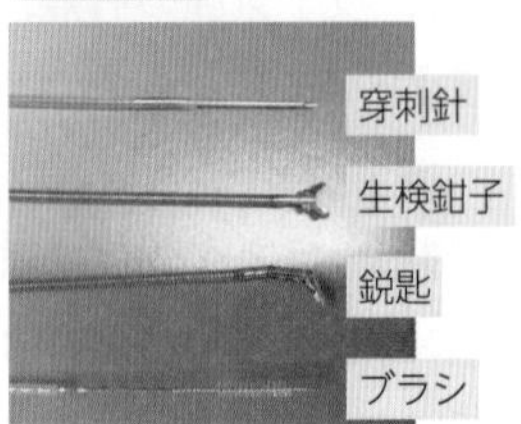

図 3-9 ■軟性気管支鏡

表 3-8 ■気管支鏡検査の種類

	使用気管支鏡	使用処置具	対象疾患
直視下生検	処置用	生検鉗子，穿刺針	中枢型肺癌，サルコイドーシス
経気管支生検（TBB）	処置用，細径，極細径	生検鉗子，穿刺針，GS	末梢型肺癌
経気管支肺生検（TBLB）	処置用，標準	生検鉗子	サルコイドーシス
超音波気管支鏡ガイド下針生検（EBUS-TBNA）	コンベックス超音波	穿刺針	肺癌（縦隔肺門），リンパ節転移，サルコイドーシス，悪性リンパ腫
気管支肺胞洗浄（BAL）	処置用，標準	生理食塩水	肺胞蛋白症，結核，ニューモシスチス肺炎，クリプトコッカス症

ドにおける痰の吸引などの処置に用いられている．一般に，電子スコープはファイバースコープに比べて画像の解像度が高く，ファイバースコープはビデオスコープに比べて色の分解能が高い．ハイブリッドスコープは電子スコープとファイバースコープを融合させたもので，対物レンズでとらえた画像を，挿入部の光ファイバー束を通し，操作部の CCD で電気信号に変換する．先端が小型化したことにより，末梢肺野病変の診断に特化した機種や，コンベックス型の超音波気管支鏡（EBUS）で用いられている．前述した 3 種類の構造以外にも，先端径の大小や，特殊光による観察機能，画質，使用目的などによっても分類され，用途によって使い分けることが重要である（表3-8）．

2 気管支鏡検査の適応と手技

適応

CTなどの画像検査によって検出された孤立性およびびまん性病変，無気肺や繰り返す肺炎，縦隔肺門リンパ節腫大，喀痰細胞診陽性例，血痰・喀血，長引く咳嗽などで適応される．気管支鏡の鉗子孔から挿入した処置具を用いて，病変から検体を採取する．

禁忌

制御困難な不整脈，重症心不全は，検査によって増悪し，時に致死的となることがある．破裂のリスクが高い大動脈瘤，重症COPDや間質性肺炎などで検査中に酸素化を維持できない場合や，制御困難な出血傾向を有する場合は禁忌となる．そのほか，検査に協力が得られない患者も禁忌となる．

合併症

出血，気胸，感染症の増悪，リドカイン中毒*が代表的な合併症として挙げられる．気管支鏡検査の合併症は時に致死的となり得るため，十分注意することが必要であるとともに，合併症を発症したときにどうするかのシミュレーションを行っておく必要がある．

麻酔・鎮静

診断成績，安全性，患者満足度を向上させるためには，適切な麻酔と鎮静が不可欠である．一般的には検査直前に4%リドカイン5mLを咽頭・喉頭に噴霧する．患者が検査台に横になったら，フェンタニル0.05～0.1mg，ミダゾラム2～5mgを静脈内注射する．気管支鏡挿入後は，1%リドカインを気管・気管支内に適宜噴霧する．フェンタニル，ミタゾラムは過量投与に注意して，その効果を確認しながら適宜追加投与する．

内腔観察

局所麻酔をしながら，気管，気管支を気管支鏡が挿入可能な範囲で観察する（図3-10）．静止画に加えて，動画でも記録することが望ましい．処置用の気管支鏡は通常，Ⅲ次分岐（亜区域支）レベル，細径気管支鏡はⅣ次分岐（亜々区域支）レベル，極細径気管支鏡はⅤ次分岐レベルまで直視で誘導可能である．

検体採取法

▶ 直視下生検

気管支鏡で観察可能な病変が対象となる．生検鉗子を用いて組織検体を採取する．出血を少なくするため穿刺針を用いることもある．そのほか，診断を補助するために，鋭匙（えいひ）*やブラシを用いた擦過，気管支洗浄を組み合わせて行うこともある．

▶ 経気管支生検（TBB）

CT検査で関与気管支が確認できる末梢肺野の孤立性病変が対象になる．ガイドシース併用超音波断層法（EBUS-GS）*や，極細径気管支鏡併用超音波断層法（EBUS-UT）*で主に行われる．事前に病変までのルートをCTや仮想気管

用語解説

リドカイン中毒
局所麻酔で用いるリドカインの過量投与によって起こる合併症．一般的に気管支鏡検査におけるリドカインの投与量は成人で8.2mg/kgとされている．意識障害やけいれんなどの中枢神経症状や，徐脈，血圧低下などの心機能抑制症状を引き起こす．常に起こりうることを想定し，症状が現れたら検査を中止して，酸素投与，静脈路確保など，適切な対処を行う．

鋭匙
検体採取器具の一つ．キュレットともいう．先端が鋭な匙（スプーン）状で関節を有する．真っ直ぐにしたり屈曲したりして，直視もしくは透視下に病変まで誘導し，病変側に屈曲させて擦過することで検体を採取できる．

EBUS-GS
ガイドシース併用超音波断層法．末梢肺野病変に対する検体採取の方法．診断率を高めるとされている．気管支鏡の鉗子孔からガイドシースに通した超音波プローブを挿入して病変に誘導し，到達したことを確認する．その後，超音波プローブを抜去してガイドシースのみを病変に留置し，生検鉗子やブラシを挿入して検体を採取する．

EBUS-UT
極細径気管支鏡併用超音波断層法．末梢肺野病変に対する検体採取方法．EBUS-GSと同様，診断率を高めるとされている．超音波プローブを通すことができる1.7mmの鉗子孔を備えた極細径気管支鏡を病変近傍まで直視および透視下に誘導し，鉗子孔を通して挿入した超音波プローブで病変を確認した後，超音波プローブを抜去し，生検鉗子やブラシを挿入して検体を採取する．

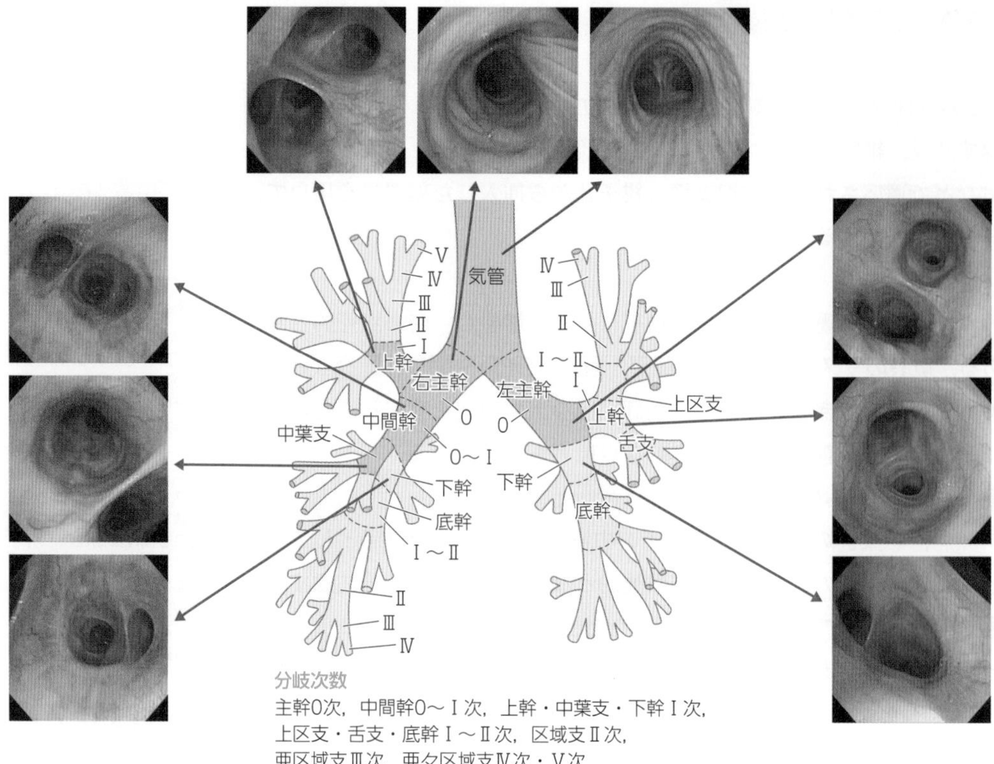

図 3-10 ■気管支鏡による内腔の観察

支鏡で確認しておく．検査では仮想気管支鏡をナビゲーションとして用いて，直視で可及的に誘導し，病変に到達したことを超音波で確認してから，鉗子で検体を採取する．そのほか，診断を補助するために鋭匙やブラシを用いた擦過，気管支洗浄を組み合わせて行うこともある．

▶ **経気管支肺生検（TBLB）**

過敏性肺炎やサルコイドーシスなどのびまん性肺疾患，結核，ニューモシスチス肺炎（PCP）といった感染症など，胸部画像上にびまん性陰影を呈する疾患が対象となる．TBB ほど緻密ではないが，関与気管支を CT 検査で同定しておく．目的の気管支（通常は亜区域支レベル）に気管支鏡を誘導し，生検鉗子を透視下に誘導する．生検鉗子が目標位置に到達したらそこから 1cm ほど鉗子を引き，呼気に合わせて鉗子を閉じ，検体を採取する．鉗子を閉じたときに患者が胸に痛みを訴える場合は，壁側胸膜を挟み込んでいる可能性が高く，気胸のリスクありとして生検部位を変更する．

▶ **超音波気管支鏡ガイド下針生検（EBUS-TBNA）**

肺癌の転移リンパ節や悪性リンパ腫，サルコイドーシス，肺内腫瘍など，気管支鏡が挿入可能な気管，気管支に接する病変が対象となる．コンベックス型超音波気管支鏡を用いて，超音波ガイド下に病変や周囲解剖を確認しながら穿

plus α

仮想気管支鏡—ナビゲーション

仮想気管支鏡とは，CT 画像データを画像処理ワークステーションを用いて三次元画像化し，気管支内腔を気管支鏡様に観察可能とした画像．ナビゲーションとして病変までのルートを設定して術中に操作することにより，分岐を繰り返す気管支内でも，到達可能な範囲で，迷わず病変まで気管支鏡を誘導できるようになる．

刺針で検体を採取する．肺癌の病期診断で，縦隔鏡に代わる手技である．

▸ 気管支肺胞洗浄（BAL）

びまん性肺疾患，肉芽腫性肺疾患，感染症が対象となる．処置用の気管支鏡を亜区域支に楔入させ，50mLの生理食塩水を注入し，回収する．この操作を3回繰り返す．回収液である気管支肺胞洗浄液（BALF）の細胞成分や液性成分を解析し，前述の疾患の診断やその補助とする．

2 気管支鏡検査の看護

1 気管支鏡検査を受ける患者に対する看護の考え方

気管支鏡検査は，気管支粘膜の観察や組織の採取，喀痰吸引，気管支ステント挿入などさまざまな目的で実施されるため，目的を把握しておくことは重要である．これは，単に目的を知るだけでなく，実施時間の把握などにも関わる．実施時間の説明や患者の不安や緊張の緩和のために必須である．

また，ファイバースコープを経口または経鼻で挿入するため，苦痛を伴う．苦痛緩和の処方やケアを実施し，その効果を実施中に観察していく必要がある．

2 アセスメントの視点

実施前から患者の身体状態を把握しておくことは重要である．特に，気管支鏡検査の実施前から呼吸状態を把握し，検査による呼吸状態の変化をアセスメントする．ファイバースコープを挿入するため，鎮静薬などが処方される．その副作用を十分に把握し，効果が得られているかどうかをアセスメントする．生検などを実施する場合は，実施中・後にどのような内容の処置を行ったかを確認し，実施後の観察ポイントを明確にしておく必要がある．

3 看護のポイント

検査前の看護

気管支鏡検査について医師から説明を受け，患者または家族からの同意を得ているかを確認する．患者の検査の必要性，目的，方法，注意点への理解を確認し，不足があれば看護師からも説明する．検査前の飲食に関して確認し，検査中は手を出したり，動いたりできないこと，息止めの協力を依頼することなどを患者に説明する．また，検査中は話せなくなるため，痛みや悪心などがあったらどのような方法でコンタクトをとるかを患者と事前に申し合わせておく．

医師に抗凝固療法の実施の有無を確認する．心臓疾患，緑内障，前立腺肥大症の合併症がある場合，気道分泌の抑制薬や鎮痛薬の変更を確認する．噴霧型の局所麻酔薬の散布による嚥下反射や咳嗽反射の抑制状態を観察する．急変時の対応物品の準備状況を確認する．

検査中の看護

バイタルサインの変化と全身状態の観察を行う．血圧や SpO_2 だけでなく，患者の表情や呼吸様式も観察する．局所麻酔の実施による呼吸状態や循環動態の変動を観察する．アナフィラキシーショックなどが起こりうるため注意する．

検査開始前に，バイタルサインを参考に，ファイバースコープ挿入時からのバイタルサインや呼吸状態を経時的に確認し，異常の早期発見に努める．特に鎮静薬などが処方された場合，血圧低下や循環不全を来す可能性があるため，適切にモニタリングを行う．検査の内容によっては，気胸や出血のリスクを伴うため，どのような処置が行われているかを医師と情報共有し，記録する．

組織を採取した場合は，患者氏名やID番号などが記載された試験管に入れる．バイタルサインや患者の呼吸状態の変化がないかを確認し，記録する．呼吸困難感の有無，胸痛の有無，呼吸音の変化，皮下気腫の有無，穿刺部の出血や疼痛の有無，SpO_2，発熱などの症状を観察する．

検査後の看護

実施した処置内容を確認して記録する．患者のバイタルサイン，苦痛の有無を確認する．患者の病衣を整え，安静時間など，気管支鏡検査実施後の注意事項を説明する．呼吸音の聴診を行い，異常の有無を確認する．検査終了後は，咽頭・喉頭の麻酔が切れるまで唾液はティッシュに吐き，飲食禁止であることを患者に説明する．経時的に24時間ほど観察を継続し，評価する．

13 睡眠時呼吸モニタリング（ポリソムノグラフィ／簡易検査）

1 睡眠時呼吸モニタリング（ポリソムノグラフィ／簡易検査）とは

1 検査

睡眠時無呼吸症候群は，睡眠中に無呼吸や低呼吸が繰り返され，睡眠が妨げられることにより，過度の日中傾眠を伴う病態である．

➡睡眠時無呼吸症候群については，7章3節p.155参照．

無呼吸は10秒以上の呼吸気流の停止，**低呼吸**は10秒以上呼吸気流が50%以下に低下し，かつSpO_2が3%以上低下した状態と定義される．睡眠中，1時間当たり無呼吸が起こる回数を**無呼吸指数**（apnea index：**AI**），低呼吸が起こる回数を**低呼吸指数**（hypopnea index：**HI**）といい，無呼吸と低呼吸の回数の合計を**無呼吸低呼吸指数**（apnea hypopnea index：**AHI**）という．一晩（7時間）の睡眠中に無呼吸が30回以上出現するか，AIが5回以上の場合を睡眠時無呼吸症候群と定義され，臨床ではAHIが重症度の指標として用いられる．

2 モニタリング

睡眠時無呼吸症候群は，上気道の閉塞によって生じる閉塞型と，呼吸中枢の異常によって無呼吸が生じる中枢型に分類される．これらを診断するためには，睡眠と呼吸を同時に記録する**ポリソムノグラフィ**（polysomnography：**PSG**）検査が必要である．図3-11に示すように，ポリソムノグラフィ検査は，全身

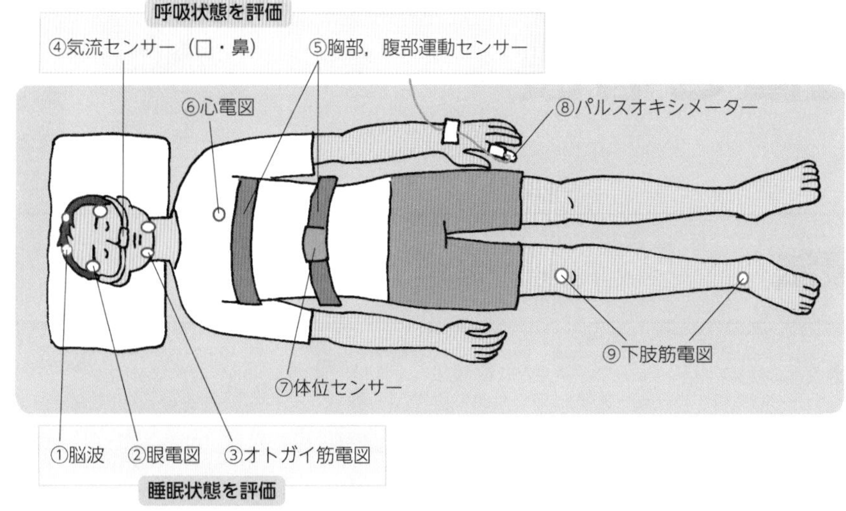

図 3-11 ■ポリソムノグラフィ検査

にさまざまなモニタリングの機器を付けて測定する．①～③で睡眠の状態（起きているか寝ているか，睡眠の深さはどうかなど）を評価しつつ，④⑤で呼吸の状態（無呼吸・低呼吸の出現頻度，無呼吸のタイプ）を評価することができる．侵襲はないが，大型の機器のため入院が必要である．

検査体制や設備の制約により，全例にポリソムノグラフィ検査を施行することは困難であるため，スクリーニングには，自宅でできる**簡易検査**が用いられることもある．気流センサー，パルスオキシメーター，胸部・腹部のセンサーがあれば，AHI の算定は可能であり，比較的簡便に自分で装着できる．

3 メリットとデメリット

簡易検査

簡易検査は自宅での測定になるため，実際に普段眠っている環境で調べることができるというメリットがある．しかし，簡易検査では実際に起きているのか，眠っているのかどうかを判断することができない．また，装置を装着している時間全体の無呼吸・低呼吸イベントを測定するため，起きている時間も含まれてしまい，AHI は過小評価されてしまうことがデメリットといえる．

ポリソムノグラフィ検査

ポリソムノグラフィ検査は入院施設で測定するため，環境の変化によってうまく寝付けない場合などが問題となる．しかし，睡眠・覚醒を区別して判断し，きちんと睡眠時間中の無呼吸・低呼吸イベントを測定するため，簡易検査によるスクリーニングが陰性でも，臨床症状などから睡眠時無呼吸症候群が疑わしい場合には，ポリソムノグラフィによる精密検査を勧める．

4 呼吸器疾患の主な治療・処置と看護

1 酸素療法

1 酸素療法とは

1 概要

酸素療法とは，低酸素血症を来している，または予期される患者に対し，酸素を投与することにより**吸入酸素濃度**（**FiO_2**）を高め，適切な血中酸素濃度を維持する治療法である．

肺炎やCOPD，心不全などの疾患により肺でのガス交換能が障害されると，血中への酸素の取り込みが不十分となり，低酸素血症を来す．低酸素血症になると，さまざまな臓器で機能不全が生じるため，血中酸素濃度の維持は不可欠である（混乱，意識混濁は脳の機能不全で生じる）．

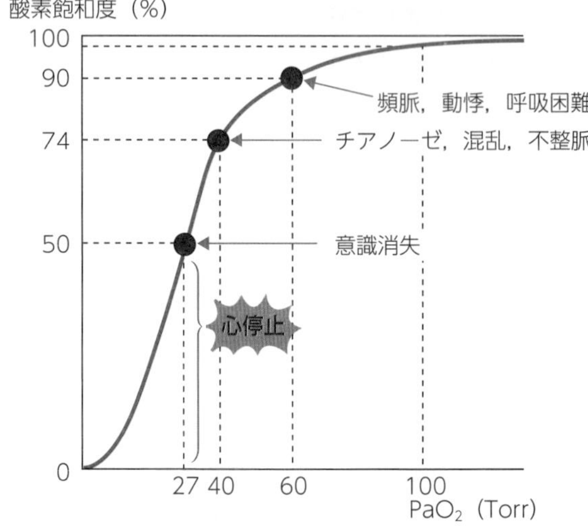

図 4-1 ■酸素解離曲線と低酸素状態で起こる症状

図4-1のように酸素飽和度が90%以下になると頻脈や呼吸困難，混乱などの症状が出始め，悪化すると心停止に至る．酸素投与を行う基準としては経皮的動脈血酸素飽和度（SpO_2）が90%以下であることが一つの目安となる．酸素療法を行うことで，臓器不全の進行を防ぐことができ，患者の呼吸困難症状も緩和される．また，運動耐容能が改善して動ける範囲が広がり，QOLの改善を見込める．

2 酸素吸入の方法

酸素投与は主に鼻カニュラや酸素マスクなどを用いて行う．酸素投与量が少なすぎると症状の改善に至らないし，酸素濃度が高すぎると肺障害を引き起こす．患者の状態により適切な酸素濃度は異なるため，目標に合わせたデバイスや酸素流量を選択する．酸素吸入方法には，低流量システム，高流量システム，リザーバーシステムがある（図4-2）．目標とするSpO_2などを参考に，適切なデバイスを選択する．

低流量システム

低流量システムは，室内の空気では不足する酸素を補うため，1～10L/分程

低流量システム

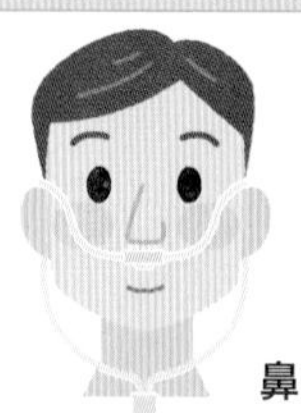

鼻カニュラ
〜6L/ 分で使用

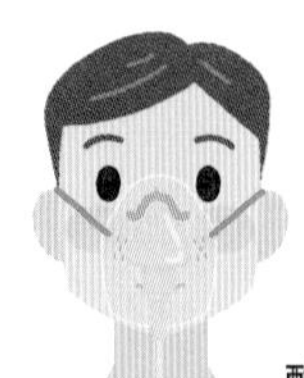

酸素マスク
5L/ 分〜で使用．少ない流量では CO_2 再呼吸を来す

リザーバーシステム

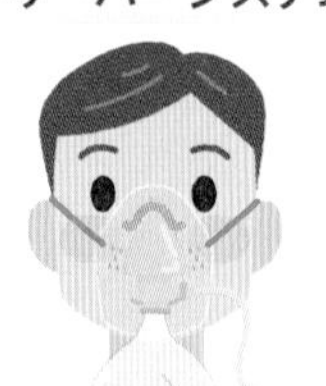

リザーバーマスク
6L/ 分以上で使用．
高濃度酸素が投与できる

高流量システム

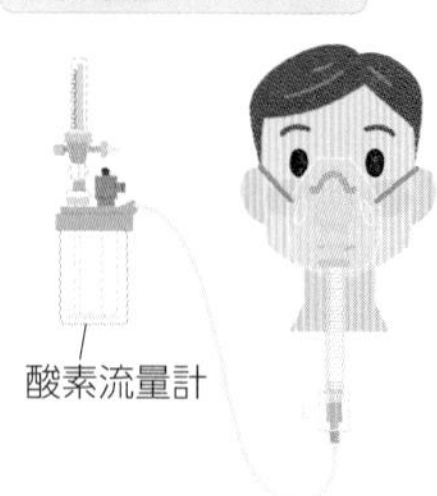

ベンチュリーマスク
吸入酸素濃度の目安は50％が限度

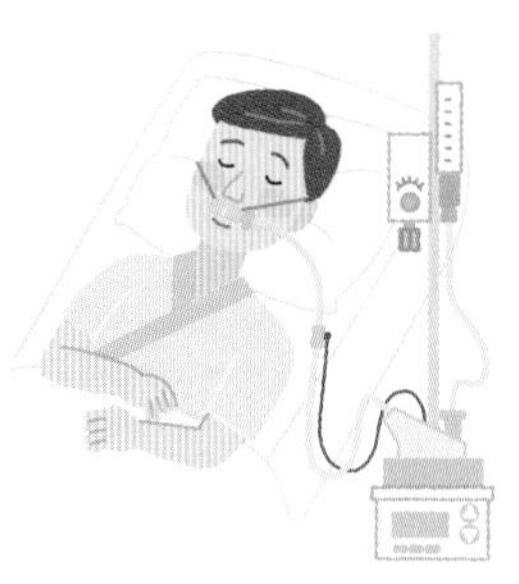

高流量鼻カニュラ
十分な加温・加湿を加えることにより刺激が少ない

図 4-2 ■酸素吸入方法

度の酸素を，空気と併せて吸入する．呼吸困難や低酸素の程度が軽い場合などによく用いられる．鼻カニュラや酸素マスクなどを使い，一般病室や外来，在宅でも用いられ，最も使われる頻度が高い．

このシステムで得られるFiO_2の目安はおおよそ60％程度までである（表4-1）．簡便で不快感が比較的少ないが，呼吸様式によって吸入酸素濃度が変わるため，想定している濃度との相違が生じる可能性がある．

高流量システム

高流量システムは，あらかじめ設定した濃度の混合酸素を 30 ～ 60L/ 分と高流量で流すことにより，患者の呼吸様式によらず，設定の酸素濃度を吸入させることができる．酸素マスクのみでは呼吸困難の改善や目標とする SpO_2 に至らない場合や，COPD や間質性肺炎などでⅡ型呼吸不全を呈し，厳密に酸素濃度を設定したい場合に用いられる．ベンチュリーマスクや高流量鼻カニュラ（HFNC，ネイザルハイフロー）などがある．

リザーバーシステム

酸素マスクに酸素をためる袋（リザーバー）が付いており，一方弁で連結されている．リザーバー内の純酸素を吸入できるため，理論的には 60 ～ 100％の高濃度の酸素が吸入できる（表4-1）．一方，60％を超える酸素濃度は，長時間吸入すると気道粘膜や肺に障害を来すため，長時間の使用は避けるべきである．薬物治療などにより短時間で低酸素の改善が見込める患者に一時的に，または急変が予期されるなど状態が不安定な患者に使用されることが多く，救急外来で使われることが多い．

表 4-1 ■酸素流量と吸入酸素濃度（FiO_2）の目安

<table>
<tr><th rowspan="2">酸素流量
(L/ 分)</th><th colspan="3">吸入酸素濃度 (FiO_2)（%）</th></tr>
<tr><th>鼻カニュラ</th><th>酸素マスク</th><th>リザーバーマスク</th></tr>
<tr><td>1</td><td>24</td><td rowspan="3"></td><td rowspan="5"></td></tr>
<tr><td>2</td><td>28</td></tr>
<tr><td>3</td><td>32</td></tr>
<tr><td>4</td><td>36</td><td>36</td></tr>
<tr><td>5~6</td><td>40</td><td>40</td></tr>
<tr><td>6~7</td><td rowspan="4"></td><td>50</td><td>60</td></tr>
<tr><td>7~8</td><td rowspan="3">50 ～ 60</td><td>70</td></tr>
<tr><td>8~10</td><td>80</td></tr>
<tr><td>10~</td><td>90 ～</td></tr>
</table>

3 在宅酸素療法（HOT）

在宅酸素療法（home oxygen therapy：**HOT**）とは，COPD や間質性肺炎，慢性心不全など，慢性的に低酸素を呈する患者に対して，医師が酸素を処方することにより，在宅や外出先など病院の外でも酸素吸入を行えるようにする治療法である．

HOT は，慢性呼吸不全で動脈血酸素分圧（PaO_2）が 55Torr 以下または，60Torr 以下かつ睡眠時や運動時に著しい酸素化の低下を来す患者や，NYHA Ⅲ度（中等症～重症）以上の慢性心不全で，睡眠時にチェーン・ストークス呼吸がみられるような患者が対象になる．HOT により患者の動ける幅が広がり，自宅・社会生活を維持でき，QOL の向上が期待できる．ただし，自己判断での不用意な酸素の増量は CO_2 ナルコーシスを招いたり，機器操作の理解不足により酸素が流れず低酸素を招いたりするため，医師の指示の順守や器具の適切な使用方法の理解は非常に重要であると患者に伝えなければならない．また，酸素の助燃性により，熱傷を招くため，HOT 患者の喫煙は禁忌である．

➡チェーン・ストークス呼吸については，2 章 1 節 p.21 参照．

4 酸素療法中のアセスメント・合併症

アセスメント

酸素投与により呼吸困難が緩和されるか，呼吸様式が改善されるかなどの所見に加え，SpO_2 や動脈血ガス分析による評価を行う．酸素化の目標は SpO_2 が 90%以上であるが，高濃度酸素の投与による酸素中毒や，近年では急性心筋梗塞患者への酸素投与が梗塞範囲を拡大する可能性の報告など，高すぎる酸素化の害もわかってきているため，酸素化は SpO_2 が 94 ～ 98%を目標にするとよい．また，二酸化炭素が貯留しやすい COPD や肥満患者などの場合には，88 ～ 92%程度を目標にする．

合併症

▸ CO_2 ナルコーシス

CO_2 ナルコーシスの患者では，SpO_2 が 88 ～ 92%となることを目標に，低量からの酸素投与が望ましい．酸素投与中に，不自然な傾眠や呼吸回数の減少などがみられた際には，血液ガス検査を実施し，呼吸性アシドーシスがみられた際にはバッグバルブマスク換気や NPPV 装着，挿管による人工呼吸器装着などの補助換気を実施する．

➡ CO_2 ナルコーシスについては，2 章 10 節 p.36 参照．

▸ 酸素中毒

FiO_2 が 0.6 以上の酸素濃度では，濃度依存性があり，気管支粘膜や肺胞に不可逆的な障害（酸素中毒）を来すとされるため，可能な限り酸素の投与量は少なくすべきである．また，空気は約 80%の窒素を含み，肺胞からほとんど吸収されないため肺胞の虚脱を防ぐが，酸素投与により窒素の割合が少なくなると，無気肺を生じやすくなる．この現象を**吸収性無気肺**という（図4-3）．

2 酸素療法の看護

1 酸素療法を受ける患者に対する看護の考え方

酸素は生命維持に欠かせないものであり，室内空気で PaO_2 60Torr をめどに酸素吸入が検討される．日常的には SpO_2 で評価し，急性期や慢性期，年齢や疾患などにより目標とする酸素飽和度は異なることも多い．医師の指示のもと，安静時や労作時など活動状況に合わせて行うべき酸素必要量の見極めを行うことは，理学療法士や作業療法士だけでなく看護師の役割でもある．看護師は，低酸素血症の影響だけでなく酸素療法の弊害や使用するデバイスについても理解しておく必要がある．

急性期の看護

急性Ⅰ型呼吸不全においては，重篤な低酸素血症を是正するため，十分な酸素量を維持できるような調整を行う．一般的に SpO_2 が 94%未満で酸素吸入の適応となり，高流量鼻カニュラ（HFNC）やリザーバーマスクなど高濃度の酸素が維持できるデバイスを使用する．急性Ⅱ型呼吸不全では，低酸素状態だけ

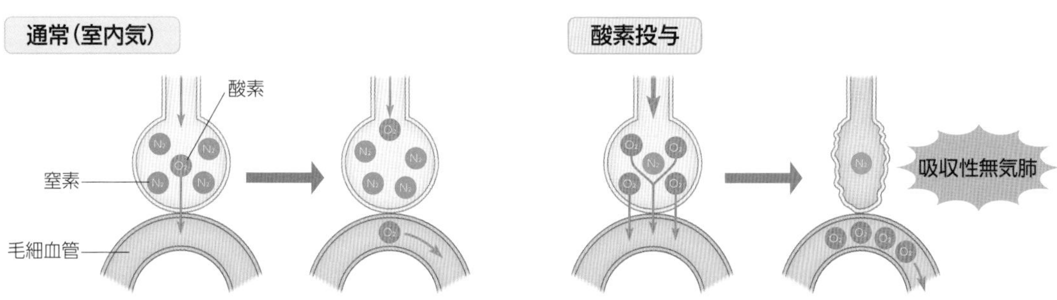

図 4-3 吸収性無気肺のメカニズム

でなく換気状態にも注意し，可能であればベンチュリーマスクなどの吸入酸素濃度が固定できるデバイスを使用する．そして，人工呼吸療法を行う方針の場合には，移行のタイミングを逃さないよう，呼吸状態を観察し，医師との連携を密に行う必要がある．

また，急性期では安静度が制限され，ICU や HCU（高度治療室）に入室となることが多い．その環境における患者の苦痛にも理解を示し，患者が前向きに治療に取り組めるような配慮が必要である．

慢性期の看護

退院後，在宅で酸素療法を継続することは，酸素を使用しながら今後の人生を生きていくことであり，さまざまな苦痛や葛藤を伴う．退院後も適切に酸素を使用しながら生活を送るためには，適切な酸素流量を守ることに加え，機器管理や酸素療法の受容など，患者を主体としたケアが必要となる．慢性期においては，入院中より在宅での生活をイメージして看護を行うため，患者と共に酸素療法を取り入れた今後の生活について考える姿勢が重要となる．

2 アセスメントの視点

酸素療法が必要な病態の改善

低酸素血症が是正されたかどうか，血液ガスデータや SpO_2 などから判断し，維持できるように酸素流量の調整を行う．酸素化の改善による呼吸困難の自覚症状の変化を確認する．

合併症

酸素療法の合併症として，CO_2 ナルコーシスが挙げられる．Ⅱ型呼吸不全を呈する患者には，最大限の注意を払いながら酸素調整を行う．呼吸数や呼吸状態に加え，前駆症状である呼吸促迫や頭痛，傾眠などの高二酸化炭素血症の症状を観察する．また，過剰な濃度の酸素投与は酸素中毒や吸収性無気肺などの危険性があるため，なるべく早期に 100％酸素吸入（100% 濃度の酸素吸入を行っている状態）から離脱し，吸入酸素濃度が 50％以下となるように努める[1)]．

適切なデバイスの選択

鼻カニュラで SpO_2 を維持できないときには，リザーバー付鼻カニュラや開放型酸素マスクなど，患者の状態に応じたデバイスの変更が必要となる．在宅では酸素ボンベのサイズや同調器の使用にも影響するため，デバイスの特徴を理解した上で，使用されているデバイスが適切かを確認する．

アドヒアランス

酸素療法を行う患者には，酸素化の改善や呼吸困難感の軽減というメリットとともに，見た目への抵抗感や煩わしさなど，さまざまな障害が立ちはだかる．酸素療法に対する思いを傾聴し，アドヒアランスの弊害となるものがないか確認する．

療養生活

酸素療法を行うことにより，それまでの生活と比べ，さまざまな変化が生じ

表 4-2 酸素療法を受ける患者のアセスメント項目

身体的側面	精神的側面	社会的側面	スピリチュアルな側面
□バイタルサイン □血液ガス分析データ □呼吸機能検査 1 秒率（FEV1%），%肺活量（% VC），% DLCO □自覚症状 呼吸困難，咳嗽，喀痰 □低酸素血症，高二酸化炭素血症による症状 □栄養状態，体重 □日常生活動作（ADL） □活動量	□病気の理解 □治療に対する思い □今後の不安，恐怖 □家族や他者との関係性 □ストレスとその対処	□仕事，家庭の状況，内容 □経済状況 □介護者, サポート体制の状況 □社会資源の利用 □趣味，地域での役割 □生活環境	□喪失体験 □孤独感 □価値観 □自律への思い □宗教

ることが多い．身体的，精神的，社会的，スピリチュアルな側面から，生活に与えている影響と必要な調整について検討する（表4-2）．

3 看護のポイント

入院中／在宅の看護

入院中，在宅ともに患者が安全に，可能な限り快適に使用できることが，酸素療法の継続に必要となる．デバイスの中には入院中しか使用できないものや，在宅でよく使用されている同調器を用いてはならないものなどがあり，自宅で使用する酸素機器にも種類がある．それぞれのデバイスの特徴を理解し，患者が退院後も継続して使用する必要があれば，デバイスや必要酸素流量の見極め，社会資源の調整など早期に準備を進めていく．必要酸素流量は安静時，労作時，入浴時，就寝時とそれぞれの状況に応じて確認する必要があり，休憩や動作スピードなどの動作要領についても習得できるように支援する．

疾患に特徴的な看護

間質性肺炎など拡散障害を呈する疾患では，労作時の SpO_2 低下が著明となる．呼吸困難感の自覚が乏しいことも多く，実際に一緒に活動しながら SpO_2 値の低下を実感してもらい，呼吸困難感がない状態でも決められた酸素流量が必要だと確認してもらうことが大切である．

COPD では動的肺過膨張，閉塞性換気障害を認め，口すぼめ呼吸が有効となる．呼気時に気道に圧をかけ，息を吐き出しやすくなることにより，呼吸困難感の軽減が期待できる．

治療における看護

酸素療法は包括的呼吸リハビリテーションの一つであり，多職種と協働しながら患者の QOL 向上に向けて支援する．栄養療法や薬物療法，運動療法など専門職種が担う役割は大きく，それらを生活の中に取り入れ継続できるよう支援することが，看護として大切である．

生活への看護

酸素療法を行いながら心身ともに安定した生活を長く続けていくためには，

患者が病気や酸素と共に生きることを受容し，自分らしい生き方を模索しながら悪化予防などの自己管理を行っていくことが必要である．患者と医療者間でパートナーシップを築き，患者が望む生活に向けて必要な知識・技術を提供しながら，患者のセルフマネジメントを支援することが求められる．

▶ **アドヒアランス向上への支援**

これまでの生活の中に酸素療法を取り入れることは，多くの患者にとって戸惑いや不安をもたらす．実際に使用して，呼吸困難感の緩和よりも拘束感や煩わしさを強く感じる場合もある．それらに理解を示しながら，今後をどのように過ごしたいか，何を大切にしているかを把握し，患者と共に考えながら必要な知識・技術の提供を行う．患者のペースを尊重し，時には待つ姿勢をとることも重要である．患者の状況に合わせて，成功体験，言語的説得，代理的経験，生理的・情動的状態の四つの情報源を用いながら，自己効力感向上への支援を行う（表4-3）．

▶ **適切な酸素療法の順守**

患者が「たくさん酸素を吸うと癖になる」などの誤った知識をもっており，酸素流量を少なくしようとする場合には，指示された量の酸素吸入が必要なことや，低酸素による危険性などについて理解を深めてもらう．また，Ⅱ型呼吸不全の患者で，安静時や労作時などの場面ごとの流量調整を意図的に行っていない場合には，CO_2ナルコーシスについて注意を促す．酸素流量の調整だけでなく，酸素機器の管理においても，同居している家族などに協力してもらうように依頼する．

▶ **悪化予防**

含嗽，手洗いに加え，感染が心配される時期には外出を控えるなど，感染対策やワクチン接種の意義について説明する．体温やSpO_2，呼吸困難感など，日常生活の中での体調の変化を把握できるよう確認を促す．また，いつもと違うと感じるときには早期受診できるよう，緊急受診方法についても説明しておく．

▶ **生活の中での工夫**

外観を気にする場合には，メガネカニュラの使用や服の中にチューブを通す，

plus α

ボンベの使用可能時間
①圧力計の単位がMPaの場合
使用可能時間（分）＝ボンベ内容積（L）×圧力計の値×10×0.8（安全指数）÷酸素流量
例）ボンベ内容積2.8L，圧力計表示9.8MPa，酸素5L/分
2.8×9.8×10×0.8÷5=43.9→あと約40分使用可能
②圧力計の単位がkgf/cm^{2}の場合
使用可能時間（分）＝ボンベ内容積（L）×圧力計の値×0.8÷酸素流量

表4-3 ■ 四つの情報源を用いた自己効力感向上への支援の例

	情報	支援例
成功体験	できたという成功体験を蓄積する	酸素機器の操作やボンベ交換がうまくできるよう教える
言語的説得	専門的で信頼している人からできると励まされる	「あなたなら上手く酸素を使って，やりたかった○○ができますよ」と励ます
代理的経験	同じような境遇の人の体験を知る	同じような状態の患者が，上手く酸素を使用しながら生活している例を紹介する
生理的・情動的状態	課題を達成したときに生じる良好な生理的，心理的反応を自覚する	適切な酸素の使用により，SpO_2や脈拍の安定，息切れの軽減などを実感してもらう

好きなバッグに酸素ボンベを入れるなどの対応を紹介する．また，屋内で延長チューブが煩わしい場合はＳ字フックなどで手すりにかけながら移動する，屋外での外出時間の制限には使用ボンベを変更するなど，患者が生活の中で困っていることを確認し，その対策を提案または一緒に検討する．ほかの患者の工夫（図4-4）について紹介することも，それぞれの患者にとって意義がある．

▶ **継続看護**

病棟から退院前訪問看護，訪問看護ステーション，看護外来など，患者の状態に合わせた継続看護を検討し，必要時には連携することが重要である．

入院日数の短縮化や独居，高齢者世帯の増加により，退院後の適切な酸素療法の継続にも課題を残していることは少なくない．患者の不安が強い場合，酸素療法導入後の初回の退院や高流量の酸素投与での退院時には，退院前訪問看護を行うことが有効である．実際の在宅の場で患者とともに酸素療法を評価することにより，患者の不安軽減につながる．また，合同カンファレンスや看護サマリー以外での，訪問看護ステーションとの橋渡しの場となる．患者の精神面や病態，酸素管理など，継続看護が必要な情報交換を行い，在宅で患者が安心して療養生活を送れるように調整する．

定期的に外来受診を行っている場合には，看護外来の活用を検討する．短時間の診察では伝えられない不安や悩みなどの傾聴や，外来時の状況を一緒に評価することで，アドヒアランス向上につながる．医師と連携して酸素流量の調整やデバイスの変更を行い，療養生活の安定化を図ることも大切である．

▶ **災害対策**

酸素濃縮器を使用している場合，停電時は酸素の供給が停止してしまうため，停電に備えて常に新しいボンベを１本確保しておき，使用可能時間を把握しておくように患者・家族に指導する．また，大規模災害時にはどのような対策をとるのか，地域の行政や酸素供給業者と連携を図り，施設ごとの基準を設けておく必要がある．

plus α

退院前訪問指導
在宅に退院する予定の患者が対象であり，円滑な退院のため，外泊などを含む入院中や退院日に患者宅を訪問し，病状や環境を考慮しながら退院後に必要な指導を行う．

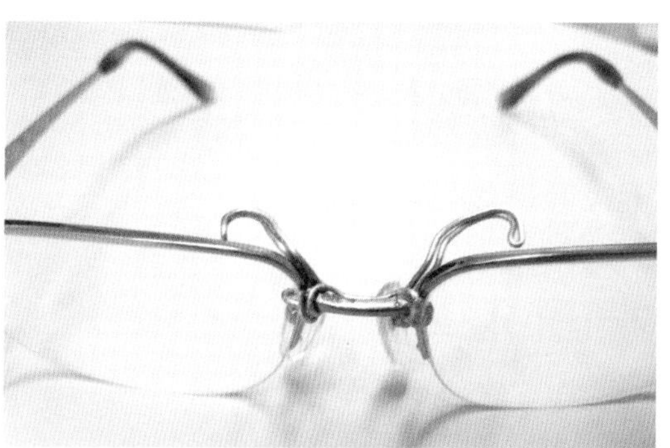
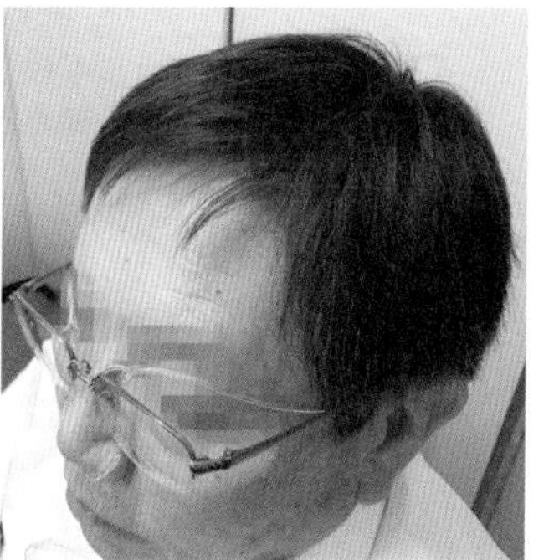

図 4-4 ■手づくりのメガネカニュラ

2 人工呼吸療法

1 人工呼吸療法とは

1 定義

人工呼吸器は，呼吸を助けてくれる機器である．どのような患者に必要だろうか．人工呼吸の目的は，①酸素化の改善，②呼吸仕事量の軽減，③換気の改善の大きく三つである．

酸素化が著しく悪い人，努力呼吸が強く，このままでは疲れてさらに呼吸状態が悪くなりそうな人，呼吸がとても弱い（二酸化炭素がたまってくる）人などに対し，人工呼吸は適応となる．SpO_2 が何％だと人工呼吸を適応するなどの基準は存在せず，酸素化の程度，呼吸努力や換気障害の強さなどを総合して判断する．主に人工呼吸療法が適応される疾患や病態について，図4-5に示す．

種類

人工呼吸には，気管挿管や気管切開の処置を伴う**侵襲的人工呼吸**（IPPV）と，身体の中には器具を留置せずに行う**非侵襲的人工呼吸**（NPPV）がある．

通常呼吸と人工呼吸の違い

健常人における呼吸は，横隔膜が収縮して下がることで胸腔内が陰圧となり，空気が肺へ流入する．この呼吸様式を**陰圧呼吸**（**陰圧換気**）という．人工呼吸器では，圧をかけて空気を肺に送り込むことで肺に空気が流入する．これを**陽圧呼吸**（**陽圧換気**）という．現在の人工呼吸はすべて陽圧換気で行われる．

plus α

鉄の肺

過去には鉄の肺と呼ばれる鉄の器械の中に体を入れる，陰圧換気で行う人工呼吸器も存在した．

2 侵襲的人工呼吸（IPPV）

侵襲的人工呼吸（invasive positive pressure ventilation：IPPV）は，気管挿管または気管切開により気管内に管を通し，人工呼吸器に接続して行う人工呼吸方法である．人工呼吸管理中は，設定が適切か，換気が実際になされているか，不快感がないか，合併症を生じていないかなどを慎重に観察する必要がある．

酸素化が悪い人（酸素化の改善）	呼吸によるエネルギー消費が身体の負担になる人（呼吸仕事量の軽減）	呼吸が弱い人（換気の改善）
■急性肺炎 ■慢性閉塞性肺疾患（COPD） ■気管支喘息（喘息） ■間質性肺炎 ■急性呼吸窮迫症候群（ARDS） ■胸部外傷	■ショック状態 ■心不全 ■多臓器不全 ■大きな手術後 ■多発外傷	■脳卒中などによる昏睡状態 ■全身麻酔中 ■神経筋疾患（筋萎縮性側索硬化症など）

図 4-5 ■人工呼吸の適応となる疾患や病態

人工呼吸器のモード

人工呼吸器の基本的なモードは大きく分けて，自発呼吸がなくても対応可能なA/CモードとSIMVモード，自発呼吸があるときに使えるPSVモードの3種類がある．また，空気の入れ方の設定により，VCV（従量式換気）とPCV（従圧式換気）という分け方もある．

▸ VCVとPCV

人工呼吸の換気様式には，定められた1回換気量が入ったら送気をやめる**従量式換気**（volume control ventilation：**VCV**）と，定められた時間，一定の圧で送気する**従圧式換気**（pressure control ventilation：**PCV**）の二つがある．

図4-6のようにVCVでは気道内圧にばらつきが生じるため，圧がかかり過ぎていないか（30cmH₂O以下か）をチェックする．PCVでは換気量がばらつく可能性があり，低換気や過換気になっていないかをチェックする（7mL/kg理想体重が目安）．

どのモード・設定を使うか

A/CかSIMVか，またはVCVかPCVか，最善を示唆する良好なエビデンスは今のところなく，どれが快適かを患者と相談し，呼吸状態（酸素化や呼吸努力，回数など）が最も改善するモードを設定する．最終的な目標は人工呼吸器からの早期離脱である．

plus α

A/Cモード

A/C（assist/control）は，自発呼吸が保たれた患者には補助的に換気を行い，自発呼吸がない患者には調節換気（機械による強制換気）を行う．自発呼吸であっても強制換気であっても，1回に行う換気パターン（波形）は一定となる．

SIMVモード

SIMV（synchronized intermittent mandatory ventilation）は，A/C＋PSVと考えるとわかりやすい．規定された回数の換気はA/Cモードで行い，それを超えた回数はPSVモードでサポートする．チェーン・ストークス呼吸など，呼吸回数が不安定な患者などに使いやすい．

PSVモード

PSV（pressure support ventilation）は，自発呼吸に合わせて一定の圧（プレッシャーサポート：PS）をかけることにより，自身で吸うために必要な力が少なくなり，呼吸仕事量を減らすことができる．自発呼吸がない，または少ない患者には使うことができない．

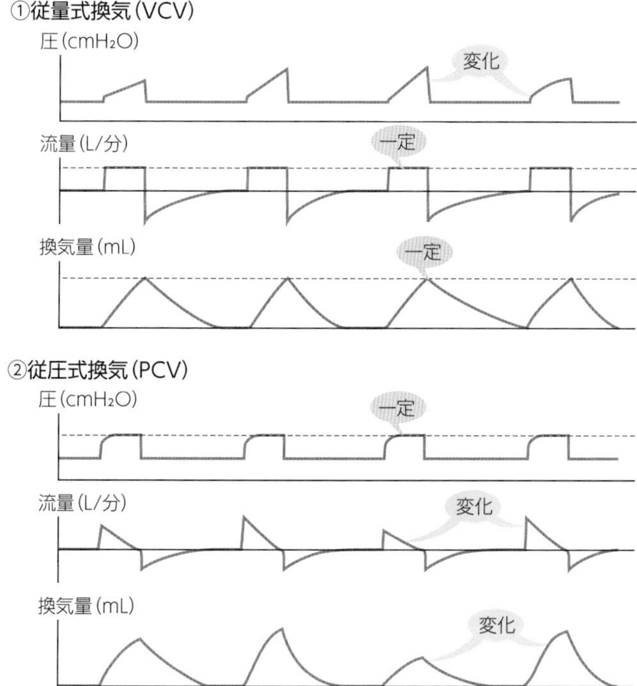

図4-6 ■ VCVとPCVのパターン（波形）の違い

人工呼吸器からの離脱

人工呼吸器は，安全かつ早期に離脱することが望ましい．人工呼吸器の装着期間が長いと，人工呼吸器関連肺炎（VAP）の危険性の増加や，長期臥床による廃用症候群（生活不活発病）や易感染性を招く．人工呼吸が必要になった病態が改善し，十分な自発呼吸があり，呼吸状態が改善していれば（例：FiO_2 0.5 以下，PEEP 10 以下，分時換気量 10L/ 分以下）できるだけ早く人工呼吸器から離脱するために，**自発呼吸トライアル（SBT）**を行う．これは，自発呼吸に近いとされる呼吸器条件（FiO_2 0.5 以下，PEEP 5 以下，PS 5 以下）で 30 分程度観察し，呼吸困難症状（頻呼吸，頻脈，高血圧）や酸素化の低下を認めないかを確認するものである．SBT に合格すれば人工呼吸器から離脱できる可能性が高い．

➡ PEEP については，6 章 2 節 p.123 参照．

➡ パフォーマンスステータス（PS）については，10 章 3 節 study p.225 参照．

アラームが鳴ったら

人工呼吸器には，患者の状態悪化をいち早く察知するために，さまざまなアラームが設定されている．アラームが鳴った際は，まず患者を注意深く観察し，バイタルサインは保たれているか，患者の状態に異常はないか，換気が適切になされているか，コネクターが外れているなど呼吸回路に問題はないか，換気設定は適切かなどを見極める必要がある．バイタルサインが不安定かつ人工呼吸器のアラームが鳴っている際には，急変している可能性があり，直ちに医師を呼ぶ．

IPPV 施行時のチェックポイント

▶ 機器接続状況

気管チューブの位置は適切か，カフは適正量入っているか（図4-7），チューブの接続が外れていないか，チューブを噛んだり回路が折れ曲がったりして閉塞していないかなどをチェックする．また，通常呼吸では鼻腔や口腔での加湿がなされるが，チューブを介した呼吸では加湿が見込めないため，加湿器や人工鼻を用いて加湿をする必要がある．

▶ 人工呼吸器の設定は適切か

呼吸パターンは落ち着いているか，呼吸困難は改善しているかを確認する．目標とする SpO_2 が得られているかを随時チェックする（SpO_2 90％以上など）．また，必要に応じて血ガス分析を行い，血中の二酸化炭素濃度が適切に保たれているか，PaO_2 と SpO_2 との解離が生じていないかを確認する．目標に達していなければ，呼吸器の設定を変更する必要がある．

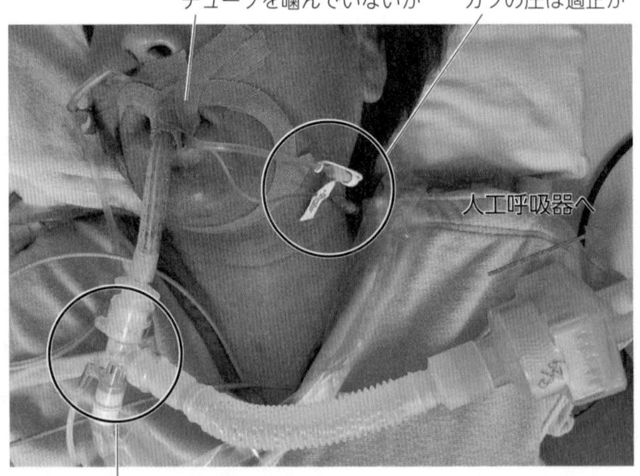
チューブを噛んでいないか
カフの圧は適正か
人工呼吸器へ
接続が外れていないか

図 4-7 ■ IPPV 接続の確認
チューブの位置は X 線検査で確認する．

▶ 口腔内衛生の維持

経口気管挿管による気管チューブ使用中は飲食ができず，開口状態により乾燥しやすいため，衛生環境が悪化しやすい．また，チューブとの接触により，口腔内や口唇に潰瘍が生じやすい．口腔内の衛生環境が悪化すると，快適性が損なわれるばかりか，VAPなどの合併症の危険が高まるため，口腔ケアやチューブ固定方法，除圧により，衛生を維持することは非常に重要なケアである．

▶ **快適性の維持**

人工呼吸管理中の患者は気管チューブの違和感や，原疾患による不快感，計画外抜管を避ける目的でなされる抑制処置など，快適性が損なわれやすい．患者と相談しながら快適な体位をとったり，体位変換を行ったり，抑制処置を必要最小限にする努力が必要である．人工呼吸管理中であるからといって，必ずしも安静である必要はなく，むしろ病状に応じて離床や積極的にリハビリテーションを行うことが勧められる．

以前は人工呼吸器中の患者は深い鎮静で管理することが一般的だったが，人工呼吸器の離脱の遅れやVAPの発症率の上昇が明らかとなったため，現在では快適性を保った上で，可能な限り浅い鎮静で管理することが推奨されている．気管チューブの違和感などについては，モルヒネやフェンタニルといった麻薬が有効である．

▶ **合併症**

●人工呼吸器関連肺損傷（VALI）

人工呼吸器関連肺損傷（ventilator associated lung injury：**VALI**）は，陽圧換気によって肺に過剰な負荷がかかり，肺にダメージを来すものである．高い圧や大きすぎる1回換気量などで生じることがわかっており，気道内圧（プラトー圧）は30cmH_2O以下，1回換気量は7mL/kg理想体重程度で管理することが勧められる．

➡プラトー圧については，6章2節p.124参照．

表4-4 ■人工呼吸器関連肺炎予防バンドル

①確実な手指衛生
②人工呼吸器回路を頻回に交換しない
③適切な鎮痛，鎮静を行う．過鎮静を避ける
④人工呼吸器から離脱できるか毎日評価する
⑤仰臥位で管理しない（頭位挙上30°を心がける）

●人工呼吸器関連肺炎（VAP）

人工呼吸器関連肺炎（ventilator associated pneumonia：**VAP**）は，人工呼吸管理開始後，48時間以降に発症した肺炎と定義される．チューブのカフの隙間から唾液などの分泌物のたれ込みや，回路の着脱操作などにより，チューブ内が汚染されることにより生じる．在院日数や生命予後の悪化が認められている．VAPを防ぐためには，人工呼吸器からの離脱が一番だが，何か一つを守れば防げるというものではなく，複数のルールをまとめて守る**バンドル管理**が求められる（表4-4）．

●緊張性気胸

緊張性気胸とは，気胸の進行により縦隔・心臓が圧排され，ショックを来した状態である（図4-8）．人工呼吸管理中は陽圧換気のため，肺がもろい患者では気胸を生じやすいだけでなく，どんどん空気が漏れて緊張性気胸に至る．COPDや気胸の既往，胸

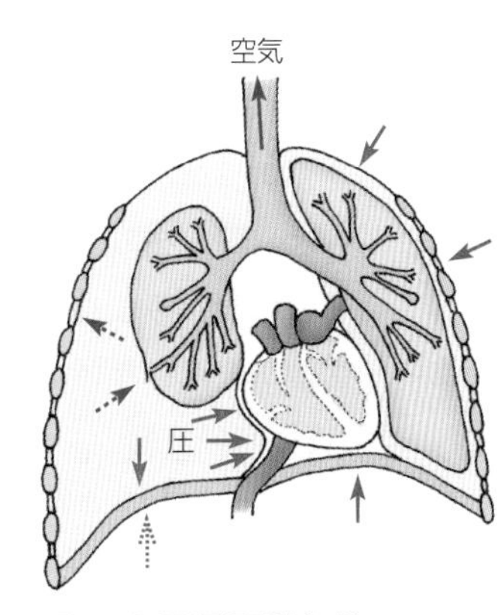

図4-8 ■緊張性気胸

部の外傷のある患者では特に慎重に観察し，呼吸音や胸郭挙上の左右差をチェックし，急激な血圧低下などを来した際には緊張性気胸の可能性を疑い，直ちに医師に報告する．緊張性気胸の診断がつき次第，緊急脱気を行う．

3 非侵襲的人工呼吸（NPPV）

非侵襲的人工呼吸（non-invasive positive pressure ventilation：**NPPV**）は，挿管せず，大きな密着型のマスクなどを用いて行う人工呼吸である（図4-9）．人工呼吸器が必要な患者のうち，禁忌（表4-5）がない患者に適応できる．特に，急性呼吸不全においては，COPDの急性増悪や急性心不全に対して，挿管率，死亡率で有意な改善がみられ，その成功率も高いことが示されている．慢性疾患患者に対して在宅でNPPVが用いられることもあり，睡眠時無呼吸症候群，慢性心不全のチェーン・ストークス呼吸，COPD，肺結核後遺症，神経筋疾患などで用いられることが多い．

また，近年では高齢者やフレイル*が強く，挿管による人工呼吸管理に耐えられないと想定される患者や，DNI（do not intubate，挿管拒否）で挿管回避を希望しているが，呼吸不全を呈するような患者に対しても用いられるようになってきており，その適応は広い．

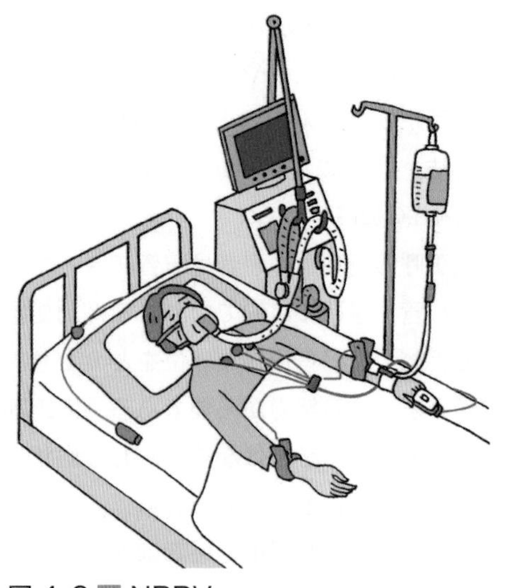

図 4-9 ■ NPPV

表 4-5 ■ NPPVの禁忌

- 呼吸がない
- 循環動態が不安定
- 気道閉塞や喀痰が著明に多い
- 顔面の外傷，熱傷，奇形などで装着困難
- 腸閉塞（イレウス）がある（嘔吐の危険）

用語解説

フレイル
加齢により心身が脆弱化した状態．脆弱，虚弱，老衰，衰弱．

NPPV導入後の観察

NPPV導入後には，バイタルサイン（特に呼吸回数），呼吸努力，自覚症状の改善，意識状態の変化などを観察し，血ガス分析で酸塩基平衡や血中酸素濃度，二酸化炭素濃度をチェックする．

また，マスクフィットは適切な陽圧換気を行う上で重要である．ずれがあると空気が漏れ（リーク），過度な圧迫は閉塞感を強めたり褥瘡を招いたりするため注意する．特に導入直後は不安も強く，閉塞感がさらに助長する場合がある．「これを着けると呼吸が楽になりますよ」「もし苦しくなった場合には簡単に取り外せます」などの声かけをしつつ，医療者が手にマスクを持ち，優しくフィットさせ，不安を取り除きながら管理することが重要である．

NPPVでの管理がうまくいかないときには，速やかにIPPVに移行する必要がある．状態が改善しないままの管理継続は予後を悪化させる．

NPPV施行時の注意

NPPVがIPPVと大きく異なる点は，確実な気道確保がなされているか否かである．気道の開通性には十分注意する．例えばCO_2ナルコーシスが増悪して舌根沈下を来す可能性がある．また，嘔吐をすると陽圧換気のため気道に嘔吐物が押し込まれ，窒息する危険があり，直ちにマスクを外す必要がある．

アラームが鳴ったときはIPPVと同様に，バイタルサインなどの患者の状態を観察し，不安定であれば直ちに医師を呼ぶ．安定していれば落ち着いて原因を探る．頻度の高いアラームの原因は，マスクフィット不全によるリークである．

NPPVの設定

日本で用いられているNPPVの機種のほとんどは，従圧式の換気様式をとっている．一定の圧をかけ続けるCPAPモードと，呼気吸気に併せて二相性に圧を変化させるbilevel-PAPモードがある．bilevel-PAPは侵襲的人工呼吸におけるPSVモードと同じモードと考えてよい．

2 人工呼吸療法の看護

1 人工呼吸療法を受ける患者に対する看護の考え方

看護師は，人工呼吸療法の目的である，酸素化能力の維持，呼吸仕事量の軽減，換気の改善（酸塩基平衡の維持）の三つをよく理解し，治療効果を得られる支援をする．また，人工呼吸療法は非生理学的換気方法であるため，病態の改善が図れれば，早期の離脱が必要となる．人工呼吸療法が生体に及ぼす影響を知り，患者の**生活の質**（QOL）や**日常生活動作**（ADL）を改善していくことが必要である．

2 主な人工呼吸療法の影響

呼吸器系への影響

自然呼吸では横隔膜が吸気時に下方に伸展して胸郭全体が拡張し，多くの空気が背側まで流入する．しかし，人工呼吸は陽圧換気のため，横隔膜の可動性は減弱し，背側の肺は陽圧や腹腔内臓器の圧迫で，空気は血流の少ない腹側へ流入する(図4-10，図4-11)．その結果，ガス交換の効率が悪くなり，換気・血流比の不均等を起こしやすい．また長期の使用は横隔膜の筋萎縮を招く．

循環への影響

自然呼吸では，吸気時に胸腔内圧が陰圧になるため，胸腔内外の血管の圧較差によって静脈血の還流が促進される．しかし，人工呼吸では胸腔内が陽圧になり，静脈還流量が減少し，心拍出量の低下を引き起こす．

中枢神経系への影響

人工呼吸による胸腔内圧の陽圧に伴い，静脈還流の低下を来す．このため，静脈還流圧の上昇を引き起こし，内頸静脈圧の上昇は頭蓋内圧の上昇を来し，脳循環にも影響を与える．

骨格筋系への影響

人工呼吸療法中の患者は臥床状態であることが多く，体動も制限されることが多い．長期に及ぶ臥床は，骨へのストレスが減少していると生体はとらえ，カルシウムやリンが排泄され，骨密度の減少を招く．また筋タンパク質合成の減少，異化亢進，尿素窒素排泄の増加から，筋力の低下を引き起こす．

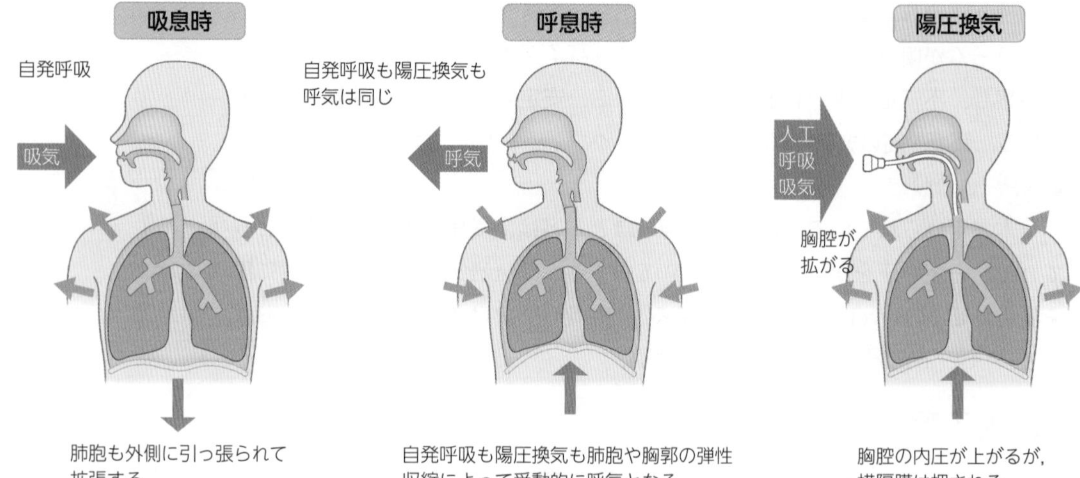

図 4-10 ■自然呼吸と陽圧換気の違い

伊藤聡子．"人工呼吸療法が生体に及ぼす影響"．人工呼吸離脱のための標準テキスト．日本クリティカルケア看護学会監修．学研メディカル秀潤社，2015，p.19.

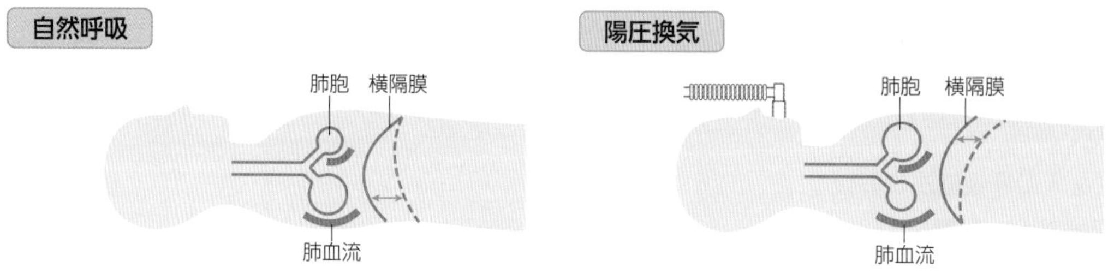

図 4-11 ■自然呼吸と陽圧換気の横隔膜の動き

重力，心臓の重さ，腹腔内臓器による圧迫と腹圧によって換気しにくくなるため，腹側に空気が多く流入する．

伊藤聡子．"人工呼吸療法が生体に及ぼす影響"．人工呼吸離脱のための標準テキスト．日本クリティカルケア看護学会監修．学研メディカル秀潤社，2015，p.19.

精神への影響

人工呼吸療法中，患者は過大なストレスがかかるため，苦痛緩和を目的に，適切な鎮痛・鎮静法が用いられる．不適切な苦痛が強い場合や鎮静が弱過ぎる場合には患者はせん妄を発症する可能性が高くなる．

3 急性期の人工呼吸療法の看護

急性期で人工呼吸療法を受ける患者のアセスメント項目を表4-6 に示す．

1 急性期のアセスメントの視点

人工呼吸を必要とした病態の改善

酸素化や換気状態をデータなどから判断し，病態の改善が図れているかを判断する．

人工呼吸器との同調

患者の呼吸様式や換気量，アラームの種類と頻度などから，患者の呼吸パターンと人工呼吸器が同調しているかを確認する．

表 4-6 ■人工呼吸療法を受ける患者のアセスメント項目

身体的側面	心理的側面	社会的側面	スピリチュアルな側面
□意識レベル □バイタルサイン □聴診による気管支音，肺胞音 □ SpO_2 □血液ガス分析データ □痰の性状，量 □換気量 □人工呼吸器設定（モード，補助機能） □気道内圧 □患者の表情 □苦痛の有無 □せん妄の有無	□不安感 □ストレス	□仕事・家庭の状況 □家族・友人との関係 □経済状況	□生きている意味 □喪失感

気道内分泌物の状況

気管から吸引される分泌物の性状や量を観察し，感染の有無や気道閉塞の可能性などを推察する．

皮膚トラブルなど合併症の確認

気管チューブや固定用具などの機械的圧迫による，発赤，浮腫，潰瘍などの皮膚トラブルが発生していないか確認する．

2 急性期の看護のポイント

気道浄化

▶体位管理（ポジショニング）

気道分泌物の排出が困難で喀痰量が多い場合や，気道分泌物による閉塞で生じたと考えられる無気肺がある場合，胸部画像検査で肺炎などの肺病変が存在する場合に，体位を変えることで呼吸器系にかかる重力を分散させ，気道クリアランスの改善を図ることができる．下側肺障害（無気肺）の治療のため，仰臥位の時間を短縮する．

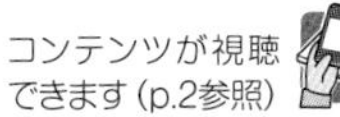

コンテンツが視聴できます (p.2参照)

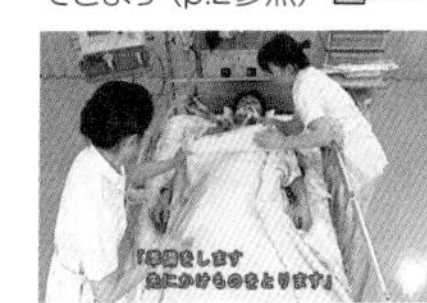

●人工呼吸器装着患者の体位変換〈動画〉

●開始前

医師，看護師，理学療法士，臨床工学技士などのマンパワーを確保し，チームでポジショニングに取り組めるよう準備する．患者の安全が第一である．バイタルサインなど全身状態をアセスメントし，ポジショニングが可能な状態かを把握する．呼吸器回路や輸液ルートに十分な長さがあるか，気管内チューブ，輸液ルート，ドレーンなどの固定に緩みがないかを確認する．中止基準や実施時間などについて，事前に医師と合意を形成する．

●実施

①側臥位の場合

分泌物の移動や換気を促進するため，病変部位を上にした姿勢をとる．左右とも 40°以上の傾斜が必要である．

②座位の場合

段階的に角度をつけて受動座位*にしていく．受動座位が保持できるように

用語解説

受動座位
立位に近く，下肢を下垂した状態で受動的に座位となるポジション．立位は横隔膜が可動しやすく，換気量が増加してポジショニングとして有益であるが，人工呼吸器装着患者が立位になるには，点滴ラインやチューブの存在から困難であることが多い．そのため，受動座位をとる．

なったら，枕などを使用し，背面が解放されるようにする．

●実施後

呼吸状態に変化がないか，観察項目に沿って確認する．

気道クリアランス

人工呼吸管理患者において，気管チューブの存在は気道分泌物の産生量と粘稠度を増加させるとともに，生理的な粘液線毛輸送機構を傷害し，気道感染のリスクを高める．気道分泌物の貯留は換気障害（換気量減少，不均衡分布），酸素化障害，気道抵抗の上昇による呼吸仕事量の増大などから，気道クリアランスは無気肺やVAPなど患者の予後にも影響する重要な問題の原因となる．

●適応と判断基準

胸部画像，胸部の聴診や触診で気道分泌物の存在が示唆され，換気や酸素化障害，呼吸状態に影響を及ぼしていると考えられる場合に選択される．

●実際

①気道の加湿

人工呼吸中の加湿にはフィルター付き人工鼻によるものと加温加湿器によるものがある．分泌物による気管チューブの閉塞予防のためには，加温加湿器が有利である．

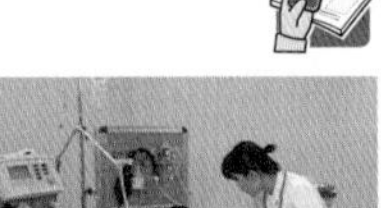

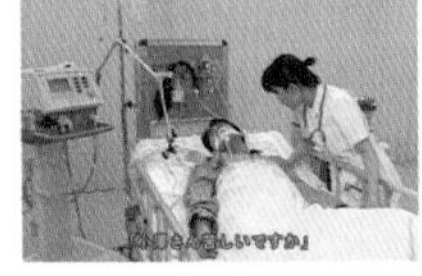

●人工呼吸器装着患者の吸引〈動画〉

②気管吸引

気管吸引は，気道分泌物除去において最も重要な手技である．吸引の方法には開放式吸引システムと閉鎖式吸引システムがあるが，吸引効果は同等である．

苦痛緩和

疼痛が生体に及ぼす影響については，呼吸器系では深呼吸・咳嗽力の低下，心血管系では不整脈，頻脈，高血圧，心仕事量の増加，心筋酸素消費量を増加させる交感神経の亢進，消化器系では消化管の運動抑制などがある．苦痛の評価を行い，適切な鎮痛対策が必要である．

●評価

痛みは本人の自覚という主観的評価が重要であり，統一した痛みのスケールを使用する．統一したスケールを用いることで，医療者間で共通認識をもつことができ，客観的な評価が可能となる．

患者とのコミュニケーションが可能な時は，VAS（visual analogue scale）を用いる（図4-12）．患者とのコミュニケーションをとれない場合は，患者の表情，上肢の屈曲状況，人工呼吸器との同調性を基準としたBPS（behavioral pain scale）が推奨されている（表4-7）．患者の表情，体動，バイタルサインの変動，処置・看護ケア時の痛み

VAS（視覚的アナログスケール）

下の線は，痛みを線で示したものです．あなたの痛みを最もよく表していると思う位置に×印をつけてください．

痛みなし　　想像できる最悪の痛み

（例）

痛みなし　　想像できる最悪の痛み

10cmの直線で，左端から×印までの長さを測る．
この回答者の痛みの強さは7.5であると判断する．

図4-12 ■ VAS（視覚的アナログスケール）

表 4-7 ■ behavioral pain scale（BPS）

項目	説明	スコア
表情	穏やかな	1
	一部硬い（たとえば，まゆが下がっている）	2
	全く硬い（たとえば，まぶたを閉じている）	3
	しかめ面	4
上肢	全く動かない	1
	一部曲げている	2
	指を曲げて完全に曲げている	3
	ずっと引っ込めている	4
呼吸器との同調性	同調している	1
	時に咳嗽，大部分は呼吸器に同調している	2
	呼吸器とファイティング	3
	呼吸器の調整がきかない	4

日本呼吸療法医学会．人工呼吸中の鎮静のためのガイドライン．
http://square.umin.ac.jp/jrcm/contents/guide/page03.html，（参照 2022-11-04）．より引用．

表 4-8 ■鎮痛の実際

麻薬性鎮痛薬	モルヒネ，フェンタニル
麻薬拮抗性（非麻薬性）鎮痛薬	ペンタゾシン，ブプレノルフィン
非ステロイド性抗炎症薬	ロキソプロフェン

の発現がないかを確認する．

●**看護のポイント**

痛みのきっかけがないかを確認し，原因を取り除いても疼痛が軽快しない場合は，鎮痛薬（表4-8）の使用もしくは増量を医師と検討する．患者とのコミュニケーションが可能な場合は，痛みの原因と予測されることを説明し，医療者の鎮痛への計画を説明する．鎮痛の効果判定は常に行い，十分な鎮痛を実施する．

早期離床

人工呼吸管理中の患者に対して，浅い鎮静と早期離床を実施することで，人工呼吸器の装着期間やせん妄期間が短縮するという報告がなされている．人工呼吸管理中の患者の離床は，仰臥位，頭部挙上，受動座位，端座位，立位の順序で進められる．頭部挙上や座位は機能的残気量を増加させ，酸素化の改善にも効果的である．離床を段階的に進めることで，患者の筋力負荷が増加し，筋力低下を予防する効果がある．

▶ **早期離床を進める際の考え方**

人工呼吸器装着中は，陽圧換気に伴う静脈還流量の低下や呼吸負荷により，循環動態および呼吸状態に変動を来しやすいため，離床前後にはバイタルサイ

Study

多職種による人工呼吸器装着患者へのリハビリテーション

多職種によるリハビリテーションと早期離床

人工呼吸器を装着する患者に対するリハビリテーションは，ポジショニング，排痰，咳嗽の介助，呼吸訓練などの呼吸理学療法に始まり，可動域訓練，筋力強化，起居(ききょ)動作訓練，歩行訓練へと進められる[2)].

人工呼吸器装着患者は，医療機器やモニター，点滴ラインなど多種多様なチューブが接続されているからといって，ベッドに臥床したままでは，無気肺などの呼吸器合併症の出現，呼吸筋を含む筋力が低下してしまう．このため，早期離床（体位変換を含む）の重要性が高まり，多くの施設で人工呼吸器装着患者への積極的な体位変換を実施している.

特に背側無気肺を改善するために，腹臥位療法を目的に体位変換を行う場合がある．しかし，腹臥位療法には，褥瘡やチューブの閉塞，ライントラブルといった合併症が報告されており[3-5)]，実施にはマンパワーが必要になる．田代らの症例報告では，腹臥位療法時に10本のラインが接続されていた患者で，安全の確保のために多職種5人以上で実施したところ，ライントラブルは発生せず，呼吸状態の改善があったと報告している[6)]．また安田らの症例報告でも，リハビリテーションの実施予定時刻に合わせ，鎮静のコントロール，経管栄養の調整を行い，実施時には，ルート類の管理，モニター監視，人工呼吸器の作動状態確認のために，集中治療医，複数の理学療法士，複数の看護師，臨床工学技士で行ったと報告している[2)]．患者にとってのリスクとベネフィットとともに，マンパワーを投じる必要性も検討しながら，多職種で実施の判断をしていく.

看護師の役割

集中治療医学会が発表した『集中治療における早期リハビリテーション～根拠に基づくエキスパートコンセンサス』[7)]の中では，看護師の役割を，安全かつ効果的に早期リハビリテーションを行うための環境を整備し，患者の日常生活を支援することとして，多職種連携の調整を示している．看護師は各職種のハブ的役割として，チーム医療の情報の拠点や調整役を担い，医療チームで目標を共有できるように働きかける能力が求められる．具体的には，安全性や効率性の考慮，患者の希望，検査や処置の時間，薬剤コントロール，家族の面会時間，多職種の繁忙度や動きなどを総合的に判断してスケジュール調整を行う.

ン，酸素飽和度を必ず確認する．離床の開始に際しては，医師や理学療法士と離床可否の判断や離床方法，実施中の中止基準を検討した上で開始する．またチューブ類が挿入中のため，事故抜去がないような安全管理が必要である.

▸ **実施上の注意点**

関節可動域訓練やストレッチから開始し，受動座位，端座位（車椅子への移乗），立位，歩行へと段階的に進めていく．体力の低下を来していることが多いため，低強度・高頻度が重要で，休息を挟みながら実施する．看護師は，歯磨きや顔拭きなど，日常の生活行動を患者と共に進めることで，行動の緻密性(ちみつせい)を維持できる.

コミュニケーション

IPPVの患者は気道にチューブが挿入されているため，言語的にコミュニケーションをとることができない．そのため，非言語的コミュニケーションツールを用いて，鎮静下にない患者と意思疎通に努める．コミュニケーション方法として，以下のものがある.

●読唇術：経鼻挿管や気管切開患者の場合，ゆっくりと口を開けて話してもらう.

●コミュニケーションカード：かゆい，痛い，苦しいなど，身体の図のカードを用いて確認する.

●筆談：紙や看護師の手のひらを用いて，カタカナ，平仮名で書いてもらう.
看護師は書いた文字を声に出して確認する.

●筆談ボード：磁石で書けるボードを使用する.

●文字盤：平仮名50音と濁点を記したボードを用いて，患者に指さしてもらう.

患者は不安が強いため，看護師は患者の置かれている状況を丁寧に説明する．今後の見通しなどを伝える．気管吸引の際も，必要性を説明し，患者の協力を得る.

4 慢性期の人工呼吸療法の看護

1 慢性期で人工呼吸療法を受ける患者に対する看護の考え方

慢性期の，主に在宅における人工呼吸療法は，**気管切開下陽圧換気**（tracheostomy positive pressure ventilation：**TPPV**）とNPPVの2種類がある.

TPPVは，確実な換気ができるが，機械トラブルが生じたり，ケアする人が痰による窒息や状態悪化時に対応できなかったりすると，患者の生命を脅かすこととなる．そのため，在宅でTPPVを導入する場合には，家族が患者の療養に必要な知識・技術を習得できるような支援が必要となる．さらに，長期にわたる療養生活は，患者・家族に多大なストレスや苦悩をもたらすため，精神的支援も忘れてはならない.

NPPVは，非侵襲的な換気ではあるが，導入時に陽圧や酸素マスクによる不快感が生じることがある．患者の協力を得られなかったり，医療者が患者の不快感を調整できなかったりすると，継続が困難となる．看護師は細やかな観察・調整と，NPPVを導入した患者の複雑な思いに寄り添いながら，患者が生活にNPPVを取り入れられるように，自己効力感を高める支援をしていくことが重要である.

2 慢性期のアセスメントの視点

TPPV

基本的な観察項目は，p.76 4章2節③に準じる.

患者・家族が在宅療養を目指す場合，療養環境や介護者の介護力，意欲，経済的状況，必要な社会資源などを確認することが大切である.

NPPV

▶ 効果的かつ快適なNPPVの実施

慢性期にNPPVを導入する患者は，生活の中にNPPVを取り入れて長い療養生活を送ることとなる．患者が効果的にかつ快適にNPPVを継続できるように，疾患やNPPVの特徴を踏まえて細やかな観察を行うことが大切である．具体的な観察項目を，図4-13に示す.

▶ 疾患，NPPVに対する理解と受け入れ状況

NPPVはマスクや陽圧による不快感を伴う治療でもあり，患者が疾患やNPPV

4
呼吸器疾患の主な治療・処置と看護

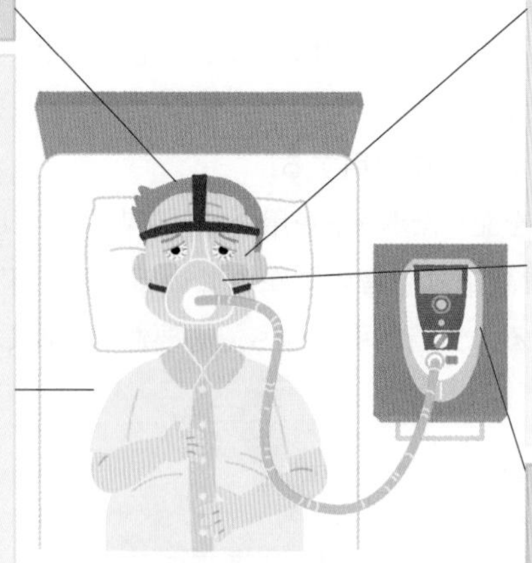

■意識レベル，精神状態，表情
■呼吸状態
・SpO₂，呼吸回数，呼吸パターン
・機器と自発呼吸との同調性
※同調性が図れていない場合，どのように苦しいか，どのように合わないかを具体的に聞くことが大切
・胸郭の動き
・呼吸困難の有無
・努力呼吸の有無
・呼吸音
・気道閉塞・分泌物の状況など
■循環動態
・血圧，脈拍，心電図，浮腫など
■睡眠状況
■検査
・動脈血ガス分析，胸部単純X線検査，胸部CT検査
■有害事象
・マスクの圧迫による皮膚トラブルの有無
・口渇や目の乾燥
・腹部膨満感の有無
・耳の痛みの有無
■マスクのフィッティング状況
・ゆるくかつリーク（空気漏れ）がないベストなフィッティングか
・リークの有無
・リークが生じている場所
■NPPVのモニタリング
・設定項目
・実測値：1回換気量，分時換気量，呼吸回数，リーク量，吸気気道陽圧（IPAP），呼気気道陽圧（EPAP）
・患者の自発呼吸を機器が感知しているか
・グラフィックモニターの波形

図 4-13 ■ NPPV装着時の観察項目

の目的，メリットなどを理解できていないと協力が得られず，導入・継続が困難となる場合がある．患者がどのように理解しているかを必ず確認する．患者は，新たに必要となったNPPVに対して複雑な思いを抱いていることが多く，思いや受け止め方，意欲などを確認することも重要である．

▶ **患者・家族のNPPVを管理する能力**

NPPVを在宅で使用するためには，機器の操作とマスク・回路の管理（手入れ，洗浄，組み立て，破損の有無の確認）が必要となる．患者・家族が管理できるかの評価が大切になる．

3 慢性期の看護のポイント

TPPV

患者に対する基本的な看護のポイントは，p.76 4章2節③に準じる．

▶ **在宅療養に必要な知識・技術の提供**

人工呼吸器の使用方法，観察項目，アラームの対処法，緊急時の対処法，バッテリーの充電と確認方法，回路・加湿器の管理，痰の吸引方法，気管切開部の管理，カフ管理，気管チューブの交換方法，バッグバルブマスクの使い方，日常生活援助などについて家族に説明し，家族が手技を獲得できるよう支援する．

▶ **地域連携**

TPPVは，医療への依存度が高く，介護や緊急時の対応などに対する患者・家族の不安は大きい．多職種による継続的支援ができるよう，地域医療連携の体制を整えることが重要である．

NPPV

▶ 自己管理に向けた支援

慢性期のNPPV導入では，装着時間を徐々に延ばす練習を行い，数時間もしくは夜間の装着が可能となった時期から，マスクの着脱，機器操作，手入れなどの練習やトラブル時の対応について指導する．その際，患者や家族，支援者の理解や受け入れ状況を確認しながら，患者・家族のペースに合わせて指導することが大切である．特にNPPV導入当初は，導入がうまくいったほかの患者の情報を提供（代理的経験）するなどして，必ず慣れる，あなたならできるという力強い励ましによる支援を行うことが，自己効力感の向上に有効である[8)]．

▶ 苦痛の早期緩和

NPPV使用時の不快の要因として，陽圧による不快，マスクによる不快や皮膚トラブル，目の乾燥，口渇，腹部膨満感などがある．継続のためには，ゆるくリークのない適切なマスクフィッティングの実施，不快症状の早期対処と対処方法の指導が大切である．陽圧による強い不快や同調不良による不快によってNPPVが継続困難となることもあり，発見したら医師に相談して，設定の変更を考慮してもらうことも必要である．

▶ 社会資源の活用

病態や患者・家族のNPPV管理能力，不安の内容などを踏まえ，必要に応じて訪問看護，往診，介護体制を整える．患者・家族が安心してNPPVと共に生活できるように調整する．

3 薬物療法

1 薬物療法とは

1 定義

薬物療法とは，薬剤を使って行う治療である．呼吸器疾患における薬物療法は，疾患ごとに多岐にわたる．薬効によって大きく分けると，感染症に対する薬剤，過剰な免疫応答を抑える薬剤，気管支を広げる薬剤（気管支拡張薬），悪性腫瘍に対する薬剤（抗がん薬）などがある．また，呼吸器疾患における投与経路別にみた薬物療法の特徴として，内服や注射などの全身投与以外に，局所治療として吸入薬が用いられることが挙げられる(表4-9)．呼吸器の慢性疾患では外来で複数の内服薬や吸入薬などが処方されるケースも多く，アドヒアランス向上のためには吸入方法の理解の確認や，薬剤で期待されるQOL向上の説明など，患者のモチベーションを維持することも大切である．

plus α

抗がん薬
肺癌治療等の治療に用いられる．さまざまな種類があり，それぞれ副作用の症状や強さ，出現時期も異なる上，症状の出方は個人差が大きい．一般的な治療法や副作用，対処法など熟知した上で日常生活指導を行い，患者の個別性に応じた具体的なケアを提供することが重要である．
主な副作用
骨髄抑制，末梢神経障害，悪心・嘔吐など

表 4-9 呼吸器疾患で使用される薬剤と投与経路別の利点・欠点

	内服薬	注射薬	吸入薬
抗感染症薬 ・抗菌薬 ・抗ウイルス薬 ・抗真菌薬	○外来治療が可能 ×吸収の悪いものが多い	○薬効が確実に期待できる ×入院または頻回の通院が必要	○外来治療が可能 ×種類が少ない（抗インフルエンザ薬など）
免疫抑制薬 （主に副腎皮質ステロイド薬）	○副腎皮質ステロイド薬は点滴と同等の薬効がある ×副作用が多い	○内服不能でも投与可能 ×副作用が多い	○全身への影響は少ない．喘息治療の主役 ×嗄声，口腔カンジダなどの局所副作用がある
気管支拡張薬 ・β_2刺激薬 ・抗コリン薬	○治療補助薬として外来処方が可能 ×治療薬の主役ではない	○即効性が期待できる ×治療薬の主役ではない	○喘息治療，COPD治療の主役 ×吸入方法の理解や訓練が必要
抗がん薬 ・細胞障害性抗がん薬 ・分子標的治療薬 ・免役チェックポイント阻害薬	種類により投与経路は決定される		吸入薬の抗がん薬は存在しない

2 投与経路別にみた薬剤の特徴

内服薬

薬を飲むだけでよく，外来での治療も可能な点がメリットである．ただし，消化管の状態により吸収が左右されたり，使用できる種類が限られたりすることなどが問題点である．例えば，内服の抗菌薬には吸収率が50%にも満たない薬剤があり，重症の感染症では十分な効果が期待できないこともある．

注射薬

注射薬は内服薬と並び，全身投与といわれる．抗菌薬や副腎皮質ステロイド薬，抗がん薬などさまざまな種類がある．薬効が確実に期待でき，他の投与経路に比べて即効性もあることから，入院患者には点滴を使用することが多い．

吸入薬

吸入ステロイド薬（ICS）や，β_2刺激薬，抗コリン薬の吸入薬などがあり，喘息やCOPDの治療の根幹を成す．吸入薬の利点は，全身性の副作用が少なく，気管支局所への高い効果が期待できる点である．しかし，吸入ステロイド薬は嗄声や口腔カンジダなどの副作用があり，これらを最小限にするために，使用後は必ずうがいをし，難しい場合には口腔清拭を指導する．

吸入薬にはシュッと霧状の薬剤が出てくるエアロゾルタイプの製剤や，パウダー状の薬剤を勢いよく吸入するものなど，同じ薬効でもさまざまな種類がある．前者は吸い込むときにタイミングを合わせなければならなかったり，後者は吸入力が必要だったりと，それぞれコツや吸入の仕方が異なるため，患者に応じた処方や吸入指導，工夫が必要である．また，エアロゾルタイプではスペーサーといわれる筒状の補助器具を使うと自分のタイミングで吸うことができる．

plus α

副腎皮質ステロイド薬の副作用

副腎皮質ステロイド薬の全身投与では，免疫抑制作用による易感染性，血糖値の上昇（ステロイド糖尿病），消化性潰瘍（ステロイド潰瘍），精神症状（ステロイド精神病），満月様顔貌（ムーンフェイス），創傷治癒遅延などの副作用に注意する必要がある．吸入薬では内服する場合と比べて極めて少ない投与量で済み，全身性の副作用はほとんど気にしなくてよい．

3 薬効別にみた薬剤の分類

感染症に対する薬物

呼吸器系感染症には，肺炎や気管支炎*のほか，肺を包む胸膜に感染する胸膜炎や，胸腔に膿がたまる膿胸などがある．原因微生物には，細菌，ウイルス，真菌などがあり，それぞれ抗菌薬，抗ウイルス薬，抗真菌薬が用いられる．抗菌薬だけでも，ペニシリン系抗菌薬，セフェム系抗菌薬，マクロライド系抗菌薬など，非常に多くの種類があり，細菌の種類や感受性（どの抗菌薬が有効か）に応じて使い分ける．例えば，市中肺炎で最も多い肺炎球菌に対してはペニシリン系抗菌薬が有効だが，若年にも流行することのある肺炎マイコプラズマではペニシリン系抗菌薬は効かず，マクロライド系やニューキノロンなどがよく用いられる．

また，日本でも近年流行し，問題となっている肺結核に対しては，薬剤耐性を防ぐため，複数の薬剤を同時に用いる**多剤併用療法**と，**服薬指導**が重要である．自己中断や不規則な治療を防ぐため，内服を医療者が見届ける，DOTS（ドッツ）（直接服薬確認療法）が，「感染症の予防及び感染症の患者に対する医療に関する法律（感染症法）」に基づき推進されている．入院中だけでなく，保健所と連携し，外来，在宅でも行われている．

過剰な免疫応答を抑える薬剤

呼吸器疾患の中には，気管支喘息や過敏性肺臓炎，間質性肺炎など，免疫応答が関与した病態も多く，そのような疾患には過剰な免疫応答を抑える治療が重要となる．最もよく使用されるのは，免疫抑制効果がある副腎皮質ホルモンを用いた，**副腎皮質ステロイド薬（ステロイド薬）**と呼ばれる免疫抑制薬である．例えば気管支喘息に対しては吸入ステロイド薬が治療の基本である．

内服や点滴での投与は全身投与と呼ばれる．長期にステロイド薬の全身投与を受けている患者は，副腎皮質の機能が低下しており，急な減量や中止すると副腎不全と呼ばれる致死的な状態に陥る可能性があるため，注意する．

気管支拡張薬

気管支拡張薬は，狭くなった気管支を広げる作用があり，特に気管支喘息やCOPDにおける吸入タイプの気管支拡張薬は，発作症状の改善（リリーバー*）や治療コントロール（コントローラー*）として重要である．吸入の気管支拡張薬には，**β_2刺激薬**と**抗コリン薬**がある．気管支には交感神経が作用するβ_2受容体が存在し，β_2刺激薬はこれを刺激し，気管支が拡張する．反対に，副交感神経が作用すると，刺激によりアセチルコリンが働き，気管支は狭くなる．アセチルコリンは副交感神経の刺激物質であり，アセチルコリンを抑える抗コリン薬を投与することで，気管支が拡張する．テオフィリンは気管支拡張作用をもち，内服や点滴で補助的に使用されることが多い．テオフィリンは，気管支を拡張する効果をもつキサンチン誘導体と呼ばれる物質に分類される．

用語解説

気管支炎
ウイルス，細菌やたばこの煙などを吸引することにより引き起こされる，気管支粘膜の炎症．症状が数日から数週間で収まる急性気管支炎と，症状が長期間続く慢性気管支炎がある．主に発熱，咳，痰，呼気時の喘鳴（ゼーゼー，ヒューヒューとした呼吸）がみられる．

➡ DOTSについては，9章6節p.197参照．

用語解説

発作治療薬（リリーバー）
発作時の気道狭窄の改善を目的に使われる治療薬．短時間で作用する．

長期管理薬（コントローラー）
長期にわたる治療管理を目的に使われる治療薬．長期間にわたって喘息症状を軽減・消失させるために，吸入ステロイド薬を主軸として，長時間作用性気管支拡張薬，抗アレルギー薬などを投与する．

plus α

カフェインと喘息
カフェインはキサンチン誘導体の一種であり，喘息患者に紅茶やコーヒーが良い，と言われるのはその気管支拡張作用を期待してである．

抗がん薬

肺癌に対する抗がん薬は，手術療法の補助として放射線治療に用いられたり，手術不能な患者に対して用いられる．抗がん薬には，細胞障害性抗がん薬，分子標的治療薬，免疫チェックポイント阻害薬などがある．

細胞障害性抗がん薬は，がん細胞の細胞分裂周期が早いことを逆手に取り，細胞分裂を阻害したり，DNA 合成を阻害したりしてがん細胞を制御する．

分子標的治療薬は，がん細胞の増殖に関わる変異遺伝子をターゲットに，その働きを阻害し，死滅させる薬剤で，遺伝子の変異に応じて使い分ける，いわゆるオーダーメイド治療の一種である．

免疫チェックポイント阻害薬は，がん細胞を異物と認識する能力にブレーキをかけられた免疫細胞に働きかけ，そのブレーキを外すことによりがん細胞を排除しようとする治療である．非小細胞肺癌に対して2015年にニボルマブ（オプジーボ®*）が承認された．

用語解説

オプジーボ®
がん細胞は免疫細胞であるT細胞の活性化により，死滅するため，T細胞を不活化させる分子を結合させてT細胞にブレーキをかけ，死滅から免れている．この結合を阻害する遺伝子組み換えのヒト型抗体であるオプジーボ®を投与することで，T細胞の免疫を再活性化してがん細胞を排除できる．2018年にノーベル医学生理学賞を受賞した本庶佑氏の研究の成果である．

アドヒアランス
医療者の勧めにより，患者が納得して自分の行動変容を行うこと．

➡抗がん薬については，10章1節 p.212も参照．

2 薬物療法の看護

1 薬物療法を受ける患者に対する看護の考え方

呼吸器疾患は日常診療において遭遇することの多い疾患である．肺炎などの感染性疾患，COPD，喘息，アレルギー性疾患，自己免疫疾患，腫瘍性疾患，肺結核など，種類も多く，疾患に応じた薬物療法は多岐にわたる．医療者は疾患に対する知識や治療法について理解し，患者教育を行う．

薬物療法の効果を最大限に引き出し，副作用などの危険性を最小限にするためには，医師の治療計画に沿って用量，用法を守り，正しく服用することが重要である．COPDや喘息の治療では吸入療法が選択され，治療が長期にわたるため，正しい吸入手技の獲得はもとより，患者自らが疾患や治療薬の効果や副作用について理解し，正しく薬剤を用いることができるようなセルフマネジメント支援が必要不可欠である．看護師は吸入薬の作用や器具の使用方法を熟知し，患者の個別性を重視しながら，治療を生活の中に組み入れるよう，助言や指導を継続的に行い，患者のアドヒアランス*を高める支援をすることが大切である．

2 看護のポイント

患者のアドヒアランス向上の支援(表4-10)，患者の特性を理解した指導，吸入薬や機器の特徴の理解と適切な指導，定期的な吸入評価と教育の継続が，薬物療法における看護のポイントである．

表 4-10 アドヒアランスを高める条件

- 治療を必要とする疾患であると患者が認識すること
- 処方された治療薬が安全であると認識すること
- 自分の症状が治療により改善していると患者が実感できること
- 医療者と患者が信頼関係を築くこと
- 身に付けた対処法を患者自身が評価し，自己管理能力に自信をもつようになること

3 アセスメントの視点

疾患理解と症状

薬物療法では，患者が医師から受けた病気の説明内容を聞き取り，疾患や治療に対する理解を確認する．看護師は，患

者の呼吸器症状や状態（体調が良いとき，悪いとき），痰の量や性状，療養手帳の使用有無など情報収集し，患者理解に努める．

病歴の把握

使用する薬剤の薬効や副作用を理解し，事前に病歴やアレルギー情報について聞き取りを行う．

治療薬の知識と使用方法

薬剤師と連携し，医師の治療計画に沿って使用する薬剤の効果や吸入器具の操作方法を説明する．患者の理解などを評価し，治療がイメージしやすいよう，パンフレット，薬剤や吸入器具の使い方についての視聴覚教材を用いて視覚的に教育する．

生活状況の理解

吸入療法では，生活の中に吸入療法を習慣として取り入れる必要がある．患者の生活環境やライフスタイルを聞き取り，療養指導に役立てる．

4 吸入指導の実際

呼吸器の疾患における薬物療法で多く用いられる，吸入薬を使用する患者への指導について解説する．

治療計画の確認と，必要性や方法の説明

吸入指導では吸入器具を正しく操作して効果的に吸入でき，患者が治療を継続できることが重要である．看護師は治療の必要性や継続について，病態を踏まえて指導する．

吸入準備から実施までの手順

まず，必要な吸入器具や物品を準備する．近年，吸入器具は多様化してさまざまな種類があり，使用方法もそれぞれ異なる．患者には練習用器具を用いて指導し，パンフレット，ビデオなどの視聴覚教材を用いて正しい操作を獲得できるよう，繰り返し支援する．加圧式定量噴霧式吸入器（pMDI）の場合は，必ず容器をゆっくり振り，薬液を攪拌（かくはん）させる．

pMDI，ドライパウダー式定量吸入器（DPI）では，吸入準備，薬液吸入，息を止め，ゆっくり息を吐く，うがい，片付けの順に薬剤を吸入する．

吸入体位の保持

吸入時は，肺が拡張しやすいよう座位を保持し，吸入口（マウスピース）をくわえ，それぞれの吸入機器に合わせた速度で吸入する．

吸入後の息止め

気管に薬剤を沈着させるため，5秒程度息を止め，その後ゆっくりと吐き出す．

含嗽

すべての吸入薬で実施する．口腔内を洗浄するブクブクうがいと，咽頭部を洗浄するガラガラうがいをそれぞれ3回程度行う．

片付け

吸入口を乾いた布またはティッシュペーパーで拭き取り，清潔に保つ．

吸入支援で重要な視点

吸入手技の獲得に影響を与える要因として，吸入器具の種類や年齢が挙げられる．特に高齢者においては，関節可動域の制限（開口，巧緻性，手関節の回旋・内旋など）や手技の誤り，視力や握力の低下，物を大切にする習慣（製剤の交換時期や使用限度回数を過ぎても使用し続けることがある），認知機能の低下などにより，これまでできていた手技ができなくなる場合があり，定期的に吸入手技や薬剤の使用状況を確認する必要がある．

吸入療法では，単に吸入手技を確立するだけでなく，呼吸リハビリテーションと薬物療法を併用して，日頃から呼吸筋の柔軟性を維持し呼吸法や排痰法を習得することにより，吸入効果を得やすくなる．

5 吸入療法に用いられる器具の特徴

吸入器具にはネブライザー，加圧式定量噴霧式吸入器（pMDI），ドライパウダー式定量吸入器（DPI）がある．ネブライザーには，超音波ネブライザー，ジェットネブライザーがあり，吸入薬をエアロゾル化するために専用の機器を用いて吸入を行う．吸入器具ごとのエアロゾル粒子の大きさと，沈着部位との関係に留意する．

超音波ネブライザー

超音波の振動によりエアロゾル粒子を発生させる装置．吸入に適した，肺胞まで到達できる0.5～5 μgの小さな粒子を大量につくることができ，薬剤との同調は不要である．

ジェットネブライザー

圧縮した空気で多量のエアロゾルを発生させる．気道や細い気管支に1～5μgの均一な薬剤の粒子を沈着させることができ，薬剤と吸気の同調は不要である．

加圧式定量噴霧式吸入器（pMDI）

薬剤を充填したエアロゾル缶を押すことで，1～5 μgのエアロゾルが噴射される．小型で軽量のため携帯が容易である．また，吸入流量（吸う力）が弱い高齢者や低肺機能の患者でも使用できる．使用方法としては，噴射ボタンを押すタイミングを合わせ，ゆっくりと深く息を吸う．ボンベの噴射と吸入タイミングを合わせることが難しい場合は，吸入補助具を使う．

ドライパウダー式定量吸入器（DPI）

吸気流量に応じて異なるものの，6 μg未満の粒子を吸入でき，スペーサー*も不要である．速く，強く，深く吸入する．一定以上の吸気流量が必要なため，導入時に専用トレーナーを用いて評価および練習を行う．

6 主な吸入薬の副作用と指導のポイント

β_2刺激薬

β_2刺激薬には気管支拡張効果があり，吸入直後から呼吸困難時の症状が軽減する．症状や使用頻度など生活状況を聞き取り，症状コントロール方法の指導や生活指導を行う．また，気管支喘息で短時間作用性β_2刺激薬（SABA）の

plus α

ステロイド筋症
喉頭に副腎皮質ステロイド薬が付着して喉頭筋の障害が生じ，筋力が低下して，発声時に声帯を閉じる方向にうまく動かせなくなる病態．

用語解説

スペーサー
筒状の容器で，pMDIから霧状に噴霧した薬剤の噴射速度を和らげて，吸入を同調させやすくする．口腔外へ拡散せず，また，口腔内へ付着せずに，できるだけ多くの薬剤を肺へ到達させることができる．

みを頻回に使用している患者に対しては，気管・気管支の炎症を改善する抗炎症作用のある吸入ステロイド薬を適切に使用しているかを確認し，その重要性についても教育する．

吸入ステロイド薬（ICS）

うがいを励行しても症状が改善しない場合は，必要に応じて吸入ステロイド薬（ICS）の減量，中止，薬剤あるいはデバイスの変更を検討する．pMDIであればスペーサーの使用により口腔や咽頭への薬剤沈着を防ぐ効果が期待できるため，導入を検討する．

抗コリン薬（SMI）

抗コリン薬（SMI）はミストタイプで，噴霧時間が長く，ゆっくりと深く吸うように指導する．また，抗コリン薬が誤って目にかからないよう注意する．副作用として，口渇，咳，発疹，めまい，便秘，排尿障害などがあり，症状出現時は速やかに医師に報告する．また，閉塞隅角緑内障（へいそくぐうかくりょくないしょう）の患者，前立腺肥大などによる排尿障害のある患者，アトロピン過敏症の既往のある患者は禁忌とされる．開放隅角緑内障や排尿障害のない前立腺障害には適応があるため，事前の問診や既往歴の把握に努める．

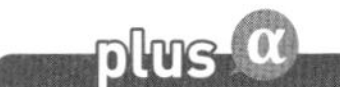

抗コリン薬の禁忌

閉塞隅角緑内障
眼圧が上昇し，症状を悪化させることがある．

前立腺肥大による排尿障害
膀胱平滑筋の弛緩，膀胱括約筋の緊張により，排尿困難が悪化するおそれがある．

アトロピン過敏症
アトロピンは抗コリン作用をもつため，アレルギー症状が出たことがある場合は禁忌．

4 胸腔ドレナージ

1 胸腔ドレナージとは

1 定義

胸腔ドレナージは，胸腔にチューブを挿入し，低圧で持続的に吸引することにより，胸腔に貯留した気体や液体を排出する処置である．対象となる疾患の大まかな分類を表4-11に示す．病態や重症度，呼吸状態を含む患者の全身状態などを総合的に判断して，適応が決定される．胸腔ドレーン挿入のリスクが極めて高い場合，すなわち胸膜の広範な癒着や重度の血液凝固障害がある場

表4-11 胸腔ドレナージの適応疾患

疾患		原因
気胸	自然気胸	ブラ，肺気腫など
	医原性気胸	中心静脈カテーテル穿刺，生検など
	外傷性気胸	胸部外傷など
胸水	滲出性胸水	悪性腫瘍，胸膜炎など
	漏出性胸水	心不全，腎障害，肝障害など
	外傷性血胸	胸部外傷など
術後		胸部術後：肺癌，気胸，膿胸など

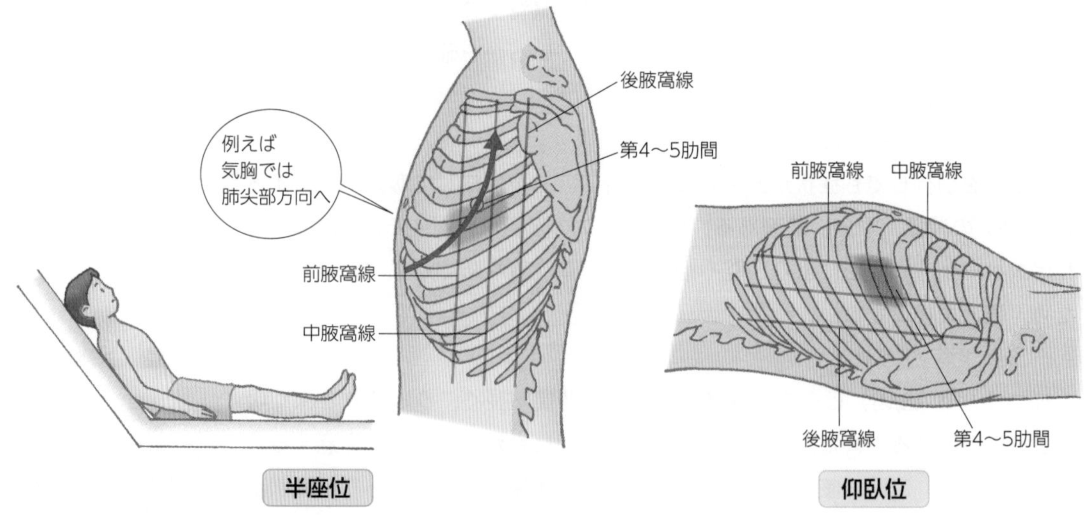

図 4-14 ■胸腔ドレーンの挿入

合，ドレナージは禁忌である．

2 ドレーン挿入の流れ

事前準備

まず，患者・家族に十分な説明を行う．胸部 X 線写真や胸部 CT 画像，エコー画像などを用いて，挿入位置を決定し，それに合わせた体位を取る．仰臥位または半座位で，第 4 または第 5 肋間の前～中腋窩線からアプローチするのが最も一般的な方法である（図4-14）．

ドレナージチューブにはさまざまな太さや種類がある．どのチューブが最適かは，適応疾患や患者の状態によって異なるため，事前に医師に確認する．また，挿入手技中はバイタルサインを観察する必要があるため，手技の邪魔にならない位置に生体モニターを装着する．

挿入手技

挿入手技は，マキシマルバリアプリコーション（高度無菌遮断予防策）下で実施する．皮膚切開部を中心に広く消毒を行い，滅菌ドレープをかける．皮膚・皮下組織，胸膜まで局所麻酔薬を十分に浸潤させる．次に肋骨の走行に沿って 2 ～ 3cm の皮膚切開を行い，曲ペアン鉗子（先端が曲がったペアン鉗子）などを用いて皮下組織を剝離し，壁側胸膜を穿破（せんぱ）した後にチューブを挿入する．貯留した液体や空気の流出，呼気時のチューブの曇り，呼吸と連動した空気音などで，ドレーンが胸腔に入っていることを確認できる．糸を用いて，チューブを皮膚に確実に固定する．挿入部はテープなどで被覆，固定する．チューブの根元は排液ボトルに装着する．

確認

胸部 X 線写真を撮影し，ドレーンの位置やチューブ挿入に伴う変化の有無を確認する．

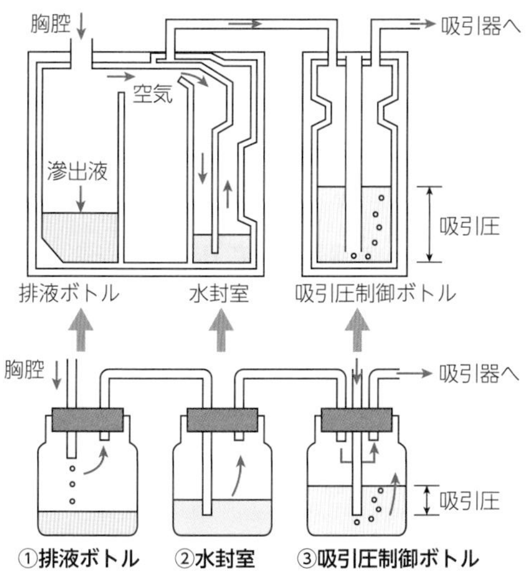

図 4-15 ドレナージシステム（3 ボトルシステム）

①排液ボトル：胸腔から導かれた排液を貯留する
②水封室：水封室内の滅菌蒸留水で外界と胸腔を遮断し，逆流を防止する
③吸引圧制御ボトル：吸引圧を水面下のガラス管の長さによって決定する

3 ドレーン管理

ドレナージシステム

現在広く用いられているのは，3 ボトルシステム（3 連ボトル）である．排液貯留部（排液ボトル），水封部ボトル（水封室），吸引圧制御部（吸引圧制御ボトル）に分かれている（図4-15）．吸引圧制御部に入れる水の量で吸引圧の調整を行う．

吸引の有無

ドレーンに陰圧をかけずに管理することを**ウォーターシール**（**水封**）という．陰圧をかける場合には通常 5 ～ 20cmH_2O 程度になる．

ドレーンチューブの抜去

胸腔ドレナージ終了後，チューブ抜去の明確な基準はないが，気胸ではエアリークが存在しないこと，胸腔内貯留液は，排液が十分減少していること（目安として 200mL/日以下）が重要である．

4 合併症

臓器損傷

ドレーンの挿入に伴い，胸腔内臓器（肺，心臓，大血管，食道），腹腔内臓器（胃，腸管，肝臓，脾臓など）いずれの損傷も起こり得る．致死的な経過をたどるものも多く，十分な注意を要する．

出血

肋間動静脈の損傷や臓器の損傷で起こる．多くはドレーンの挿入時に起こるが，ある程度時間が経過してから起こる場合もある．

皮下気腫

ドレーン挿入に伴い，皮下気腫が発生し，増大することがある．多くは経過観察で対応可能だが，まれに顔面や頸部へ皮下気腫が進展し，上気道狭窄を来すことがある．

感染

挿入部を中心とした皮膚軟部組織感染症（SSTI）や膿胸が起こり得る．一部の症例では，予防的に抗菌薬の投与が行われることがある．

再膨張性肺水腫

再膨張性肺水腫は，虚脱していた肺が一気に再膨張することで生じるとされる肺水腫である．重篤な呼吸不全，循環不全を引き起こす．肺の虚脱時間が長く，虚脱率が高いほど発生しやすい．

2 胸腔ドレナージの看護

1 胸腔ドレナージを受ける患者に対する看護の考え方

胸腔内に貯留した空気や体液を排出するためのドレーンチューブの留置により，胸腔内は外界との交通が可能となり，感染のリスクは増大する．そのため，呼吸状態の観察だけでなく，刺入部の観察や，清潔操作の徹底にも注意が必要である．また，ドレーンの留置は，疼痛や精神的ストレスの原因となるため，鎮痛や体位調整など，安楽な療養環境の工夫も必要である．

2 アセスメントの視点

呼吸状態の観察

適切にドレナージされ，効果を認めると呼吸状態が改善する．反対に，ドレナージが不十分で効果を認めないと，呼吸状態は悪化する可能性があるため，呼吸状態のアセスメントは重要となる．

▸ アセスメント項目

バイタルサイン，呼吸困難感，呼吸の深さ，胸郭の動き，呼吸音，副雑音，チアノーゼ，冷汗，皮下気腫*，SpO_2，胸部X線検査，血ガス分析データからアセスメントする．

> **＊用語解説**
> 皮下気腫
> 皮膚や胸膜の損傷により，皮下組織に空気が流入する．握雪感や捻髪音が認められる．多くの場合自然に組織に吸収され消失する．

合併症の有無

胸腔ドレーン挿入による合併症として，臓器損傷（肋間動静脈，肋間神経，肺，大血管，心臓，横隔膜など）による出血や神経障害，皮下気腫，再膨張性肺水腫，緊張性気胸，逆行性感染がある． 合併症の中には致死的なものもあり，直ちに対処する必要がある．

ドレナージの観察

ドレナージを効果的に実施するためには，医師の指示に基づく設定で管理する．その上で，チューブが閉塞したり，接続が外れたりすることなく適切に作動しているのかを確認する必要がある．

▶ アセスメント項目

設定圧，エアリーク，排液の性状と量，水封室の呼吸性変動，チューブ閉塞，チューブの屈曲，刺入部の発赤，滲出液，接続部の緩み，固定状態からアセスメントする．

3 看護のポイント

呼吸状態の観察

胸腔ドレナージ中の患者は，患側肺の呼吸音が減弱しており，胸郭の動きにも左右差が生じている．ドレナージ開始後に，呼吸困難感が新たに出現し，胸郭の動きの左右差が拡大するなど，呼吸状態の悪化が出現した場合，肺の虚脱が進行している可能性がある．ドレーンの閉塞や刺入部からの空気の吸い込みなど，ドレナージの効果が出ているかを確認して，医師に報告する．

合併症の有無

合併症の出現は，生命維持に影響を及ぼすため，速やかに医師へ報告し，小まめにバイタルサインと呼吸状態を観察する．

▶ 出血

持続する血性排液が 100 ～ 200mL/ 時の場合，止血処置が必要となる．薬剤や輸血による止血効果が認められない場合，循環血液量減少性ショックとなり，意識レベルの低下，血圧低下，脈圧低下などの症状を認める，開胸止血術の適応となる場合がある．

▶ 皮下気腫

頸部の増悪する皮下気腫は，気道を圧迫し気道狭窄を生じる場合があり，緊急時は気管挿管を行う．気管挿管時は，バッグバルブマスクで換気補助を行いながら，挿管セット（挿管チューブ，喉頭鏡，スタイレット，潤滑ゼリー，カフ用シリンジ，固定テープ，聴診器），鎮静薬，筋弛緩薬，人工呼吸器を準備し，すぐに挿管できるようベッド柵を外すなどの準備を行う．挿管後は呼吸状態の確認を医師と共に行うが，挿管により気道が確保でき，呼吸状態に問題がなければ人工呼吸器を使用しないこともある．

▶ 再膨張性肺水腫

再膨張性肺水腫が生じると，泡沫状の血性痰や喘鳴，呼吸困難などの呼吸症状が出現する．胸水の排液は 1,000mL を超えないようにし，小まめに呼吸状態の観察を行う．

▶ 逆行性感染

刺入部は消毒後，ガーゼやドレッシング材で保護し，発赤や腫脹の確認を行う．体外へ排出された排液が戻らないよう，排液ボトルは刺入部より低い位置で，転倒しないよう固定を工夫する．水封室の色が青から緑に変化していたら，バックの破損や転倒を疑う．水封室の色の変化は胸腔と外界との交通を意味するため，医師へ報告する．

感染が生じた場合，発熱，炎症データの上昇，排液の混濁や膿化を認める．

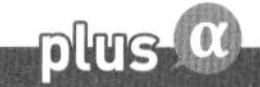

胸腔内圧と吸引設定

胸腔内は静止時 $-5cmH_2O$ の陰圧であり，吸引圧の設定は -15 ～ $-10cmH_2O$ となる．出血や穿孔の恐れがあるため，$-20cmH_2O$ 以上には設定しない．

$1cmH_2O=0.98hPa$.

ドレーン挿入部位

気胸の場合は，空気が肺尖部に上がり貯留しやすい．血胸や膿胸，胸水などは胸腔の下層に液体が貯留しやすいことが考慮され，挿入部位，留置するチューブの方向が選択される．ドレーンの位置は，挿入後に X 線検査で必ず確認する．

抗菌薬の投与などのほか，原因と考えられるチューブの抜去や新たな場所からのチューブの再留置，開胸術など追加治療が必要となる．

ドレナージの観察

ドレナージの目的が脱気の場合，エアリークが確認できることは正常である．しかし，呼気時にも連続して認める場合やエアリークの量が急に増加した場合は，ドレーンが抜けていたり，接続部が外れたりしていないか確認する．エアリークの量が急に減少した場合は，ドレーンが屈曲している可能性がある．ドレナージの目的が排液の場合，排液の性状や量が急に減少したときは，ドレーンの閉塞を疑う．排液が血性で粘稠な場合は，凝血塊による閉塞を予防するためにドレーンをミルキング*することがある．肺が十分に膨張すると，水封の呼吸性変動は小さくなり，ドレーンが肋間神経を刺激し，疼痛が生じる場合がある．

*用語解説
ミルキング
ドレーンが閉塞しないよう，専用のローラーでチューブをしごくこと．

苦痛緩和

胸腔ドレナージでは，6 ～ 32Fr の太さのドレーンが留置されている．ドレーンは肋間から挿入されているため，留置に伴う肋間神経痛を生じることがある．疼痛が持続，増強すると，深呼吸や排痰，体位変換ができず，無気肺や肺炎などの二次的合併症を引き起こす可能性がある．鎮痛薬の投与や，ドレーンの固定位置を工夫し，皮膚との接触による疼痛の増強を予防する．また，ドレーンの挿入により安静度が制限されることは，精神的ストレスを伴う．リラクセーションを用いるなど，療養環境を整える工夫が必要である．

5 手術療法

1 手術療法とは

1 定義

肺外科手術の対象の多くは肺，胸膜，縦隔の悪性腫瘍であり，中でも肺癌の手術が最も多い．そのほかにも，気胸や膿胸に対する手術がある．

手術の対象となる肺は呼吸を担う重要な臓器であり，手術侵襲も比較的大きい．手術自体を安全に行うことはもちろん，十分な術前評価やきめ細かな術後管理が重要である．

2 開胸手術と胸腔鏡手術

胸部を大きく切開して直視下に行う手術を**開胸手術**，複数の 2cm 程度の小さい切開部からカメラや手術器具を挿入して行う手術を**胸腔鏡手術**（video-assisted thoracic surgery：**VATS**）という（図4-16）．手術器具や技術の向上に伴い，胸腔鏡手術の割合が増えている．

胸腔鏡手術は，傷が小さく，術後の疼痛が少なく，早期回復・退院が可能と

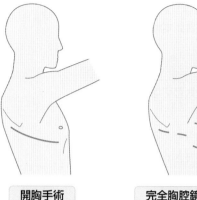

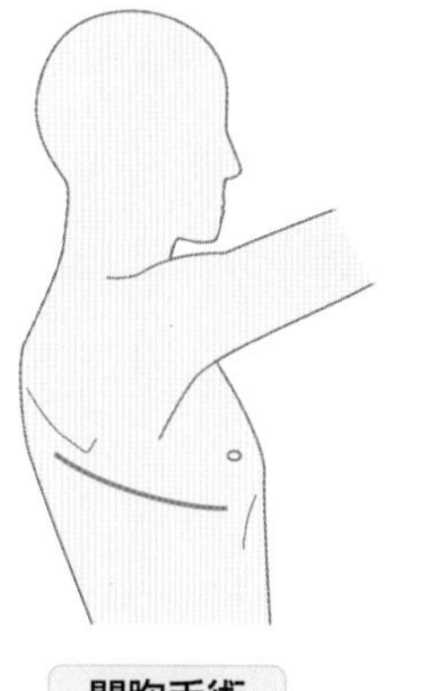

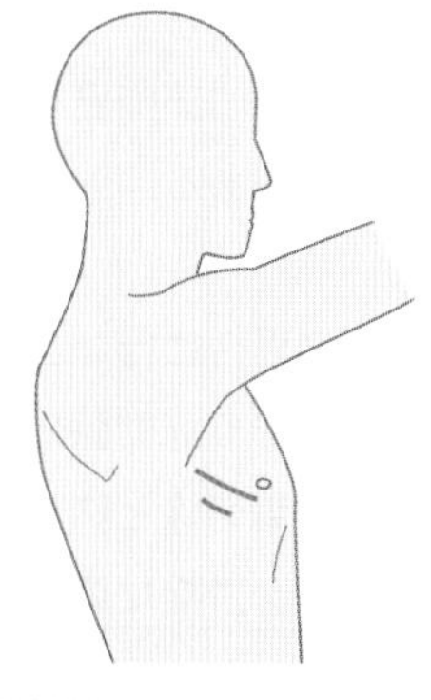

図 4-16 ■開胸手術と胸腔鏡手術の皮膚切開部

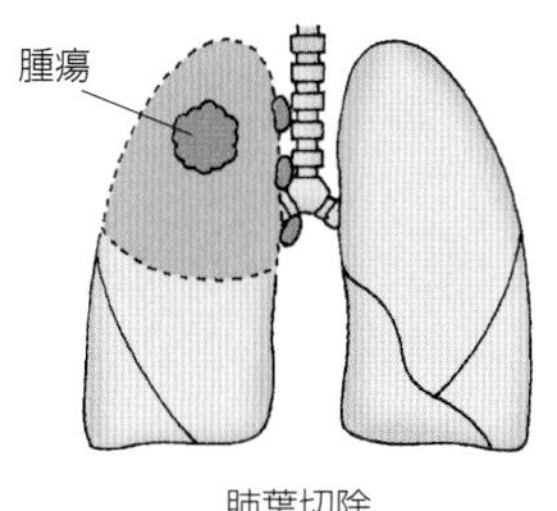

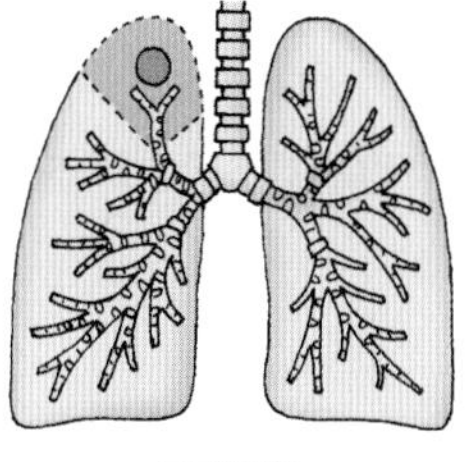

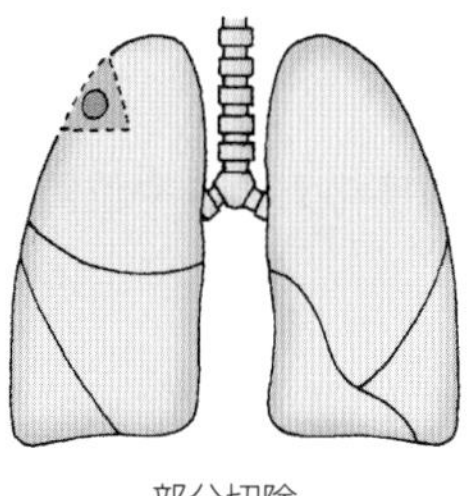

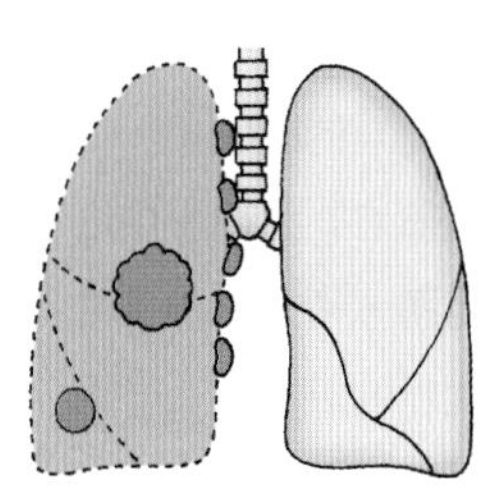

図 4-17 ■肺癌の手術術式（切除部位）

いった利点がある．一方，高度な技術が要求される，大量出血などの緊急時の対応が遅れるといった欠点もある．

2018 年には，診療報酬の改定によって**ロボット支援下内視鏡手術***が新たに保険適用となり，今後増加することが予想される．

用語解説

ロボット支援下内視鏡手術
手術支援ロボット（da Vinci® surgical system など）を用いた手術のこと．患者の胸部や腹部から挿入した小さな穴から，手術器具を取り付けたロボットアームと内視鏡を挿入して手術を行う．内視鏡手術と同様，低侵襲でありながら，複雑で繊細な手術操作が可能である．

3 肺切除の術式

肺の切除法により以下のように分類される（図4-17）．

肺葉切除

腫瘍を含む肺葉に沿って切除する．各肺葉に入る肺動脈，肺静脈，気管支を切離する必要がある．

区域切除

腫瘍を含む肺区域に沿って切除する．縮小手術で行われる．各区域に入る肺動脈，肺静脈，気管支を切離する必要がある．

部分切除

腫瘍とその周辺のみを小さく切除する．縮小手術のほか，前がん病変，転移性肺腫瘍，良性肺腫瘍などで行われる．肺動脈，肺静脈，気管支の処理を必要としない．気胸に対して一般的に行われるブラ切除も，部分切除に準じた術式である．

一側肺全摘

一側肺すべてを摘出する．肺門部肺癌などで行われる．肺動脈本幹，上下肺静脈，気管支を切離する必要がある．

そのほかの特殊な術式

病変が気管や気管支に及ぶ場合に行われる気管支形成術や気管切除・気管分岐部形成術，肺動脈の再建を伴う肺動脈形成術などがある．

現在，肺癌の標準術式は肺葉切除と肺門・縦隔リンパ節郭清であるが，病変の広がりや患者の呼吸機能，合併症に応じてほかの術式が選択される．呼吸機能の喪失は肺部分切除で最も少ない．一方，一側肺全摘は呼吸機能の喪失や侵襲が極めて大きい．

4 術前評価

術前評価は，解剖学的評価，機能的評価，呼吸器以外の臓器機能の評価に分けると理解しやすい．

解剖学的評価

胸部CT画像を中心に，腫瘍の大きさや位置，転移性病変などを評価し，切除範囲・術式を決定する．

機能的評価

呼吸機能検査（スパイロメトリー）や血ガス分析，画像検査を用いて，肺切除後の残存肺機能や周術期の呼吸器合併症のリスクを評価する．喫煙歴，呼吸困難の有無，喀痰の量・性状，吸入薬使用の有無なども重要な情報である．

COPDや気管支喘息などの疾患を合併する場合には，重症度やコントロール状況も確認する．

他臓器機能の評価

呼吸器以外の臓器機能の評価も重要である．高齢化に伴い，さまざまな合併症をもった患者が手術を受けることも少なくない．中でも，心血管疾患が重要である．虚血性心疾患，心不全，不整脈の既往の有無，内服薬（特に抗血小板薬や抗凝固薬），検査結果（心電図，心エコー，冠動脈造影検査，BNP値など）を必ず確認する．そのほか，腎機能や肝機能の評価や，脳血管疾患，糖尿病，脂質代謝異常症，貧血の有無のチェックを行う．

5 術中管理

肺外科手術は，患側を上にした側臥位で行うのが一般的である．麻酔導入後に側臥位に体位変換し，手術終了後は仰臥位に戻す（図4-18）．体位変換時は無理な体位による神経障害や皮膚障害に十分に注意する．

術中は，患側肺（上側の肺）が膨らんだ状態では手術操作が困難なため，ダブルルーメンチューブという特殊な気管チューブを用いて，患側肺を虚脱させ，非手術側肺のみで酸素化と換気を行う（図4-19）．これを一側肺換気または分離肺換気と呼ぶ．

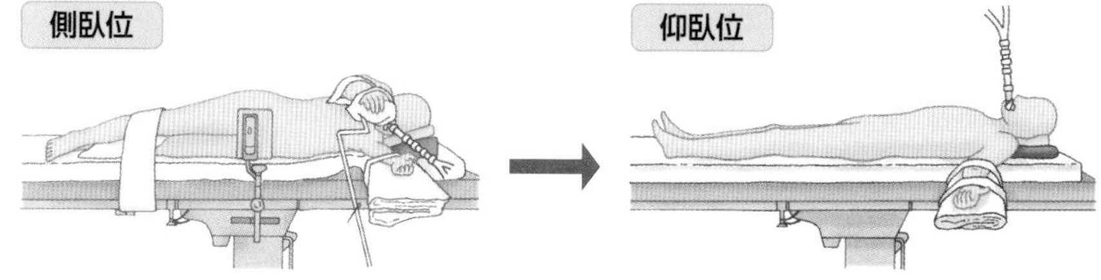

図 4-18 ■肺外科手術の体位

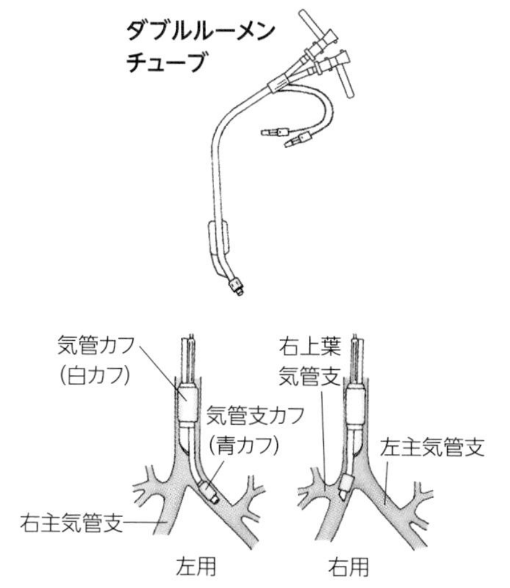

図 4-19 ■一側肺換気（分離肺換気）

表 4-12 ■術後呼吸不全の原因と対処法

術後呼吸不全の原因	対処法の例
気胸（手術側にも対側にも起こり得る）	・胸腔ドレナージ，陽圧呼吸の終了 ・特に緊張性気胸は速やかな診断と処置が必要
無気肺，分泌物による閉塞，体位による影響など	・喀痰吸引，体位変換・離床，疼痛コントロールなど
肺水腫	・陽圧呼吸，利尿薬の投与など
肺炎	・抗菌薬の投与

6 術後合併症

術後早期の合併症としては，出血，呼吸不全，心血管合併症，気管支断端瘻，肺瘻などがある．そのほか，まれに致死的な合併症として，心臓ヘルニアと肺捻転が生じることもある．

出血

術後出血は，処理した肺血管や肋間動静脈，癒着剝離面が原因であることが多い．胸腔ドレーンからの出血が極端に多い場合や，輸血をしてもバイタルサインを維持できない場合は，手術室での止血術が必要となる．ただし，胸腔ドレーンの閉塞や位置異常があれば，ドレーン排液に比べて実際の出血量がかなり多い場合がある点に注意する．持続的な出血が疑われる場合には，バイタルサインや胸部X線所見に加えて，ベッドサイドでの超音波検査などを用いて，迅速な評価と介入が求められる．

呼吸器合併症

呼吸器合併症は，肺外科手術後の合併症として頻度が高く，また周術期死亡の主要な原因である．気胸，無気肺，肺水腫，肺炎など，原因は多岐にわたる（表4-12）．呼吸状態が悪化した場合には，酸素投与などの対症療法を行いながら，早急に原因を特定し，それに合わせた対処を行う．

心血管合併症

心血管合併症（周術期心筋梗塞，心不全など）は，呼吸器合併症に次いで多い，肺外科手術後の周術期死亡の原因である．術前から心疾患を合併する場合や，手術侵襲が大きい場合（長時間手術，開胸手術，切除範囲が広い手術）で特にリスクが高い．術後は創部痛や鎮痛薬使用の影響などで，典型的な症状（胸痛など）を訴える患者は少ない．心電図や超音波検査，血液検査（トロポニン検査）などを組み合わせて診断し，必要であれば循環器科医へ相談する．

気管支断端瘻，肺瘻

手術中に処理した肺や気管支断端が破綻（はたん）・離開することで起こる．特に大きな気管支断端瘻では激しいエアリーク（胸腔ドレーンが入っている場合）や緊張性気胸，皮下気腫（有効なドレーンがない場合）が生じる．有効なドレーンがなければ直ちに挿入し，空気や滲出液をドレナージする．瘻孔から空気や喀痰が漏れ出して感染が起こり，膿胸となることもある．

そのほかのまれな合併症（心臓ヘルニア，肺捻転）

心臓ヘルニアは，心臓が心嚢から逸脱することを指す．肺捻転は残存肺が気管支肺動脈根部で捻れることが原因で起こる．いずれも迅速な外科的処置（再開胸）が求められる．

7 術後管理

ドレーン管理

肺外科手術後は，術後の出血，エアリークのモニタリングとドレナージを目的に，ほぼ全例で胸腔ドレーンが留置される．ドレーンからの排液の性状や量，エアリークの程度を経時的に観察する．急激な変化があれば患者の状態を観察しつつ医師に報告する．排液やエアリークが急に減少，消失した場合には，ドレーンの閉塞の可能性を考える必要がある．

呼吸管理

通常の手術では術直後に手術室で抜管が可能である．その場合，必要に応じてマスクや鼻カニュラで酸素投与を行う．SpO_2 93～97％を目安に投与量を調整する．必要以上の高濃度酸素投与は避けるべきであり，特に間質性肺炎をもつ患者では注意する．

一方，術前から心肺機能が低下している症例，術中の呼吸状態や循環動態が不安定な症例，手術侵襲が極めて大きい拡大手術症例などでは術後に人工呼吸管理が必要になることがある．人工呼吸器による肺損傷を防ぐこと（大きい一回換気量を避ける＝7mL/kg 理想体重），処理した気管支断端にかかる圧を低くすることが重要である．血ガス分析や人工呼吸器のグラフィック，患者の呼吸様式などを参考に人工呼吸器の設定を調整する．周術期の水分バランス過剰と術後呼吸器合併症が関連するとされており，術中・術後を通して過剰な輸液は慎むべきである．

疼痛管理

術後の疼痛管理は，単に疼痛を和らげるだけでなく，術後の合併症予防の点でも重要である．鎮痛法として，区域麻酔（硬膜外麻酔，肋間神経ブロック，傍脊椎神経ブロック）と麻薬系鎮痛薬（フェンタニル，モルヒネなど）や非麻薬性鎮痛薬（NSAIDs，アセトアミノフェンなど）を組み合わせることが多い．

硬膜外麻酔*は，最も広く行われている鎮痛法である．手術室で挿入された硬膜外カテーテルに専用の持続注入器を用いて局所麻酔薬を注入する．抗凝固療法を行う患者や出血傾向がある患者では使用できない．副作用・合併症として，血圧低下，硬膜外血腫・膿瘍などがある．

硬膜外麻酔以外の区域麻酔としては，肋間神経ブロックや傍脊椎ブロックなどがある．閉胸前に術野から，または術後に超音波ガイド下に行われることが多い．硬膜外麻酔に比べて合併症や副作用が少ない．

用語解説

硬膜外麻酔
背面から穿刺して，硬膜外腔にカテーテルを挿入・留置し，カテーテルから局所麻酔薬を注入する．術中から術後の疼痛管理ができる．手術する部位と皮膚知覚の神経支配により穿刺部位が決まる．

周術期看護
手術を受ける患者を，手術前から術中・術後まで包括的に看護すること．

2 手術療法の看護

1 手術療法を受ける患者に対する看護の考え方

手術期は大きく術前，術中，術後の三つの時期からなる．周術期看護*は，手術侵襲に伴う生体反応と回復の過程，疾患と術式，起こり得る合併症，病名や治療の告知，手術・機能喪失などによる患者の精神的変化について理解することが必要である．呼吸器外科の手術には，肺の切除，気管・気管支の形成，縦隔腫瘍の摘出，胸壁の切除・再建，胸膜の手術，肺の移植手術などさまざまな術式がある．

呼吸器疾患の手術を受ける患者の看護は，解剖生理や治療方針，麻酔方法と予定されている術式を理解した上で，手術の介助を担い，看護することが大切である．手術室看護師は，外回り介助と器械出し介助の役割がある．

外回り看護師は，術前に収集していた患者情報を活用して，手術が安全に遂行されるように看護する．麻酔科医の介助や患者の体位の確保，体温管理や手術の途中で必要な追加手術器材の準備を行う．出血時は輸血の介助を行う．患者の入室後から，安全チェックリストを用いて手術室内の医療者全員で安全確認ができるように導く．患者誤認の防止は最も重要である．手術の終盤には，体内異物遺残防止のために確認を働きかける．

器械出し看護師は，器材の準備と外科医への器材の受け渡し，体内異物遺残防止のために器材や針，ガーゼなどのカウントを行う．術前の情報を活用して，手術の進行を把握し，進行に沿って円滑に介助する．

2 アセスメントの視点

手術前の患者の状態を把握する

手術を受ける患者の術前アセスメントを行う（表4-13）．身体的・心理的・社会的状況を把握することで手術が円滑に行われるように準備する．身体面では，肺機能，現病歴，既往歴，アレルギー，過敏症，運動障害の有無，知覚・

表 4-13 ■手術を受ける患者のアセスメント項目

身体的側面	精神的側面	社会的側面	スピリチュアルな側面
□肺の機能 肺活量(VC), 1秒率(FEV1%), 1秒量(FEV1), 最大努力換気量(MVV), 肺拡散能(DLCO) □息切れの程度 □酸素飽和度 □現病歴 □右心機能 □予定されている術式 □喫煙歴 □胸郭変形の有無 □血ガス分析データ □喀痰検査の結果 □気管支鏡の結果 □感染症 □年齢 □アレルギーの有無 □危険度の高い既往歴 慢性呼吸器疾患，心疾患，肝疾患，腎疾患，高血圧，糖尿病，悪性高熱 □深部静脈血栓症(DVT) □手術に影響する薬物の服用の有無 □運動障害の有無 □知覚・感覚障害の有無	□手術の受け止め方 □治療に対する思い □不安感 □恐れ □要望 □情緒的サポートの有無	□家族の状況 □仕事の状況 □学業の状況 □経済面の状況	□苦悩 □喪失感 □生きている意味 □自分らしさ □価値観 □思想，宗教

感覚障害の有無，栄養状態，体型・体格などについて情報収集する．精神面では，患者は手術に向けて，手術創や未知の体験に対する不安，恐怖を抱く場合があるため，手術の受け止め方や不安の程度などを共有しておく．家族関係やキーパーソンの有無，社会的・経済的な問題についての情報は，術前・術後の看護に必要である．

術中の呼吸管理には気管挿管が必須であり，多くは側臥位になり，術側の肺が膨らまないように片肺換気を行う．問診や検査データなどから肺の機能をよくアセスメントする．手術介助を担うに当たり，どの部分の肺を切除するのか，血管や気管の処理，リンパ節郭清の領域など手術の進行のイメージをもつことが大切である．また，患者と面識をもち，情報収集した内容からアセスメントを行い，術中に必要とされる看護につなげるため，可能な限り術前訪問を行う．

手術の進行状況の理解

外回り看護師，器械出し看護師ともに，手術の進行状況を理解することが大切である．外回り看護師は，麻酔方法や疼痛管理，換気の状態，出血，体温の経過，バイタルサインを観察する．多くの手術は側臥位をとるため，体位のずれがないかなど，除圧するタイミングで皮膚の状態を観察する．器械出し看護師は，手術の進行に沿って必要な器材が首尾よく準備され，執刀医へ手渡せる準備が出来ていることを確認しておく．執刀前と手術の終盤では，準備した器材，針，ガーゼなどのカウントを行う．

手術直後の状態の観察

手術終了後は必ず胸部X線写真を撮影する．肺膨張，肺水腫，無気肺，皮下気腫の有無，胸腔ドレーンの位置，遺残物がないかを確認する．多くの場合は，手術室内で抜管され，手術室内で呼吸状態を観察する．胸腔ドレナージを行っているため，肺切離後のエアリークや出血の有無について注意深く観察する．また，皮膚の状態，肩の痛みの有無や四肢の運動を確認する．リカバリー上の問題点や体内に遺残物がないことを医療者間で共有し，麻酔からの覚醒の状態，呼吸の状態，出血や輸液，尿量，疼痛の有無，行われた術式などを把握して，病棟の看護師への申し送りにつなげる．

3 看護のポイント

呼吸状態の把握

術中の呼吸管理は，初期設定では1回換気量を7mL/kg 理想体重，PEEPを5cmH_2Oとすることが理想とされ，正常範囲内の$PETCO_2$を保つように調整されている．麻酔導入時，手術操作時，麻酔覚醒時，進行に沿って呼吸状態の変動が許容範囲内であるかをモニタリングする．手術中，分離換気中の低酸素症は直ちにFiO_2（吸入酸素濃度）を上げて酸素化の改善を図る．改善しなければ，手術操作を一時中断して両側肺換気に戻す．呼吸の状態を把握して，麻酔導入時，手術操作時，麻酔覚醒時は，挿管・抜管，聴診，気管支鏡の施行，分泌物の吸引など，常に麻酔科医の介助を行う．気管支鏡は患者入室後から退室までは手術室内に準備して，必要時に気管支鏡スコープを挿入できるようにしておく．挿管チューブの位置の確認や，分泌物や血液の流れ込みを確認して，常時吸引できるようにする．

plus α

低酸素性肺血管収縮
虚脱した術肺を流れる血液はガス交換されないため，肺胞に接している血管は低酸素状態になり，それが誘因となって血管が収縮する．換気を行っている肺胞に血流がシフトすることにより，酸素化は改善される．20〜30分で作用する．

疼痛コントロール

創痛は，深呼吸，喀痰排泄，体位ドレナージなどを困難にして，肺合併症を引き起こす．疼痛コントロールは喀痰排出，無気肺予防に有効である．そのため硬膜外麻酔や傍脊椎ブロック*が併用される場合がある．手術直後は，麻酔計画により疼痛コントロールがされており，痛みがあることはまれである．外回り看護師は，どのような疼痛コントロールがされているかと疼痛の有無を把握して，退室時に病棟看護師に申し送る必要がある．

*用語解説

傍脊椎ブロック
術野から脊椎の両側にある領域を穿刺して局所麻酔薬を注入する．末梢神経をブロックし，限局した領域の鎮痛効果が得られる．一般的に術後の鎮痛目的で行われている．

皮膚障害の予防

手術の体位は，術者にとって手術を行いやすい体位であるとともに，患者にとって無理のない体位である必要がある．同一体位による圧迫が長時間に及ぶ場合は，皮膚や皮下の軟部組織に血流不良が生じるため，術前から患者の皮膚の状態を観察して，褥瘡発生のリスクを回避する必要がある．全身麻酔中は患者からの訴えはないため，患者のもつ褥瘡の要因や術中の要因からアセスメントして，術式に応じた安全で安楽な体位を確保する．手術が終了した直後は，褥瘡好発部位（表4-14）を含め，全身の皮膚の状態をよく観察して，褥瘡を形成している場合は初期対応と記録，経過観察を行う．

神経障害の予防

術中は，長時間の非生理的な体位により，神経障害を生じるリスクがある．術野の確保のため固定具を用いて体位をとり，手術台をローテーション(左右，上下の角度の調整)する場合がある．神経の過度な圧迫，牽引，伸展による神経障害の発生因子を取り除くことが必要である．多くは側臥位で手術が行われる．皮膚障害の予防と同じようにアセスメントし，術式に応じた，安全で安楽な体位を確保する．

上腕の主な神経障害として，腋窩神経麻痺，尺骨神経麻痺，橈骨神経麻痺がある．手術による筋肉の切断と創痛，胸腔ドレーンの挿入による拘束感もあり，術後は筋肉の萎縮，肩関節の拘縮を起こしやすい．腋窩枕を挿入する際は，枕の位置や上腕の体位，腋窩周囲の圧迫がないことを確認する．術側の胸が挙上している体位をとるため，頭頸部の位置は過度に屈曲や伸展しないことの確認も必要である．

下肢の主な神経障害に，腓骨神経麻痺がある．腓骨頭周囲や膝関節部の圧迫があると生じる．深部静脈血栓予防の弾性ストッキングやフットポンプ使用時も，それらの部位を圧迫していないかの確認が必要である．麻酔から覚醒した後は，握手や膝立てなどの運動ができるかを観察する．知覚・感覚障害を疑う場合は，記録，経過観察を行う(図4-20)．

表 4-14 褥瘡の好発部位

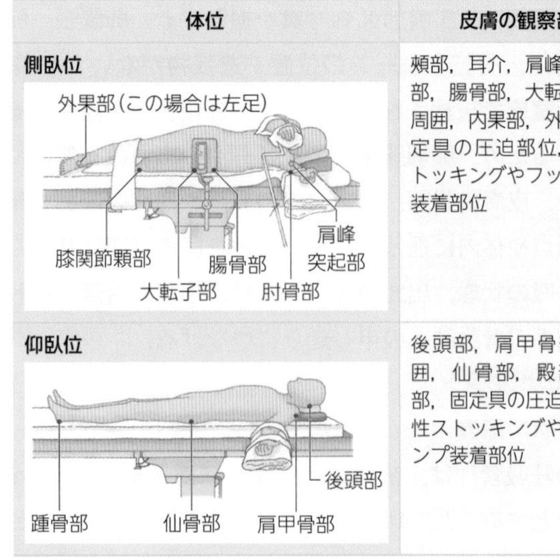

体位	皮膚の観察部位
側臥位	頬部，耳介，肩峰部，側胸部，腸骨部，大転子部，膝周囲，内果部，外果部，固定具の圧迫部位，弾性ストッキングやフットポンプ装着部位
仰臥位	後頭部，肩甲骨部，肘周囲，仙骨部，殿部，踵骨部，固定具の圧迫部位，弾性ストッキングやフットポンプ装着部位

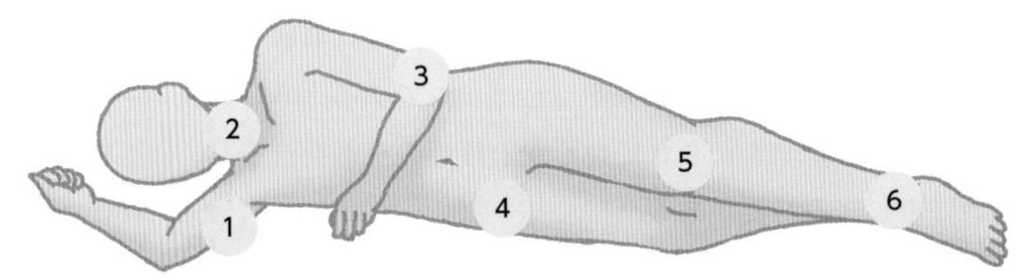

位置	部位	対策
1	上腕	橈骨神経と尺骨神経を除圧する
2	首	枕の高さを調整して両側の腕神経叢の過度の伸展を防ぐ
3	肘	過度の屈曲による尺骨神経の血流障害を防ぐ
4	大転子，腸骨稜	除圧する
5	膝周囲，腓骨頭	腓骨神経を除圧する
6	腓骨外果，脛骨内果	除圧する

図 4-20 知覚・感覚障害を疑う部位

IN/OUT バランス

外回り看護師は，吸引される血液やガーゼの出血量を定期的に測定して，麻酔科医へ報告する．過剰な輸液は，間質へ漏出してガス交換能の悪化を招くため，輸液は控えめに調整される．血圧や心拍数，尿量，中心静脈圧を参考に，細胞外液補充剤が輸液されるため，麻酔科医に尿量・性状の確認と出血量を定期的に報告する．

手術器材の準備

あらかじめ計画されている術式によって，必要とされる手術器材が準備される．手術開始前には，清潔野に手術器材を展開し整理して，手術の進行に沿って執刀医に手渡す．手術器材の故障や不測の事態が起こった際には，追加の手術器材が必要なため，看護師はどのような器材が手術室にあるかを把握して，首尾よく追加器材の準備をする必要がある．

6 肺移植

1 肺移植とは

1 臓器移植とは

臓器移植とは，重い病気や事故などにより臓器機能が低下した人に，他者の健康な臓器を移植して，機能回復を図る医療である．臓器提供を行う人を**ドナー**，臓器移植を受ける人を**レシピエント**という．

移植の対象となる臓器は，心臓，肺，肝臓，腎臓などがあるが，ここでは肺移植について概説する．

2 脳死肺移植と生体肺移植

肺移植は，脳死下で提供された肺を移植する**脳死肺移植**と，主に二人の近親者から肺の一部を移植する**生体肺移植**に大別される．米国などでは脳死肺移植が主流であるが，日本では倫理的，文化的背景を含めたさまざまな要因により，脳死ドナー数が少ないため，生体肺移植の割合も高い．

肺移植の歴史と実施数，成績

日本では，1998 年に初めて生体肺移植に成功し，その後 2000 年に脳死肺移植が開始された．改正臓器移植法が施行された2010年から実施件数が増加し，2017 年 12 月までに脳死肺移植が計 388 件（2017 年は 56 件），生体肺移植が計 208 件（2017 年は 10 件）行われている（図4-21）[9]．

脳死肺移植，生体肺移植ともに，5年生存率は70％程度，10年生存率は60％程度であり，これは欧米での肺移植の成績を大きく上回る．移植患者の死因としては感染症が最も多く，移植肺機能不全，慢性拒絶反応が続く．

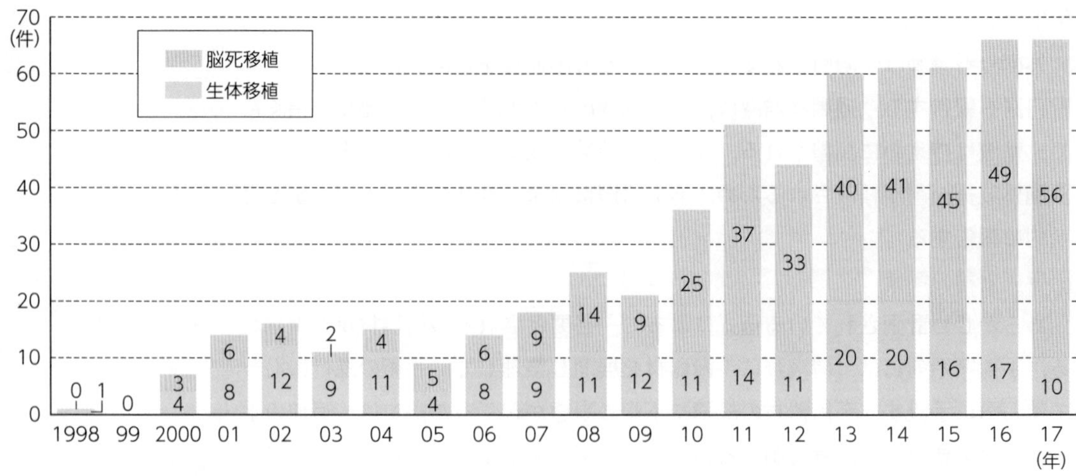

図 4-21 ■肺移植の推移

表 4-15 ■移植の適応指針と基準

一般指針
・肺移植以外に有効な治療手段がない ・移植医療を行わなければ，残存余命が限定される（2 年生存率 50%以下） ・本人や家族や患者をとりまく環境に十分な協力体制が期待できる ・患者が移植後の検査や治療の必要性を理解でき，心理学的・身体的に十分耐えられる
年齢
両肺移植の場合 55 歳未満，片肺移植の場合には 60 歳未満
除外基準
・肺外に活動性の感染巣が存在する ・重要臓器に重度の不可逆的障害が存在する（悪性疾患，冠動脈疾患，肝疾患，腎疾患など） ・栄養状態不良　・喫煙　・高度肥満　・リハビリテーションが行えない ・精神社会生活上の重要な障害がある　・薬物依存症 ・本人および家族の理解と協力が得られない ・治療法のない出血性疾患および凝固能異常 ・胸郭の広汎な癒着や瘢痕　・HIV 抗体陽性
適応疾患
肺高血圧症，特発性間質性肺炎（特発性肺線維症など），そのほかの間質性肺炎，肺気腫，COPD など，造血幹細胞移植後肺障害，肺移植手術後合併症，肺移植後移植片慢性機能不全，そのほかの呼吸器疾患（気管支拡張症，サルコイドーシス，嚢胞性線維症など），そのほかの疾患

移植の適応

移植医療は，他者からの善意による臓器提供の上に成り立つものであり，レシピエントにはさまざまな適応条件がある．ポイントは，①移植以外に治療法がない，②移植手術やその後の検査・治療に耐え得る精神的・身体的状況である，③移植医療に関して本人やその周囲の理解と協力が得られるの 3 点である（表4-15）．

免疫抑制薬

移植された肺は，レシピエント自身とは異なる組織のため，免疫の働きによって異物と認識され，そのままでは拒絶反応が起こり機能しなくなってしまう．これを防ぐため，移植を受けた患者は，免疫抑制薬を服用する必要がある．免疫抑制薬の服用中は細菌，ウイルス，真菌などによる感染症に罹患しやすく，また重篤化のリスクも高い．そのほかの副作用として，高血圧，腎障害，悪性腫瘍の発生などがある．免疫抑制薬や感染症予防の抗菌薬などを含めると，最低でも5～6種類の薬剤を生涯にわたって内服する必要があるため，服薬コンプライアンス*を良好に保つことが重要である．

用語解説

服薬コンプライアンス
患者が処方された薬剤を，医師の指示通りに服用すること．服薬アドヒアランスともいう．

3 移植後の生活制限

大きな合併症がなければ，臓器機能の回復により，生活範囲の拡大や社会復帰など，生活の質（QOL）の向上が期待できる．一方で，退院後は移植チームと連絡を取りながら，患者自身できめ細やかな健康管理を行うことが求められる．外来での定期的な検査も必須である．

移植後の食事は，生ものや薬物の吸収に影響する食物の摂取は避ける．市販薬の内服やワクチン接種は必ず医師に相談する．健康状態に問題がなければ妊娠や出産も可能だが，リスクが高いため，希望する場合は移植後の早い段階で主治医やレシピエントコーディネーターへ相談するよう伝える．

2 肺移植を受ける患者の看護

肺移植を受けるために

脳死肺移植を受けるためには，日本臓器移植ネットワークへの登録が必要となり，登録順に移植を受けることができる．しかし，急速に病状が進行する重症患者や脳死ドナーの出現が極端に少ない小児患者，60歳以上で脳死肺移植を受けられない高齢の患者などの場合は，生体肺移植となる．生体肺移植の場合，日本臓器移植ネットワークへの登録は必要ない．どちらの場合も，約2週間程度，肺移植の適応可否を評価するために入院し，諸検査や必要診療科の受診を行う．

移植までの待機期間中は原疾患の慢性の進行とともに全身状態は増悪するため，心身を移植手術に耐えられる状態に維持することが求められる．最低限の目安として，移植の適応除外条件に抵触しないように管理する．

看護師の関わる時期

肺移植に看護師が関わる時期として，①移植に関する情報提供を行う時期，②移植の適応評価を行う時期，③移植待機の時期，④移植前後の時期，⑤急性期・回復期，⑥退院前後の時期，⑦生涯健康支援の時期があり，看護の対象は患者，ドナーおよびその家族と対象範囲が広いことも特徴である．

移植後の支援

移植後は拒絶反応や感染症を予防するために，生涯にわたり自己管理が必要不可欠となる．移植は治療のゴールではなく，より良い人生を歩むための一つの選択肢であり，治療の通過点に過ぎない．移植後は日々の生活に制限がある場合も多く，移植を受けたからといって全員が良好な経過をたどるわけではない．患者が現状を肯定的に受容し，あらゆる状態において納得できるように支援していく必要がある．

引用・参考文献

1）日本呼吸ケア・リハビリテーション学会酸素療法マニュアル作成委員会ほか編．酸素療法マニュアル．メディカルレビュー社，2017, p.92-93.

2）安田雅美ほか．当院リハビリテーション科におけるICUでの取り組みについての報告と今後の課題：人工呼吸器装着下での呼吸理学療法，離床，歩行訓練を実施した肺癌の1症例を通して．名古屋市立病院紀要．2014，37，p.57-61.

3）Sud, S. et al. Prone ventilation reduces mortality in patients with acute respiratory failure and severe hypoxemia：systematic review and meta-analysis. Intensive Care Med. 2010, 36(4), p.585-590.

4）Sud, S. et al. Effect of mechanical ventilation in the prone position on clinical outcome in patients with acute hypoxemic respiratory failure：a systematic review meta-analysis. CMAJ. 2008, 178(9), p.1153-1161.

5）Kopterides, P. et al. Prone positioning in hypoxemic respiratory failure:Meta-analysis of randomized controlled trials. J Crit Care. 2009，24(1)，p.89-100.

6）田代貴大ほか．長時間腹臥位が奏功した敗血症性急性呼吸促迫症候群の1例．人工呼吸．2016，33，p.85-90.

7）日本集中治療医学会編．集中治療における早期リハビリテーション：根拠に基づくエキスパートコンセンサス．医歯薬出版，2017，p.36-37.

8）竹川幸恵．在宅へ向けた慢性期のNPPV看護．NPPVは看護が要！～状況別・看護のポイント．Nursing Today. 2010，25(5)，p.42.

9）日本移植学会．http://www.asas.or.jp/jst/，(参照2022-11-04)．

2

呼吸器の疾患と看護

5 呼吸不全

呼吸不全とは

呼吸不全とは，肺から酸素を動脈血に取り込めないこと（低酸素血症）と，体内の代謝で産生された二酸化炭素を肺から排出できず，動脈血中に蓄積すること（高二酸化炭素血症）のいずれか，あるいは両方である．急性呼吸不全と慢性呼吸不全がある．また，低酸素血症のみが存在するⅠ型呼吸不全と，低酸素血症と高二酸化炭素血症が混在するⅡ型呼吸不全に分類される．

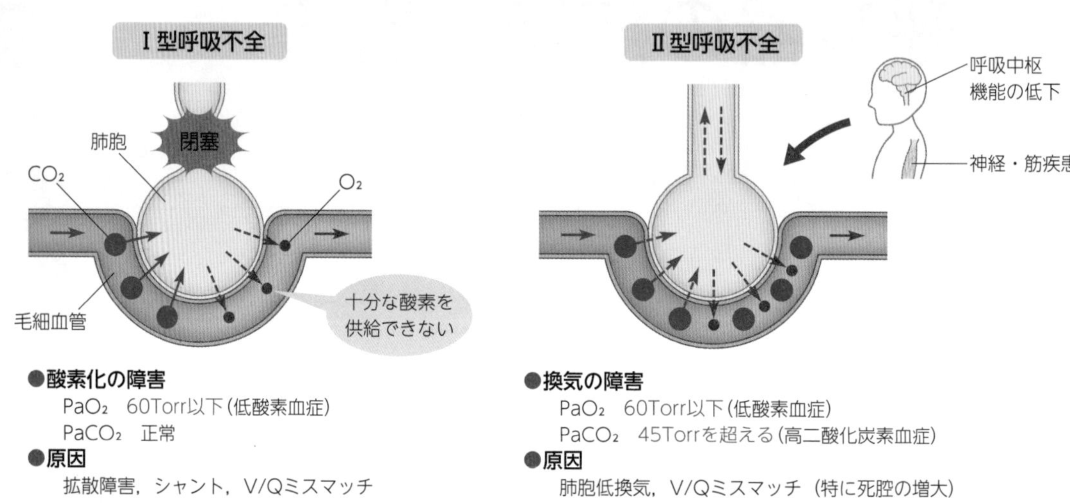

＊死腔　ガス交換に関与しない部分．解剖学的死腔（鼻腔から終末細気管支まで）と生理学的死腔（解剖学的死腔に加え，血流がないか少なくガス交換に寄与しない肺胞）がある．

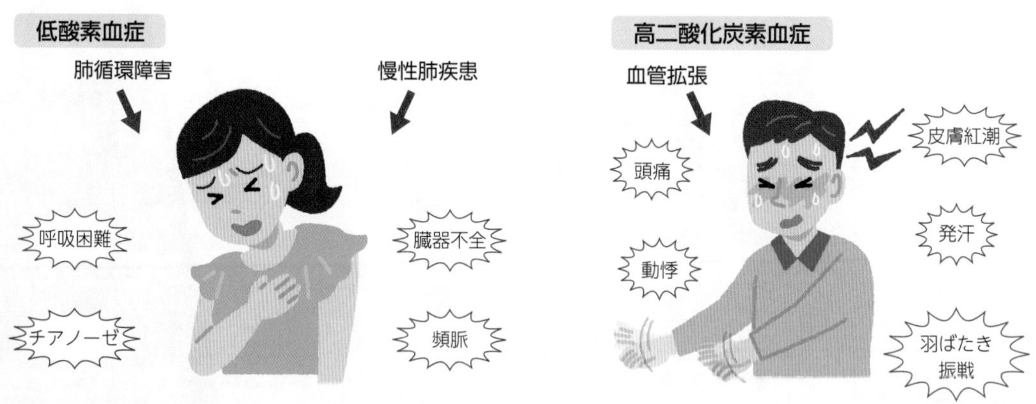

1 呼吸不全
respiratory failure

1 呼吸不全とは

1 病態

呼吸不全とは，肺から酸素を動脈血に取り込む酸素化ができないこと（**低酸素血症**）と，体内の代謝で産生された二酸化炭素が肺から排出できずに動脈血中に蓄積すること（**高二酸化炭素血症**）のいずれか，あるいはその両方である．**急性呼吸不全**と**慢性呼吸不全**がある．急性呼吸不全はさまざまな疾患で起こり，代表的なものとして肺炎や肺血栓塞栓症，気胸が挙げられる．慢性呼吸不全は，閉塞性肺疾患や間質性肺炎が代表的だが，感染や心不全などを契機に急性に増悪する場合もある．低酸素血症のみが存在する**Ⅰ型呼吸不全**と，低酸素血症と高二酸化炭素血症が混在する**Ⅱ型呼吸不全**に分類される．低酸素血症は，動脈血酸素分圧（PaO_2）が60Torr以下と定義される．高二酸化炭素血症は，動脈血二酸化炭素分圧（$PaCO_2$）が45Torrより高値と定義される．

呼吸不全だとなぜ困るのか．低酸素血症では，体内の各臓器（脳や腎臓など），各組織（筋組織や神経組織など）に十分な酸素を供給できず，臓器機能が維持できなくなってしまう．特に，中枢神経系と心筋は低酸素血症による障害を受けやすい．臨床症状として，頻呼吸などの呼吸器症状や，頻脈などの循環器症状，意識障害などの中枢神経障害がみられる．また，二酸化炭素は体内で酸塩基平衡（さんえんきへいこう）に関わるため，高二酸化炭素血症から呼吸性アシドーシスを来す．さらに，血中$PaCO_2$の上昇により脳血流を増加させ，脳脊髄液圧を上昇させて，嘔吐や頭痛を引き起こす可能性や，視力障害や意識障害を来す可能性がある．

➡酸塩基平衡については，1章6節 p.19参照．

2 呼吸不全の原因

呼吸不全の原因として，拡散障害，シャント，換気血流比不均等（V/Qミスマッチ），肺胞低換気の四つがある（図5-1）．いずれかの原因が単独で起こるだけでなく，複数の原因が合併する場合もある．

拡散障害

肺胞と毛細血管間での酸素と二酸化炭素の移動は濃度勾配（こうばい）によって行われる．この機序を**拡散**と呼ぶ．**拡散障害**とは，肺胞内の空気と毛細血管を隔てる間質が厚くなって，酸素と二酸化炭素の移動が妨げられる病態である．代表的な疾患として，間質性肺炎が挙げられる．

シャント

シャントとは，血液が本来のルートとは別のルートを通ることである．呼吸不全の原因となるシャントは，静脈血が肺で酸素を受け取れないまま，左心系（左心房・左心室・動脈）に流れ込むこと（右左シャント）をいう．シャントの経路は，心臓内にあるものと肺内にあるものの二つに大別できる．心臓内にあ

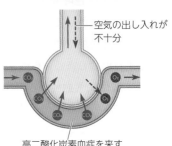

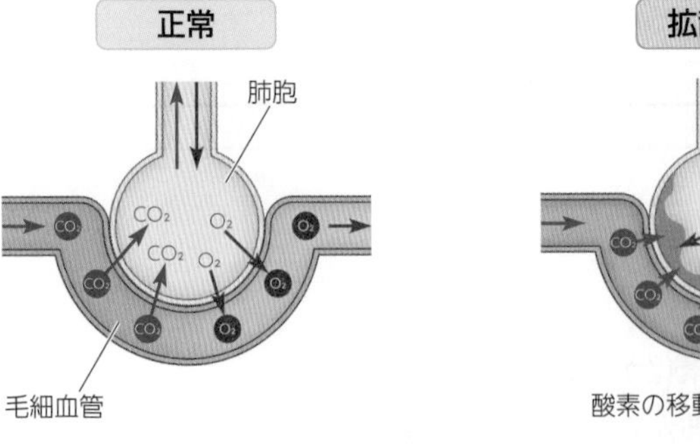

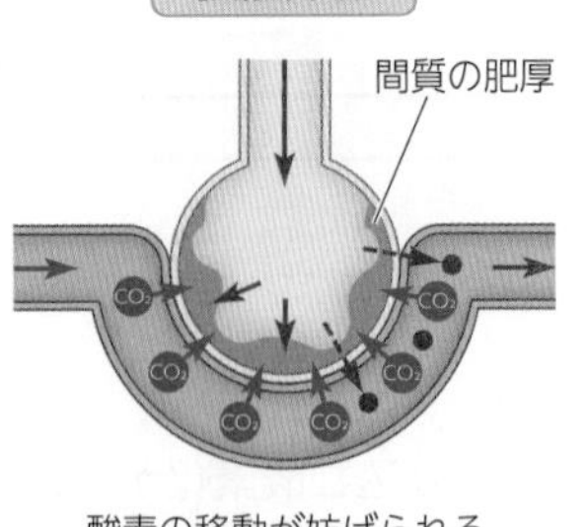

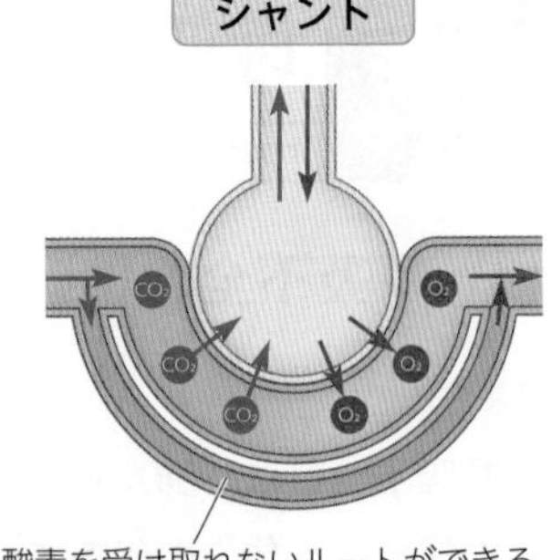

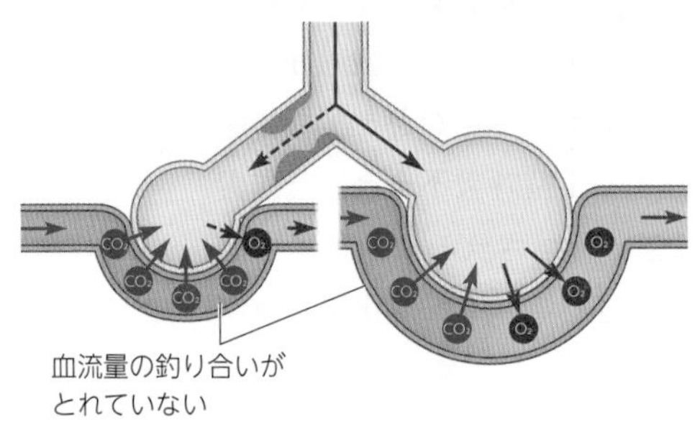

図 5-1 呼吸不全の原因

るシャントの原因として，主に卵円孔開存*，心房中隔欠損，心室中隔欠損などの心疾患が挙げられる．肺内にあるシャントの原因として，無気肺や肺水腫などの肺胞疾患，肺動静脈奇形などの血管疾患が挙げられる．いずれも肺に到達した血液が酸素を受け取れない病態のため，シャントによる呼吸不全の患者は，酸素を投与してもなかなか酸素化の改善は見込めない特徴がある．

換気血流比不均等（V/Q ミスマッチ）

換気血流比不均等（**V/Q ミスマッチ**）とは，肺胞での換気量と血流量の釣り合いがとれていない病態である．換気量に問題ないが血栓などの血流障害が存在している場所や，血流は障害されていないが肺胞の障害などで換気量が不足している場所など，効率の良いガス交換ができない場所が増えることを示す．典型的な疾患として，肺炎や，肺塞栓症，心不全，急性呼吸窮迫症候群（ARDS）などがある．

肺胞低換気

肺胞低換気とは，呼吸運動の障害により肺胞での空気の出し入れが十分にできておらず，分時換気量*の低下を来している病態である．二酸化炭素の排出は分時換気量の影響を受けやすいため，高二酸化炭素血症を来すⅡ型呼吸不全の主な原因であることが多い．中枢神経障害や呼吸筋疲労による呼吸運動障害，気道狭窄などが典型疾患として挙げられる．

用語解説

卵円孔開存
卵円孔とは，胎児循環（胎盤を通して胎児がガス交換などを行うこと）の際，心房中隔に空いている生理的な孔である．出生後は閉鎖して卵円窩となるが，20％前後で卵円孔が残存するとされる．そもそもの心房中隔の低形成ではない点で，心房中隔欠損症とは異なる．卵円孔開存では，正常時にはシャントは生じないが，いきみなどで右房圧が上昇すると，一過性に右左シャントを生じる．

分時換気量
1 分間あたりに肺を出入りするガスの量．一回換気量と呼吸数の積で求められる．

以上を踏まえて，呼吸不全は肺に問題がなくても，中枢神経や気道，呼吸筋，循環器系統などに問題があれば起こることに注意する．

Column

肺胞気 - 動脈血酸素分圧較差（A-aDO$_2$）

肺胞気 - 動脈血酸素分圧較差（A-aDO$_2$）について考えてみよう．A-aDO$_2$ とは血液が肺胞の酸素をどれほど取り込めているかの指標である．肺胞に到達した酸素はすべて血液に取り込めるわけではなく，肺胞内の酸素分圧と肺毛細血管の酸素分圧には差が生じている．A-aDO$_2$ が高値を示すと，肺胞や毛細血管レベルで障害が起こっていることになる．ただし，A-aDO$_2$ の基準値や計算方法は年齢や酸素投与によっても変わるため，参考程度の評価にとどめておくのが良いと考えられる（表）．

表 呼吸不全の分類と特徴

	拡散障害	シャント	V/Q ミスマッチ	肺胞低換気
酸素投与への反応	＋	−	＋	＋
PaCO$_2$ の上昇	−	−	−*	＋
A-aDO$_2$ の上昇	＋	＋	＋	＋
代表的な疾患	・間質性肺炎	・心疾患などの解剖学的異常 ・無気肺 ・肺水腫	・肺炎 ・肺塞栓症 ・心不全 ・急性呼吸窮迫症候群（ARDS）	・神経筋疾患 ・気道狭窄

＊著明な死腔増大を認める場合には，PaCO$_2$ が上昇する．

2 急性呼吸不全
acute respiratory failure

1 急性呼吸不全とは

1 急性呼吸不全の病態・検査・治療

呼吸不全が短い期間で急速に発生した（進行した）ものを，**急性呼吸不全**という．急性呼吸不全と慢性呼吸不全は，ほかにも，PaCO$_2$ と pH との関係性から区別できる．典型的な急性呼吸不全では，PaCO$_2$ の上昇に反応して pH が減少する．一方で，慢性呼吸不全では，PaCO$_2$の上昇にもかかわらず，pH は7.35から 7.45 の間を推移する．酸塩基平衡は，呼吸のほかに腎臓でも調整が行われている．pH が正常範囲にとどまるのは，腎尿細管で HCO_3^- の再取り込みを増加させ，代償できているためである．

急性呼吸不全の治療では，急性呼吸不全に至った基礎疾患の治療を行う．加えて，気道確保，低酸素血症の改善，余剰二酸化炭素の排泄の三つを基本とした支持療法が必要になり，その一環として，人工呼吸管理が必要となることもある．また，ARDS など，肺のガス交換機能が著しく障害されている症例では，体外式膜型人工肺（extracorporeal membrane oxygenator：ECMO（エクモ），図5-2）

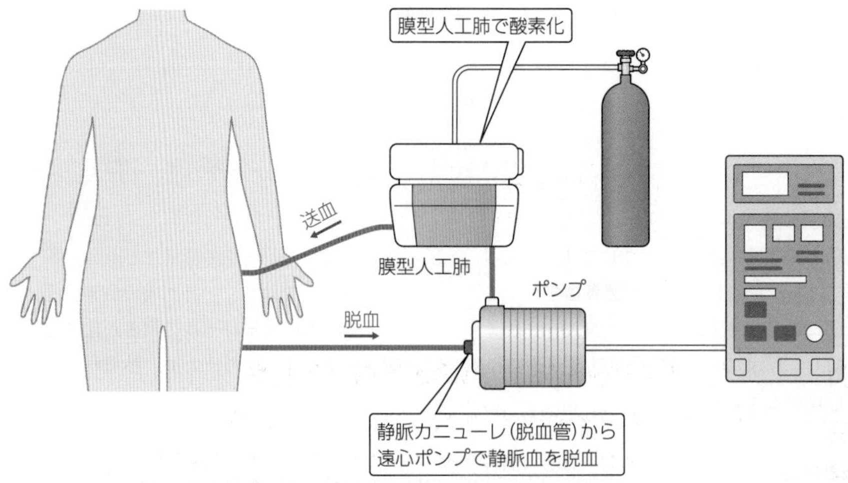

図 5-2 ■ ECMO のしくみ

での管理が必要となることもある．ECMO とは，カテーテルを通して静脈血を取り出し，ポンプを用いて回路の人工肺に血液を通し，血液を直接酸素化して換気を行い，体内に戻すというものである．患者の肺を介さずに酸素化・換気を行えるというメリットがある．ただし，生理的な呼吸ではない上，侵襲が大きく，出血や感染のリスクも大きくなるというデメリットがある．

また，急性呼吸不全を来すものとして，ARDS がある．肺炎や敗血症を契機に発症する症候群である．病態については諸説あるが，炎症で傷つけられた肺胞や毛細血管から血液中の水分やタンパク質が漏出して，肺胞に浮腫を起こすと一般的に考えられている．肺胞に浮腫を来すものの，血流が減少しているわけではないため，V/Q ミスマッチ様の呼吸不全の病態を来す．

➡ ARDS については，6 章 2 節 p.121 参照．

2 急性呼吸不全患者の看護

1 急性呼吸不全の患者に対する看護の考え方

急性呼吸不全の患者に対しては，酸素療法や非侵襲的人工呼吸（NPPV）のほか，気管挿管を伴う人工呼吸療法，ECMO などの侵襲的な治療が行われることがあり，迅速な導入，安全な管理が看護師に期待される．特に，呼吸困難感の緩和，治療効果のアセスメント（悪くなっている，良くなっている），合併症の予防も含めた安全な管理は，看護師の役割として重要である．また，侵襲的な治療の開始に当たっては，**本人，家族の意思決定支援**が大切である．現在の状態や，予後に関するわかりやすい説明をするとともに，多職種で話し合うことが重要であり，看護師は患者・家族の代弁者として機能しなければならない．

2 アセスメントの視点

重症度のアセスメント

▶ 意識状態

呼吸不全は全身に影響を及ぼすため，呼吸のみで重症度を判定してはならない．特に意識の混濁やせん妄，不穏は，呼吸困難が重症であることを示す重要な徴候である．

▶ 酸素化のアセスメント

吸入した酸素がどの程度動脈血中に含まれ，運搬されているかを評価する．チアノーゼの有無，パルスオキシメーターや動脈血ガス分析で評価できる．

▶ 換気のアセスメント

呼吸が非常に遅い場合や，呼吸数が非常に速く浅い場合，換気の低下を疑う．上気道に問題があると疑われる所見は，発声ができない，鼾音（かんおん），吸気時の喘鳴などが特徴的である．また，胸郭の動き全体をみることで換気の状態を知ることができる．左右の挙上は同調しているか，肋間の陥没はないかを中心に評価する．気道が閉塞すると，胸部は動いているが，実際の空気の出入りがなくなる．聴診器を頸部に当てて呼吸音を確認する．換気は最終的には$PaCO_2$に現れるため，動脈血ガス分析を評価する．

▶ 呼吸仕事量のアセスメント

呼吸仕事量を正確に測定することは難しいが，呼吸補助筋を評価することで，呼吸不全がどの程度かを評価できる．呼吸補助筋は通常の呼吸では働かないため，呼吸補助筋が収縮していれば，少なくとも正常ではないと考え，詳細な評価を行う．そのほか，奇異性呼吸*，陥没呼吸，鼻翼呼吸などの異常呼吸パターンも参考になる．呼吸補助筋はモニタリングできるわけではなく，看護師の観察は非常に重要である．

用語解説

奇異性呼吸
シーソー呼吸．気道が狭くなったり，肺・胸郭が重いために吸気時に横隔膜が収縮するが，胸が挙上せず腹部が膨隆したりする．呼気時は腹部が元に戻り，逆に胸が挙上しているように見える現象．

呼吸困難感のアセスメント

呼吸困難感は生命の危機を感じる体験で，呼吸困難感を減少させることは，急性呼吸不全患者の看護において重要な位置を占める．呼吸困難感の程度を評価し，治療に対してどのように反応するかをみる．

呼吸困難感は，呼吸状態の悪化や改善を示すデータと常に一致するわけではなく，さまざまな要因（不安など）に影響される主観的なものである．よって，客観的なデータとともに，これらの要因を含めて総合的にアセスメントする．客観的な裏付けがないからといって呼吸困難感を放置せず，できる限り緩和できるよう，体位を工夫したり，共感的態度で接することが重要である．

3 看護のポイント

急性呼吸不全患者に対する看護の目標は主に，①呼吸困難感を減少させること，②気道を維持すること（意識障害や喀痰排出困難で気道閉塞が生じやすい），③酸素が適切に取り込まれること，④酸素消費量を減少させること，⑤急性呼吸不全の病態を改善させること，⑥合併症を予防することである．①～⑥のために，前述のようなさまざまな機器が使用される．看護師はこれらが安全に使用され，患者が安楽に治療を受けられるように援助する．

3 慢性呼吸不全

chronic respiratory failure

1 慢性呼吸不全とは

1 慢性呼吸不全の病態・検査・治療

呼吸不全の状態が１カ月以上続く場合を，**慢性呼吸不全**という．慢性呼吸不全の疾患として，慢性閉塞性肺疾患（COPD），肺結核後遺症，間質性肺炎，肺癌，筋萎縮性側索硬化症（ALS）*，筋ジストロフィー*などがある．これらの疾患をもつ患者は，低酸素血症や高二酸化炭素血症を数カ月以上かけて増悪させているため，PaO_2 が 60Torr 以下や，$PaCO_2$ が 45Torr 以上であっても，ある程度の日常生活は可能である．

慢性呼吸不全の原因は不可逆的なものが多く，原疾患そのものの治療は困難なこともある．そのため，慢性で安定期の呼吸不全に対する治療として，呼吸リハビリテーションや在宅酸素療法（HOT），在宅人工呼吸療法の導入などがある．呼吸リハビリテーションでは，患者の ADL や QOL を改善することが目標となる．在宅酸素療法（HOT）は，自宅用の酸素供給装置や携帯用の酸素ボンベから酸素吸入を行い，日常生活の改善を図る．

慢性呼吸不全の急性増悪

慢性呼吸不全がなんらかの誘因（感染，外傷など）で急性増悪する病態も存在する．この場合の治療は急性呼吸不全の治療に則って行えばよいが，注意すべき点がある．一つは，基礎疾患の治療が困難であるため，人工呼吸管理を始めると，機械による換気サポートから離脱できなくなる可能性がある点である．導入時には患者や家族の意思を踏まえて，慎重な検討が必要となる．次に，酸素投与に関しても注意が必要である．慢性Ⅱ型呼吸不全では，高濃度酸素投与を行うと，呼吸抑制などの機序により高二酸化炭素血症が増悪する場合がある．過剰な高二酸化炭素血症では CO_2 ナルコーシスと呼ばれる意識障害を来す可能性がある．

用語解説

筋萎縮性側索硬化症（ALS）
原因不明の進行性疾患で，筋萎縮と筋力低下が特徴的．初期は手足がやせ，力が入らなくなる．筋萎縮が徐々に全身に広がり，歩行障害，上肢機能障害，呼吸障害などを来す．進行を遅らせる薬剤はあるものの，根本的な治療法は未確立である．病状の進行は急速で，特に，呼吸リハビリテーションが有効と考えられている．ALS による呼吸不全では，呼吸筋麻痺による肺活量の低下，球麻痺症状（嚥下障害，構音障害）などを生じやすい．

筋ジストロフィー
特定の筋群で筋線維の破壊・変性と再生を繰り返しながら，筋萎縮と筋力低下が進行していく遺伝性筋疾患の総称．運動機能障害が主で，筋線維が変性し萎縮するため，四肢の筋肉が衰えていき歩行困難となり，呼吸機能，咀嚼・嚥下・構音機能，眼球運動などの低下を引き起こす．

➡呼吸リハビリテーションについては，14 章参照．

➡ CO_2 ナルコーシスについては，2 章 10 節 p.36 参照．

2 慢性呼吸不全患者の看護

1 慢性呼吸不全の患者に対する看護の考え方

慢性呼吸不全の疾患の多くは，増悪を繰り返すことで病態が進行し，呼吸困難も増強する．患者が呼吸困難を避けるために行動を制限してしまうと，筋力が低下してさらなる呼吸困難の増強を引き起こし，患者の ADL や QOL を大きく障害する．この悪循環を断ち切るためには，患者が自身の疾患を理解し，呼吸困難を緩和して活動を維持できる方法や，増悪，病態の進行を予防するための自身に合った療養法を身に付け，生活の中で実践することが重要となる．

ケアにあたる看護師は，患者とパートナーシップを形成し，患者の病態や背景に見合った知識・技術の提供と，患者が疾患や症状・療養法と折り合いをつけながら，生活していく自信と能力を獲得できるように支援することが大切である．

2 アセスメントの視点

症状・身体所見と病態の把握

症状や身体所見，病態，合併症の有無などにより治療や療養法が決定するため，呼吸状態や身体所見，肺機能検査，動脈血ガス分析などの各種検査結果を把握する．

疾患・療養法に対する理解と心理状態

患者が疾患を理解できていなかったり，疾患・療養法を受け入れられていなかったりすると，指導をしても必要な療養行動をとれず，病態は悪化していく．疾患・療養法の理解や受け入れ状況，心理状態を必ず確認することが大切である．

日常生活の把握

患者に寄り添った支援をするためには，患者の居住環境や生活状況に加え，どのような動作で呼吸困難が増強するか，必要な療養法が生活に取り入れられているか，何を大切にしているかなどを把握することが重要である．

家族状況と社会的支援の必要性

慢性呼吸不全患者は，呼吸困難によって，日常生活に支障を来しやすい．家族のサポート状況や社会的資源活用の必要性を確認する．

3 看護のポイント

呼吸困難を軽減させる動作・技術の獲得に向けた支援

呼吸困難を軽減する動作要領や呼吸法，パニックコントロール，環境調整についての知識・技術を，患者の理解力や生活状況を踏まえながら説明し，患者がうまく対処できるように支援する．

増悪・病態の進展を予防するための療養法継続への支援

増悪や病態の進行を予防するためには，感染予防，禁煙，薬物療法，栄養管理，運動療法，在宅酸素療法（HOT）などの継続が鍵となる．看護師は，これらの療養法が患者の生活になじむように，患者とともに調整し，患者が自信をもって実践できるように励まし，見守ることが重要である．

心理的支援

患者は，呼吸困難や疾患，療養法に伴う心理的苦痛が大きい．例えば，在宅酸素療法導入時は，人目が気になる，煩わしい，情けない，どこにも行けなくなるなど，否定的な思いや感情によって，在宅酸素療法の受け入れが困難となる場合も少なくない．患者の体験や感情，思いに寄り添いながら支援することが大切である．

社会的支援

介護保険制度や身体障害者福祉法などの社会資源を紹介する．介護負担や経済的負担を減らし，患者・家族が在宅で安心して暮らせるように支援する．

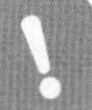

臨床場面で考えてみよう

Q1 呼吸不全の原因となる病態（呼吸不全を来す機序）にはどのようなものがあるか.
Q2 急性呼吸不全において，呼吸仕事量を推測するにはどうすればよいか.
Q3 慢性呼吸不全の増悪や病態の進行を予防するためには，どのような支援を行うべきか.

考え方の例

1 拡散障害，シャント，換気血流比不均等（V/Q ミスマッチ），肺胞低換気の四つのパターンがある．単独で呼吸不全を来す場合もあれば，複合的な病態で呼吸不全を来す場合もある.

2 呼吸補助筋を使用しているかを確認する．呼吸補助筋とは，努力呼吸の際に使用される筋で，中斜角筋や前斜角筋，胸鎖乳突筋などである．胸鎖乳突筋は比較的視診しやすいため，どの程度使われているのかを確認するとよい．その他，奇異性呼吸，陥没呼吸，鼻翼呼吸などの異常呼吸パターンを認める場合も呼吸仕事量は大きいと判断してよい.

3 感染予防，禁煙，薬物療法，栄養管理，運動療法，在宅酸素療法などが患者の生活になじむように，患者とともに調整する．また，患者が自信をもって療養法を継続できるように励まし，見守る.

6 酸素化障害

肺の酸素化とは

酸素化とは，肺が酸素を取り込んで血液にわたすこと．呼吸では，酸素を取り込む酸素化と，二酸化炭素を排出する換気が行われている．

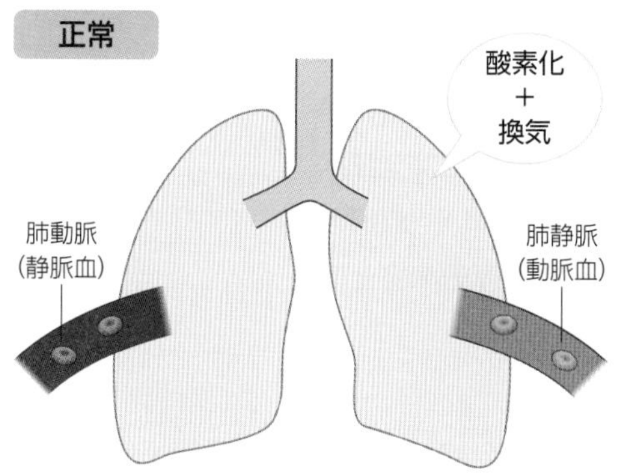

呼吸では酸素を取り込んで（酸素化），二酸化炭素を排出する（換気）．

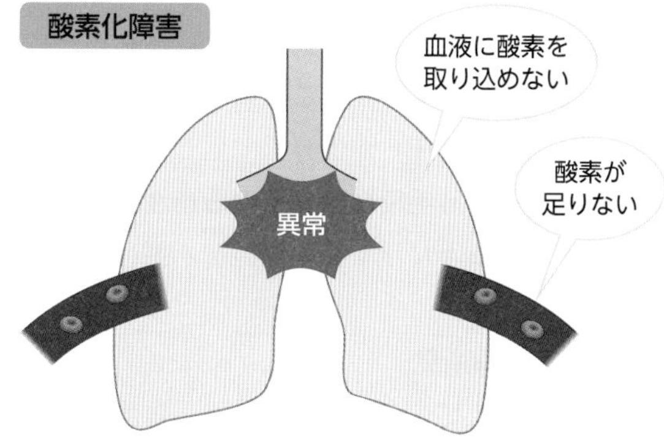

全身の組織に酸素が行きわたらなくなり（低酸素血症），呼吸困難や臓器不全が生じる．

主な酸素化障害

肺水腫

毛細血管から血液の漿液性液体成分が間質や肺胞内へ滲出して貯留し，酸素の取り込みが障害された状態．

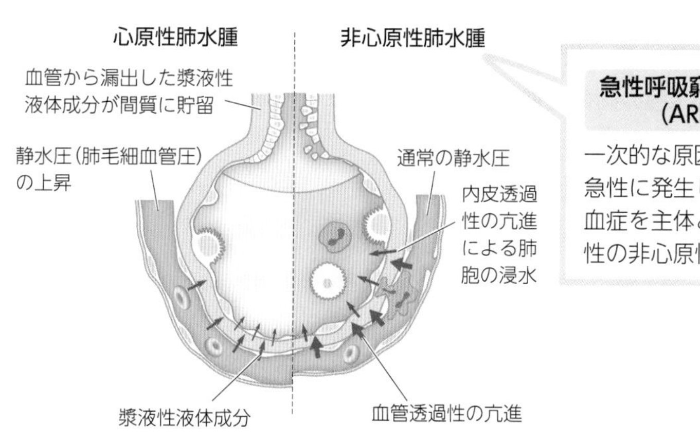

急性呼吸窮迫症候群（ARDS）

一次的な原因疾患の後，急性に発生した低酸素血症を主体とする二次性の非心原性肺水腫．

無気肺

肺が虚脱して，肺容量が低下した状態．

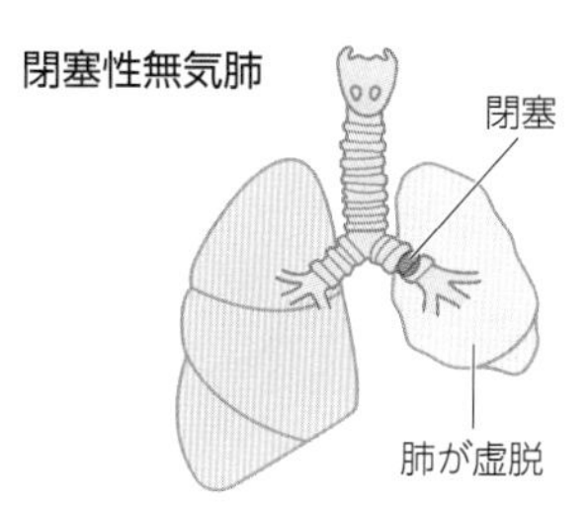

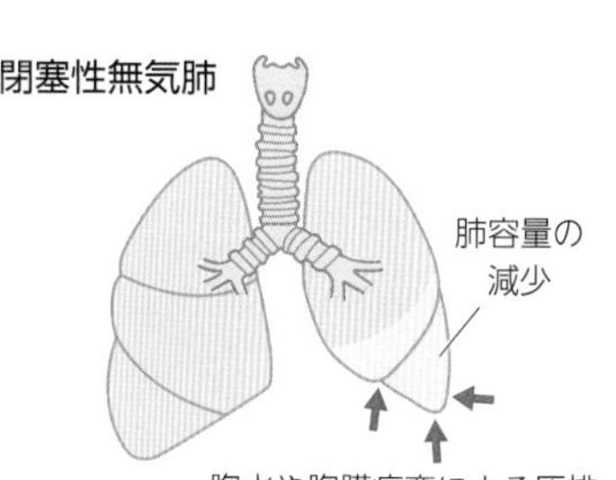

1 肺水腫

pulmonary edema

1 肺水腫とは

1 原因・病態

肺水腫(はいすいしゅ)(pulmonary edema)は,毛細血管から血液の漿液性液体成分が間質や肺胞内に滲出して貯留し,酸素の取り込みが障害された状態である.**心原性肺水腫**と**非心原性肺水腫**に大きく分けられる.心原性肺水腫は,左心機能低下によって左房圧が上昇することにより,血液が肺にうっ滞して肺毛細血管の静水圧(肺毛細血管圧)が上昇して生じる.非心原性肺水腫は,肺または全身への侵襲によって肺毛細血管内皮の透過性が上昇して生じる[1)](図6-1).原因となる疾患を表6-1に示す.心原性肺水腫は多くの場合,左心室の運動障害と関連する.

2 症状・身体所見

急性肺水腫は切迫した状況であり,重度で急激に進行する呼吸不全,呼吸促迫(頻呼吸),起座呼吸,ピンク色泡沫状痰などが生じる[1, 2)].また,交感神経が賦活化されることにより,頻脈や末梢冷感,蒼白,冷汗が出現する.症状は深夜に生じることが多い.検査所見では低酸素血症,高血圧,水泡音(コースクラックル)の聴診が認められる.

表6-2に心原性肺水腫と非心原性肺水腫の病歴と身体所見,検査所見を示す.心原性肺水腫の画像検査では,図6-2のような所見が特徴である.

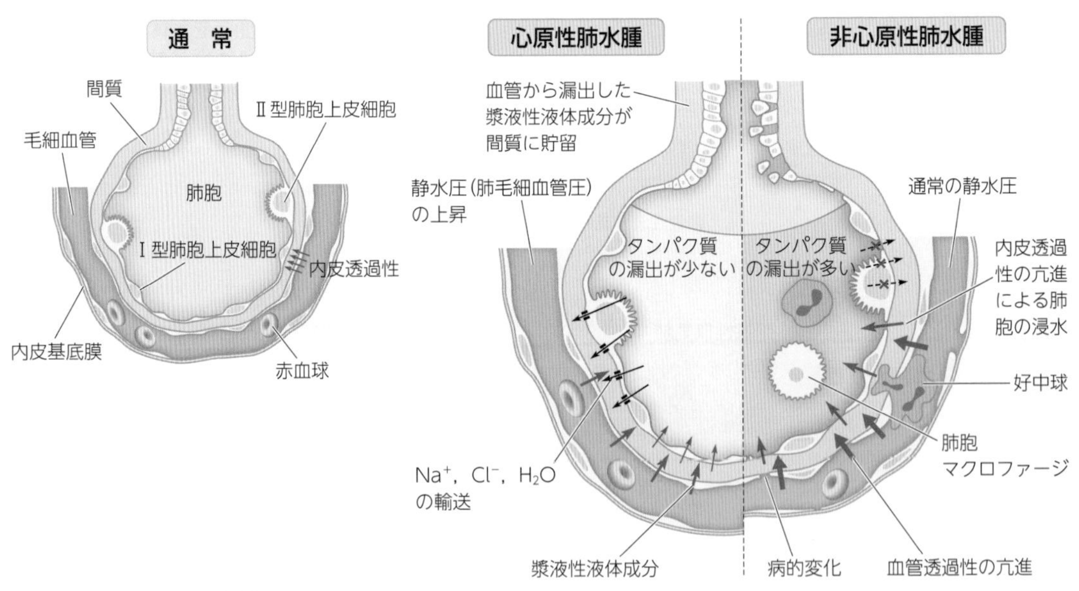

図 6-1 ■肺水腫の病態

3 治療

心原性／非心原性にかかわらず，呼吸不全に対する酸素投与や呼吸器の使用を考慮する．目標は肺組織から水分を除水することである．心原性肺水腫では利尿薬や降圧薬，場合によりカテコールアミンなどを用いることも多い．非心原性肺水腫では原因によって治療は異なる．

表 6-1 ■心原性肺水腫，非心原性肺水腫の原因

	原因
心原性肺水腫	• 左心機能低下などによる左室房圧の上昇 • volume over（体液過剰）
非心原性肺水腫	• 手術侵襲 • 虚血，再灌流障害 • 急性呼吸窮迫症候群（ARDS） • 再膨張性肺水腫 • 高地性肺水腫 • 輸血

表 6-2 ■心原性肺水腫，非心原性肺水腫の所見

	病歴	身体所見	検査所見
心原性肺水腫	• 心筋梗塞や心不全の既往 • 輸血や補液など • 血圧コントロール不良，塩分摂取過多	• 3 音の聴取 • 末梢浮腫 • 頸静脈怒張	• トロポニンなどの心酵素上昇 • BNP上昇 • X 線，CT，エコー所見
非心原性肺水腫	• 感染症 • 誤嚥，上気道閉塞 • 高地へ登った，中枢神経障害を負った • 手術，肺移植	p.118「2 症状，身体所見」参照 ＊原因によって異なる	• 白血球数（WBC）の上昇 • 膵炎の疑い • BNP が正常値

胸部単純 X 線画像のイメージ

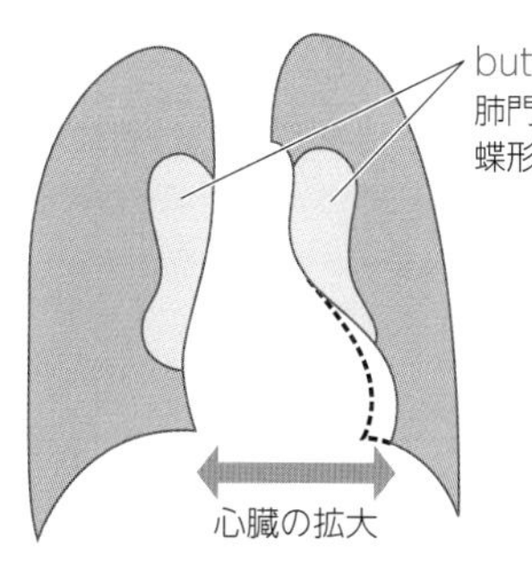

エコー画像のイメージ

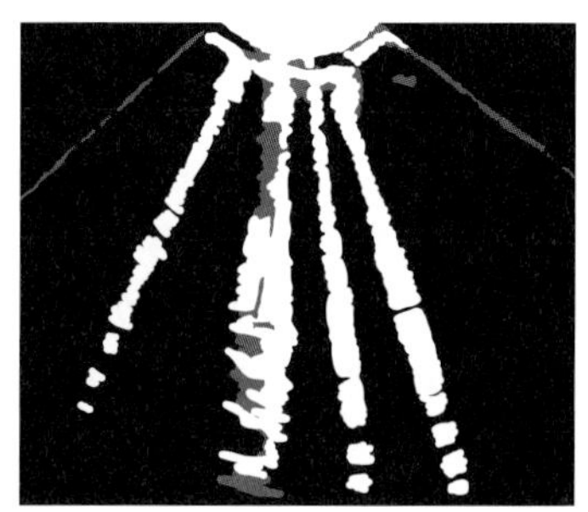

Bラインと呼ばれる画面上部から放射状に伸びる白い線状影が3本以上で，肺への水分貯留が示唆される

図 6-2 ■心原性肺水腫の画像所見

2 肺水腫患者の看護

1 肺水腫の患者に対する看護の考え方

基礎疾患の重症度や病期，あるいはそれらの治療の奏功度合いによって，肺水腫の患者の予後はさまざまである．それぞれの病態を見極めながら，合併症予防を含めた適切な看護実践が重要となる．

また，低酸素血症，低酸素症*を伴うため，病状が深刻化するほど呼吸困難感，不安・恐怖感などは増強しやすく，身体的問題から心身の問題へと進展する可能性もある．患者のQOLやADLが著しく制限されることもあるため，看護実践では症状マネジメントという視点から，質的な介入も考慮したい．

*用語解説

低酸素症
各組織が低酸素状態になっている（問題が起こっている）こと．動脈血に含まれる酸素含量が少ない状態である低酸素血症と区別して覚えておく必要がある．

2 アセスメントの視点

基礎疾患の経過

呼吸器系疾患の特徴を踏まえ，まずは肺水腫の基礎病態が可逆的か不可逆的か，回復を阻害している要因は何かを見極めることが重要である．また，回復・増悪過程にあるかを検査結果，データなどから客観的に把握する．

酸素需給の不均衡

肺水腫は，基礎疾患の経過に左右されるものの，全身の酸素の需要と供給のバランスが不均衡になっていることが多い．そのため，酸素化・血行動態指標，水分出納などを組み合わせて，全身状態，酸素が均等に行きわたっているかを確認することが重要となる．

発熱や不穏などは心肺機能の負担を増強させる要因となるため，それによって酸素消費が増大していないかをみていく．急性症状（息切れ，呼吸困難感）のみを認めた場合，肺水腫以外に考えられる疾患（鑑別すべき疾患）があることも念頭に置いておきたい．

合併症予防

前述のように，肺水腫のみを一つの病態としてとらえることは難しい．基礎疾患の増悪による合併症が起こり得る点についても注意を払う必要がある．

また，治療上の制限やデバイスの利用（飲食などの栄養面，各種ライン，膀胱留置カテーテルほか）が必要となることも多いため，安静臥床に伴う廃用症候群（生活不活発病），カテーテル感染などの二次的合併症についても十分に注意したい．

➡廃用症候群（生活不活発病）については，ナーシング・グラフィカEX『運動器』18章3節参照．

3 看護のポイント

経時的な観察

病態，病状の重症度に合わせた看護を行うことが重要である．基礎疾患の経過に加え，肺水腫の症状の経過の両軸から観察し，実施可能なケア範囲を見極めていく．

症状を緩和できるケアの提案

肺水腫では，呼吸困難感の軽減，心肺機能への負担軽減，治療による生活上の制限への心理的配慮が重要である．

心原性肺水腫か非心原性肺水腫かによって具体的なケアの方向性は異なるが，いずれの場合も，患者はいくつもの主観的な苦痛を伴う経験をしていることが多い．特に呼吸困難感は患者にとってとても大きな問題を感じる症状であり，「息が苦しい」＝「死を連想する」といった場合も多くある．肺水腫の症状の程度は，原疾患（心不全や感染症など）の治療に反応しているかどうかに大きく左右される．現在どのような病態で，どのような治療がなされ，どのくらいその治療に反応しているかといった患者が受けている治療の全体像を，しっかりとコミュニケーションをとって伝えながら，心身の状態に合ったケア介入・支援方法を検討すべきである．

2 急性呼吸窮迫症候群（ARDS）

acute respiratory distress syndrome

1 急性呼吸窮迫症候群（ARDS）とは

1 定義・原因・病態生理

急性呼吸窮迫症候群（きゅうせいこきゅうきゅうはくしょうこうぐん）(acute respiratory distress syndrome：**ARDS**) は，先行する原因疾患の後に，急性に発症した低酸素血症を主体とする二次性の非心原性の炎症によって生じる急性肺水腫である．先行する原因疾患の治療がうまくいかないと，肺の炎症が持続し，肺の線維化が生じる．また，人工呼吸器関連肺損傷（VALI）が炎症を持続させる．胸部X線写真では両側性の肺浸潤影を認め，その原因が心不全，腎不全，血管内水分過剰のみでは説明できない病態の総称とされる[3]．報告により差があるが，1年間で10万人当たり50～80人がARDSに罹患する．

➡ VALIについては，4章2節 p.73参照．

ARDSには，肺炎，誤嚥性肺炎などの先行する原因疾患が肺内に存在する直接的ARDSと，敗血症，外傷，大量輸血による輸血関連急性肺障害（TRALI）*など，肺以外に先行する原因がある間接的ARDSに分けられる．表6-3に主な原因と特徴を示す．

病態としては，肺の炎症，すなわち肺内に集積した活性化好中球から放出される活性酸素やタンパク分解酵素などにより，血管内皮と肺胞上皮の透過性が亢進することで生じる**非心原性肺水腫**である．ARDSは重篤な急性呼吸不全であり，通常の酸素投与のみでは改善しない高度な低酸素血症が特徴的で，多くの患者で人工呼吸が必要となる[4]．ARDSによって低酸素血症が生じる主な機序は，**換気血流比不均等（V/Qミスマッチ）**とされるが，シャントや拡散障害，肺コンプライアンスの低下，気道抵抗の上昇，肺血管抵抗の上昇などの生理学的変化も伴う．

＊用語解説

輸血関連急性肺障害（TRALI）
輸血後6時間以内に発症する急性肺水腫．正確な機序は不明だが，輸血製剤に含まれる白血球抗体と，患者の白血球や肺毛細血管内皮細胞との抗原抗体反応により好中球が活性化され，肺の毛細血管が損傷され血管透過性が亢進して生じると考えられている．新鮮凍結血漿や血小板製剤の輸血，供血者が女性の場合などが代表的な危険因子である．

➡呼吸不全の原因については，5章1節p.109参照．

表 6-3 ■ ARDS の主な原因と特徴

原因	特徴	原因の診断
敗血症	発熱，低血圧，炎症反応上昇，乳酸アシドーシスなど	病歴，各種培養検査
誤嚥性肺炎	食べ物や液体などの誤嚥	病歴，気管支鏡検査
感染性肺炎	咳嗽や発熱，炎症反応の上昇など	病歴，喀痰培養検査
重症外傷，多発骨折	1 週間以内の外傷や骨折の既往など	病歴，画像検査
TRALI	輸血中，輸血後早期の呼吸不全	病歴
胸部外科手術	手術の実施，手術中の人工呼吸管理や輸血など	病歴

その他の薬物や放射線曝露に伴うもの，ガスの吸入や膵炎によるものなど原因は多岐にわたる.

2 検査と診断

検査

▶ 動脈血ガス検査

PaO_2/FiO_2 の計算で診断と重症度の分類に用いられる.

▶ 胸部 X 線検査 /CT 検査

肺野の評価に役立つ.

▶ 気管支鏡検査，気管支肺胞洗浄，肺生検

実施できる状況にあれば，原疾患が不明な場合の診断に有効なこともある.

その他に，炎症マーカー，BNP，肺エコーなども，鑑別を行う上で有用である(図6-3).

診断

具体的な診断基準と重症度分類は，ベルリン定義が用いられている(表6-4). ベルリン定義を満たす ARDS 症例について，2014 年の冬季に 4 週間にわたり行われた ICU における多施設前向きコホート研究*では，ARDS の院内死亡率は軽症 ARDS では 34.9%，中等症 40.3%，重症 46.1%で，ARDS

用語解説

コホート研究
原因から結果への関連を観察する，介入は行わない研究で，過去の曝露因子（患者背景や治療）の有無とその後の疾患の発症（何らかの結果の発生）を一定期間観察し，調査する. 研究開始時の対象集団のことをコホートと呼ぶ. コホートの情報から将来の結果を分析する前向きコホート研究と，過去の曝露情報から発症率との関連を調査する後ろ向きコホート研究に分けられる.

胸部 X 線

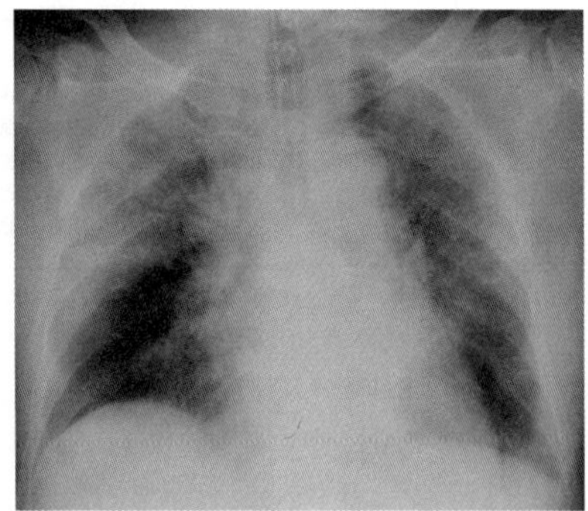

両側肺野に浸潤影を認める

胸部 CT

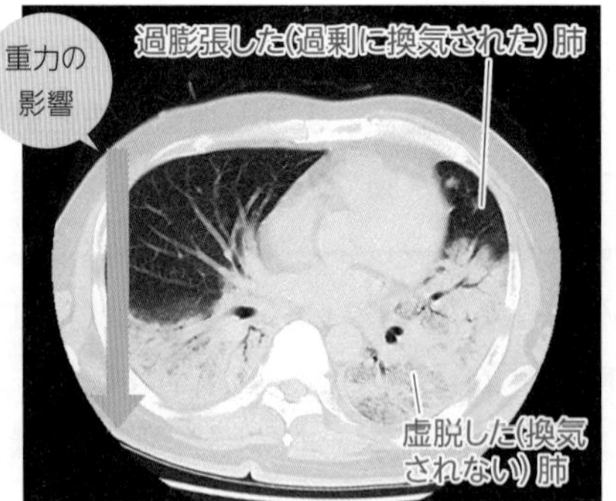

肺内で V/Q ミスマッチが生じているため，重力の影響で空気は腹側に，水は背側に移動する

図 6-3 ■ ARDS 患者の画像診断の特徴

表 6-4 ARDS の診断基準と重症度分類（ベルリン定義）

重症度分類	Mild 軽症	Moderate 中等症	Severe 重症
PaO_2/FiO_2 （酸素化能，mmHg）	200 ＜ PaO_2/FiO_2 ≦ 300 （PEEP，CPAP ≧ 5cmH_2O）	100 ＜ PaO_2/FiO_2 ≦ 200 （PEEP ≧ 5cmH_2O）	PaO_2/FiO_2 ＜ 100 （PEEP ≧ 5cmH_2O）
発症時期	侵襲や呼吸器症状（急性／増悪）から 1 週間以内		
胸部画像	胸水，肺虚脱（肺葉／肺全体），結節ではすべてを説明できない両側性陰影		
肺水腫の原因 （心不全，溢水の除外）	心不全，輸液過剰ではすべて説明できない呼吸不全： 危険因子がない場合，静水圧性肺水腫除外のため心エコーなどによる客観的評価が必要		

3 学会合同 ARDS 診療ガイドライン 2016 作成委員会編．“概念と定義”．ARDS 診療ガイドライン 2016．総合医学社，2016，p.28.

患者全体の院内死亡率は 40.0％であった[5)]．

3 治療

ARDS の原因となっている背景疾患の治療が，第一の治療となる．多くの場合，治療の間に人工呼吸管理を行い，酸素化を保った上で，人工呼吸器による肺損傷を最小限にすることが非常に重要である．

ARDS の主な病態は V/Q ミスマッチであり，人工呼吸の基本は，適切な呼気終末陽圧（PEEP）*をかけることで肺胞の虚脱を減らし，換気可能な肺胞を増やすことである．加えて人工呼吸の弊害を最小限にするため，一回の換気に必要な圧をできるだけ小さくする．具体的には，一回換気量を低容量（理想体重当たり 7mL/kg）に保ち，プラトー圧を低く保つことが肺保護換気に役立つ．ARDS の重症度に応じて深い鎮静，筋弛緩薬，副腎皮質ステロイド薬，腹臥位療法などを用いる場合がある．ただし，どんな ARDS でも，一次的な原因を治療することが重要である．

上記のどの治療に対しても反応しない（酸素化が保てない）重症 ARDS の場合は，体外式膜型人工肺（ECMO）の使用が検討される．

＊用語解説

呼気終末陽圧（PEEP）
呼気終末時に気道内圧が 0 とならないよう，3〜10cm H_2O の陽圧をかけることで，呼気時に肺胞が虚脱するのを防止する方法．

➡ ECMO については，5 章 2 節 p.112 参照．

2 ARDS 患者の看護

1 ARDS の患者に対する看護の考え方

ARDS の患者は，重度の肺障害で不安定な状態にあるため，まずは低酸素状態を含めて全身状態を安定させることが重要になる．呼吸不全によって死亡するケースは，ARDS 患者の死因全体の 13 ～ 19％と少なく，ほとんどが肺以外の臓器不全で死亡する[6)]．したがって，ARDS の治療では，全身状態を悪化させないための管理が鍵となる．ベッドサイドで常時モニタリングを行う看護師は，患者の呼吸状態の変化にいち早く気付かなければならない．

2 アセスメントの視点

病期を想像したアセスメント

発症後早期で肺水腫により肺胞が虚脱しやすい時期か，線維化が進んだ慢性的な病態かを理解する．病期，病態の理解をアセスメントの視点に加えることにより，行うべきケアン方法が変化する．特に，発症後早期の浮腫性の変化の大きい病態には，後述の腹臥位療法などが効果的であるといわれている．

人工呼吸療法による肺損傷の理解

人工呼吸療法の陽圧換気により肺損傷が起こる．これを一般的に**人工呼吸器関連肺損傷**（**VALI**）と呼ぶ．ARDSの患者は，特にこの影響を大きく受けるとされ，看護師には，標準的肺保護換気*や不要な肺胞虚脱の回避など，VALI予防に関する知識が必要となる．

➡ VALIについては，4章2節p.73参照．

全身状態の詳細なアセスメント

ARDSの原因となった疾患・病態の治療とともに，合併症の予防は重要である．特に，人工呼吸器関連肺炎（VAP）や中心静脈カテーテルなどの医療機器に関連した感染症，過鎮静（かちんせい）*，せん妄などに注意すべきである．全身状態をくまなく観察し，これらの症状がみられないかアセスメントしていく．

用語解説

標準的肺保護換気
人工呼吸器関連肺損傷を予防するために行われる人工呼吸器設定．プラトー圧制限，適正PEEPとFiO_2などが含まれる．

過鎮静
必要以上に鎮静が深い状態．治療上の理由なくRASS（リッチモンド不穏・鎮静スケール）－3～－5程度（中程度鎮静～覚醒せず）の鎮静状態を指すことが多い．

プラトー圧
吸気終末でガスの流れのない状態をつくったときの圧．気管チューブや気道の抵抗などを受けず，肺胞の圧を反映している．

3 看護のポイント

適切な人工呼吸器のモニタリング

VALIを予防する人工呼吸器設定には，低容量換気（1回換気量7mL/kg理想体重），プラトー圧* 30cmH_2O以下などがあり，これらを標準的肺保護換気，または肺保護戦略という．看護師は，この肺保護換気が十分なされているか，換気量などの適切なモニタリングを行い，必要に応じて医師へ報告し，人工呼吸器の設定を調節する．また，肺胞の虚脱・膨張を繰り返させないこともVALI予防に重要とされる．不必要な気管吸引や人工呼吸回路を大気に開放するのは，VALI予防のためにできる限り避けたほうがよい．

➡ VAPについては，4章2節p.73参照．

急性期における長時間の腹臥位療法

中程度から重度の肺障害を有する急性病態にあるARDS患者に対し，12時間以上の長時間の腹臥位療法が有効であるとされている[7]（図6-4）．患者の同

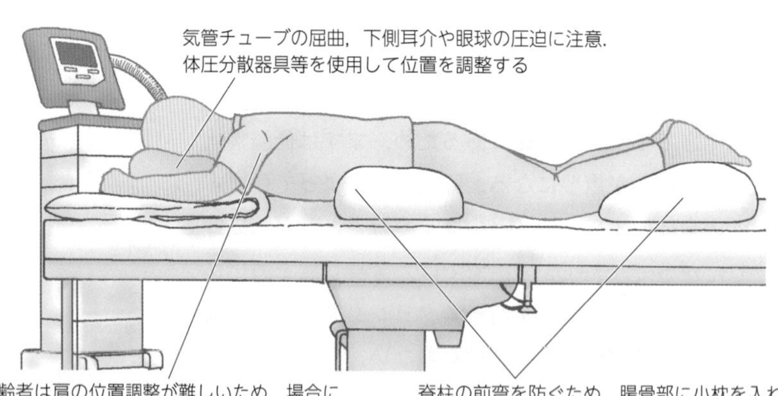

気管チューブの屈曲，下側耳介や眼球の圧迫に注意．
体圧分散器具等を使用して位置を調整する
高齢者は肩の位置調整が難しいため，場合によって，ベッド外に台や椅子などを置き，その上に腕を落とすように調節しても良い
脊柱の前弯を防ぐため，腸骨部に小枕を入れ調節する．男性であれば陰茎などの褥瘡にも注意する．足先がマットに着かないよう枕を当てる

図6-4 ■ ARDS患者の長時間腹臥位療法

Study

ARDS患者に対する長時間の腹臥位療法

長時間の腹臥位療法の一例として，日勤終了時に腹臥位に移行し，夜勤の間，腹臥位のまま一定時間ごとに左右に傾ける体位変換を行う．夜間は背側を上にして過ごすことで，重症肺障害患者の背側のつぶれやすい肺胞が開き，V/Qミスマッチが改善して酸素化が良くなる．朝，日中の清潔ケアや家族との面会，診察や検査などに合わせて，仰臥位に戻るとよい．

体位変換に当たり，腹臥位では，通常よりも大きな動作で体位を変換するため，中心静脈カテーテルや気管チューブなどの予定外抜去の頻度は増える．チューブなどの予定外抜去が起きないよう３名以上のチームで，コミュニケーションを十分にとりながら行う必要がある．また，気管チューブの予定外抜去に備えて，すぐに再挿管できる体制を整えておく．

12時間以上の長時間の腹臥位療法を行うことで，30日死亡率などの短期的な予後が改善する可能性は報告されているが，長期予後の改善は報告されていない[7]．褥瘡などの皮膚障害や関節・末梢神経障害などのデメリット（リスク）がある．

一体位による苦痛や圧迫による褥瘡などの予防が，看護に求められる．また，腹臥位療法時には，挿管チューブが予定外抜去されないようにするなど，治療器具に十分に注意する必要がある．

合併症の予防

ARDSにおける人工呼吸器関連肺炎（VAP）の発生率は高く，予防が重要である．VAP予防には，ベッド頭部の挙上，クロルヘキシジンによる口腔内清浄，声門下吸引（挿管チューブカフ上部の吸引），毎日の人工呼吸器離脱の評価・実施などが有効であると考えられている．呼吸状態ばかりに目がいきがちであるが，十分な鎮痛を行い，できる限り過剰な鎮静を避ける，せん妄を予防する，深部静脈血栓症（DVT）予防を行うなど，基本的な合併症予防が特に重要である．

3 無気肺

atelectasis

1 無気肺とは

1 病態・種類

無気肺（むきはい）（atelectasis）とは，肺が虚脱することにより，肺容量が低下した状態である．気管支内腔の病変により気管支の閉塞を来した**閉塞性無気肺**と，閉塞を来さない**非閉塞性無気肺**に大きく分けられる．閉塞性無気肺は気道の一部が閉塞することにより，末梢の肺のガスがなくなり，肺は虚脱する[8]（図6-5）．原因としては，肺癌による閉塞や術後の粘稠な分泌物や異物などが挙げられる．非閉塞性無気肺は胸水や胸膜病変による圧排によるものなどがある．

吸入酸素濃度が高いと，無気肺が急速に起こりやすいとされ，不要な高濃度

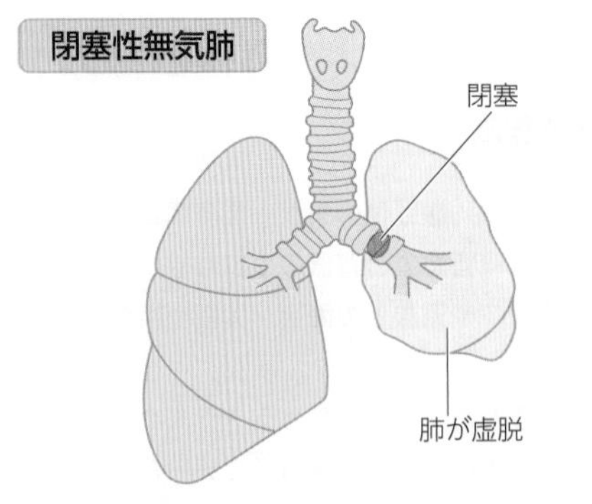

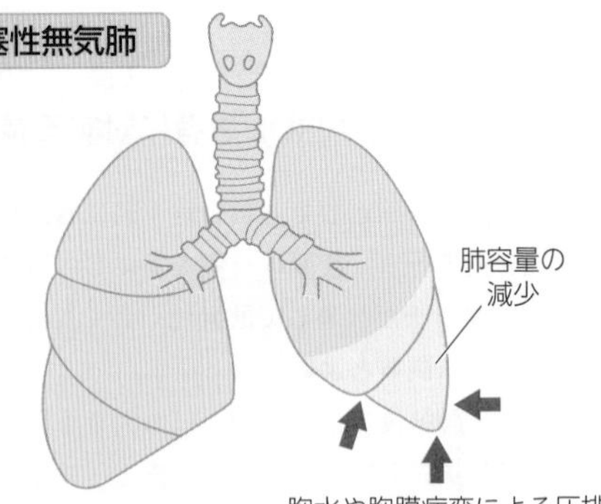

図 6-5 ■無気肺

酸素投与は注意が必要である.

2 診断

咳嗽反射などの異物排出機構が障害されて誤嚥しやすくなり，体力・免疫機能が低下した状態がハイリスクとされる．脳梗塞や神経・筋疾患による嚥下機能の低下，高齢で寝たきりの患者，喉頭・咽頭の器質的疾患のある患者などが挙げられる．無気肺の診断は患者の背景や臨床状況，血液・画像所見などから総合的に判断する．高齢者では発熱や咳嗽，痰などの典型的症状がない場合もある．

3 治療・予防

培養検査を提出し，抗菌薬治療を開始する．また口腔内ケアや栄養，脱水，経管栄養に対する介入は，誤嚥性肺炎を減らすことができると考えられている[9]．そのほか，寝たきりを防止すること，リハビリテーションや食事時の体位を整えることなどもリスクを減らす上で重要である．嚥下造影検査も，適切な食事形態を整える上で一助になると考えられる．

2 無気肺患者の看護

1 無気肺患者に対する看護の考え方

無気肺は，なんらかの原因で肺の容積が減少した状態で，血流が維持されているが換気が行われない領域（シャント）が増え，換気血流比不均等（V/Q ミスマッチ）を招く．無気肺の程度（範囲）が軽度であれば，自覚症状や理学所見はほとんどないが，無気肺の範囲が拡大すると，低酸素血症やそれに伴う症状を呈するため，呼吸状態の観察が重要となる．また，既往歴や治療の状況，全身状態を考慮し，無気肺を起こした原因を推察して，無気肺の改善に向けた看護介入が必要となる．

2 アセスメントの視点

呼吸音

聴診では，無気肺部分では肺胞呼吸音の消失または吸気後半のみで聴取される場合があり，左右差を確認する．下側肺は重力の影響を受けやすいため，長期の臥床が必要となる患者は，下側肺の呼吸音を聴取する．

呼吸パターン

無気肺の範囲が拡大すると，左右の胸郭の動きが対照的でなくなったり，**奇異性呼吸**（胸部と腹部の動きが同調していない，胸郭の一部がほかと逆の動きをするなど）や陥没呼吸（吸気時に胸骨上切痕や肋間の陥凹）など，異常な呼吸パターンを呈したりする場合がある[10]．

➡奇異性呼吸については，5章2節 p.113参照．

呼吸困難感や低酸素血症に伴う随伴症状

肺容量減少に伴う低酸素血症から，呼吸困難感がないかを確認する．呼吸困難感は頻呼吸を伴うことが多く，呼吸数の測定は状態の変化をとらえるために有用な指標となる[11]．そのほか，頻脈や血圧上昇，意識障害，チアノーゼなどの随伴症状についても観察を行う．

無気肺を起こした原因の推察

無気肺には，腫瘍や粘液栓，異物などによる気道閉塞のほか，気胸や胸水の貯留など，肺が外圧によって拡張不全に陥る場合もあり，症状や検査値，治療状況の経過を把握しておく．

3 看護のポイント

体位ドレナージ

無気肺の原因が気管内の分泌物である場合は，聴診や胸部X線検査などの検査所見をもとに，無気肺部分が上側となるよう体位ドレナージを実施し，排痰を促す（図6-6）．

離床の促進

仰臥位は，腹部内臓器によって横隔膜の収縮を抑制し，下側肺の無気肺が生じやすい．そのため，横隔膜の動きを促進し，肺が広がりやすいよう，座位や離床を促すように支援する．

疼痛コントロール

術後の患者は，創部の疼痛により横隔膜や腹筋群の収縮が抑制され，呼吸は浅くなり，有効な咳嗽が行えず，痰の喀出力が低下し，無気肺を起こしやすくなる．腹式呼吸や痰の喀出を促すために疼痛コントロールを行い，患者の苦痛を軽減する．

仰臥位

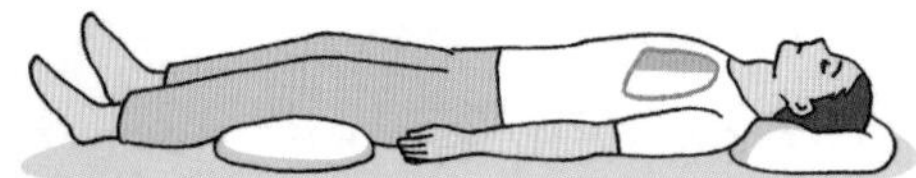

肺尖区（S_1），上葉前区（S_3），前肺底区（S_8）

前方 45° 側臥位

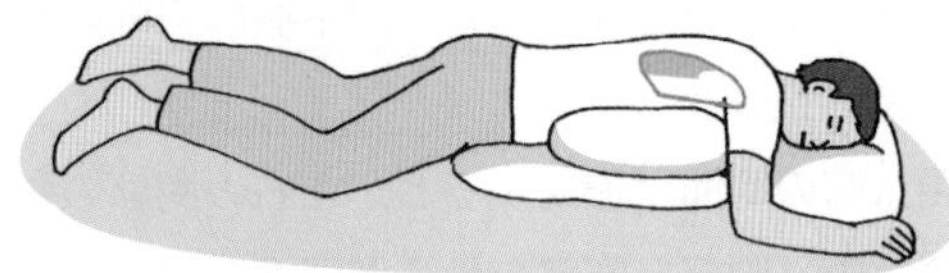

上葉後区（S_2），外側肺底区（S_9），腹臥位の代用

腹臥位

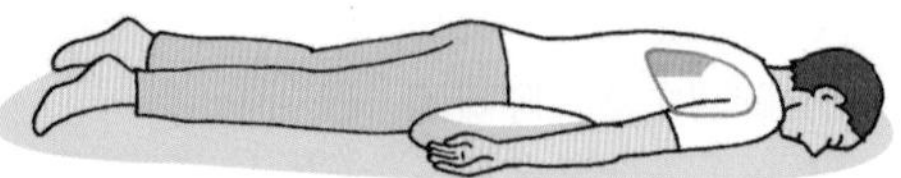

上 - 下葉区（S_6），後肺底区（S_{10}）

後方 45° 側臥位

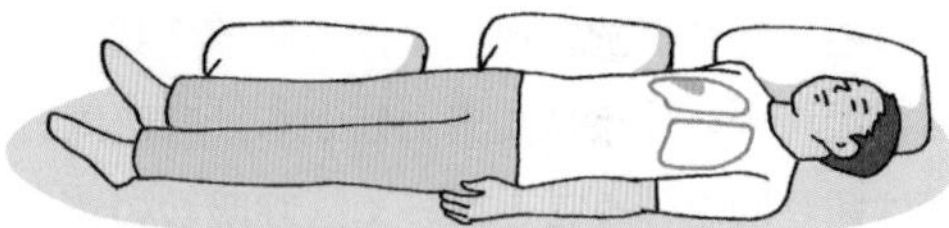

右中葉・左上葉舌区（S_4，S_5）

側臥位

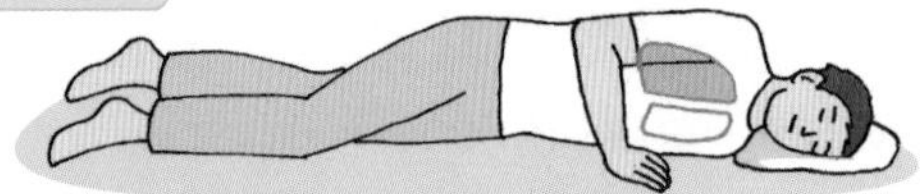

外側肺底区（S_9），一側の全肺野の代用

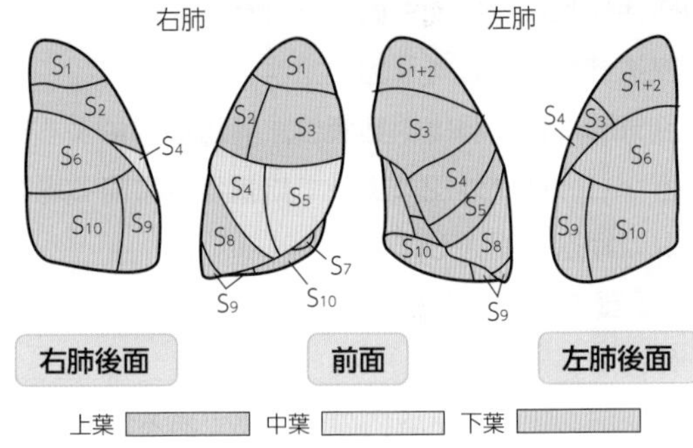

図 6-6 ■排痰体位

臨床場面で考えてみよう

Q1 肺水腫の患者では，離床ケアをどのように行うべきか．

Q2 昨日 ICU に ARDS で入院した患者について，PaO_2/FiO_2 < 100mmHg の状態が続いている．看護師はどのようなことに注意し，どのようなケアを行うべきか．

Q3 開腹手術後に無気肺が生じた患者の看護として，どのようなケアを行うべきか．

考え方の例

1 一番重要なことは，原疾患がコントロールされ，体内の酸素需給バランスが安定していることである．過度な運動負荷は，酸素消費量を増大しかねない．病状を確認しながら，廃用症候群にならないよう，至適範囲でのケア（運動負荷を少量ずつ分散させたケア）を行う必要がある．

2 急性期浮腫性変化の強い時期であり，腹臥位療法の効果が高いため，医師と相談して介入を検討しても良い．また，VALI 予防のため，高い PEEP により虚脱した肺胞に換気が維持される状態を維持しつつ，一回換気量を制限（7mL/kg 理想体重）し，不要な気管吸引や人工呼吸回路の開放を避けたりすると良い．

3 術後の安静や創部の痛みにより咳嗽力が低下し，分泌物が貯留して無気肺が生じやすい．術後の苦痛緩和を行いながら，聴診を行い，無気肺の生じている部分に合わせた体位ドレナージを実施する．病状の経過を確認しながら離床を促進することが大切である．

引用・参考文献

1）Eisenhut, M. The pathophysiology of pulmonary edema caused by inflammation. Int J Tuberc Lung Dis. 2011, 15 (8), p.1135-1136.

2）Clark, AL. et al. Causes and treatment of oedema in patients with heart failure. Nat Rev Cardiol. 2013, 10 (3), p.156-170.

3）3学会合同 ARDS 診療ガイドライン 2016 作成委員会編. ARDS 診療ガイドライン 2016. 日本呼吸器学会，2016, 116p.

4）Sweeney, RM. et al. Acute respiratory distress syndrome. Lancet. 2016, 388 (10058), p.2416-2430.

5）Bellani, G. et al. Epidemiology, Patterns of Care, and Mortality for Patients With Acute Respiratory Distress Syndrome in Intensive Care Units in 50 Countries. JAMA. 2016, 315 (8), p.788-800.

6）Stapleton, RD. et al. Causes and timing of death in patients with ARDS. Chest. 2005, 128 (2), p.525-532.

7）Munshi, L. et al. Prone Position for Acute Respiratory Distress Syndrome. A Systematic Review and Meta-Analysis. AnnalsATS. 2017, 14, Supplement4, p. S280-S288.

8）Woodring John, H. M.D. Types and Mechanisms of Pulmonary Atelectasis. J Thorac Imaging. 1996, 11 (2), p.92-108.

9）Loeb, MB. Interventions to prevent aspiration pneumonia in older adults：a systematic review. J Am Geriatr Soc. 2003, 51 (7), p.1018-1022.

10）小谷透．無気肺－術後無気肺，その他が原因のもの．臨床検査．2017, 61 (10), p.1332.

11）Lynn, A. L. et al. Patterns of unexpected in-hospital deaths：a root cause analysis. Patient Safety in Surgery. 2011, 5 (3).

7　換気障害

換気障害とは

拡散による細胞壁を介したガス交換が障害され，二酸化炭素をうまく体外に排出できなくなり，酸素を体内に取り込めなくなる（空気の吸入・呼出が妨げられる）病態.

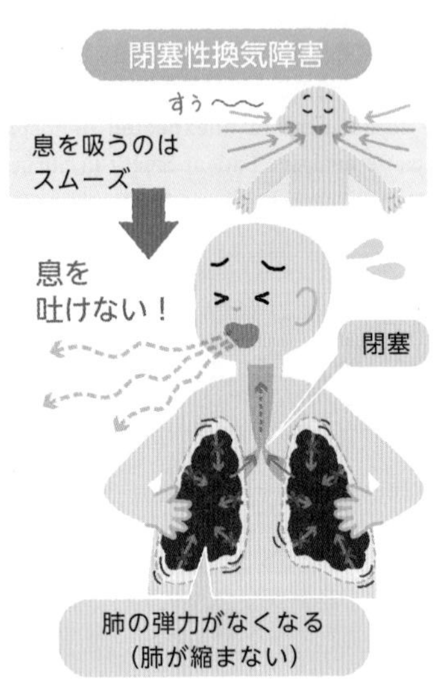

閉塞性換気障害
すぅ〜
息を吸うのは
スムーズ
息を
吐けない！
閉塞
肺の弾力がなくなる
（肺が縮まない）

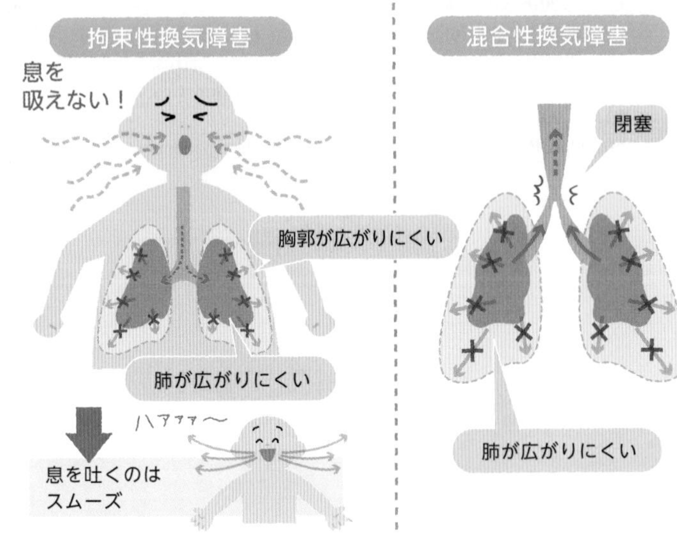

気道が閉塞して空気が通りにくくなっている状態．進行すると息を吸えなくなってくる.

●慢性閉塞性肺疾患（COPD）
●びまん性汎細気管支炎
●リンパ脈管筋腫症（LAM）　など

なんらかの原因で肺が広がらない状態.

肺が広がりにくい
●肺線維症　●間質性肺炎　●無気肺
胸郭が広がりにくい
●大量胸水　●肥満

閉塞性・拘束性換気障害が進行し，ともに存在している状態.

換気障害の分類

吸気・呼気に伴う肺気量の変化は，スパイロメトリーで測定できる.

%肺活量（%VC）＝実測肺活量÷予測肺活量（基準値）×100
1秒率（FEV_1%）＝1秒量（FEV_1）÷努力肺活量（FVC）×100

%肺活量が80%未満で拘束性換気障害，1秒率が70%で閉塞性換気障害があるといえる.

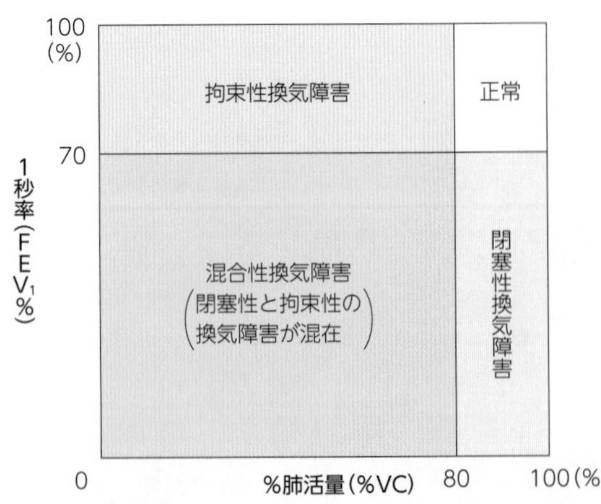

1 慢性閉塞性肺疾患（COPD）
chronic obstructive pulmonary disease

1 慢性閉塞性肺疾患（COPD）とは

1 病態

慢性閉塞性肺疾患（chronic obstructive pulmonary disease：**COPD**）は，たばこ煙を主とする有害物質を長期にわたって吸入することで，慢性的に肺胞が炎症して肺胞が気腫化*する，肺の炎症性疾患である（図7-1）．呼吸機能検査で非可逆性の気道閉塞を示す，進行性の疾患である．

長期間の喫煙が唯一明確なCOPDの原因であり，ヘビースモーカー*の10～15％が将来COPDを発症するとされる．具体的には，1日の喫煙本数/20本×年数が20を超えると，19％でCOPDを発症する[1]．長期的で大量の喫煙がリスク因子となるため，喫煙者の高齢男性に多く認める．WHOのファクトシートによると，COPDは2019年・2020年における世界の死因の第3位だった[2]．

2 症状

慢性の咳，痰，労作時呼吸困難がみられるが，病初期は無症状のことも多い．肺の慢性的な炎症によって痰が形成され，痰の気道に対する刺激で咳嗽が出現する．肺の気腫化により酸素を取り込む力が落ちるため，労作時の酸素需要の増大に対応できず，労作時呼吸困難が生じる．胸部X線検査などの画像検査や血液検査，呼吸機能検査で大きく異常を認めなくても，本人の症状が強い場合もあり，本人の呼吸困難の程度の評価が重要である．呼吸困難の程度の評

用語解説

気腫化
肺胞の細胞が壊れて弾力性がなくなった状態．肺機能が低下して換気量が少なくなり，息切れや低酸素血症などを招く．喫煙が原因の一つ．

ヘビースモーカー
たばこをたくさん吸う人のこと．禁煙治療では，35歳以上で1日の喫煙本数×喫煙年数が200以上であることが保険適用の要件となっている．

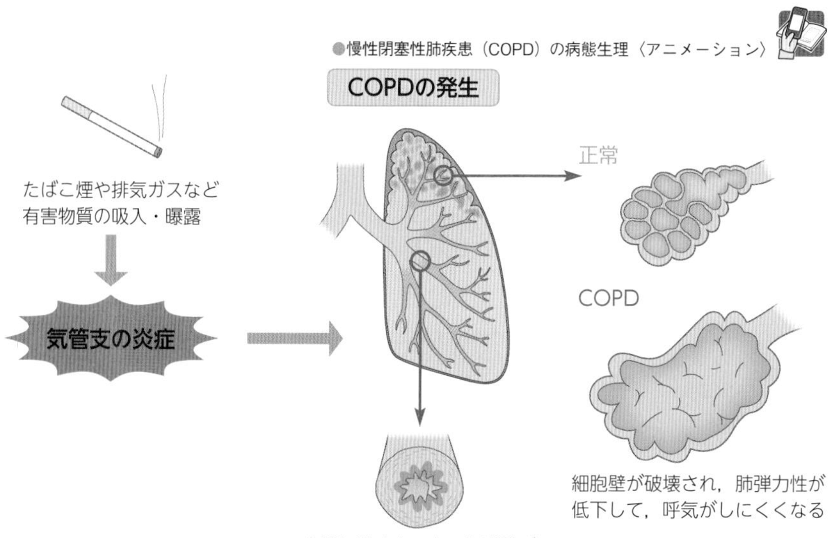

●慢性閉塞性肺疾患（COPD）の病態生理〈アニメーション〉
COPDの発生
たばこ煙や排気ガスなど
有害物質の吸入・曝露
気管支の炎症
正常
COPD
細胞壁が破壊され，肺弾力性が
低下して，呼気がしにくくなる
末梢気道病変により気道壁が
肥厚し，気道が狭窄する．
分泌物が貯留する

図7-1 ■ COPDの発生機序

価には，修正MRC（mMRC）息切れスケール質問票（➡ p.24 表2-8 参照）やCOPDアセスメントテスト（CAT）を用いることが多い．

3 身体所見

早期に特徴的な身体所見はないが，進行例では樽（たる）状胸郭，呼気の延長，口すぼめ呼吸を認める（図7-2）．**樽状胸郭**（バレルチェスト）は，肺の過膨張によって胸郭の前後径が増大して，上体がビール樽のように膨らんだ状態である．呼吸に伴う胸郭の可動域が減少し，空気を吐き切ることが困難となる．肺の気腫化によって生じる．**呼気の延長**は，胸郭の前後径の増大により吸った空気を吐き切ることが困難となり，呼気に時間がかかることである．**口すぼめ呼吸**は，口をすぼめることで空気を吐く圧を上げて吐きやすくする呼吸で，気腫化が重度になると見られる．重症例では，肺の過膨張によって横隔膜が平低化し，収縮力が低下することによる胸鎖乳突筋（きょうさにゅうとつきん），斜角筋（しゃかくきん）などの呼吸補助筋の利用，吸気時の肋間・鎖骨上窩の陥入，吸気時に下部肋間が内側に陥凹する呼吸様式であるフーバー徴候などを認める．

4 検査

身体所見や病歴でCOPDが疑われた場合，胸部X線検査，CT検査，呼吸機能検査を行う．

胸部X線検査では，肺野の透過性の亢進，横隔膜が肺の過膨張によって押し下げられて平低化した所見，肋間腔の拡大，胸骨後腔や心臓後腔の拡大を認める．CT検査では，気腫性病変や気道壁の肥厚，内腔の狭窄などを認める．胸部X線検査やCT検査でこれらの所見を認めた場合，COPDを疑う．

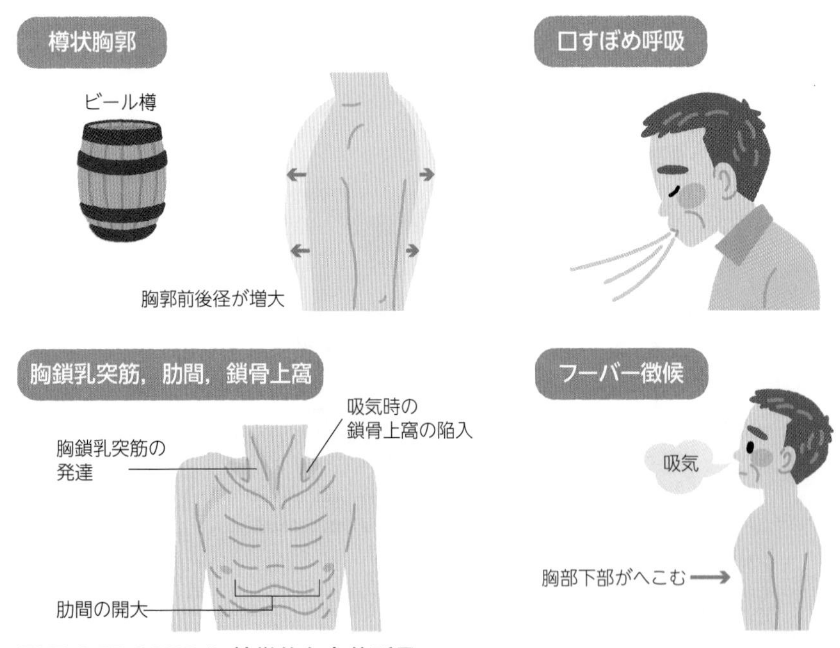

図7-2 ■ COPDに特徴的な身体所見

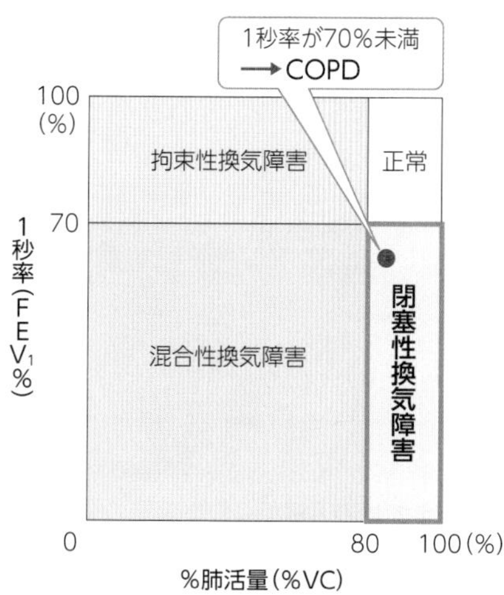

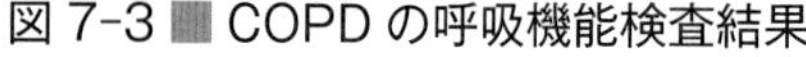
図 7-3 ■ COPD の呼吸機能検査結果

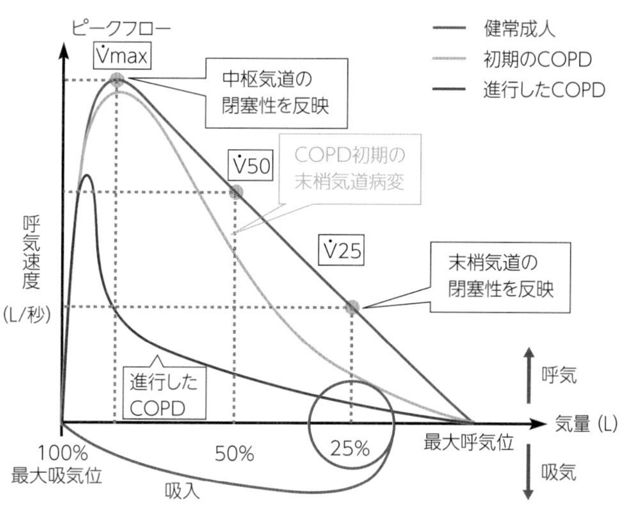

図 7-4 ■ フローボリューム曲線

呼吸機能検査では，1 秒量（FEV_1）や 1 秒率（FEV_1%）の低下を認める．1 秒率が 70%を下回ると，閉塞性換気障害と診断される（図7-3）．COPD の場合，気管支拡張薬を投与しても 1 秒率は 70%を下回ったままである（図7-4）．そこで，診断基準として，気管支拡張薬を投与しても 1 秒率が 70%未満であり，気道閉塞を来すほかの疾患を除外できる場合，COPD と診断する．

5 治療

COPD の病期分類として，1 秒量の値で気流制限の程度を評価する GOLD 分類*，疾患評価として病期分類がある．病期分類は mMRC スコアまたは CAT スコアと，GOLD 分類および過去 1 年間の増悪頻度で評価するもので，症状レベルと増悪リスクをそれぞれ評価している（表7-1）．

安定期の COPD の治療は，禁煙，薬物療法，呼吸リハビリテーションおよび

＊用語解説

GOLD 分類
呼吸機能検査の結果によって COPD の気流制限の程度を評価する指標．FEV_1/FEV<0.7 で，FEV_1 が予測値の 80％以上であれば GOLD Ⅰ で軽度，予測値の 50％以上，80％未満であれば GOLD Ⅱ で中等度，予測値の 30％以上，50％未満であれば GOLD Ⅲ で重度，予測値の 30％未満であれば GOLD Ⅳ で最重度とする．

Study

COPD以外で閉塞性換気障害を示す主な疾患

COPD 以外に閉塞性換気障害を示す疾患として，気管支喘息，びまん性汎細気管支炎，リンパ脈管筋腫症などが挙げられる．

気管支喘息（➡ 11 章 1 節 p.231 参照）は，気管支拡張薬の投与で 1 秒量の増加を認める．**びまん性汎細気管支炎**は，CT 検査で気道中心の粒状影や嚢胞の形成を認める．非喫煙者の女性に多い．副鼻腔気管支症候群の一型と考えられており，慢性副鼻腔炎を高頻度に合併する．以前は肺病変の進行による呼吸不全による死亡が多かったが，近年ではエリスロマイシンなどのマクロライド系抗菌薬を少量，長期間投与する治療法が導入され，予後は著しく改善し，5 年生存率は 90%以上となった．**リンパ脈管筋腫症**は 20 ～ 40 歳の女性に好発する疾患で，自然気胸を繰り返すことが多い．胸部 CT 検査で両側の肺野全体に境界明瞭な隔壁を持つ嚢胞を認める．

表 7-1 ■ COPD の病期分類

病期		定義
Ⅰ期	軽度の気流閉塞	% FEV_1 ≧ 80%
Ⅱ期	中等度の気流閉塞	50%≦% FEV_1<80%
Ⅲ期	高度の気流閉塞	30%≦% FEV_1<50%
Ⅳ期	きわめて高度の気流閉塞	% FEV_1<30%

気管支拡張薬吸入後の 1 秒率（FEV_1/FVC）70%未満が必須条件.

日本呼吸器学会 COPD ガイドライン第 5 版作成委員会編．COPD（慢性閉塞性肺疾患）診断と治療のためのガイドライン 2018．第 5 版．メディカルレビュー社，2018，p.50.

呼吸不全に対する長期酸素投与である．禁煙は症状を改善させるわけではないが，生命予後の改善と症状の進行を抑制する．しかし，禁煙による効果を自覚するにはある程度の時間がかかること，喫煙への精神的・身体的依存があることから，禁煙指導の長期継続率は極めて低い．COPD では努力呼吸によりエネルギー消費が大きく，低栄養を来す場合が多く，栄養管理も重要である．低栄養の場合，予後不良と考えられている．

薬物治療

薬物治療としては**長時間作用性抗コリン薬**（**LAMA**）や**長時間作用性 β_2 刺激薬**（**LABA**），**吸入ステロイド薬**（**ICS**）があり，それぞれ合剤を使用する場合が多い．LAMA は気管支に作用し，平滑筋の収縮を抑えることで，呼吸苦を改善させる．前立腺肥大のある患者は排尿障害が悪化する可能性があり，また，閉塞隅角緑内障患者にも禁忌である．LABA も気管支を拡張させ，呼吸苦を改善する作用があり，副作用として頻脈や手指の震えを認める場合がある．心疾患をもつ患者には注意が必要である．ICS は気道や肺の炎症を抑える作用がある．吸入薬は常に携帯し，いつでも使用可能な状態にしておくことが大切である．

在宅酸素療法

COPD 患者は肺の気腫化により酸素化が低下するため，室内気の吸入では取り込む酸素の量が十分でない場合が多い．そこで，酸素を投与することにより，酸素化が改善し，呼吸困難や運動量が改善する場合が多い．室内気の吸入で PaO_2 が 55Torr 以下の慢性呼吸不全の症例では，PaO_2 が 60Torr となることを目標に，在宅酸素療法（HOT）を行う．COPD 患者の場合，ガス交換機能不全が生じて，二酸化炭素が貯留する傾向となることがある．HOT や薬物療法が最大限導入されていても，呼吸状態が改善しない場合には，補助換気療法が考慮される．補助換気療法には，**非侵襲的陽圧換気**（**NPPV**）や**侵襲的陽圧換気**（**IPPV**）があり，第一選択は侵襲度の低い NPPV である（図7-5）．自発呼吸ができない場合や意識障害がある場合，マスクが不適応の場合には IPPV を考慮する．

plus α

喘息・COPD オーバーラップ症候群（ACO）

COPD や喘息と診断されている患者の 20％程度が COPD と喘息を合併している場合があり，これを喘息・COPD オーバーラップ症候群（ACO）と呼ぶ．COPD患者で好酸球高値や喘息に類似した病歴がある場合や，喘息患者で喫煙歴や CT 検査で気腫がある場合に疑う．現時点では治療法は確立されていないが，吸入ステロイド薬の使用を考慮すべきとされる．ACO の場合は単独の場合と比較し，増悪のリスクや死亡率が高い．

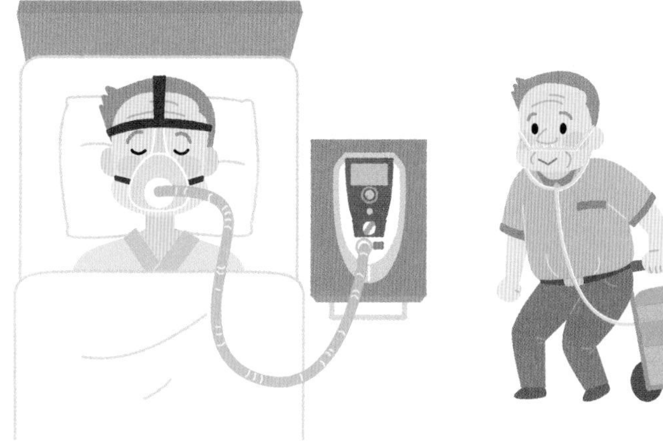

図 7-5 ■非侵襲的陽圧換気（NPPV）

COPD の急性増悪

COPD の急性増悪とは，症状として息切れの増加，咳や喀痰の増加，膿性痰の出現，胸部不快感の増強などを認め，安定期の治療の変更または追加が必要となる状態である．心不全や気胸，肺塞栓などの可能性もあるため，これらの疾患を除外する．ウイルス性感染症，細菌性感染症や大気汚染が増悪の原因となる場合が多い．酸素化の低下や発熱，二酸化炭素の貯留を認めることが多く，CO_2 ナルコーシスを来し，意識障害が生じている場合もある．呼吸困難感の悪化や喘鳴，胸部狭窄感，咳嗽や喀痰の増加，喀痰の膿性化や切れにくさ，発熱などを認めた場合，COPD の急性増悪を疑う．

▶ 急性増悪時の対処

COPD の増悪は QOL や肺機能を低下させ，生命予後を悪化させるため，予防や治療が重要である．COPD の急性増悪に対する治療としては **ABC アプローチ***といわれる，抗菌薬，気管支拡張薬，副腎皮質ステロイド薬の投与を行う．抗菌薬の投与では，インフルエンザ桿(かん)菌や肺炎球菌，モラクセラ・カタラーリスが原因菌となる場合が多く，これらをターゲットとした抗菌薬を選択する場合が多い．気管支拡張薬は第一選択として，**短時間作用性 β_2 刺激薬**（SABA）のネブライザー吸入を 1 日 4 回まで行う．副腎皮質ステロイド薬はプレドニゾロンを 30mg 程度，14 日間以内に投与する．酸素化の改善が乏しく，二酸化炭素の貯留を認める場合，NPPV が有効な場合がある．NPPV で改善しない場合，IPPV が必要となる場合もある．COPD 患者では肺癌の合併も多く，胸部 X 線検査および胸部 CT 検査で経過観察することが重要である．

用語解説

ABC アプローチ
COPD が急性増悪した際に行われる薬物療法の通称．
A：antibiotics（抗菌薬）
B：bronchodilators（気管支拡張薬）
C：corticosteroids（副腎皮質ステロイド薬）．

2 COPD 患者の看護

1 COPD の患者に対する看護の考え方

COPD では，坂道や階段を上るのが多少つらくなり，息が切れるようになっても，年齢のせいだと考えている間に病状が徐々に進行していく．呼吸機能の低下が進行することで，息苦しさが強くなり，日常生活に支障が生じたり，苦しさとともに生きていくことへの苦悩が生じたりする．また，呼吸器感染症などによる増悪を繰り返すことは，生命予後や呼吸機能低下，命の危険にさらされるという苦痛の体験，自分の身体をコントロールできないという自己効力感の低下にもつながる．

患者のセルフケア能力の強みを生かしながら，新たな治療，療養法を患者が実施していけるように支援し，患者の希望や目標に沿った自分らしい生活を送ることができるように，看護を提供していくことが重要である．

2 アセスメントの視点

COPD 患者のアセスメント項目を，表7-2 に示す．

呼吸困難のアセスメント

1 秒量が 1L 前後で労作時の呼吸困難が出現するといわれており，1 秒量が予測値の 30％以下になると，安静時にも呼吸困難が出現する．呼吸機能検査のデータと患者に生じている呼吸困難の訴えを関連づけて，呼吸困難をアセスメントしていく．

COPD では，肺の過膨張に伴い一回換気量を増やせないことや，横隔膜の平低化に伴い収縮効率が低下することで，換気に対する努力が非常に大きくなり，少し動くだけでも呼吸困難を感じるようになる．安静時だけでなく労作時の酸素飽和度，呼吸数，呼吸の深さ，呼吸のリズム，呼吸様式（腹式，胸式呼吸など），呼気・吸気の比率などの呼吸状態をアセスメントする．呼吸補助筋の使用についても観察する．

また，呼吸仕事量の増大などが原因で呼吸筋に負担がかかり，換気不全が生

表 7-2 ■ COPD 患者のアセスメント項目

身体的側面	精神的側面	社会的側面	スピリチュアルな側面
□自覚症状 咳，痰，呼吸困難，喘鳴 □呼吸困難の程度 修正 MRC 息切れスケール質問票，修正ボルグスケール □バイタルサイン 体温，脈拍，呼吸数，血圧，SpO_2 □呼気の延長 □呼吸音 副雑音 □樽状胸郭 □チアノーゼ □動脈血ガス分析 □胸部 X 線所見 □呼吸機能検査 1 秒率，1 秒量，対標準 1 秒量，努力性肺活量，フローボリューム曲線，気道可逆性検査 □栄養状態 □喫煙歴 □睡眠状態	□病気，病状の受け止め方 □治療の受け止め方 □自己効力感 □不安 □希望 □目標	□日常生活における役割（家事，地域での役割，仕事の有無など） □家族との関係 □サポート体制（経済的・人的） □経済的状況 □生活環境	□生きている意味や目的 □苦悩・苦痛 □孤独感 □宗教（信仰）

じる．これにより高二酸化炭素血症を伴うことがあるため，酸素分圧のみでなく，動脈血ガス分析のデータから二酸化炭素の状態をアセスメントする．

セルフケア能力のアセスメント

呼吸困難を緩和するための呼吸法の習得，吸入薬や酸素療法などの治療の実施，日常生活における役割の変更を含む日常生活の調整，体調の管理などのセルフケアが必要となる．これらを実施するためには，疾患の理解や技術を獲得するための能力，病気・病状を受け止めたり，他者の力を借りたりする能力が必要となる．さまざまな視点から患者のセルフケア能力をアセスメントするとともに，患者の強みに目を向けることが大切である．

サポート体制のアセスメント

呼吸機能の低下により自分一人でできないことが増えてきたり，増悪時の対応に家族の協力が必要になったりする．患者と家族の関係や，経済的・人的サポート体制が整っているかをアセスメントする．

病いとともに生きていくことに関するアセスメント

息苦しさとともに生活しながら，家族の役に立ちたい，旅行に行けるように頑張りたいなどの目標や希望をもつ．一方，増悪を繰り返すことで自己効力感の低下や，今後の生活や息苦しさが悪化することへの不安も生じてくる．人に迷惑をかけ，役に立てない自分は価値がないなど，自分の存在や生きている意味を自分自身に問いかけ，苦悩する状況も生じてくる．その人らしく生きることを支えるために，希望や目標，苦悩などをアセスメントする．

3 看護のポイント

セルフマネジメントの支援

COPDにおけるセルフマネジメント教育は，患者が前向きに健康行動をとったり，疾患をよりよく管理するための技術を発展させたりできるよう，患者の動機付けや支援を行うことである．患者のニーズ，健康に対する価値観，目標を確認し，目標を達成するための方法を考え，実施した結果を評価してより適切な方法への変更を支援していく．セルフマネジメントの支援により，患者の自信や能力を引き出していくことが大切である[3)]．

症状マネジメント

▶ 症状の体験を聴く

呼吸困難は，不安の強さ，社会的サポート，家庭や職場の環境などに影響を受けるため，患者がどのような状況で呼吸困難を感じているか質問する．患者が息苦しさをわかってもらえないという孤独を感じていると思われる場合には，呼吸困難の体験をよく傾聴し寄り添う努力をする．また，腕を上げる動作，息をこらえる動作，反復して行う動作，前かがみなど腹部を圧迫する動作は，呼吸困難を増強する動作(表7-3)であるため，このような動作を含んだ日常生活動作による呼吸困難について質問し，患者がどのようなことで困っているのか患者の症状の体験を聞く．これにより，患者の苦しさがどのような体験である

表 7-3 ■効率的な日常生活動作

階段を上る	階段を上る動作は安静座位と比べて，エネルギー消費量が多い．ゆっくり上るなど，速度を変えることでエネルギー消費量は少なくなる．呼吸と動作のリズムを合わせ，ゆっくり上る． 例：立ち止まって鼻で息を吸い，口すぼめ呼吸で息を吐きながら階段を上る（呼気に合わせて負荷のかかる動作を行う）．息を吸い，吐き出しながら4歩で階段を上るなど，患者にとって適切なリズムを見つける．
平地歩行	歩行時は呼吸と動作のリズムを合わせ，苦しくないペースをつかむ． 例：鼻から息を吸い，口すぼめ呼吸で息を吐きながら歩く．2歩で息を吸って，次の4歩で息を吐くなど，患者にとって適切なリズムを見つける．
更衣	■前開きのシャツの着方 かぶるタイプのシャツを着る動作では，両上肢を挙上するため，胸郭が制限されたり，呼吸補助筋が緊張したりして，呼吸困難につながる．前開きのシャツに変えたり，上肢を挙上しない着用方法に変えたりする． 例：先に上肢に袖を通してから，肩まで引き上げる． ■ズボンの履き方 足を持ち上げてズボンを履く動作は，腹部を圧迫し，横隔膜の活動を阻害する．椅子に座ってあぐらを組むような姿勢で着用すると，腹部の圧迫を避けることができる． 例：鼻から息を吸い，口すぼめ呼吸でゆっくり吐きながら片足を反対側の大腿の上に挙げて，ズボンに足を通す．両足を通したら，ゆっくりと息を吐きながらズボンを上げる．この際，下着とズボンを重ねておくと，動作が一回で済む．
排便	いきむ際に呼吸を止めてしまうと，換気が抑制され，心拍出量が減少して酸素輸送能力が低下し，呼吸困難につながる．和式トイレは，しゃがむ姿勢により腹部を圧迫したり，立ち上がりの動作によって呼吸困難が増強したりする．洋式トイレへの変更も望ましい． 例：息を止めず，口すぼめ呼吸で息を吐きながらゆっくり腹圧をかけて排便する．トイレットペーパーをとる動作は，反復動作により呼吸のリズムが乱れるため，一度呼吸を整え，息を吐きながらトイレットペーパーで拭く．
入浴	浴室までの歩行，脱衣，洗体，洗髪，浴槽につかる，体を拭く，服を着るなどの入浴に伴う動作には，上肢を挙上した反復動作，腹部を圧迫する動作，息を止める動作が含まれ，呼吸困難につながる．一つの動作が完了したら，安静状態に戻してから次の動作を開始したり，口すぼめ呼吸や横隔膜呼吸を取り入れたりして，ゆっくり動作を行うようにする． ■身体を洗う 例：タオルを2枚つなげて長くすることで，上肢を挙上せずに背中を洗うことができる．座面の高い椅子を使うと，下肢を洗う際に腹部の圧迫を避けることができる． ■洗髪 例：少し首を傾け，片方の上肢を上げて洗髪する．顔に湯がかかり息を止めてしまう場合は，シャンプーハットを使用するとよい．
物を持ち上げる，高い所に置く	物を持ち上げる動作は，息を止めたり，腹部を圧迫したりする動作が含まれる．高い所に物を置く動作は，上肢を挙上する動作が含まれ，呼吸困難につながる． 例：物を持ち上げる時は，腕を伸ばさず，肘を曲げて身体に荷物を近づけて持ち上げる．息を吸い，口すぼめ呼吸で息を吐きながら膝を伸ばして立ち上がる． 高い所に物を置くときは，荷物を持った状態で，息を吸い，息を吐きながら高い所に置く．
掃除	掃除は，反復動作や腹部を圧迫する動作が含まれるため，一度に行わず，少しずつ分けて行うことも望ましい． 例：両手での動作より，片手で体幹を起こして足を運びながら重心移動をすることで，呼吸のリズムを維持することができる．雑巾は，息を吐きながら絞る．

のかを理解するとともに，そのような苦しさの中で実施している患者のセルフケア能力が見え，どのような知識や技術を，どのように提供していったらよいのかといった症状マネジメント支援の具体的な内容が見えてくる．

▶ 呼吸困難緩和方法の習得の支援

●呼吸法の習得

COPDでは，末梢の肺胞が破壊されるため気道を支持できなくなる．呼気時に気道内圧を上昇させることができるように，口すぼめ呼吸の習得を支援する．また，横隔膜の上下の可動を増加させる方法として，横隔膜呼吸の習得を支援する．しかし，横隔膜の平低化が強い場合には，仕事量が増えかえって苦しさを招くことがあるため，酸素飽和度の値を見ながら進めることが大切である．これらの呼吸法を日常生活の中で使用できるように支援する．

●日常生活動作における呼吸の調整

COPD患者は，歩いたときや呼吸が乱れて速くなったとき，吸った空気を十分吐ききる前に次の息を吸ってしまい，肺の過膨張が生じて呼吸困難が増強する．呼吸と動作のリズムを合わせることで，落ち着いて息を吐くことができ，過膨張を予防できる．また，呼気は肺および胸郭の弾性により行われ，筋収縮が生じないため，呼気のタイミングに動作の開始を合わせる．

呼吸困難が強くなるまで動作を続けず休憩を入れ，呼吸が落ち着いてから次の動作に移るようにする．日常生活動作における酸素飽和度を測定しながら，どれくらい歩いたら休憩したほうがよいかを具体的に患者に伝えることが大切である．酸素負債(図7-6)がある場合には，早めに休憩をとることを検討する．

呼吸困難が生じやすい動作では，動作の方法を変更する(表7-4)ことで呼吸困難が軽減できる場合もある．しかし，これまでの生活の中で培ってきた患者独自の動作のペースやり方があり，変更が難しい場合もある．患者にとって楽な方法を見つけられるように支援していく．

パジャマのズボンと下着を重ねておいて，着衣の動作が一回で済むようにす

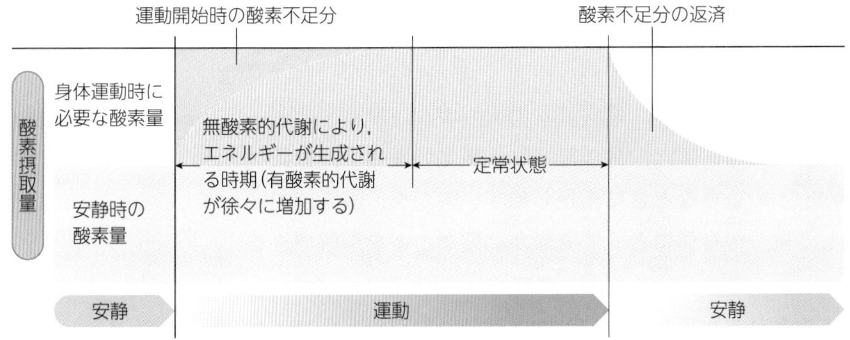

図 7-6 ■酸素負債

湯浅美千代．生活調整を必要とする人の看護Ⅰ．奥宮暁子編．中央法規出版，1995，p.49，(シリーズ生活をささえる看護)．

7 換気障害

表 7-4 ■息苦しくなりやすい動作とその理由

呼吸困難を誘発しやすい動作	理由	具体的な活動例
上肢を挙上して行う動作 (特に90°以上挙上して両手で行う動作)	・胸郭の運動を制限し，重力に逆らってエネルギーを要する動作である ・呼吸補助筋である斜角筋や胸鎖乳突筋などを緊張させ，換気を制限する	・肩より高い所に物を出し入れする ・肘を高くして髪を洗う ・腕を上に上げて服を着る，脱ぐ ・洗濯物を高い所に干す
上肢の反復動作	・上肢を反復して動かすことで呼吸補助筋を過剰に緊張させる ・頻回な反復動作により，呼吸のリズムが乱れる	・身体を洗う ・掃除機をかける ・ガラスを拭く ・歯を磨く ・浴槽の掃除
腹部を圧迫する動作	・呼吸の約70%を担う横隔膜の活動を阻害する	・体幹を前屈して靴下やズボンを履く ・爪を切る ・足を洗う ・床の上の物をとる ・雑巾がけをする
息を止める動作	・呼吸パターンに乱れが生じる	・重い物を持ち上げる ・顔を洗う ・会話する ・食事を飲み込む ・排便する

高橋仁美ほか編．動画でわかる呼吸リハビリテーション．第 3 版，中山書店，2012，p.254 を参考に作成．

るなど，無駄な動作を省くことができないかを一緒に考えたり，少しでも楽にできる環境調整を考えていくことも大切である．

▸ パニック時の呼吸の整え方の習得

坂を登った際に息が苦しくなり，なかなかコントロールできなかったような体験は，その後の日常生活における不安となり，活動に大きな影響を及ぼす．息が苦しくなった際に，落ち着いて呼吸が整えられる対処方法を身につけておく必要がある．

口すぼめ呼吸で呼気を意識しながら十分に息を吐くことで，次の息を吸うことができる．また，上肢で体幹を支持するような前傾座位や前傾立位などの安楽な姿勢について説明し，患者それぞれの安楽な姿勢を確認しておく（図7-7）．

▌酸素療法の実施

酸素療法の実施は，ボディイメージの変化や酸素を装着しないと生きていけない状態になったというショックがあり，患者にとって受け入れがたいものである．まずは，酸素療法に対してどのように受け止めているか，患者の話を丁寧に聴いていくことが大切である．また，身体における酸素の働きや，酸素が不足するとどうなるのか，どのようなときに不足しやすいのかを，酸素飽和度の値を示しながら説明し，自分の身体にとって酸素が必要なことを理解できるよう支援する．

酸素療法が効果的に実施されるためには，安静時，体動時に適切な酸素流量を吸入する必要がある．安静時，体動時などの酸素流量の違いを理解し，その都度調整できているかを確認し，難しいようであれば医師と調整することが大

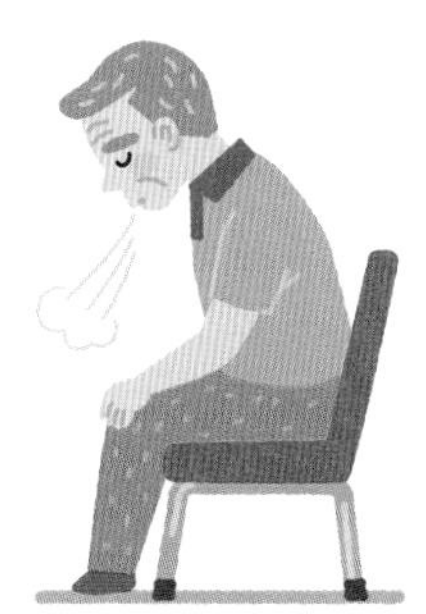

両足をしっかり床につけ，手または肘を膝の上に置く．前傾姿勢で上肢を支持すると，頸部の吸気補助筋が吸気運動に有効に働く．

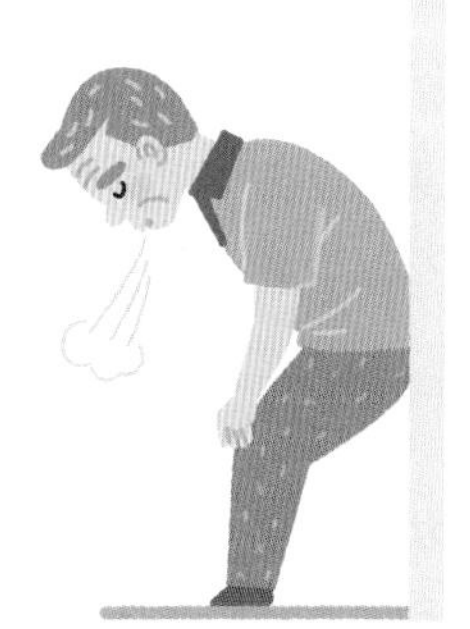

腰を壁につけて，前傾姿勢で手を膝の上に置く．

図 7-7 呼吸が楽になる姿勢

切である．また，家の中で安全かつ生活しやすい酸素機器の配置を酸素供給業者と相談し，外出時に困らない方法を検討することで，酸素に対する受け入れも進んでいく．災害時や緊急時には，不安などから冷静に対応できない場合もあるため，患者だけでなく，家族にも対応を説明することが大切である．

NPPV 療法の実施

NPPV 療法の合併症として，不適切なマスクフィッティングによる皮膚症状や，エアリークによる結膜乾燥などの症状が出現することがある．NPPV による即時効果が乏しいため，効果を実感しにくい場合があり，導入後のアドヒアランスの低下につながる[4)]．必要な装着時間が確保できない場合は，理由を確認する．また，睡眠時低換気による早朝の頭痛，傾眠，呼吸困難感などの自覚症状や動脈血ガス分析の結果を一緒に確認し，治療の効果を共に評価していく．

増悪予防

➡ COPD の急性増悪時の症状については，7 章 1 節 p.135 参照．

COPD の増悪では，安定期の治療の変更あるいは追加が必要となる．増悪の原因として呼吸器感染症と大気汚染が多いが，約 30％では原因が特定できない．高二酸化炭素血症を伴う患者では，死亡リスクが増加する[5)]．

主な増悪の原因である呼吸器感染症を予防するためには，手洗い，含嗽，外出時のマスク装着，インフルエンザワクチン・肺炎球菌ワクチン接種が重要となる．また，早期に増悪の症状に気づき，適切な行動をとれるように，増悪症状の理解や，セルフモニタリングの技術の習得，アクションプランについての理解を促す．

▶ 手洗い

一般的にウイルス性呼吸器感染症は，ウイルスが付いたドアのノブや電車のつり革などに触れてウイルスが手指に移り，その手で鼻や口を触ることをきっかけとして生じる．外出や食事をする際には，手洗いを励行し，ウイルスを洗い流すことが重要である．

▶ 含嗽

予防的に含嗽をすることで，咽頭粘膜を清浄に保ち，気道粘膜局所の感染防御効果が期待できる．含嗽薬の効果は明確ではないが，水道水で 15 秒間 3 回うがいすると，口腔内の一般細菌を減少させ[6]，かぜの罹患率を低下させるという報告がある[7]．

▶ マスクの着用

マスクは，かぜやインフルエンザ患者のくしゃみ，咳で飛散する鼻汁，気道分泌物の小粒子が呼吸器へ侵入するのを防ぐ目的で着用する．また，人混みなど塵埃（じんあい）の多い場所で着用することで，上気道粘膜への刺激を避け，粘膜の保持する感染への抵抗力を維持する効果がある．寒い時期は，低温，低湿度の空気が直接に気道粘膜に当たるのを和らげる作用もある[8]．

▶ 環境調整

インフルエンザウイルスは，低温，低湿度の環境下では，長時間活性を維持する．また，飛沫核感染により伝播していき，くしゃみや咳などで飛散したウイルスが，感染性を保ったまま長時間の部屋の中を浮遊するため，部屋の換気が重要となる．

寒冷気を吸入すると，感染防御に重要な役割をもつ粘液線毛輸送系*の機能が低下するとともに，身体が冷えることで咽頭粘膜の温度が低下する．低湿度の空気の吸入は，気道粘膜を乾燥させ，気道分泌物の粘稠化を招き，粘液線毛輸送系の働きが低下して，気道分泌物の喀出が困難となる．また，ウイルスが気道に侵入し，粘膜に付着しても，そのスムーズな排除が難しくなる[9]．よって，部屋を加湿したり，室温を保ったりするなどの環境調整が大切である．

＊用語解説

粘液線毛輸送系
気道にある線毛は口側に波打って気道内の粘液を移動させており，その運動を利用して肺や気道内の異物を排出する働き．

▶ 予防接種

呼吸器感染症の原因として，インフルエンザ菌，モラクセラ・カタラーリス，肺炎球菌，インフルエンザウイルスなどが多い．

インフルエンザワクチンは，毎年 10 ～ 12 月初旬にかけて接種することが推奨される．また，65 歳以上のすべての COPD 患者には，**23 価莢膜（きょうまく）多糖体型肺炎球菌ワクチン**（PPSV23）接種が推奨される[5]．インフルエンザウイルスは気道上皮細胞を強く障害するため，二次性の細菌性肺炎を引き起こしやすく，特に肺炎球菌感染を合併する頻度が高い．インフルエンザワクチンの接種はもちろん，肺炎球菌ワクチンの接種が，肺炎を予防するために重要である．PPSV23 の予防効果は約 5 年間維持されるため，初回接種から 5 年以上の間隔をおいて再接種が推奨される[10]．

セルフモニタリング技術の習得

COPD 患者は増悪の見極めが難しく，症状が軽いうちに受診しても何もしてもらえない，「また来た」と思われたくない，気をつけているのに肺炎を繰り返すという体験をしている[11]．増悪のマネジメントは難しく，自分にとっての重要な症状を知り，その症状に早めに気づくことが重要である．

セルフモニタリングとは，症状やサインの測定や観察を行って得られた客観的・主観的データを記録し，そのデータを疾患や症状に関する知識などと照らし合わせながら解釈し，自分の状態に気づくことである[12]．記録した内容から自分の身体に何が起きているかを解釈することは難しいため，記録した内容を医療者と一緒に確認し，解釈する力をつけていくことが重要である．自分の身体の状態がわかるようになれば，「今日は外出を控えよう」など，無理をしないように身体をいたわることができるようになる．また，休日や夜は受診が遅れることもあるため，増悪症状が出たときにどのような行動をとるのかを示したアクションプラン（図7-8）を説明しておくことも重要である．

＿＿＿＿＿＿＿＿＿様のアクションプラン

★痰の色が変化（黄色・緑色・茶色）した場合，抗菌薬（　　　　）を内服します．（　　　　）以内に症状がよくならない場合は，病院・診療所を受診します．
★体温が（　　　　）度になったら，病院・診療所を受診します．
★体温が（　　　　）度でも，咳や痰が増えたり，息切れが強くなったりしたら，病院・診療所を受診します．

図7-8 アクションプラン

呼吸器感染により，咳・痰の増加，黄色痰，発熱，食欲不振などの症状が出る．ウイルスや細菌が体内に侵入すると，これらを排除するために体温が上昇する．しかし，ウイルスによっては，熱がほとんどでないか，熱があっても軽い場合がある．高齢になるほど，ウイルスや細菌に対しての反応が弱くなり，重症になって初めて発熱することもあるため，熱以外の症状にも注意するよう伝える．

栄養状態を整える

➡栄養療法については，14章2節 p.277も参照．

疾患の進行とともに体重が減少し，栄養障害が認められる．栄養状態の改善によって，呼吸筋力や運動耐容能の改善が期待できるため，栄養状態を整えることは大切である．COPDの栄養障害に対しては，高エネルギー，高タンパク食が基本であるが，リン，カリウム，カルシウム，マグネシウムは呼吸筋の機能維持に必要である．また，骨粗鬆症を合併する頻度が高いため，カルシウム摂取も重要である[5]．

食事を摂取することで腹部膨満感が生じたり，咀嚼や嚥下に伴い呼吸リズムが乱れたり，食事摂取のために上肢筋を使用することで呼吸困難が強くなったりする．そのため，食事は苦痛や憂鬱（ゆううつ）なものとなる場合もある．食事におけるどのような行為が呼吸困難につながるのかをアセスメントし，呼吸困難を緩和できる方法を一緒に考えていく．

在宅療養の継続支援

患者の意思や希望を尊重しながら，在宅での生活を少しでも安心して送ることができるように，かかりつけ医，訪問看護ステーションなど，地域医療ネットワークを調整する．在宅療養をサポートする社会資源を活用することも重要である．

▶ 身体障害者手帳

身体障害者福祉法に基づく身体障害者手帳を取得することにより，等級に応じて医療費助成，ネブライザー購入助成，年金・手当の給付，税金・交通費・

公共料金の減免，生活支援などを受けることができる．

呼吸機能障害の障害程度等級は1級，3級，4級であり，2級はない．1級ではすべての医療費が助成対象となるが，3級，4級では自治体間で助成対象が異なる．また，訪問看護など介護保険と重複する部分については，身体障害者手帳の提示で受けられる福祉サービスよりも介護保険が優先される．

▸ **介護保険**

COPDは介護保険における特定疾病に該当し，40歳以上で申請できる．訪問介護，訪問介護入浴，訪問看護，訪問リハビリテーション，福祉用具の貸与または購入の助成，住宅改修費の支給サービスなどを受けられる．介護認定は日常生活における介護の必要性をもとに判定されるため，呼吸困難が高度であっても，休みながらであれば介助なしに身の回りのことができる患者では，要介護度の認定が実際よりも軽度になる可能性がある．主治医が意見書を書く際，看護師は，低酸素血症や呼吸困難による生活全体への影響やQOLの低下，見守りや介助などの介護の必要性について情報を提供する[5]．

2 間質性肺疾患

interstitial lung disease

1 間質性肺疾患

1 間質性肺疾患とは

間質性肺疾患（interstitial lung disease）は，肺胞を取り囲む間質に炎症や線維化が生じる疾患で，原因が判明しているものと不明なものに分けられる（図7-9）．間質は狭義では肺胞中隔（肺胞と肺胞の間の仕切り）を指し，広義では気管支血管周囲，小葉間隔壁，胸膜直下などを含める場合がある．原因が判明しているものには放射線肺炎や薬剤性肺炎といった医原性のもの，膠原病

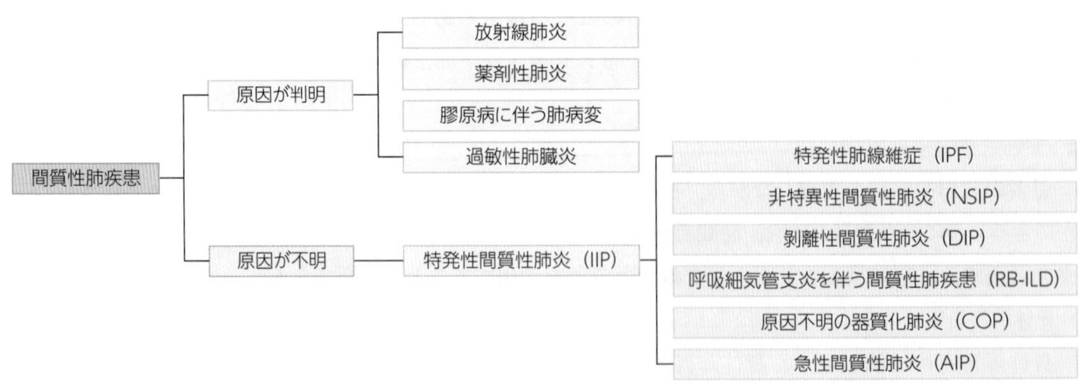

図7-9 ■間質性肺疾患

に伴う肺病変，過敏性肺臓炎といった職業や環境によるものなどがある．原因が不明なものは特発性間質性肺炎（IIP）と呼ばれる．

間質性肺疾患は，両側肺野にびまん性陰影を認める疾患の一つである．間質性肺疾患は間質の線維化が生じるため肺が正常に膨張せず，肺の容量が低下する拘束性換気障害を来し，息が吸いにくい症状を呈することが多い．肺機能検査では，％肺活量が 80％を下回る（図7-10）．

2 間質性肺疾患患者の看護

1 間質性肺疾患の患者に対する看護の考え方

間質性肺疾患は，原因が明らかなものと，不明のものが含まれる．経過は急性，慢性とさまざまであり，多くは難治性である．拘束性換気障害と肺拡散能障害を認め，呼吸困難や低酸素血症が出現する．間質性肺疾患の患者の特徴を表7-5 に挙げる．看護師は，五つの特徴をよく理解し，症状マネジメントや急性増悪時の対処，セルフマネジメント教育，家族を含めた心理・社会的支援を行い，その人らしい生活を維持できるよう支援していく．疾患の種類により経過や治療法が異なる部分があるため，患者がどのタイプの間質性肺疾患かを理解して関わることが重要である．

2 アセスメントの視点

咳嗽や呼吸困難の症状および身体所見

乾性咳嗽や労作時呼吸困難，疲労感などの自覚症状，呼吸数，SpO_2，呼吸音（捻髪音），ばち指の有無などから身体状況を把握する．急速に呼吸困難が増強する急性増悪の徴候には，注意が必要である．

検査所見

画像検査（X 線，CT）や血液検査，呼吸機能検査，動脈血ガス分析などから疾患の重症度や呼吸機能障害の程度を推測する．外科的肺生検のような組織診が行われた場合は，検査により診断された疾患のタイプを確認する．

診断や治療に伴う心理的反応

予後不良の疾患の場合，患者・家族は大きな衝撃を受け，心理的に不安定になることがある．疾患や治療に関する患者の言動や反応から，心理状態をとらえる．

日常生活やセルフケアの状況

労作時呼吸困難や低酸素血症による日常

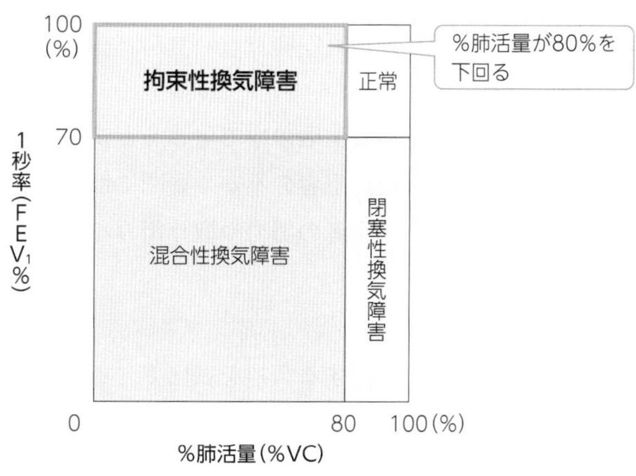

図 7-10 間質性肺疾患の呼吸機能検査結果

表 7-5 間質性肺疾患患者の特徴

- 呼吸困難や低酸素血症に伴う心身の苦痛があり，日常生活活動（ADL）が制限される
- 生命の危機に直結する急性増悪のリスクを抱えながら生活している
- 病気の管理のために，さまざまなセルフマネジメントが必要となる
- 診断や治療に伴う心理・社会的影響が大きい
- 家族の介護や経済的負担が大きい

生活活動への影響，支援の必要性，服薬アドヒアランスやセルフケアの状況，生活環境を把握する．

▌社会・経済的状況

家族の状況や患者の家庭や職場での役割，医療費の負担による生活への影響，社会資源の活用状況を確認する．

表 7-6 ■副腎皮質ステロイド薬の主な副作用

・易感染性	・ステロイド筋症（ミオパチー）
・糖尿病	・胃潰瘍
・脂質異常症	・満月様顔貌（ムーンフェイス）
・骨粗鬆症	・中心性肥満
・精神症状	
・高血圧	

3 看護のポイント

▌症状マネジメント

労作時の呼吸困難や低酸素血症を増強させずに生活を維持できるよう，自ら呼吸を整えて動くことや，休憩のとり方を工夫してゆっくり動くことを指導する．在宅酸素療法（HOT）を行っている場合は，処方された酸素流量を適切に使用できるよう支援する．呼吸リハビリテーションを日常生活の中で継続する方法を一緒に考えることも重要である．

▌急性増悪の早期発見と対処

呼吸困難の増強やSpO_2の低下，咳の増加，発熱といった症状を認める場合は，速やかに受診することを説明する．

▌日常生活におけるセルフマネジメント

治療として副腎皮質ステロイド薬（ステロイド薬）や免疫抑制薬が使用される場合，さまざまな副作用（表7-6）に注意するとともに，ステロイド薬は自己中断すると全身状態の悪化を招くため，服薬継続の重要性を説明する．加えて，禁煙，規則正しい生活，感染予防，インフルエンザや肺炎球菌ワクチンの接種，在宅酸素療法，栄養管理，排便コントロール，原因物質が特定されている場合は環境中の原因物質の回避といった，自己管理への支援を行う．

▌心理的支援

診断に至る経過や療養生活の中で生じるさまざまな感情や思いを傾聴し，表出できるよう支援する．患者の不安や疑問には適切な情報提供を行い，対処方法を共に考えていく．患者の努力や取り組みをねぎらい，たたえ，患者の力を支える．

▌社会的支援

家族の不安や介護に関する負担を表出できる機会をつくり，患者を取り巻く状況を共有するとともに，利用可能な社会資源の活用を勧める．呼吸機能障害の程度に応じて，身体障害者手帳の取得や，疾患により指定難病の医療費助成制度の活用を検討する．

2 放射線肺炎

1 放射線肺炎とは

放射線肺炎は，肺癌や喉頭癌，食道癌，乳癌に対して放射線治療を行うことで生じる肺の障害である．放射線照射によって障害された肺組織の細胞からサイトカインが放出されて炎症が惹起され，その炎症の修復過程で肺の障害が生じるとされる．照射方法や頻度，線量によって肺障害の危険度は変化するが，放射線量が一定量を超えれば，程度の差はあるものの，例外なく肺障害は生じる．照射範囲内に生じる場合が多いが，放射線が当たっていない部位に生じる場合もある．照射後１～６カ月程度の間に生じる．

発熱や乾性咳嗽，呼吸困難といった症状を来す場合もあるが，無症状の場合もある．基本的には対症療法で経過観察が可能だが，症状によってステロイド薬の投与が必要になる場合もある．ステロイド薬の減量中に再増悪する場合が多い．

2 放射線肺炎患者の看護

1 看護のポイント

症状の観察と患者教育

放射線肺炎では，放射線の照射量や照射範囲，抗がん薬の併用の有無，肺の基礎疾患の有無など，放射線肺炎の発症関連因子を把握するとともに，咳嗽や呼吸困難，発熱などの症状のアセスメントを継続して行う．同時に，患者自身で早期対処ができるよう，発熱や呼吸困難の増強といった症状の増悪がある場合は速やかに受診することを説明しておく．

治療継続への支援

重症度によりステロイド薬による薬物療法が行われる場合は，確実な服薬継続と，ステロイド薬の副作用に対するセルフケアへの教育支援を行う．

心理的支援

放射線肺炎の発症に伴い，原疾患の治療が中断する場合，患者は疾患の進行への不安や焦りを抱きやすい．患者の疑問や思いを傾聴し，病状や治療の方向性を医師と協同して理解を促し，治療に向き合う力を支える．

3 薬剤性肺炎

1 薬剤性肺炎とは

薬剤性肺炎は，サプリメントや栄養食品を含む薬剤の投与によって誘発される肺炎で，最も多い病態は間質性肺炎である．好酸球性肺炎などの病態をとる場合もある．発症機序として，薬剤やその代謝物が直接肺を障害する場合と，薬剤が炎症や免疫反応を引き起こして間接的に肺障害が生じる場合の二つが考えられている．肺癌に対する分子標的治療薬や関節リウマチに対する治療薬，経口血糖降下薬，漢方薬は薬剤性肺炎の可能性が高いとされるが，すべての薬剤は薬剤性肺炎を起こす可能性がある．投与中だけでなく，投与後や中止後し

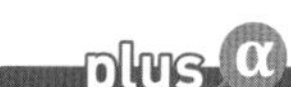

急性肺損傷（ALI）
疾患や外傷に伴い，急性に非心原性肺水腫を発症する．先行する疾患で頻度の高いものに肺炎や敗血症がある．以前は低酸素血症が軽度のもの（$PaO_2/FiO_2 \leqq$ 300Torr）を ALI と定義していたが，ARDS の定義の変更に伴い，軽度の ARDS とされるようになった．

ばらく経過してから発症する可能性もある．症状としては発熱や乾性咳嗽，呼吸困難などが生じる．原因として，薬剤による直接的な細胞障害や免疫細胞の活性化による障害などが考えられている．

治療は，原因薬剤の中止が第一だが，原因薬剤がはっきりせず，複数の薬剤を中止する場合もある．症状によりステロイド治療が必要な場合もある．

2 薬剤性肺炎患者の看護

1 看護のポイント

症状の早期発見と対処

薬剤性間質性肺炎の原因として多く報告されている薬剤を使用する場合は特に，薬剤の投与開始時から継続して咳や呼吸困難，発熱，SpO_2の低下などを観察し，異常の早期発見に努める．被疑薬の中止後に肺障害が増悪する例もあり，継続した観察が重要である．外来通院中の患者は，咳嗽や呼吸困難が増強した場合は速やかに受診するよう説明しておく．呼吸不全が生じた場合は，重症度に従い，酸素投与や人工呼吸器による呼吸管理を行う．

治療継続への支援

ステロイド薬による薬物治療が行われる場合は，薬剤への不安の程度を観察しながら，確実に治療を継続できるように支援し，ステロイド薬の副作用に関するセルフケアの教育も行う．

心理的支援

薬剤性肺炎を発症した患者のショックは大きく，治療のための薬剤が原因となったことにより，治療中の原疾患の悪化への不安も大きい．原疾患の病状に配慮しながら，薬剤への不安や疑問を受け止め，適切な理解のもとで治療を継続できるよう，医師や薬剤師と連携して支援する．

被疑薬の再投与回避の教育

被疑薬の再投与を回避するため，薬剤名を記録して持っておくこと，新たな医療機関を受診した際には，必ず薬剤性肺炎の既往を申告するよう説明する．

4 膠原病による間質性肺炎などの合併

1 膠原病による間質性肺炎などの合併とは

1 病態

膠原病は，全身の血管や皮膚，筋肉や関節などに炎症がみられる疾患の総称である．自己免疫の異常が関係する場合が多く，関節リウマチ*や皮膚筋炎／多発筋炎*，強皮症*，全身性エリテマトーデス*，シェーグレン症候群*などが含まれる．代表的な膠原病では，異常となった自己免疫の標的に肺が含まれており，自己免疫による肺障害が生じるため，ほとんどの疾患で間質性肺疾患の

＊用語解説

関節リウマチ
原因不明の炎症性自己免疫疾患．慢性の関節炎が特徴．遺伝子異常か，ウイルスや細菌への感染，あるいは両方の組み合わせによるものと考えられている．リンパ球やマクロファージが産生するサイトカイン（TNF α，IL-6 など）の作用により滑膜細胞が障害され，痛みや腫れ，関節液の増加を来し，軟骨・骨の破壊が進む．

皮膚筋炎／多発筋炎
筋炎による慢性的な筋力低下を伴う自己免疫疾患で，膠原病の一つ．皮膚症状を伴う場合は皮膚筋炎と呼ばれる．筋力の低下により日常動作や嚥下機能が障害される．また，全身の臓器に軽度の発熱，全身倦怠感，頭痛などを来す．

強皮症（きょうひしょう）
結合組織の異常により皮膚が硬化する原因不明の疾患．全身の臓器に硬化を来す全身性強皮症と，皮膚症状にとどまる限局性強皮症に分けられる．全身性強皮症ではレイノー症状や肺線維症，不整脈，関節炎など全身に異常を来す．

全身性エリテマトーデス
皮膚や関節，腎臓，漿膜，神経などの多臓器を冒す全身性慢性炎症性疾患．膠原病の代表的な疾患の一つ．非感染性・非腫瘍性で，遺伝的な背景をもつ自己免疫現象が病因と考えられている．

シェーグレン症候群
涙腺と唾液腺の慢性的な炎症から乾性角結膜炎，口腔乾燥症などの乾燥症状を引き起こす自己免疫疾患．関節リウマチや全身性エリテマトーデスに合併するものが約半数で，女性に多くみられる．一般的に予後は良好．

合併が報告されている．膠原病ごとに合併する肺疾患の画像所見は異なる．間質性肺疾患を合併し，再発すると，前回と同様の画像変化を示すことが多い．

2 治療

膠原病の中で，特に肺病変の合併が多いのは，関節リウマチ，皮膚筋炎／多発筋炎，強皮症，シェーグレン症候群とされる．

関節リウマチでは，リウマチそのものに合併する肺病変と，抗リウマチ薬投与によって生じる薬剤性肺炎，感染症の可能性がある．リウマチそのものに合併する間質性肺炎に対しては，ステロイド薬に加え，免疫抑制薬の投与を検討する．薬剤性肺炎は，特にメトトレキサートやレフルノミドを投与することが多いとされる．治療としては，薬剤を中止し，呼吸状態が悪ければステロイド薬の投与を検討する．感染症の場合は，リウマチに対する治療のために免疫抑制下となり，ニューモシスチス肺炎やサイトメガロウイルス肺炎を合併する可能性がある．**皮膚筋炎／多発筋炎**では肺病変が先行する場合もある．発症は急性や亜急性発症が多い．抗ARS抗体*陽性の場合や抗MDA-5抗体*陽性の場合があり，抗MDA-5抗体陽性だと間質性肺炎が急速に進行することがある．治療はステロイド薬の投与が主体だが，抗MDA-5抗体陽性のときはステロイド薬，シクロスポリン，シクロホスファミドの3剤併用が有効な場合がある．**強皮症**では80％程度で肺病変を合併するとされ，間質性肺炎と肺高血圧症が最も重要な病変である．治療としては，現在有効なものは確立されていないが，ピルフェニドンやニンテダニブなどの抗線維化薬の有用性が期待される．**シェーグレン症候群**では，原発性よりも二次性のほうが肺病変の合併が多い．CT所見ではすりガラス陰影を呈することが最も多く，胸膜直下小結節影，小葉間隔壁肥厚，気管支拡張などの所見をとる場合がある．治療としてはステロイド薬が有効とされる．

用語解説

抗ARS抗体
皮膚筋炎，多発筋炎の患者で多くみられる筋炎特異的自己抗体．抗ARS抗体が陽性の場合は，高い確率で間質性肺炎を合併する．

抗MDA-5抗体
皮膚筋炎の診断の根拠となる抗体．皮膚筋炎では，筋炎症状に乏しく皮膚症状のみが顕著な場合がある．

2 膠原病による間質性肺炎などを合併した患者の看護

1 看護のポイント

全身の症状の観察と日常生活援助

膠原病に伴う肺病変のある患者は，咳や呼吸困難などの間質性肺疾患に特徴的な症状とともに，それぞれの膠原病の種類に応じて発熱や倦怠感，関節の疼痛や腫脹，皮膚の発疹，レイノー症状など膠原病に伴う多彩な症状を呈する．膠原病の治療薬としてステロイド薬や免疫抑制薬を使用している場合も多く，全身のさまざまな症状を細やかに観察し，異常の早期発見を行うことが重要である．また，膠原病による関節症状や倦怠感により日常生活活動が制限されている場合，肺病変の合併により労作時の息切れが加わると，さらに生活範囲が縮小される．患者に生じているさまざまな症状を包括的にとらえ，日常生活への影響をアセスメントし，患者が望む生活を維持できるような援助を考えることが大切である．

治療継続の援助

肺病変の治療は膠原病の治療と並行して行われ，ステロイド薬や免疫抑制薬が用いられることが多い．すでに膠原病の治療を行っている患者の場合は，これまでの服薬やセルフケアの状況を把握した上で，新たに使用する治療薬に関するセルフケアを支援する．慢性呼吸不全を呈する場合は，在宅酸素療法の導入や継続に向けた教育を行う．

心理・社会的支援

膠原病患者にとって肺病変は，呼吸不全を起こすと死に至る場合もある重大な合併症であり，患者の不安やショックも大きい．加えて，新たな治療や療養法が必要となる場合が多く，さまざまなセルフケアを行わなければならないストレスも大きい．患者が病気や治療に取り組む思いを共有し，患者の力を支えていくことが大切である．また，膠原病の疾患の中には「難病の患者に対する医療等に関する法律」（難病法）で指定難病*に定められ，医療費助成の対象となっているものがある．疾患に応じた社会資源の活用を支援していく．

用語解説

指定難病
原因不明で治療方法も確立していない，長期療養を必要とする希少な疾病（難病）のうち，診断基準がある程度確立し，患者数が少なく，医療の確保を図る必要性が高いと判断されたもの．難病法に基づいて厚生労働大臣が指定する．

5 特発性間質性肺炎（IIP）

1 特発性間質性肺炎（IIP）とは

1 病態・治療

特発性間質性肺炎（idiopathic interstitial pneumonia：IIP）とは，原因が特定できない間質性肺炎の総称であり，主要なものとして，特発性肺線維症（IPF），非特異性間質性肺炎（NSIP），剝離性間質性肺炎（DIP），呼吸細気管支炎を伴う間質性肺疾患（RB-ILD），原因不明の器質化肺炎（COP），急性間質性肺炎（AIP）がある．これらはそれぞれ画像所見で分類される（表7-7）．

2 特発性肺線維症（IPF）

特発性間質性肺炎の中で最も頻度が高いのは，**特発性肺線維症**（idiopathic pulmonary fibrosis：IPF）である．主に高齢の男性に発生する，肺に限局した慢性進行性の線維症で，原因は不明である．病因として遺伝子異常も指摘され

表 7-7 ■特発性間質性肺炎の分類

	発症経過	病変の分類	蜂巣肺の形成
特発性肺線維症（IPF）	慢性	斑状，不均一，小葉辺縁	あり
非特異性間質性肺炎（NSIP）		びまん性，均一	ときにあり
剝離性間質性肺炎（DIP）			なし
呼吸細気管支炎を伴う間質性肺疾患（RB-ILD）		小葉中心	
原因不明の器質化肺炎（COP）	亜急性	斑状	
急性間質性肺炎（AIP）	急性	びまん性，均一	まれ

ているが，特定には至っていない．自覚症状として，慢性的な乾性咳嗽，労作時呼吸困難を認める．特発性肺線維症は診断時の予後が35カ月程度とされ，予後不良である．死因は急性増悪，呼吸不全の進行，肺癌の合併が多いとされる．

IPFはCT検査で両側肺底部の胸膜直下優位に蜂巣肺（ほうそうはい）*を伴う網状影と，わずかなすりガラス陰影を認めることで疑われる．身体所見では高率に背部で捻髪音を聴取する．ばち指を認めることも多い．線維化は肺底部から進行し，徐々に上肺野へ広がることが多いため，背側肺底部で聴診を行うことが重要である．血液検査ではLDHやCRP，KL-6（シアル化糖鎖抗原KL-6），SP-A（肺サーファクタントプロテインA），SP-D（肺サーファクタントプロテインD）が上昇している場合が多い．呼吸機能検査では拘束性換気障害を示し，肺活量と肺拡散能（DLCO）*が低下する．表7-8に示す主診断基準すべてと副診断基準4項目中3項目以上を満たす場合，生検を行わなくとも，臨床的に特発性肺線維症と診断できる．CT所見から典型的な特発性肺線維症と診断できない場合には，鑑別のために外科的肺生検を検討する必要があるが，外科的肺生検に伴って急性増悪を起こすリスクがあり，生検の適否は慎重に行う．

現在，確立された治療法はなく，第一選択薬は抗線維化薬で，病状の進行の勢いを抑える効果が期待される．抗線維化薬は2019年5月現在，2種類あり，ピルフェニドンとニンテダニブという二つの内服薬を選択できる．それぞれ副作用の報告も多く，ピルフェニドンは光線過敏症*，食欲不振，肝障害など，ニンテダニブは下痢，肝障害などが報告されている．ステロイド薬の平時の投与は推奨されていないものの，急性増悪を生じた場合には，ステロイド薬および免疫抑制薬の投与を行うことが多い．しかし，治療に反応せず，死亡する可能性も高い．肺癌の発生率も高いため，定期的な画像検査が必要となる．

3 非特異性間質性肺炎（NSIP）

非特異性間質性肺炎（non-specific interstitial pneumonia：**NSIP**）は，IPFと比較して5年生存率が高く，比較的予後が良好であるとされ，慢性線維化間

＊用語解説

蜂巣肺
蜂窩肺．肺の線維化が進行して穴（囊胞）ができ，CTで撮影すると蜂の巣のように見える．間質性肺炎，特に特発性間質性肺炎に特徴的．

肺拡散能
ガス交換で，酸素と二酸化炭素が肺胞と血液を移動する能力．1分間当たりの吸入気から，肺胞毛細血管への一酸化炭素（CO）の移動量を測定することで求められる．

光線過敏症
日光にさらされることで水疱やかゆみなどの皮膚症状を来す疾患．薬剤や遺伝性・代謝性疾患などが原因で発症する．

表7-8 ■特発性肺線維症の臨床診断基準

以下の主診断基準のすべてと副診断基準4項目中3項目以上を満たす場合，外科的肺生検を行わなくとも臨床的にIPFと診断される

主診断基準
■薬剤性，環境曝露，膠原病など，原因が既知の間質性肺疾患の除外 ■拘束性障害（VCの低下）やガス交換障害（安静時や運動時のA-aDO$_2$の増大，安静時または運動時のPaO$_2$の低下，あるいはDLCOの低下）などの呼吸機能検査異常 ■HRCTで両肺底部・胸膜直下優位に明らかな蜂巣肺所見を伴う網状影とわずかなすりガラス陰影 ■経気管支肺生検（TBLB）や気管支肺胞洗浄（BAL）を行った場合は，その所見が他疾患の診断を支持しない
副診断基準
■年齢＞50歳 ■ほかの原因では説明し難い労作性呼吸困難の潜伏性の進行 ■罹病期間≧3カ月 ■両側肺低部に吸気時捻髪音（fine crackles）を聴取

日本呼吸器学会びまん性肺疾患診断・治療ガイドライン作成委員会編．特発性間質性肺炎　診断と治療の手引き．改訂2版，南江堂，2011，p.53.

質性肺炎としてIPFとの鑑別が重要な疾患である．症状や経過はIPFと類似する場合があり，画像所見で鑑別する．細胞性NSIPと線維化性NSIPに大別され，細胞性NSIPはステロイド反応性が良好で，予後も比較的良好である．線維化性NSIPは時に予後不良例があり，治療反応性が不良で，ステロイド薬と免疫抑制薬の併用投与が必要な場合もある．胸部X線やCT所見はIPFと同様に下肺野優位で，すりガラス陰影から濃い浸潤影を認める．蜂巣肺はまれで，牽引性気管支拡張*を認める場合が多い．

用語解説

牽引性気管支拡張
線維化などにより，肺野の容量が少なくなって起こる気管支の拡張．気道壁は正常で，軟骨のない部分のみが拡張する．急性間質性肺炎や急性呼吸窮迫症候群（ARDS）などで認められる．

4 剝離性間質性肺炎（DIP）／呼吸細気管支炎を伴う間質性肺疾患（RB-ILD）

剝離性間質性肺炎（desquamative interstitial pneumonia：**DIP**），**呼吸細気管支炎を伴う間質性肺疾患**（respiratory bronchiolitisassociated with interstitial lung disease：**RB-ILD**）は原因として喫煙が強く疑われている疾患である．

剝離性間質性肺炎は，50歳以下の男性喫煙者に多い疾患で，呼吸困難や咳嗽が数週間から数カ月間の経過で緩徐に出現する．CT検査では両側の下肺野末梢優位にすりガラス陰影を認める．10年後の生存率が70%程度で，予後は比較的良好な疾患である．治療として，禁煙だけでは改善せず，ステロイド薬の投与が必要となる場合が多い．

呼吸細気管支炎を伴う間質性肺疾患は，喫煙との関連がほぼ100%とされている疾患である．症状は病変の程度によってさまざまで，軽症であればほとんど症状はなく，呼吸機能に大きな影響を与える場合も少ないが，乾性咳嗽や労作時呼吸困難，低酸素血症を来す場合もある．CT検査では上肺野で小葉中心性の気腫化，一部に粒状影とその周囲のすりガラス陰影を認める．予後は比較的良好で，禁煙のみで治癒する場合が多い．

5 原因不明の器質化肺炎（COP）

原因不明の器質化肺炎（cryptogenic organizing pneumonia：**COP**）は急性から亜急性の経過で咳嗽や呼吸困難を認め，胸部X線やCT検査では浸潤影を呈することが多い．発症時は細菌性肺炎と診断され，抗菌薬治療が行われることが多い．CT検査では内部の陰影がすりガラス陰影を呈し，その周囲を浸潤影が覆う多発性リング状陰影（reversed halo sign）という特徴的な所見を認めることが多く，診断に有用である．予後は良好で，ステロイド薬への反応も良好である．ステロイド薬減量中や中止後1～2カ月程度経ってから再発する場合もあるが，再発後もステロイド薬への反応は良好である．

6 急性間質性肺炎（AIP）

急性間質性肺炎（acute interstitial pneumonia：**AIP**）は数日から数週間という急速な経過で乾性咳嗽，呼吸不全が進行する疾患である．CT検査では，早期には両側性のすりガラス陰影と背側の浸潤影を認め，疾患が進行すると網状陰影，牽引性気管支拡張を認めるようになる．治療として，ステロイド薬や免疫抑制薬を投与するが，死亡率は50%以上で予後不良である．

2 特発性肺線維症（IPF）患者の看護

1 特発性肺線維症（IPF）の患者に対する看護の考え方

特発性肺線維症（IPF）患者の看護は，診断告知時の心理的衝撃のケアから始まり，慢性期のセルフマネジメント教育，急性増悪期の全身・呼吸管理，終末期の緩和ケアと，経過に応じた支援が必要となる．IPF が進行すると労作時の呼吸困難や低酸素血症も悪化の経過をたどり，日常生活は制限され QOL も低下していく．これまでの活動や役割の喪失は自尊心の低下を招くこともあるため，常に心理的な状態に配慮し，治療やセルフマネジメントへの支援を行うことが大切である．呼吸不全が進行し終末期になると，耐え難い呼吸困難による苦痛が持続する場合があり，緩和ケアの専門家と連携した対応も必要となる．IPF の経過には個人差があり，予後予測は困難だが，その人がどのような生き方を望むかを日頃から繰り返し話し合うアドバンス・ケア・プランニング（ACP）への支援も重要である．

➡アドバンス・ケア・プランニング(ACP)については，14章5節 p.283 参照．

2 アセスメントの視点

特発性肺線維症患者の基本的なアセスメントの項目について，表7-9 に示す．患者が咳嗽や呼吸困難など苦痛な症状・治療とともに，日々どのような生活を送っているのか包括的にアセスメントすることが重要である．また，抗線維化薬を内服している場合は副作用症状の観察を行う．ピルフェニドンの場合は消化器症状（悪心，食欲不振）や光線過敏症（紫外線遮断のセルフケア状況

用語解説

6 分間歩行試験
運動耐容能を測る簡単な運動負荷試験．6 分間でできるだけ速く歩いてもらい，歩行距離や患者の様子，バイタルサインを測定する．運動能力や循環機能の評価に用いられ，呼吸器では疾患の重症度判定にも用いられる．

表 7-9 特発性肺線維症患者のアセスメント項目

身体的側面	精神的側面	社会的側面	スピリチュアルな側面
□症状・身体所見 咳嗽，呼吸困難，倦怠感，疲労感，呼吸数，SpO_2 の低下，呼吸音（捻髪音），ばち指，チアノーゼ，体重減少（BMI），使用薬剤の副作用症状 □画像検査所見 胸部 X 線・CT 像の網状影，肺の容積減少，蜂巣肺 □呼吸機能検査 拘束性換気障害の程度（%肺活量），肺拡散能（DLCO） □血清マーカー KL-6，SP-D，SP-A □動脈血ガス分析 pH，PaO_2，$PaCO_2$，SaO_2 □依存症，合併症 肺高血圧，肺癌，肺気腫などの有無 □栄養状態 □運動耐容能 6 分間歩行試験*（歩行距離，SpO_2 の変動） □日常生活活動（ADL） 呼吸困難による活動への影響	□疾患，治療の理解と反応 疾患や治療に関する言動・表情 □治療やセルフケアへの意欲・態度，症状への対処方法 □健康に関する考え方 □心理状態 不安，抑うつ，いらだち，悲嘆	□役割 家庭や職場，地域における役割，地位 □居住環境 □職業 就労状況，仕事内容，仕事の環境 □家族の状況 家族構成（同居者の有無），キーパーソン，家族の健康状態，患者と家族の関係，患者の疾患や治療・療養に関する理解と反応 □余暇活動 □経済的負担 医療費助成の有無，医療費負担の生活への影響 □社会資源 指定難病，身体障害者手帳，介護保険，医療福祉サービスの利用状況	□ IPF とともに生きることへの苦悩 □呼吸困難により生活する世界が縮小していく悲嘆と諦め □死への恐怖 □宗教や信仰といった拠りどころの有無

7 換気障害

を含む)，ニンテダニブの場合は下痢や肝機能障害に関する観察が必要となる．

3 看護のポイント

診断告知時の支援

IPFの告知時の説明は，がん告知のケアに準じ，患者・家族の反応や様子に細心の注意を払う．告知後は，疑問や不安が表出できる機会をつくり，疑問や不安の内容に応じて説明や傾聴を行い，患者・家族が適切に疾患を受け止め，納得して治療や療養に取り組めるよう支援する．

症状マネジメント

労作時の呼吸困難や低酸素血症の状況をセルフモニタリングしながら，自ら呼吸を整えて動くことやゆっくり動くこと，計画的に休憩をとることなどを指導する．在宅酸素療法を行っている場合は，処方された酸素流量を適切に使用できるよう支援する．呼吸困難の程度と SpO_2 の低下は必ずしも一致しないため，SpO_2 が低下していても呼吸困難を強く自覚しない場合は，酸素を外して動いてしまうことがある．パルスオキシメーターで SpO_2 を測定しながら動作を行い，患者自身に数値を見て身体の状態と呼吸困難の感覚をとらえてもらい，酸素吸入下での変化を確認することなどが有効である．また，IPF患者にとって疲労感や疲弊感は，苦痛が大きく，緩和が難しい症状である．日常生活での適度な身体活動により運動耐容能を保つとともに，十分な休息を意識してとることが大切である．

急性増悪時のアクションプラン

急性増悪の早期発見・対処のために，普段から体調のモニタリングを行い，どのような症状があれば医療機関を受診するかを話し合っておく．呼吸困難の増強や SpO_2 の低下，咳の増加，発熱といった症状を認める場合は，定期受診日を待たずに速やかに受診することを説明する．急性増悪により急性呼吸不全状態に至った場合は，ステロイド薬や免疫抑制薬などの治療とともに，気管挿管による人工呼吸やNPPV，高流量鼻カニュラ酸素療法などで呼吸管理を行う．

日常生活におけるセルフマネジメントへの支援

日常生活では，禁煙，規則正しい生活による過労や睡眠不足などの負担の回避，感染予防，インフルエンザや肺炎球菌ワクチンの接種，定期受診，在宅酸素療法，栄養管理，排便コントロール，呼吸リハビリテーションといったセルフマネジメントを継続できるよう支援する．抗線維化薬のピルフェニドンを使用している場合は，光線過敏症予防として紫外線遮断の対策を指導する．

心理的支援

療養生活の中でのさまざまな感情や思いを表出できる機会を定期的にもち，その時々の不安や疑問に対処するとともに，患者の努力をねぎらうことが大切である．呼吸困難に伴う活動制限や急性増悪への不安から，自宅に引きこもりがちになり，抑うつを生じる場合もある．日常生活に支障を来すような抑うつがある場合は，精神科医や臨床心理士などの専門家の支援を受けられるよう調整する．患者会などを通じた，同じ病気の患者・家族との関わりも心理的なサポートとなる．

社会・経済的支援

家族の不安や在宅での療養に関する負担を傾聴し，ねぎらいつつ，利用可能な社会資源の活用を共に検討する．IPF は指定難病に定められており，重症度に応じて医療費の助成がある．身体障害者手帳（呼吸機能障害）の取得により，等級に応じた医療費助成や年金，手当の給付，税金，交通費の減免などの支援を受けられる．病状の進行や ADL の状況に応じて，介護保険を活用して，在宅での療養環境を調整することも必要となる．

緩和ケア

病状が進行し終末期になり，耐え難い呼吸困難が持続する場合は，緩和ケアの専門家と連携し，医療用麻薬による緩和を図る場合がある．息苦しさが強い中でも，患者がどのように過ごしたいかを家族や医療者チームで共有し，繰り返し話し合いながらケアを行うことが大切である．

3 睡眠時無呼吸症候群（SAS）

sleep apnea syndrome

1 睡眠時無呼吸症候群（SAS）とは

1 病態・診断

睡眠時無呼吸症候群（sleep apnea syndrome：**SAS**）とは，睡眠中に無呼吸または低呼吸の状態が頻回に出現する状態で，睡眠が障害され，日中の傾眠を引き起こす．30 ～ 60 代の男性の約 4%，女性の約 2%が該当するとされる．SAS には無呼吸中に呼吸努力を伴い，呼吸時にいびきを伴う**閉塞型睡眠時無呼吸**（obstructive sleep apnea：**OSA**）と呼吸努力を伴わない**中枢型睡眠時無呼吸**（central sleep apnea：**CSA**）があり，OSA が 9 割を占める．

睡眠時無呼吸症候群の診断にはポリソムノグラフィ（PSG）が重要である．PSG は睡眠中の脳波，眼球運動，オトガイ筋電図，心電図，呼吸気流，呼吸運動，SpO_2 を同時に測定することで，無呼吸と低呼吸の頻度をスコア化する．

➡ポリソムノグラフィ(PSG)については，3章13節p.60参照．

2 閉塞型睡眠時無呼吸症候群（OSAS）

病態

閉塞型睡眠時無呼吸症候群（obstructive sleep apnea syndrome：**OSAS**）は，睡眠時無呼吸症候群の 9 割を占め，肥満の男性に多くみられる．肥満などによる上気道の狭小化が背景にあり，睡眠によって筋肉が弛緩して上気道が閉塞されて生じる（図7-11）．上気道が狭窄すると空気の振動が起き，いびきが生じる．上気道が完全に閉塞すると気流が停止するため，無呼吸となる．無呼吸状態を改善しようと呼吸努力をすることにより，異常な体動や夜間頻尿などの自覚を伴う中途覚醒や自覚を伴わない中途覚醒が生じるため，睡眠の障害が起きる．夜間の睡眠が障害されることで，起床時の頭痛，日中の傾眠，集中力の低下，全身倦怠感などを認める．能率の低下や交通事故にもつながるため，治療が必要となる．高血圧や糖尿病などの生活習慣病の発症リスクとも関連しているといわれる．

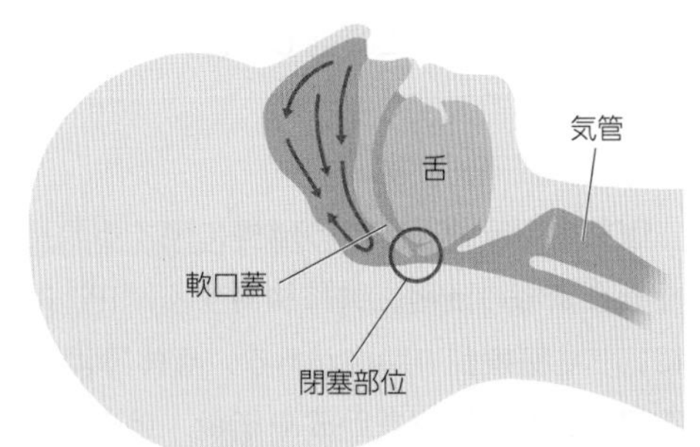

図 7-11 ■閉塞型睡眠時無呼吸症候群患者の特徴

閉塞型無呼吸症候群患者では，睡眠中に，軟口蓋，舌による気道の閉塞が起こる．

原因

原因としては肥満が最も多いが，顎が小さいなどの解剖学的構造による場合もある．扁桃肥大や巨舌も原因となり得る．日本人は解剖学的に顎が小さい場合や後退している場合があり，肥満でない人でも閉塞型睡眠時無呼吸症候群の場合がある．アルコールや睡眠薬など，上気道の筋肉を弛緩させる薬剤は増悪因子である．睡眠中の仰臥位や頸部の屈曲といった体位も増悪因子となり得る．

表 7-10 ■ AHI と重症度

AHI	重症度
AHI<5	正常
5 ≦ AHI<15	軽症
15 ≦ AHI ＜ 30	中等症
30 ≦ AHI	重症

診断

診断には，**無呼吸低呼吸指数**（AHI）を用いる．AHI は睡眠 1 時間あたりの無呼吸と低呼吸の合計回数を指す．低呼吸とは，換気の明らかな低下に加え，SpO_2 が 3 ～ 4％低下した状態や覚醒を伴う状態を指す．AHI が 5 以上で日中の傾眠などの症状を伴う場合や，AHI が 15 以上の場合，閉塞型睡眠時無呼吸症候群と診断される．AHI が 5 以上 15 未満の場合は軽症，15 以上 30 未満の場合は中等症，30 以上の場合に重症と診断される（表7-10）．

治療

肥満が原因の例では，減量を行うとともに，睡眠薬や鎮静薬，アルコールの摂取を控えるように指導する．改善しない場合，持続的に陽圧をかけて上気道の閉塞を防ぎ，低呼吸や無呼吸を改善させる，**経鼻的持続気道陽圧呼吸法**（nasal continuous positive airway pressure：**nasal CPAP**）を導入する（図7-12）．

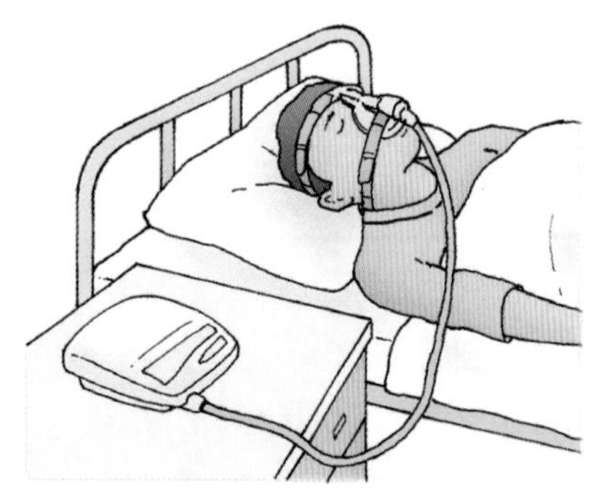

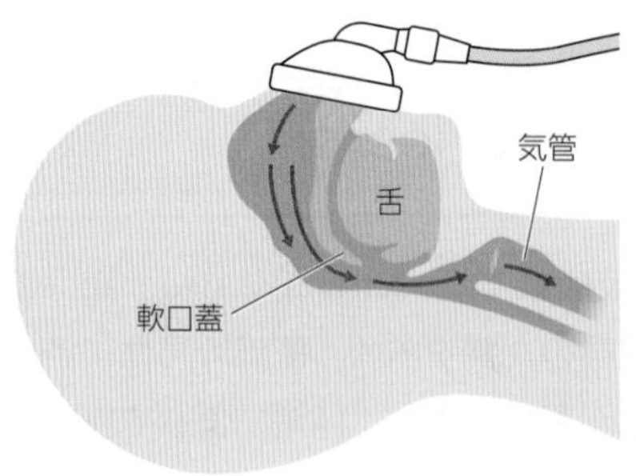

図 7-12 ■ CPAP 療法

マスクから加圧した空気を上気道に送り，気道を陽圧にすることで，軟口蓋や舌を押し上げて気道を広げる．

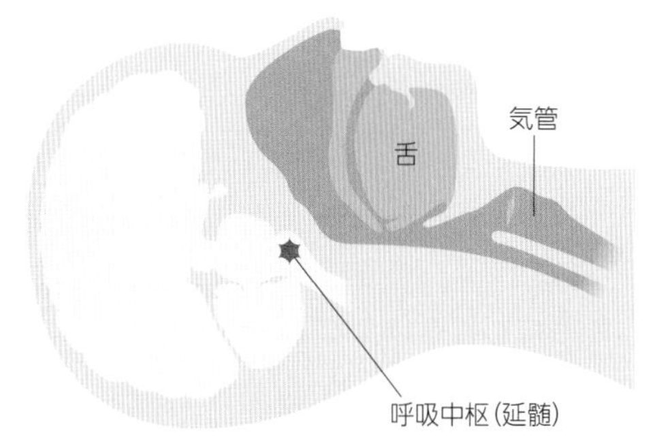

図 7-13 ■中枢型睡眠時無呼吸症候群 (CSAS)
呼吸中枢に異常が生じ，呼吸が停止する．無呼吸中も，呼吸運動 (胸郭腹壁の呼吸努力など) が認められない．

表 7-11 ■閉塞型睡眠時無呼吸症候群の症状

覚醒時の自覚症状	睡眠時の症状
■眠気，居眠り (日中過眠)	■いびき
■起床時の頭痛・頭重感	■悪夢，寝言
■集中力・記憶力の低下	■異常体動
■疲労感，倦怠感	■不眠，中途覚醒
■無気力	■夜間頻尿

7 換気障害

3 中枢型睡眠時無呼吸症候群（CSAS）

中枢型睡眠時無呼吸症候群（central sleep apnea syndrome：**CSAS**）は，心不全や脳卒中後，麻薬使用などに伴う続発性のものと，原因不明の原発性のものに大別される．睡眠時は二酸化炭素分圧がある一定濃度で調整されているが，CSAS 患者では二酸化炭素分圧がある閾値（無呼吸閾値と呼ばれる）以下に低下すると，呼吸が停止する(図7-13)．自覚症状がないこともあるが，日中の眠気や頻回な中途覚醒，不眠の訴えを認めることもある．

診断には PSG を用いることが一般的で，無呼吸時に呼吸努力が認められないことが特徴である．治療としては，心不全合併例が多いため，CPAP を導入する場合が多い．

2 睡眠時無呼吸症候群（SAS）患者の看護

1 睡眠時無呼吸症候群の患者に対する看護の考え方

睡眠時無呼吸症候群（SAS）の中で最も数が多く，看護の介入が必要な対象は，閉塞型睡眠時無呼吸症候群（OSAS）の患者である．OSAS の一般的な治療は，**持続陽圧呼吸療法**（continuous positive airway pressure：**CPAP**）の実施である．AHI20 以上の場合には，社会保険適用となり，CPAP 療法が導入される．CPAP 療法は根治療法ではなく対症療法のため，生涯継続しなければならない．患者が毎日就寝時に機器を装着する煩わしさを乗り越え，治療効果を自覚して, 長期にわたって治療を継続することが, 健康的な生活を送る鍵となる．

CPAP 療法のアドヒアランスを向上させることが重要である．患者の仕事や家庭の状況を理解し，患者が自ら考えて選択できるような情報，知識，手技の方法を提供しながら継続的に支援する．

2 アセスメントの視点

OSAS の症状と疾患理解

患者にとって，OSAS の症状(表7-11)が疾患と結びついていない場合がある．CPAP 療法開始によりいびきが消失しても，自覚するわけではないため，治療継続の必要性を感じられないことが多い．症状をどのようにとらえているか，症状と疾患の関係をどのように理解しているかを確認する必要がある．

生活状況を理解する

患者の生活状況を確認し，不規則な時間や出張の多い仕事である，家族の世話で睡眠時間が短くなっている，飲酒の習慣がある，夜型の生活リズムである，寝室の環境が整っていない，睡眠薬を使用しているなど，睡眠に影響を与えているものはないかを探索する．そこから，良質な睡眠やCPAP療法実施のために，工夫や改善できる点はないかを検討する．

合併症の状態と治療状況

OSASの合併症として，主に高血圧，不整脈，虚血性心疾患，脳血管障害，糖尿病などがある．合併症の徴候はないか，すでに合併症の治療をしている場合には，服薬管理や疾患に関するデータなどを継続的に観察する必要がある．

3 看護のポイント

CPAP療法継続の支援

CPAP療法導入後3カ月で1日4時間以上使用できている症例では，5年継続率は90％を超える[13]．CPAP療法を中止した事例は導入後6カ月未満で多い一方，慣れる期間も6カ月以内であり，導入後6カ月以上の経過でほとんどの患者が治療効果を実感していたとの報告もある[14]．CPAP療法導入時，導入後数カ月間の関わりが治療継続につながると考えられ，重要である．

▸ マスクフィッティング

第一選択として，鼻マスクかピローマスクを使用する．口呼吸となってしまう患者には鼻口マスク（フルフェイスマスク）を使用する．患者に合ったサイズとフィット感が大切である．

▸ CPAP機器のログデータの活用

機器により，CPAP使用日数，使用時間，リーク量，AHIなどのデータが表示される．ログデータ（機器に保存されている記録）を基に，問題がある部分からアプローチし，問題の理由や根拠，対処を患者と共に検討する．

▸ 治療効果のフィードバック

CPAP療法継続のためには，患者が治療効果を実感することが大切である．治療開始前と比べて自覚症状がどのように変化したかを聞き，変化をとらえて，それが治療効果であると伝える．自覚症状の改善を感じていない患者には，いびきが減っていないかベッドパートナーに聞いてみることを勧めたり，夜間の尿回数が減っていないかを聞いたりして，CPAP療法を継続すれば効果は現れると説明する．

生活習慣改善への支援

患者の生活状況のアセスメントから，OSAS増悪因子を明らかにして，改善すべき点について対処できるように支援する．例えば，飲酒習慣の改善や生活リズムの修正，肥満の改善が必要であるが，外食が多く運動する時間がない患者の場合にはどう工夫すればよいか，不規則な仕事の場合はどのように時間帯を合わせるか，どう睡眠時間を確保しCPAP療法を実施するかなど，患者と一緒に考え，患者自ら方法を選択できるように支援する．

合併症治療への支援

CPAP療法を継続することで，合併症の改善が期待できる．合併症治療のための服薬や食事療法，運動療法など個別の支援を計画・実施し，血圧や血糖値などのデータを継続的に観察する．データの改善がみられたら，患者にフィードバックしてCPAP療法継続の効果であると伝えることが，アドヒアランス向上につながる．

臨床場面で考えてみよう

Q1 COPDにおける呼吸機能検査での特徴は何か．

Q2 呼吸困難を増強する動作は，どのような動作か．

Q3 呼吸器感染による増悪予防のためには，どのようなセルフケアが必要か．

Q4 特発性肺線維症（IPF）はどのような症状で，どのような予後か．

Q5 特発性肺線維症の急性増悪で入院中の患者が，ステロイド治療により軽快し，退院することになった．退院後の日常生活で気を付けることについて，患者にどのような指導を行うか．

Q6 OSAS患者がCPAP療法を継続していけるように支援するためのポイントは何か．

考え方の例

1 呼吸機能検査では1秒量（FEV_1）や1秒率（$FEV_1\%$）が70%を下回る閉塞性換気障害を認め，気管支拡張薬を投与しても，1秒率が70%を下回ったまま上昇しない．同じ閉塞性換気障害である喘息の場合は，気管支拡張薬を投与すると1秒率が改善する．

2 上肢を挙上する動作は，胸郭運動の制限や，呼吸補助筋の緊張により換気を制限し，息苦しくなりやすい．反復動作や息を止める動作は，呼吸リズムやパターンを乱し，腹部を圧迫する動作は横隔膜の動きを阻害し，息苦しくなりやすい．

3 手洗い，含嗽，マスクの着用，環境調整，予防接種を行うことが大切である．また，呼吸器感染症状に早期に気づき，適切に行動をするためにセルフモニタリング技術を習得することが大切である．

4 自覚症状として，慢性的な乾性咳嗽，労作時呼吸困難を認めるが，非特異的である．予後は診断時で35カ月程度とされ，予後不良である．死因としては急性増悪，呼吸不全の進行，肺癌の合併が多い．

5 退院後は，規則正しい生活と服薬の継続，感染予防に努めるよう指導する．また，体温や咳，呼吸困難など体調の変化を確認し，増悪を認める場合は速やかに受診するよう説明する．体調に応じて，適度な活動を保つことも大切であると伝える．

6 CPAP療法に慣れるまでの数カ月間の関わりが重要である．患者に合ったマスクを選択し，数値や自覚症状を振り返りながら効果をフィードバックする．

引用・参考文献

1）Cigarette smoking and health. American thoracic society. Am J Respir Crit Care Med. 1996, 153, p.861-865.

2）日本WHO協会．“死因原因トップ10”．WHOファクトシート．2022-12-09．https://japan-who.or.jp/factsheets/factsheets_type/the-top-10-causes-of-death-2/，(参照2022-11-04)．

3）Effing, T. W. et al. Definition of a COPD self-management intervention：International Expert Group consensus. Eur Respir J. 2016, 48(1), p.46-54.

4）日本呼吸器学会NPPVガイドライン作成委員会編．“慢性呼吸不全におけるNPPVの導入方法”．NPPV（非侵襲的陽圧換気療法）ガイドライン．改訂第2版．南江堂，2015，p.19-26.

5）日本呼吸器学会COPDガイドライン第5版作成委員会編．COPD診断と治療のためのガイドライン2018．第5版，メディカルレビュー社，2018，p.90-101，113-116，133-146.

6）神野恵治ほか．各種口腔ケアの効果に関する検討－口腔常在菌を指標として－：第2報　各種含嗽剤による含嗽効果の検討．北関東医学．2008，58(1)，p.1-7.

7）川村孝．予防医学 プライマリ・ケアの現場で風邪診療のエビデンスをつくる．現代医学．2008，55(3)，p.543-547.

8）加地正郎編．インフルエンザとかぜ症候群．南山堂，1997，p.185-190.

9）前掲書8）p.133-137.

10）丸山貴也．莢膜多糖体ワクチン．日本内科学会雑誌．2015，104(11)，p.2314-2323.

11）松本麻里ほか．慢性閉塞性肺疾患の増悪後の患者が体験するセルフマネジメント遂行上の障害．日本慢性看護学会誌．2015，9(2)，p.52-59.

12）Wilde, M. H. et al. A concept analysis of self-monitoring. J Adv Nurs. 2007, 57(3), p.339-350.

13）睡眠呼吸障害研究会編．成人の睡眠時無呼吸症候群診断と治療のためのガイドライン．メディカルビュー社，2005，p.31-35.

14）白濱龍太郎ほか．閉塞性睡眠時無呼吸とこれからの在宅陽圧呼吸療法～アドヒアランスと患者意識～．行動医学研究．2018，23(2)，p.63-69.

15）前掲書5）p.99-101.

16）前掲書5）p.113-116.

17）前掲書8）p.185-190.

8 肺循環障害

肺循環障害とは

何らかの原因により，肺循環経路のどこかに異常が生じたこと．

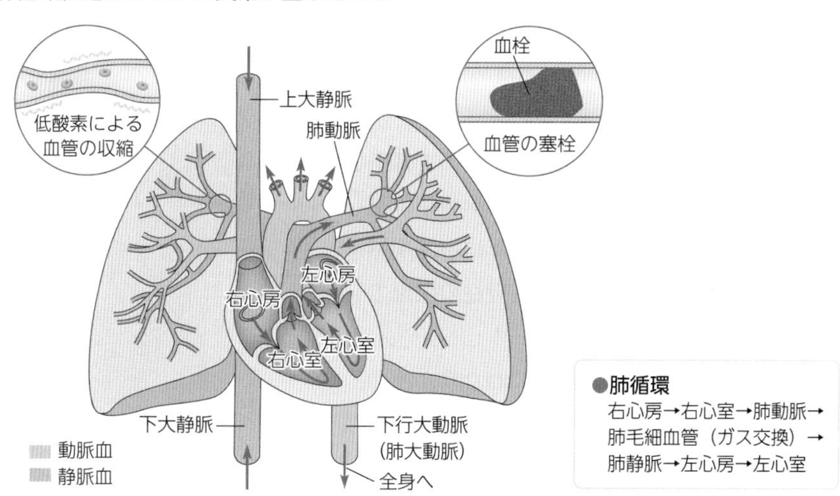

主な疾患

肺高血圧症（PH）

症状

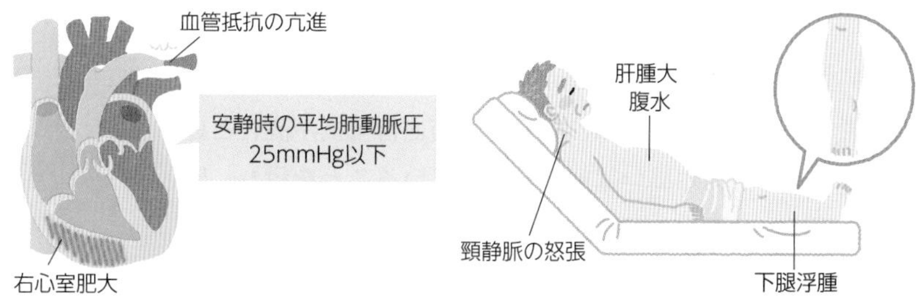

肺血栓塞栓症（PTE）

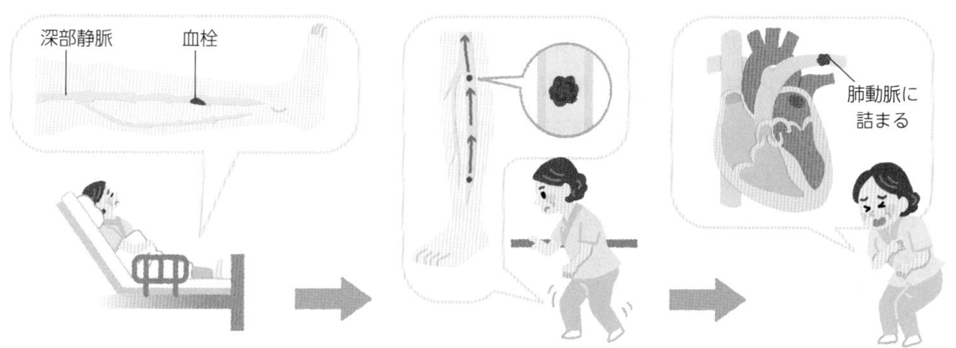

長期臥床によって下肢静脈がうっ滞し，血栓（血のかたまり）ができる

歩行を再開したことで腓腹筋が収縮して血栓が剥がれ，血液に乗って心臓や肺へ運ばれる

運ばれてきた血栓が肺動脈に詰まる．突然の呼吸困難，胸痛，血痰，意識消失などが生じる

1 肺高血圧症（PH）

pulmonary hypertension

1 肺高血圧症（PH）とは

1 定義

肺高血圧症（pulmonary hypertension：PH）とは，さまざまな原因によって動脈圧が上昇し，安静時に**平均肺動脈圧**（**PAP**）が25mmHg以上を示す疾患である．かつては予後不良の難治性疾患であったが，治療法の進化により予後が改善した．1998年に特定疾患として指定されている，慢性進行性の疾患である．

PAPが上昇する原因は多岐にわたり，原発性のものや，呼吸器疾患，心疾患に続発するものがある．肺動脈性肺高血圧症は女性に多く，加齢とともに発症は増えるが，男性では20代と70代に多いという2峰性の分布を呈する[1)]．

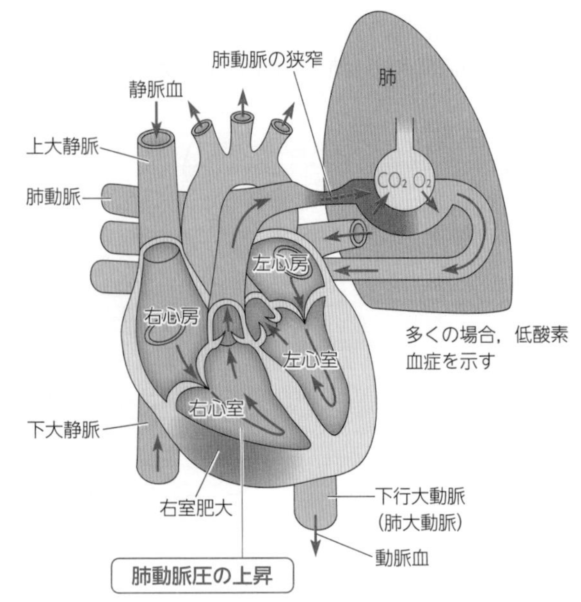

図8-1 ■肺高血圧症の機序

2 病態

肺高血圧症は，肺動脈の血管抵抗の亢進が原因となる（図8-1）．これは，肺血管の収縮や肺血管内膜が肥厚するために生じる．肺血管抵抗が高いということは，右心系にとっては後負荷が高い状態が持続していることを示し，肺動脈圧の上昇によって心臓は右室肥大を起こし，代償しようとする．症状が長期間続くと，最終的には代償困難になり，右心不全を来す．また，肺や肺血管の障害による肺高血症によって右心の負荷が大きくなり，右心室の拡大および右心不全が生じた状態を，**肺性心**という．

肺高血圧症は，2013年の国際分類で，第1群 肺動脈性肺高血圧症（PAH）（特発性PAH，遺伝性PAHなど），第2群 左心性心疾患に伴う肺高血圧症（左室収縮不全，左室拡張不全など），第3群 肺疾患およびまたは／低酸素血症に伴う肺高血圧症（COPD，間質性肺疾患など），第4群 慢性血栓塞栓性肺高血圧症（CTEPH），第5群 詳細不明な多因子のメカニズムに伴う肺高血圧症（血液疾患など）の大きく五つのカテゴリーに分類されている．

3 症状

肺高血圧症で認められる症状は，右心不全による症状である．心臓から肺へ送り出す血液の量を保つことができず右心室の機能が低下し，静脈血がうっ滞して右心不全を来したことにより，労作時の呼吸困難を起こしたり，易疲労感を自覚したりする．突然の呼吸困難や，失神発作を起こす場合もある．右心不全を来した患者の身体所見では，頸静脈の怒張，肝腫大，腹水，両側の下腿浮腫などを認める．また，聴診ではⅡ音肺動脈成分（Ⅱp音）*の亢進がみられ，進行すると，三尖弁閉鎖不全による心雑音を聴取するようになる．

4 治療

肺疾患や心疾患に伴う二次性の肺高血圧の場合は，肺血管抵抗を上げる原因となっている疾患の治療が第一であり，原因疾患により治療法が異なる．高くなった肺血管抵抗を改善させるための肺血管拡張薬は，特発性肺動脈性肺高血圧症で使用される．近年の研究では，肺高血圧症には，エンドセリン，プロスタサイクリン，ホスホジエステラーゼが強く関与していることが判明しているため，それらに対抗する薬剤を投与する．

肺血管拡張療法

▸ 経口血管拡張薬

血管収縮や細胞増殖作用に関与しているエンドセリン受容体に対して，**エンドセリン受容体拮抗薬**を投与することで，これらの作用を抑制する．ホスホジエステラーゼ（PDE）は肺動脈平滑筋にも多く存在しており，PDEの活性を**ホスホジエステラーゼ5阻害薬**（PDE5阻害薬）を投与して阻害することで，平滑筋弛緩作用をもつサイクリックGMP（cGMP，環状グアノシン一リン酸）の分解を抑制し，肺動脈血管抵抗を低下させる．プロスタサイクリン（PGI_2）は血管内皮由来の物質で，強力な血管拡張作用と血小板凝集作用を有するため，**プロスタサイクリン誘導体**を投与する．慢性血栓塞栓性肺高血圧症*では，**抗凝固療法**が第一選択となる．

必要に応じて，在宅酸素療法，右心不全に対する治療を行う．また，肺動脈血栓内膜剝離術，バルーン肺動脈形成術，肺移植術を検討する．

薬物治療に反応する肺高血圧症は，reversible（可逆的な）PHで予後は良好である．反応しない場合はirreversible（不可逆的な）PHで，予後不良である．その場合は人工心臓や移植を考慮する．

用語解説

Ⅱ音肺動脈成分（Ⅱp音）
Ⅱ音は大動脈弁と肺動脈弁の閉鎖音で，肺高血圧症の場合はⅡp成分が亢進する．

慢性血栓塞栓性肺高血圧症（CTEPH）
血栓が器質化して肺動脈が慢性的に閉塞し，肺高血圧症を合併するもの．肺の血流および肺循環動態の異常が6カ月以上続く．指定難病である．

2 肺高血圧症（PH）患者の看護

1 肺高血圧症患者に対する看護の考え方

慢性呼吸器疾患の中で，慢性閉塞性肺疾患や特発性肺線維症，気腫合併肺線維症において肺高血圧症の合併が多く，肺高血圧症の合併は予後不良因子である．病態の進行に伴い，右心不全の出現や心拍出量の低下が生じ，軽度の労作でも失神発作を起こすことがあるため，症状の早期発見と対処が重要である．

2 アセスメントの視点

右心不全症状の増悪の有無

労作時呼吸困難，倦怠感，胸痛，失神発作，食欲不振，悪心・嘔吐，顔面・下肢浮腫，尿量低下，体重増加などの出現がないかを観察する．

治療に伴う副作用の有無

酸素療法は指示された酸素量が確実に投与されているか観察する．肺血管拡張薬の副作用には，頭痛，血圧低下，倦怠感，顔面紅潮，めまい，消化器症状などがある．忍容性をみながら投与量を増やす薬剤のため，副作用の観察とその治療の必要性について指導を行う．病態によっては症状が悪化する場合もあるため，呼吸状態，全身状態に注意する．

心・呼吸負荷が増大しない日常生活

過度の運動・労作は避け，禁煙や水分・塩分制限に注意し，妊娠・出産および旅行（特に航空機への搭乗や高地へ行く場合）は，必ず医療者に相談するように促す．

3 看護のポイント

安静度に応じた日常生活援助

過度な運動は，肺血管のリモデリングの進行，毛細血管領域での血栓形成促進，低酸素性肺血管攣縮（れんしゅく）などを惹起（じゃっき）させ，肺血管抵抗が上昇し，病態を進行させる可能性がある．安静度に応じて，清潔介助，排泄介助，移動介助を行う．清潔介助は患者の症状に応じて，全身清拭，洗髪，足浴，下半身浴，シャワー，入浴の介助の程度を変える．複数の介入の組み合わせによる負荷の増大や前かがみになる動作は避ける（バルサルバ効果*）．排泄介助では，安静度に応じて，ベッドサイドでの排泄や車椅子によるトイレへの移動を行う．努責による血圧上昇や心拍数の増加は，心負荷を増加させるため，下剤などで調整する．浣腸は胸腔内圧を高めて心負荷となるため，できるだけ避ける．移動介助では，安静度に応じ，車椅子での移動，付き添い歩行を考慮する．

近年では，肺高血圧症患者に包括的リハビリテーションを行うことで，運動耐容能の改善やQOLの向上が示されており，有効性が確立されつつある．

> **＊用語解説**
>
> バルサルバ効果
> いきむ動作による副交感神経の緊張で筋緊張が生じ，普段より筋力を発揮できる生理的な現象．バルサルバ効果が生じると，胸腹腔内圧が上昇して大静脈が圧迫され，静脈血の心還流量や心拍出量が減少し，血圧が低下する．

精神的ケア

呼吸困難や右心不全の急激な悪化に伴い，死への恐怖や不安が増大する．的確な呼吸・循環管理を行うとともに，患者が生じた変化を受け入れ，安心して治療を受けられるように関わることが大切である．

2 肺血栓塞栓症（PTE）

pulmonary thromboembolism

1 肺血栓塞栓症（PTE）とは

1 原因・病態・症状

肺血栓塞栓症（pulmonary thromboembolism：**PTE**）とは，主に下肢や骨盤内の静脈で形成された血栓（**深部静脈血栓：DVT**）が遊離して，血流に乗って運ばれ，肺動脈に詰まり，肺循環障害を来す疾患である（図8-2）．致死性の

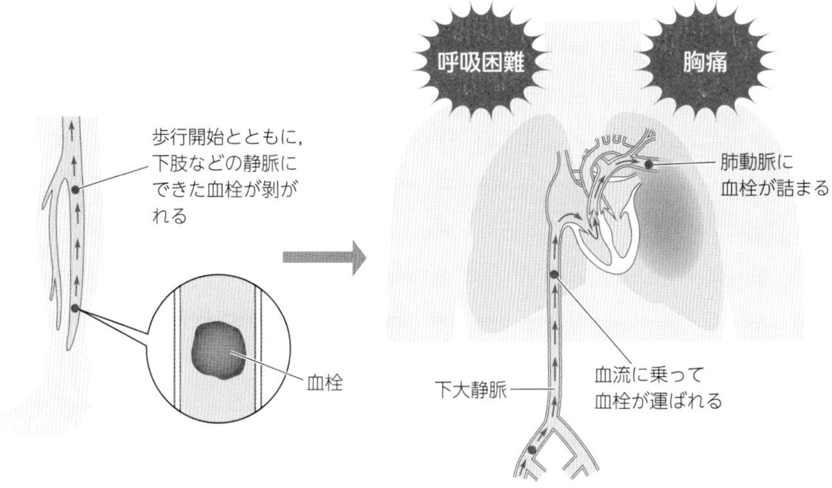
呼吸困難
胸痛
歩行開始とともに，下肢などの静脈にできた血栓が剝がれる
肺動脈に血栓が詰まる
血栓
下大静脈
血流に乗って血栓が運ばれる

図 8-2 ■肺血栓塞栓症（PTE）の機序

疾患であり，発症早期の死亡率は約 10 ～ 30%とされている．塞栓源としては血栓が最多だが，疾患によっては脂肪塞栓や空気塞栓，腫瘍塞栓などがある．

血栓の原因にはさまざまなものがある（表8-1）．航空機などに長時間座っていたために下肢の血流が停滞して血栓が生じる場合（**エコノミークラス症候群**）や，手術や病気で長期間寝たきりだった場合などで，起立や歩行を開始した時に好発するため，患者の病歴を把握しておくことが重要である．妊娠や悪性腫瘍，遺伝性の素因を原因とすることもある．婦人科系手術や，膝・股関節などの整形外科手術，悪性腫瘍の手術後などは特に注意する．

主な症状に，突然の呼吸困難，胸痛，血痰，意識消失などがある．肺血栓塞栓症のリスクをもつ患者で，これらを認めた場合は，肺血栓塞栓症の可能性を考える．

予防が重要な疾患であり，下肢静脈の血栓形成を予防するために弾性ストッキングの装着，間欠的空気圧迫法，抗凝固薬投与などを行う（図8-3）．

2 検査・診断

スクリーニング検査

以下のスクリーニング検査を行う．

▶ 動脈血ガス分析

低酸素血症と低二酸化炭素血症，呼吸性アルカローシスを認めることが多い．

▶ 凝固系検査

多くの症例で **D- ダイマー**が上昇している．D- ダイマーは血栓中のフィブリンの分解によって生じる物質であり，D- ダイマーの上昇は血栓の形成が発生したことを示す．肺血栓塞栓症のほかに，D- ダイマーが上昇する疾患として，播種性血管内凝固症候群，大動脈解離，心筋梗塞などがあることに注意する．

plus α

肺塞栓症
血液に乗って流れてきた血栓，脂肪，空気，腫瘍などの異物（塞栓子）が肺動脈に詰まり，肺循環障害を来すこと．血栓が原因の場合を肺血栓塞栓症（PTE）という．

PTE を発症しやすい状況
航空機以外にも，災害で長期間にわたる避難所や自動車内での生活などにより，足を動かさないでいることで下肢に DVT を生じ，PTE を発症することがある．予防として飲水や軽い運動を行う．

PTE の重症度分類
患者の血行動態と心エコーでの所見から以下の重症度分類がある．
広範型：血行動態不安定，右心負荷あり
亜広範型：血行動態安定，右心負荷あり
非広範型：血行動態安定，右心負荷なし

表 8-1 ■肺血栓塞栓症の危険因子

血流停滞	長期臥床，肥満，妊娠，長時間の同一姿勢（エコノミークラス症候群），下肢ギプス固定
血管内皮障害	手術（特に腹部，骨盤内，下肢に対する手術），外傷，骨折，中心静脈カテーテル留置，抗リン脂質抗体症候群
血液凝固能亢進	悪性腫瘍，熱傷，薬物（経口避妊薬，エストロゲン製剤），脱水

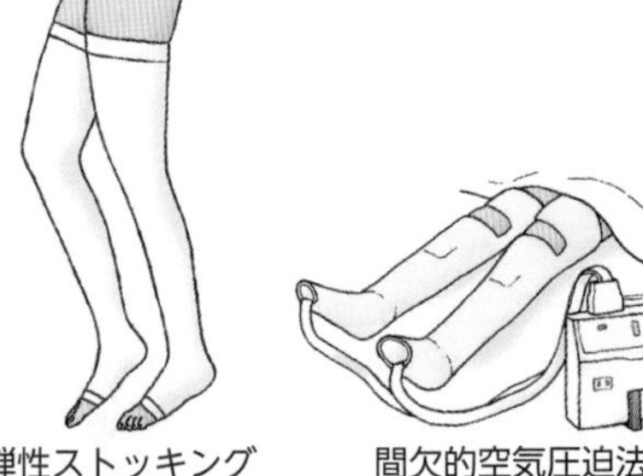

図 8-3 ■下肢静脈血栓の予防

▶ 胸部 X 線検査

心陰影の拡大，肺門部陰影の拡大，肺野の透過性亢進を認めることがあるが，これらは肺血栓塞栓症のみに特徴的な所見とはいえない．言い換えれば，急激な呼吸困難が生じているにもかかわらず，胸部 X 線検査で明らかな異常がないことが特徴といえるかもしれない．

▶ 心電図

右側胸部誘導（V_1 ~ V_3）の陰性 T 波，洞性頻脈を認めることがある．

▶ 経胸壁心臓超音波検査（心エコー）

急性肺血栓塞栓症では右室拡大と，心尖部の壁運動が保たれているものの右室自由壁運動が高度に低下する，McConnell 徴候がみられる（自由壁とは，中隔と反対方向の心臓壁をいう）．重症の場合，短軸像で D-Shape＊を認める．

▶ 肺血栓塞栓症の診断

確定診断のためには CT 検査が最も有用性が高いといえる．胸部ダイナミック CT による肺動脈内血栓の証明が重要である．アレルギー素因や造影剤での副作用の既往があるなど，造影剤が使用できない場合には，肺シンチグラフィで区域欠損を確認する．

3 治療

第一に，酸素を投与して呼吸循環の管理を行い，全身状態を安定化させる．抗凝固療法として，まずヘパリンの投与を行う．採血して活性化部分トロンボプラスチン時間（APTT）を確認し，ヘパリンの投与量を調節する．予防的治療として，内服薬であるワルファリンに切り替える．

血行動態が不安定で右心負荷がある症例に対して，抗凝固薬に加えて血栓溶解療法を行う．血栓溶解療法は，組織プラスミノーゲン活性化因子（tPA）やウロキナーゼなどを投与し血栓を急速に溶かす治療法である．重症患者で循環呼吸動態が破綻（はたん）している場合（心肺停止など）は，経皮的心肺補助装置（PCPS）＊を導入する．

内科的治療が無効な場合や重症例では，カテーテル治療や外科的血栓摘除術も選択肢となる．カテーテル治療には，カテーテル的血栓溶解療法と，カテーテル的血栓破砕・吸引術がある．出血性病変があるなどで抗凝固薬が使用できない場合，または再発を繰り返す場合には，下大静脈にフィルターを留置して，

用語解説

D-Shape
心エコーでみられる所見．右室により左室が圧排されて半円形を呈すること．

経皮的心肺補助装置（PCPS）
重症の肺塞栓症や心筋梗塞などの極めて重症な病態に対して，人工心肺を用いて呼吸と循環の補助を行う．

➡肺シンチグラフィについては，3章8節 p.48参照．

下肢や骨盤内の静脈から遊離した血栓を捕捉し，肺動脈に血栓が流れ込まないようにすることがある．永久留置型と回収可能型がある．

2 肺血栓塞栓症（PTE）患者の看護

1 肺血栓塞栓症患者に対する看護の考え方

肺血栓塞栓症は，塞栓源の多くが下肢深部静脈血栓由来であることがわかっている．静脈血栓塞栓症の危険因子には血液の停滞，血管内皮障害，血液凝固能亢進が挙げられ（ウィルヒョウの３要素*），これらの危険因子を回避するための予防が非常に重要である．また，抗凝固療法や血栓溶解療法に伴い，出血性の合併症対策が必要である．肺血栓塞栓症の主な病態は，急激な肺血管床の減少に伴う呼吸不全，および右心不全である．突然の呼吸困難，胸痛などを主訴に経皮的酸素飽和度（SpO_2）の著明な低下を来す．早期発見と血栓除去により，急性期の循環障害を脱することが予後を左右する．PCPS が必要な場合もあるが，急性期の適切な管理がうまくいけば，予後は比較的良好である．

2 アセスメントの視点

静脈血栓塞栓症の危険因子

同一体位や臥床などで動かないことは，血流を停滞させ，血栓形成につながりやすい．手術や外傷，カテーテル留置などの物理的刺激や，感染による血管内皮障害により，血小板凝集が起こり，血栓形成が促進される．また，感染症は血液凝固能を亢進させるため，血栓形成の主要な危険因子である．下肢静脈瘤の存在や，骨折など整形外科領域の疾患，静脈血栓症の既往，喫煙歴，肥満，脱水などもリスクファクターとなる．近年では，がん患者における血栓症リスクについても着目されている．

症状，検査データの推移

下肢の疼痛と腫脹が最も多い症状だが，その３分の２以上が無症候性（痛みなどの自覚症状がないこと）であるとされる．肺血栓塞栓症においては呼吸困難，胸痛が最も多い自覚症状として挙げられるが，無症状のものから突然死を来す重篤なものまで，経過は多彩である．血液検査では，血算*（WBC），生化学検査（CRP，D- ダイマー），血ガス分析，12 誘導心電図，胸部 X 線検査などのデータ推移を確認する．抗凝固療法中は，全血凝固時間，活性化凝固時間（ACT），APTT，プロトロンビン時間（PT），トロンボテストなどの血液データを確認する．

抗凝固療法の合併症

抗凝固療法は，少なくとも十分な歩行が可能になるまで行われる．再発性の肺血栓塞栓症では，長期の投与が必要な場合もある．高齢者や併存疾患をもつ患者は重大な出血性合併症に注意する．転倒予防や日常生活上の注意点を伝えるなど，患者の背景に合わせて合併症対策を講じる．

用語解説

ウィルヒョウの３要素
1856 年にウィルヒョウ（Virchow, R.C.）が提唱した，静脈血栓症の誘発因子で，①血流の停滞，②静脈内皮障害，③血液凝固能の亢進のこと．これらの誘発因子のいずれかが，または複合的に関与し，静脈血栓が形成されることが多い．

血算
血球計算検査のことで，血液中の赤血球，白血球，血小板の数やヘマトクリット値，ヘモグロビン量や濃度を測る．

plus α

がん患者と血栓症のリスク
がん細胞はトロンビン産生を促進させて凝固能を亢進させるほか，がん細胞が静脈内皮細胞を傷害することで，静脈血栓形成の原因になるとされる．加えて，手術，化学療法，放射線療法，中心静脈カテーテルの留置，安静臥床などの危険因子により，静脈血栓塞栓症のリスクが高まる．悪性腫瘍による血液凝固亢進から発生する脳卒中をトルーソー症候群と呼ぶ．

3 看護のポイント

物理的予防法

原則として臥床初期から弾性ストッキングまたは間欠的空気圧迫装置の装着（➡ p.166 図8-3参照）を開始し，少なくとも十分な歩行が可能となるまで終日装着する．

弾性ストッキングは簡便に装着できるが，単独の使用における予防効果は低い．一方，間欠的空気圧迫法は，予防効果は高いが，下肢への圧迫感や音などの不快感により安楽が保たれない場合がある．既に下肢の深部静脈血栓がある場合，間欠的空気圧迫法は血栓を遊離させてしまい，肺血栓塞栓症を引き起こす可能性があるため，原則として使用を控える．

薬物的予防法と抗凝固療法の合併症への対応

リスクの高い患者は物理的予防法に加えて，薬物的予防法を同時に行う．ヘパリンやワルファリンなどの抗凝固薬投与中の患者では，凝固系検査をチェックする．出血傾向にある場合には，採血時の圧迫止血を十分に行うなど，出血性合併症に注意する．また，日常生活上の注意点を患者に説明し，出血を助長しないように注意を促す．周術期患者において，術後早期に抗凝固療法が開始された場合には，出血性合併症に十分注意する．

早期離床と運動の促進

早期離床や下肢の積極的な運動は，血栓形成の予防に有効である．最も効果的なのは下肢の自動運動であり，下肢のポンプ機能を強化し，静脈うっ滞を改善させる効果がある．

離床時に血栓が飛び，肺血栓塞栓症を引き起こす可能性があるため，深部静脈血栓症や肺塞栓症のリスクが高い患者では，離床開始時には深部静脈血栓がないことを確認する．離床困難な場合には，他動運動や下腿腓腹部のマッサージも効果があるとされる．

呼吸循環管理

塞栓の位置が中枢近くになるほど，重度の呼吸困難と循環の破綻に至る．急激な肺血管床の減少に伴い，低酸素血症を呈するため，速やかに酸素投与を行い，改善しない場合には人工呼吸管理が推奨される．循環の破綻により呼吸循環不全が改善されない場合には，PCPSが必要になる．呼吸循環障害を脱すれば予後は比較的良好な場合が多い．血栓塞栓による閉塞が解除されるまでの呼吸循環管理は重要である．

急変時の対応

離床開始時は，特に周術期の患者において，肺血栓塞栓症を発症しやすい．前述したアセスメントの視点で観察を小まめに行い，異常の早期発見に努める．また，急変時や肺血栓塞栓症を疑う所見を発見した場合の報告体制や緊急時の対応について把握しておくとよい．

臨床場面で考えてみよう

Q1 経口の肺血管拡張薬を内服している患者がひどい頭痛を訴え，服用を中止したいと相談された．看護師はどのような指導を行うべきか．

Q2 術後患者の看護において，初回離床の際に注意する観察項目は何か．

考え方の例

1 肺血管拡張薬の副作用の中でも，頭痛は特に多い．冷罨法の実施や服用時間をずらすことで頭痛が軽減する可能性があるため，自己判断で服用中断や薬を減量しないように説明する．また，主治医や薬剤師に相談の上，副作用を軽減する方法を考える．

2 術後患者は疼痛などにより安静臥床に陥りやすく，下腿への静脈うっ滞につながりやすい．初回離床の際には，血栓形成の徴候がないか，循環動態は安定しているか，胸部症状や下肢痛，血液データ，下肢の視診などをアセスメントしてからできるだけ早期に離床を進め，特に初回立位時の呼吸困難など，肺塞栓症状の急変時の対応を考慮して慎重に行う．さらに，薬物的予防法を行っている場合には，出血傾向には注意する．術後早期の離床の際には，術後出血の拡大がないか創部の観察を行うとともに，歩行時の転倒にも注意する．

引用・参考文献

1）三嶋理晃ほか．呼吸不全に関する調査研究．2013．http://www.nanbyou.or.jp/entry/1527．（参照 2022-11-04）．

9 呼吸器感染症

ウイルス，細菌，真菌とは

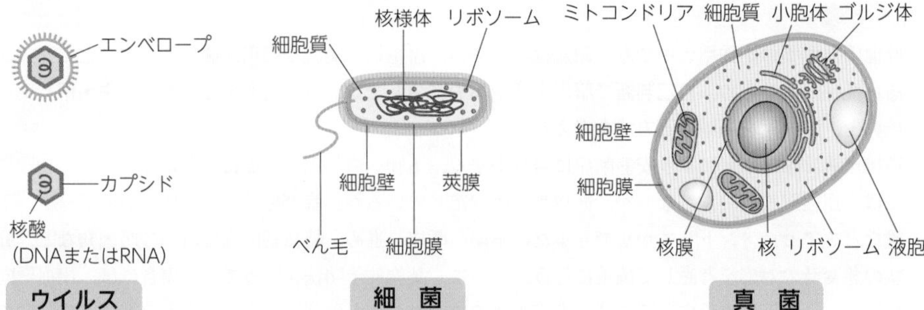

中心に存在する核酸（DNAかRNA）とカプシド（タンパク質の殻）から成る．エンベロープという膜をもつ場合もある．電子顕微鏡で観察できる．

細胞膜，細胞壁，リボソーム，べん毛などから成る．さまざまな形態がある．光学顕微鏡で観察できる．

核，ミトコンドリア，ゴルジ体など多くの細胞小器官がある．人間の細胞に近い構造だが，細胞壁をもつ．光学顕微鏡で観察できる．

主な感染経路

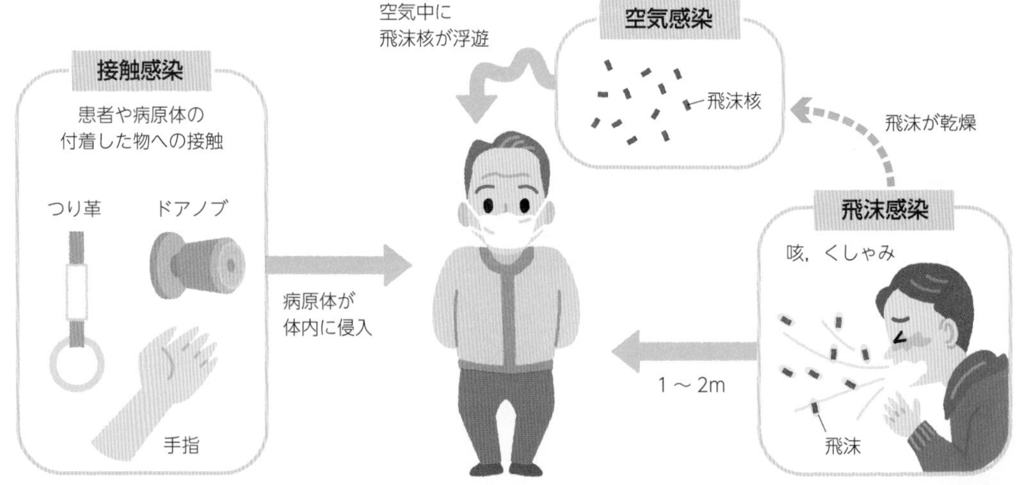

主な疾患

飛沫感染

●インフルエンザ　●マイコプラズマ肺炎
●風疹　●百日咳　など

接触感染

●感染性胃腸炎（ロタウイルス，ノロウイルス）
●メチシリン耐性黄色ブドウ球菌（MRSA）　など

空気感染

●結核　●肺真菌症
●麻疹（ましん）　●水痘（すいとう）　など

＊非結核性抗酸菌症（NTM）も空気感染だが，ヒトからヒトには感染しない．

1 かぜ症候群（急性上気道感染症）

common cold syndrome

1 かぜ症候群（急性上気道感染症）とは

1 定義・病態

かぜ症候群（**急性上気道感染症**）は，自然軽快する上気道のウイルス感染症である．一般的に使用される**かぜ**（**感冒**（かんぼう））という言葉には，腹痛・下痢を主な病態とするウイルス性胃腸炎を含むことがあるが，ここでは感染部位や症状が上気道・下気道を主体とするかぜ症候群について解説する．

表 9-1 かぜ症候群の原因微生物

- ライノウイルス
- RS ウイルス
- エンテロウイルス
- コロナウイルス
- インフルエンザウイルス
- アデノウイルス
- ヒトメタニューモウイルス（hMPV） など

2 原因微生物

かぜ症候群では，表9-1 に示したウイルスなどが原因微生物となる．中でもライノウイルス*，コロナウイルス*などの頻度が多い．インフルエンザウイルス感染症もかぜ症候群の一部に含まれるが，ワクチンや抗インフルエンザ薬，迅速診断キットが存在し，また，毎年国民的に流行することから，9 章 2 節で取り上げる．

用語解説

ライノウイルス
ピコルナウイルス科エンテロウイルス属に属するライノウイルス系のウイルスの総称．かぜ症候群の代表的な原因ウイルスとして知られている．

コロナウイルス
一本鎖 RNA ウイルス ニドウイルス目 コロナウイルス科のウイルス．コロナウイルス亜科，トロウイルス亜科を含む．

3 症状

発症から 3 日目ごろまで

粘膜へウイルスが侵入し，喉の症状，鼻の症状，全身症状が出現する．喉の症状として咽頭痛が，鼻の症状として鼻閉や透明な鼻汁が，全身症状として倦怠感，筋肉痛，頭痛などがある．

発症から 3 日目以降

感染部位に好中球が集まるため，分泌物は膿性となる．これは，分泌物には好中球によって貪食・除去された有害物が多く含まれるためである．喉の症状（咽頭痛）や全身症状（倦怠感など）は改善傾向になるが，鼻汁は膿性に変化し，下気道症状として咳や膿性痰などが出現する．したがって，膿性鼻汁・膿性痰ならば細菌性の感染であると，安直に判断することはできない．

4 診断

診断は問診により，臨床経過から推測する．上記のような典型的な経過をとり，かつ他の疾患が除外されれば，かぜ症候群と診断する．ヒトからヒトへと感染する疾患のため，地域や家庭内などで流行しているかどうかも診断の助けとなる．

通常，かぜ症候群に特異的な臨床症状や身体所見はない．しかし，かぜ症候群をはじめとするウイルスによる感染症の場合は，感染部位・症状出現部位が一カ所に限局されることの多い細菌による感染症と異なり，症状が多領域にわたることが診断の手掛かりとなる．

表 9-2 かぜ症候群との鑑別で注意する疾患

全身症状が主体の場合	急性肝炎，劇症肝炎，急性心筋炎，劇症型心筋炎，伝染性単核球症（EB ウイルス感染症など），急性 HIV 感染症など
喉にのみ症状が限局する場合	急性喉頭蓋炎，急性扁桃炎など
鼻にのみ症状が限局する場合	急性副鼻腔炎，アレルギー性鼻炎など
下気道にのみ症状が限局する場合	肺炎，肺結核，咳喘息など
亜急性の経過をとる場合	肺結核，悪性腫瘍，膠原病など

最もわかりやすい診断のポイントとして，**喉症状**（咽頭痛），**鼻症状**（鼻閉・鼻汁），**下気道症状**（咳嗽・喀痰）の 3 領域の症状に注目する．その 3 症状が急性に出現する場合は典型的なかぜ症候群と考える．

臨床においては，一見，かぜ症候群のように見えるがそうではない致命的な疾患の除外が最も重要となる．前述の 3 領域の症状に乏しく，全身症状のみが主体の場合や，ひどい倦怠感を呈するとき，3 領域ではなく 1 領域のみに症状が限局しているとき，亜急性の経過をたどるときなどは，かぜ症候群以外の疾患を鑑別に入れて，問診と身体診察，必要があればさらなる検査などを検討する．鑑別に当たり特に注意する疾患を，表9-2 に示す．

5 治療

かぜ症候群はウイルス感染が原因で起こるため，抗菌薬は無効である．臨床では漫然と抗菌薬が処方されるケースがあるが，抗菌薬の処方は原因微生物に対する治療にならないばかりか，下痢や腹痛，アレルギーや薬物相互作用による副作用で患者を苦しめる可能性もある．さらに，耐性菌のまん延を誘導するため，抗菌薬を処方すべきではない．

確かに，かぜ症候群により損傷した気道粘膜に細菌が付着して，二次感染を起こすリスクはある．しかし，二次感染に備えて抗菌薬を処方するメリットは前述のデメリットと比較して無視できるほど小さいため，二次感染の予防のための抗菌薬処方も推奨されない．

実際の治療では喉・鼻・下気道の 3 領域の各症状に着目しながら，これらの症状を和らげる治療を行う．咽頭痛・発熱に対する解熱鎮痛薬，鼻汁に対する抗ヒスタミン薬，咳嗽に対する鎮咳薬(ちんがいやく)などを数日間処方する．基本的にフォローアップのための再診は不要だが，数週間たっても症状が寛解しない場合には，他疾患の除外などの目的のため，再受診するように伝える．

2 インフルエンザ

influenza

1 インフルエンザとは

インフルエンザは，かぜ症候群の一つである．冬を中心に毎年のように大流行し，また，インフルエンザに特異的な治療薬も存在するため，個別に解説する．

インフルエンザは，インフルエンザA型ウイルス，インフルエンザB型ウイルスが引き起こす急性呼吸器感染症の一つである．インフルエンザは，感染者が咳やくしゃみをした際に出たインフルエンザウイルスを含む水滴（飛沫）が空気中に飛散（**飛沫感染**），または，飛沫が付着した手で触れたドアノブなどにウイルスがついて（**接触感染**）感染が広がっていく．インフルエンザウイルスが気道粘膜上皮細胞内に侵入し，増殖して感染が成立する．3～7日間の潜伏期間を経て，38℃以上の高熱，頭痛，筋肉痛，倦怠感などの全身症状が出現する．その後，鼻汁，咽頭痛，咳嗽などの気道症状が出現するのが症状の典型的な流れである．

インフルエンザでは，診断のためにインフルエンザ抗原迅速診断キット*（図9-1）を用いることがあるが，正確性は受診のタイミングやワクチン接種の有無，インフルエンザの型などに依存する．そのため，インフルエンザ抗原迅速診断キットの結果と病歴を組み合わせて解釈する必要がある．

＊用語解説

インフルエンザ抗原迅速診断キット

鼻粘膜から採取した検体を専用キットに滴下し，15分ほどで結果が判明する．原理としては，抗原抗体反応を利用してインフルエンザウイルスに特有のタンパク質（抗原），A型ウイルスもしくはB型ウイルスを検出する．

鼻腔拭い液

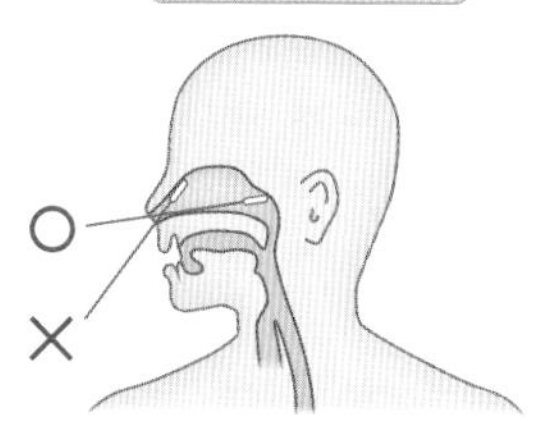

外鼻孔から耳孔を平行に結ぶように，鼻腔の最奥部（上咽頭）まで綿棒を挿入し，数回こすって粘膜表皮を採取する．

咽頭拭い液

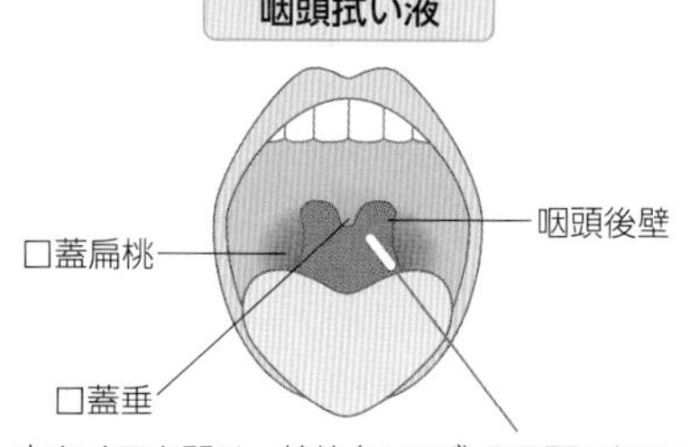

大きく口を開け，綿棒（スワブ）を咽頭に挿入し，咽頭後壁，口蓋，口蓋扁桃の発赤部分を数回こすって粘膜表皮を採取する．

鼻腔吸引液

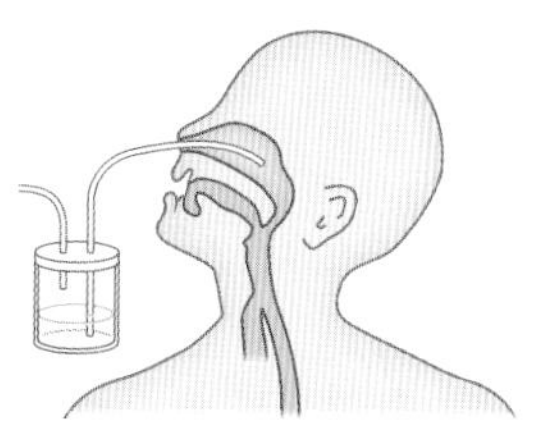

トラップの付いた吸引用チューブを鼻腔内に挿入し，鼻腔液を採取する．

鼻汁鼻かみ液

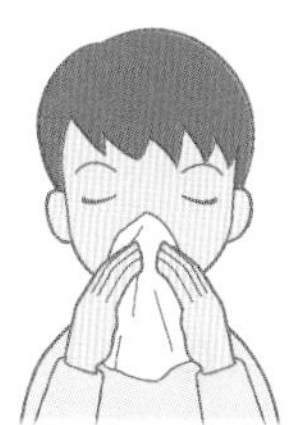

検体採取紙を鼻に当て，片方の鼻を押さえながらゆっくり鼻をかみ，綿棒で鼻汁を採取する．

図9-1 インフルエンザ抗原の検体採取方法

抗インフルエンザ薬として投与可能な薬剤は，経口薬のオセルタミビル，バロキサビル，吸入薬のザナミビル，ラニナミビル，静脈注射薬のペラミビルの5種類である．投与経路や投与回数は異なるが，いずれも有症状期間をわずかに短縮する効果があるに過ぎない．症状に対する対症療法が治療の主体となる．まれに重篤な急性呼吸不全を合併する場合があり，注意を要する．

2 インフルエンザ患者の看護

1 インフルエンザ患者に対する看護の考え方

インフルエンザは38℃以上の高熱，頭痛，関節痛，筋肉痛，倦怠感などの症状が特徴であり，全身症状の観察と症状緩和が必要である．また，流行前のワクチン接種や感染予防に関する患者教育が大切である．

2 アセスメントの視点

症状の出現時期や程度，流行状況の確認と治療の経過のほか，呼吸や循環，意識レベルの評価を行うなど，情報を収集する．

患者背景や基礎疾患を確認する．特に5歳未満の小児や妊婦，65歳以上の高齢者，基礎疾患を有する患者は，肺炎などを合併して重症化しやすいため，注意深く観察を行う．

3 看護のポイント

➡インフルエンザの症状の緩和については，9章4節p.188参照．

社会的・精神的側面への支援

インフルエンザに感染した場合，周囲の人にうつさないよう，外出を控えることになる．隔離により日常生活が制限された状況から，ストレスを生じやすい．十分な睡眠と休息をとれるよう，環境調整を行う．

患者教育

▸ワクチン接種

感染予防のため，また重症化を避けるため，インフルエンザワクチンの接種が推奨されている．予防接種の必要性を説明する．

▸手指衛生

インフルエンザウイルスに感染する要因の多くは，手に付着したウイルスが鼻や口から体内に入ることである．手洗い，アルコール製剤による手指衛生が有効であると説明する．

▸マスク

咳やくしゃみによるしぶき（飛沫）によって感染を引き起こすため，マスク着用の重要性を説明する．

▸環境

流行期には人混みを避ける．室内は換気を行い，適度な湿度（50～60%）を保つ．

3 細菌性肺炎
bacterial pneumonia

1 肺炎

1 肺炎とは

肺炎は，「肺実質の」「急性の」「感染性の」「炎症」，すなわち，細菌やウイルスなどへの感染によって，肺実質（肺胞腔，肺胞上皮）に急性の炎症が生じることと定義される．肺炎の症状として，咳嗽，喀痰，呼吸困難といった呼吸器症状と，発熱，倦怠感，食欲不振，意識障害といった全身症状が認められる．かぜ症候群との大きな違いとして，喀痰などの下気道症状を伴うことが挙げられる．バイタルサインでは発熱，頻脈，頻呼吸を認め，重症例では，敗血症による意識障害，ショックを来す場合もある．炎症が肺の表面（胸膜）に及ぶと，深吸気により増悪する胸痛を呈することもある．診察所見では，胸部聴診で水泡音を聴取する．血液検査所見では，好中球優位の白血球増多，炎症反応の上昇が認められ，胸部X線検査では，浸潤影を伴うことが典型的な所見である．

肺炎は発症の場や病態の観点から，市中肺炎（CAP），院内肺炎（HAP），医療・介護関連肺炎（NHCAP）に大別することができる．

2 市中肺炎（CAP）

1 市中肺炎（CAP）とは

1 定義・臨床的特徴

市中肺炎（community-acquired pneumonia：**CAP**）は病院外で日常生活をしている人で，基礎疾患を有しない，または軽微な基礎疾患の人に発症する肺炎である．原因微生物によって，定型肺炎と非定型肺炎，ウイルス性肺炎に大別することができる．**定型肺炎**は，典型的な急性の呼吸器症状（咳嗽，喀痰）と胸部単純X線での浸潤影（べったりとした陰影）を伴うことが多い．**非定型肺炎**は，典型例以外にも喀痰のない咳嗽（乾性咳嗽）や頭痛，腹痛，下痢などの呼吸器以外の症状を呈することもまれではなく，胸部単純X線では網状影（淡くて境界が不明瞭な陰影）を呈することもある．重症例や診断・治療開始が遅れた例を除き，市中肺炎は抗菌薬による治療によく反応し，肺炎が治癒した後の日常生活動作（ADL）は発症前に戻る症例が多い．

➡ウイルス性肺炎については，9章4節p.187参照．

表9-3に，定型肺炎と非定型肺炎（特にマイコプラズマ肺炎，クラミジア肺炎）を鑑別する際に用いられる指標を示す．ただし，実際は初期段階には鑑別が不可能な場合も多い．

2 疫学的特徴

市中肺炎の主な原因微生物として，①肺炎球菌，②インフルエンザ菌，③モラクセラ・カタラリス，④黄色ブドウ球菌，⑤肺炎マイコプラズマ，⑥肺炎クラミジア，⑦レジオネラ菌などがある．

①～④は喀痰グラム染色で推測可能な微生物であり，定型肺炎を引き起こす．⑤～⑦は細胞内に寄生する細菌のため，グラム染色でとらえることは困難であり，非定型肺炎の原因となる．

表 9-3 ■定型肺炎と非定型肺炎の鑑別の指標

1. 年齢 60 歳未満
2. 基礎疾患がない，あるいは軽微
3. 頑固な咳がある
4. 胸部聴診上所見が乏しい
5. 痰がない，あるいは，迅速診断法で原因菌が証明されない
6. 末梢血白血球数が 10,000/ μ L 未満である

1 ～ 6 項目中 4 項目以上陽性：非定型肺炎を疑う
3 項目以下陽性：定型肺炎を疑う

3 診療の流れ

肺炎に伴う症状として，咳，痰，発熱，呼吸困難，胸痛などの有無を問診で確認する．高齢者の場合は，典型的な呼吸器症状を呈しにくく，食欲低下や活動性の低下，急性の認知機能の低下，転倒など，肺炎と直接関連のない症状が前面に出てくる場合があるため注意が必要である．

肺炎が疑われる症例には，胸部 X 線検査や胸部 CT 検査を実施する．胸部 CT 検査は必須ではないが，原因微生物の推定や病変の範囲の確定，肺炎以外の疾患の除外などに寄与することがあるため，状況に応じて実施するかどうかを判断する．

次に，原因微生物を同定するための**喀痰グラム染色***や，喀痰培養，同定検査などを，抗菌薬の投与前に行う．喀痰グラム染色は操作が簡便かつ迅速で，原因微生物の推定が可能であるため，市中肺炎の診断において有用性が高い．ただし，検査の精度を上げるためには良質な喀痰を採取する必要がある．喀痰の肉眼的質の評価として，ミラー・ジョーンズ分類が有用である（➡ p.45 表3-2 参照）．唾液成分が多いものは検体としては不適切であり，膿性部分の割合が重要である．また，喀痰を顕微鏡で評価する際は，ゲックラー分類が有用である（➡ p.45 表3-3 参照）．視野の中に扁平上皮細胞が多く，白血球が少ない喀痰は病巣に由来したものではない可能性が高く，評価に値しない喀痰となる．良質な喀痰を採取するには，唾液を採取しないことが大切であり，採取前に患者にうがいをしてもらうとよい．採取した喀痰をさらに培養することで，正確な原因微生物の同定と薬剤感受性の評価が可能となる．

その他に，診断の補助となる有用な検査法として，抗原検査*がある．臨床では肺炎球菌およびレジオネラ菌を対象とした尿中抗原が利用されている．特異度は高い一方，感度は低いため，検査結果が陽性であれば肺炎球菌およびレジオネラ菌が原因微生物と考えられるが，これらが原因微生物の場合でも，検査結果が陽性になるとは限らない．

用語解説

喀痰グラム染色
採取した喀痰に存在する菌をスライドガラス上で特殊な染色液にて染める方法．その染まり方や菌の形態からグラム陽性球菌，グラム陽性桿菌，グラム陰性球菌，グラム陰性桿菌の 4 種類に分類される．

抗原検査
肺炎球菌，インフルエンザ菌，レジオネラなどの肺炎原因微生物の菌体抗原は尿中に排泄されるため，それをターゲットとした検査方法．肺炎球菌は莢膜抗原，レジオネラは LPS 抗原を主なターゲットとしている．

患者の背景に基づく原因微生物の推定

患者の背景により，推定すべき原因微生物が異なることも重要である．例えばインフルエンザウイルス感染後の二次性細菌性肺炎としては，肺炎球菌とインフルエンザ菌，黄色ブドウ球菌（メチシリン耐性黄色ブドウ球菌：MRSA を含む）が特に重要となる．アルコール多飲者であれば，肺炎球菌や肺炎桿菌（かんきん）などを考慮する必要がある．糖尿病患者，高齢者や寝たきり，う歯や歯肉炎など口腔内衛生環境が不良な患者では，口腔内嫌気性菌を考慮する必要がある．また，非定型肺炎では徐脈や肝機能障害を認めることがある．その他に，家族内や集団での感染の発生，旅行歴，最近の入院歴，抗菌薬の使用歴なども原因微生物の推定に役立つ．

治療開始時に原因微生物をある程度推定するためには，詳細な病歴聴取と身体所見，および抗菌薬投与前の良質な喀痰を得ることが重要である．

4 治療

必要に応じて輸液や酸素投与による循環・呼吸管理など支持療法を行いつつ，抗菌薬を投与する．抗菌薬の選択はグラム染色や喀痰培養の結果を参考にして，原因微生物に感受性のない抗菌薬を投与してしまうことは避けたい．グラム染色や尿中抗原検査で原因微生物の推定ができることもあるが，良質な喀痰を採取できなかったり，すでに抗菌薬が診察前に投与されていたりする場合には，病歴や重症度，定型肺炎と非定型肺炎のどちらを疑う状態であるのかなどをもとに，経験的治療（エンピリックセラピー）*を行う．経験的治療にあたっては，定型肺炎に感受性のあるβラクタム系の抗菌薬（アンピシリン，スルバクタム，セフトリアキソンなど）と非定型肺炎に感受性のあるマクロライド系抗菌薬（アジスロマイシン）もしくはニューキノロン系抗菌薬（レボフロキサシンなど）を組み合わせることが多い．

数日間の経験的治療への反応性を確認するころには，喀痰の培養結果や薬剤感受性が判明していることが多く，それらの結果をもとに原因限定治療（ディフィニティブセラピー）*に抗菌薬を切り替える．例えば，良質な喀痰からペニシリン感受性の肺炎球菌が分離され，患者の状態も快方に向かっている場合には，抗菌薬を静脈注射のアンピシリンもしくは経口薬のアモキシシリンに変更する．このように広域抗菌薬から狭域抗菌薬に切り替えることを**デ・エスカレーション**（de-escalation）と呼び，広域抗菌薬による副作用や耐性菌の発生を防ぐ手段として有用である．

培養結果に関する解釈は十分に注意する必要がある．前述のように，原因微生物は必ずしも培養検査で検出できるわけではない．口腔内や気道には常在菌が存在するため，培養検査で陽性となった場合でも，必ずしもそれが原因微生物とは限らない．一方，グラム染色でその菌に対する白血球の貪食像（白血球が細菌を取り込んでいる様子）が確認できれば，それが原因微生物である可能性は高い．

用語解説

経験的治療（エンピリックセラピー）
臨床医が自らの経験を基準にして治療を行うこと．特に重篤な感染症の場合，原因菌を特定する以前の初期段階で医師が原因菌を推定して，広域の抗菌薬を投与する．

原因限定治療（ディフィニティブセラピー）
感染症の原因菌を確認し，その抗菌薬の感受性を確認した上で，最適な抗菌薬へシフトすること．

患者背景や重症度，原因微生物などによって，抗菌薬の投与期間は異なるが，解熱後数日間もしくは合計で１～２週間の範囲となることが多い．

2 市中肺炎（CAP）患者の看護

1 市中肺炎（CAP）患者に対する看護の考え方

市中肺炎（CAP）には細菌性肺炎と非定型肺炎が含まれ，病原体に合った抗菌薬を選択する必要がある．ここでは，主に細菌性肺炎について述べ，非定型肺炎は後述する．

細菌性肺炎は肺炎球菌，インフルエンザ菌が原因菌となりやすく，発熱，咳嗽，喀痰，息切れ，胸痛などの症状を明確に認める場合が多い．高齢者の場合は典型的な呼吸器症状を示しにくく，食欲低下や活動性の低下など，肺炎と直接関連がないようにとらえられがちな症状が初めに現れる場合がある．そのため普段の生活からみて，ここ最近の様子に変化がなかったか，例えば日課としていたことをしなくなった，食べる量が減ってきている，活気がなくなった，寝ている時間，座っている時間が増えていないかなどについて，本人・家族から話を聞き，体調の変化をとらえる．

市中肺炎は抗菌薬によく反応するため，早期の積極的な治療が重要となる．重症度が軽症～中等症の場合は主に外来治療，中等症～重症の場合は一般病棟での入院治療，敗血症*が認められる場合や超重症の場合は集中治療施設での入院加療となる．

市中肺炎患者への看護では，抗菌薬の確実な投与，発熱や呼吸困難などの苦痛症状の緩和，保温，水分・食事摂取に対する支援が必要となる．

2 アセスメントの視点

市中肺炎患者へのアセスメントの視点を表9-4 に示す．

plus α

抗菌薬投与の注意
抗菌薬使用前には，主治医からの説明，問診，同意を得る．初回投与時は急性アレルギー反応（発赤，発疹，瘙痒感，しびれ，呼吸困難，喘鳴，血圧低下，頻脈，気分不良，頭痛，冷汗など）の有無に注意する．抗菌薬の効果判定は薬剤投与３日後に行う．

用語解説

敗血症
感染によって制御不能な生体反応が生じ，臓器機能不全が引き起こされたもの．SOFA スコア（多臓器不全評価スコア）で評価される．敗血症の身体症状として，悪寒・戦慄を伴う発熱，疼痛，意識レベルの低下，頻脈，血圧低下，呼吸困難など複数の症状を呈す．

表 9-4 ■市中肺炎患者のアセスメント項目

身体的側面	精神的側面	社会的側面	スピリチュアルな側面
□バイタルサイン □咳嗽の有無 □喀痰量，性状 □呼吸困難の程度 □呼吸音 □胸痛 □炎症所見（白血球，CRP） □胸部Ｘ線検査 □食欲 □水分出納バランス，脱水の有無 □嚥下状態 □口腔内の状況 □活動性 □既往歴 □喫煙状況	□呼吸困難に対する苦痛や不安 □苦痛，不快症状の受け止め □入院・治療に対する受け止め	□生活環境 □仕事，学業，家庭への影響 □入院に伴う経済的負担 □家族の思いや支援状況	□死への恐怖

身体的側面

呼吸状態，発熱，倦怠感，食欲不振などの炎症に伴う全身状態やセルフケアレベルをアセスメントする.

市中肺炎に伴う呼吸困難は，細菌の感染により白血球，赤血球，マクロファージなどの炎症性滲出液が肺胞腔や末梢気道にたまることでガス交換機能が障害されることや，気道の炎症に伴う浮腫の影響で生じる．また，その刺激や痰の貯留によって咳嗽が誘発される．炎症の拡大に伴い，ガス交換機能の低下や，熱の産生，炎症の悪化による酸素消費量の増加が生じ，呼吸困難となる．炎症が胸膜にまで及ぶと，呼吸に伴う胸痛が生じる．全身症状として炎症に伴う発熱や全身倦怠感，食欲の低下，脱水症状，活動性の低下が出現する．高齢者では炎症に対する反応が低下しているため，発熱や炎症反応の上昇などの身体症状が出現しにくく，治療による身体状態の改善に伴い，発熱や炎症反応の上昇などが認められる場合がある．また，重症度が高くなると，意識レベルの低下や血圧の低下などの症状も出現するため，注意が必要である.

炎症によって分泌物が増加するため，喀痰の量が増え，痰の粘稠度が増す．細菌性肺炎では膿性の痰が認められる．肺炎球菌性肺炎では，血液が混入したさび色の痰となることが多い.

精神的側面

肺炎による苦痛の受け止め方や不快感，恐怖，突然の症状の出現や治療，入院に対する受け止め方をアセスメントする.

社会的側面

生活環境や喫煙状況，学業・仕事への影響についてアセスメントする.

スピリチュアルな側面

呼吸のしにくさ，呼吸困難感，高熱などの全身症状のつらさから，死に対する恐怖を抱くこともある.

3 看護のポイント

肺炎の原因菌に対する抗菌薬の投与，発熱や呼吸症状などの苦痛や不快を伴う症状の緩和，安静，保温，栄養補給，電解質バランスの調整，脱水予防のためのケアが必要となる.

呼吸症状の緩和（気道の浄化）

肺炎の急性期には気道分泌物の増加により，呼吸状態が悪化し，低酸素血症や呼吸困難につながる．そのため，スムーズに痰の喀出を促す必要がある.

呼吸状態の観察とともに，意識状態の観察を行い，安楽な呼吸を促すための体勢をとれるよう援助する．一般的には，上体を起こしたセミファウラー位が，安楽な呼吸となりやすい．加湿や水分補給を促すとともに，口腔内を清潔に保ち，分泌物の粘稠度を低下させて喀出を促す．また，体位ドレナージや呼吸理学療法を取り入れ，排痰を促すことも効果的である.

咳嗽に対しては，咳をすることで異物の喀出につながるため，安易に鎮咳薬を用いるべきではない．しかし，痰の喀出を促すための吸入療法や呼吸理学療法で異物の喀出を促すことにより，咳嗽に伴う苦痛が軽減することもある．咳に伴い胸部痛がみられる場合には，効果的な咳嗽方法を指導する．

低酸素血症がみられる場合には酸素投与，深呼吸の促進，体位の調整を行う．

肺炎に伴う諸症状の緩和（発熱，倦怠感，食欲低下など）

肺炎に伴う症状は呼吸症状だけではなく，発熱や倦怠感，食欲低下や不眠，呼吸症状に伴う不快，不安など多岐にわたる．特に急性期では，発熱に伴う悪寒・戦慄（せんりつ）や発汗，倦怠感などの全身症状が出現する．発熱症状については，熱型や悪寒・戦慄の有無，体熱感，意識状態，関節痛の有無，循環状態などを観察し，状態に合わせた保温，クーリング，解熱剤の投与を行う．また，解熱に伴い発汗も多くみられるため，着替えや水分補給を促し，安楽に過ごせる環境を提供する．

症状が強いことにより，食欲低下や経口での水分補給が十分でない場合，脱水症状を引き起こすことがある．経口摂取が十分ではない場合は，口当たりの良い食べ物の選択や点滴投与の必要性をアセスメントし，水分補給，栄養補給ができるように促していく．

肺炎に伴う呼吸困難や発熱，倦怠感などは不安につながるため，治療によって症状は改善していくことを伝え，不快，苦痛症状を緩和するためのケアを行う．加えて，傾聴やそばに居ることで安心感を与えられるように見守ることも，症状緩和につながる．

肺炎予防への取り組み

症状の軽快時や退院時には，肺炎予防，再発予防のために感染予防行動（手洗い，うがい，マスクの着用），禁煙，栄養状態の保持などを指導する．特に65歳以上の高齢者や基礎疾患をもつ人に対しては肺炎球菌ワクチン，インフルエンザワクチンの接種が推奨されることも指導していく．

3 非定型肺炎患者の看護

市中肺炎の中で，マイコプラズマ，クラミジアなど，細菌とウイルスの中間的な性質を持つ微生物（非定型病原体）が原因で起こる肺炎を非定型肺炎と呼ぶ．非定型肺炎の症状の特徴として，ほとんど喀痰を認めないなど，症状が細菌性肺炎と異なる場合がある．症状に注意し，抗菌薬を投与しても症状が改善しない場合は，非定型肺炎を考慮する．

クラミジア肺炎には，乾燥した鳥類の羽毛，分泌物，排泄物中に存在する菌を吸入することで発症する**オウム病クラミジア**（クラミドフィラ・シッタシ）や，空調設備の水分や温泉，浴場などで汚染されたエアロゾル*（煙霧質（えんむしつ））を吸入して引き起こされる**レジオネラ肺炎**（在郷軍人病肺炎）などがある．ペットの飼育や加湿器の使用，24時間の循環式浴槽の有無など生活環境の情報を収集することが必要である．生活環境から感染が疑われる場合には，同居者の体

plus α

悪寒・戦慄を伴う発熱
悪寒は寒気，戦慄はふるえを指し，両方を伴う発熱では菌血症が疑われる．菌血症は，血液中に細菌が存在している状態である．特に尿路感染，胆道系の炎症，肺炎，カテーテル関連による炎症が原因となる．インフルエンザによるウイルス血症の場合にも，悪寒・戦慄を伴う発熱がみられる．

禁煙も肺炎予防
喫煙によって慢性的に気管支の炎症を生じた状態になっているため，喫煙者は非喫煙者に比べて肺炎になりやすい．また，受動喫煙でも肺炎のリスクが高くなるといわれる．

加湿器が肺炎の原因に？
超音波振動を用いるものなど，加熱されない加湿器は，肺炎の感染源となる可能性がある．使用する場合は，毎日水を入れ替えて使用する．レジオネラ属菌は60℃に加熱すると5分間で殺菌されるため，水を加熱して蒸気を発生させるタイプの加湿器は感染源となる可能性は低い．

用語解説

エアロゾル
空気中に浮遊する固体や液体の粒子．大きさは目で見える数mmの砂塵から数nm（原子の大きさの数十倍）のものもある．数は非常に多く，一呼吸で数百万個のエアロゾル粒子が肺に入り，その一部は体内に取り込まれる．

調への配慮，生活環境の改善の支援が必要となる．

3 院内肺炎（HAP）

1 院内肺炎（HAP）とは

1 定義・臨床的特徴

院内肺炎（hospital-acquired pneumonia：**HAP**）は市中や介護施設などではなく，病院に入院後，48時間以上経過してから新しく発症した肺炎と定義される．なんらかの基礎疾患や合併症で入院中の患者に発症するため，本来は免疫力による駆逐が可能な病原性の低い菌（日和見病原菌）も原因微生物となり得る．また，HAPのうち，気管挿管や人工呼吸器を開始してから48時間以降に新たに発症した肺炎を**人工呼吸器関連肺炎**（ventilator-associated pneumonia：**VAP**）と呼ぶ．

➡VAPについては，4章2節① p.73 参照．

2 疫学的特徴

院内肺炎の原因微生物は多岐にわたる（表9-5）．一方，院内肺炎には市中肺炎でみられるような肺炎球菌やインフルエンザ菌，肺炎マイコプラズマ，肺炎クラミジアなどが原因微生物となる頻度は低い．また，臓器移植患者や免疫不全患者，化学療法などにより好中球が減少している患者においてはアスペルギルスなどの真菌が原因微生物となることもある．

院内肺炎の発生頻度は基礎疾患や病態によって異なり，ICUで高く，気管挿管を行っている人工呼吸器患者で多い．VAPは気管内挿管の日数が長くなるにつれて増加する．

3 診療の流れ

入院中の発熱が診断のきっかけになることが多い．咳嗽や膿性痰などの臨床症状を確認する．典型的な呼吸器症状を呈さない場合もあり，意識障害や電解質異常，呼吸器以外の症状が前面に出て肺炎であると気づかない，あるいは診断が遅れる可能性もあるため，注意が必要である．血液検査で白血球増多，炎症反応上昇，胸部単純X線検査や胸部CT検査といった胸部画像所見などから，総合的に臨床判断を行う．市中肺炎と同様に抗菌薬投与前の良質な喀痰を採取し，グラム染色や喀痰培養検査を行うことで，原因微生物を推定・同定する．

4 治療

基礎疾患や合併症をもつ患者に発生することが多く，重症化しやすいため，経験的治療としては前述の原因微生物をカバーする広域β－ラクタム薬（タゾバクタム・ピペラシリンなど）が選択されることが多い．その後は市中肺炎と同様，臨床経過や培養結果などに基づいてデ・エスカレーションを考慮することもある．

表 9-5 院内肺炎の原因微生物

- 黄色ブドウ球菌（メチシリン耐性黄色ブドウ球菌：MRSAを含む）
- 緑膿菌
- 肺炎桿菌
- エンテロバクター属
- ステノトロフォモナス・マルトフィリア
- セラチア属
- 大腸菌
- アシネトバクター属
- シトロバクター属　など

抗菌薬の投与期間は重症度，原因微生物などにもよるが，2週間程度に及ぶことが多い．

2 院内肺炎（HAP）患者の看護

1 院内肺炎（HAP）の患者に対する看護の考え方

院内肺炎は免疫機能が低下している患者に生じることが多く，重症化しやすい．また，黄色ブドウ球菌，緑膿菌といった耐性菌や日和見菌が原因菌となりやすい．治療が要因となる場合も多く，全身麻酔を伴う手術や易感染状態を引き起こす治療（化学療法，ステロイド治療など），人工呼吸器による呼吸管理など，肺炎リスクが予測できる患者に対し，肺炎予防のためのケアを実践していく必要がある．また，院内肺炎は入院後に発症する肺炎であり，医療者を媒介した感染も原因となり得るため，医療者が十分な感染予防行動をとることも肺炎の予防につながる．

入院患者に原疾患の症状以外で，急な発熱や呼吸状態の変化を観察した場合には院内肺炎を疑い，早期に治療を開始できるように働きかけることが重要となる．また，医療者や医療機器，器具類を伝播した感染を予防するための取り組み，適切なサーベイランスを行うこと，術後肺炎の予防，栄養状態の改善，誤嚥の予防，肺炎球菌ワクチンの接種など，院内肺炎を予防するための取り組みも重要である．

2 アセスメントの視点

市中肺炎（CAP）のアセスメントの視点（➡ p.178 表9-4 参照）に加え，患者の院内肺炎のリスクをアセスメントする．

外科手術に伴う術後呼吸器合併症のリスク

全身麻酔による手術を受ける場合，院内肺炎のリスクとして，気管内挿管に伴う気道分泌物の増加や麻酔中の人工換気に伴う無気肺，術後疼痛により，分泌物をうまく排出できないことがある．

人工呼吸器関連肺炎（VAP）のリスク

気管挿管下での人工呼吸器による呼吸管理の必要性がある場合，VAPのリスク要因をアセスメントし，予防ケアを行う必要がある．

免疫力低下，易感染状態のリスク

糖尿病，肝硬変，腎不全，低栄養，悪性腫瘍，無ガンマグロブリン血症などの基礎疾患をもつ場合，重症外傷の患者，広範囲熱傷の患者，副腎皮質ステロイド薬，抗がん薬，免疫抑制薬の投与，放射線治療など免疫力低下を引き起こす疾患や治療によって易感染状態となっている場合，日和見感染から肺炎の発症につながるリスクが高くなるため，リスク要因のアセスメントが必要となる．

嚥下機能低下によるリスク

医療的な要因，疾患的な要因，年齢的な要因などによる嚥下機能低下のリスクがある場合には，誤嚥による肺炎を引き起こす可能性があるため，嚥下機能

表 9-6 摂食・嚥下障害のスクリーニングシート

あなたの嚥下（飲み込み，食べ物を口から食べて胃まで運ぶこと）の状態についていくつかの質問をいたします．ここ 2，3 年のことについてお答えください．
いずれも大切な症状ですので，よく読んで A，B，C のいずれかに丸をつけてください．

1. 肺炎と診断されたことがありますか？	A. 繰り返す	B. 一度だけ	C. なし
2. やせてきましたか？	A. 明らかに	B. わずかに	C. なし
3. 物が飲み込みにくいと感じることがありますか？	A. しばしば	B. ときどき	C. なし
4. 食事中にむせることがありますか？	A. しばしば	B. ときどき	C. なし
5. お茶を飲むときにむせることがありますか？	A. しばしば	B. ときどき	C. なし
6. 食事中や食後，それ以外の時にものどがゴロゴロ（痰がからんだ感じ）することがありますか？	A. しばしば	B. ときどき	C. なし
7. のどに食べ物が残る感じがすることがありますか？	A. しばしば	B. ときどき	C. なし
8. 食べるのが遅くなりましたか？	A. たいへん	B. わずかに	C. なし
9. 硬いものが食べにくくなりましたか？	A. たいへん	B. わずかに	C. なし
10. 口から食べ物がこぼれることがありますか？	A. しばしば	B. ときどき	C. なし
11. 口の中に食べ物が残ることがありますか？	A. しばしば	B. ときどき	C. なし
12. 食物や酸っぱい液が胃からのどに戻ってくることがありますか？	A. しばしば	B. ときどき	C. なし
13. 胸に食べ物が残ったり，つまった感じがすることがありますか？	A. しばしば	B. ときどき	C. なし
14. 夜，咳で眠れなかったり目覚めたりすることがありますか？	A. しばしば	B. ときどき	C. なし
15. 声がかすれてきましたか？（がらがら声，かすれ声など）	A. たいへん	B. わずかに	C. なし

＊ 1 項目でも A に該当する項目があれば，摂食・嚥下障害の可能性がある．
大熊るりほか．摂食・嚥下障害スクリーニングのための質問紙の開発．日本摂食嚥下リハビリテーション学会誌．2002，6（1），p.3-8.

のアセスメントが重要である（表9-6）．嚥下機能低下によるリスクは，院内肺炎および医療・介護関連肺炎の大きなリスク要因でもある．

➡医療・介護関連肺炎については，９章３節４項 p.185 参照．

3 看護のポイント

肺炎発症後のケアに関しては，市中肺炎に準ずる．ここでは前述した院内肺炎発生のリスク要因に対する看護のポイントを述べる．

免疫力低下，易感染状態のリスクに対する看護

小児や高齢者，治療（抗悪性腫瘍薬，副腎皮質ステロイド薬の使用，放射線療法など）に伴う免疫力の低下，疾患そのものに伴う免疫力の低下のリスクなど，患者の免疫機能の状態（好中球数など）や感染徴候の有無などをアセスメントする．また，感染予防行動に関するセルフケア能力を向上させるため，外出時のマスクの着用，手洗い・うがいの徹底，禁煙，体調のセルフモニタリングなどの教育的支援を行う．また，基礎疾患（糖尿病，呼吸器疾患，肝疾患，腎疾患，心疾患など）の改善や栄養状態の改善も必要である．

術後呼吸器合併症のリスクに対する看護

術後呼吸器合併症のリスクとして，手術の侵襲度，対象者の呼吸状態をアセスメントし，術後呼吸器合併症のリスクの高さを加味した上で，術前からの深呼吸，排痰法などの訓練，術後の早期離床を促すことが肺炎予防につながる．

表 9-7 嚥下のリスク因子と誤嚥による肺炎のリスク因子

	病態	自覚的・他覚的症状	疾患
誤嚥のリスク因子	嚥下機能低下	むせ 頻回の口腔内分泌物の吸引が必要	意識障害 全身衰弱 長期臥床 急性脳血管障害 慢性神経疾患（認知症，脳梗塞後遺症，パーキンソン病など） 医原性（気管切開チューブ留置，経管栄養，咽頭に関わる頭頸部手術，鎮静薬，睡眠薬，抗コリン薬など口内乾燥を来す薬剤）
	胃食道機能不全	胸焼け，逆流感	胃食道逆流 食道機能不全または狭窄 医原性（経管栄養〔軽鼻栄養および経腸管栄養〕，胃切除）
誤嚥による肺炎のリスク因子	喀出能低下	咳反射低下 呼吸筋力低下	全身衰弱，長期臥床
	気道クリアランス低下	喀痰の粘稠性上昇	慢性気道炎症性疾患
	免疫機能低下		全身衰弱，長期臥床 急性脳血管障害 低栄養

日本呼吸器学会．成人肺炎診療ガイドライン 2017．p.39 を参考に作成．

人工呼吸器関連肺炎（VAP）のリスクに対する看護

VAP の予防策として，早期の人工呼吸器離脱，誤嚥を回避する体位（30 ～ 45°の頭部挙上）や幽門部以遠のチューブ留置による経管栄養の投与，カフ上部吸引などがある．口腔ケアの有用性に関するエビデンスは得られていないが，口腔内細菌が流れ込むことによって肺炎を助長する可能性があるため，口腔内の清潔を保つことも重要である．

嚥下機能低下によるリスクに対する看護

嚥下機能低下の機能的要因は，脳梗塞や神経難病などに伴う嚥下機能低下，加齢などに伴う筋力低下に伴うものである（表9-7）．また，睡眠薬や鎮静薬などの薬物使用も嚥下機能低下の要因となる．嚥下機能低下の器質的要因として口内炎や喉頭癌による腫瘍の発生，炎症，心理的な要因として，うつ病やストレスの増大が挙げられる．

嚥下機能の低下に伴う誤嚥の予防が誤嚥性肺炎の予防につながるため，予防的なケアが重要となる．誤嚥を防ぐために，飲み込みやすい大きさ・形状の食材を使うなど食事内容や食事方法に対する取り組み，食事中・食後の体位の調整，不顕性誤嚥を予防するための口腔ケアの実践，使用する薬剤の見直し，摂食嚥下リハビリテーション，栄養状態の見直し，身体活動性を向上させる取り組みを行う．

4 医療・介護関連肺炎（NHCAP）

1 医療・介護関連肺炎（NHCAP）とは

1 定義・臨床的特徴

医療・介護関連肺炎（nursing and healthcare-associated pneumonia：NHCAP）は，①長期療養型病床群もしくは介護施設に入所している（精神科病棟も含む），② 90 日以内に病院を退院した，③介護を必要とする高齢者（パフォーマンスステータス 3 以上），身体障害者，④通院にて継続的に血管内治療（透析，抗菌薬，がんの化学療法，免疫抑制薬などによる治療）を受けている，いずれかの項目を満たす人に発症した肺炎である．

➡パフォーマンスステータスについては，10 章コラム p.225 参照．

2 疫学的特徴

医療・介護関連肺炎は医療ケアや介護を受ける高齢者に発症する．耐性菌リスクや予後，また，市中肺炎に多い肺炎球菌，インフルエンザ菌，肺炎クラミジアや，院内肺炎に多い黄色ブドウ球菌，緑膿菌，腸内細菌などのいずれも原因となり得ることから，市中肺炎と院内肺炎の中間に位置する概念である（図9-2）．

高齢者で中枢神経疾患の既往があり，**誤嚥性肺炎**（ごえん）*を繰り返すような患者に多く発生する．発熱，咳嗽など典型的な肺炎症状がないことも多く，なんとなく活気がない，食欲がないなどの非特異的な症状が唯一の症状の場合がある．

用語解説

誤嚥性肺炎
細菌が唾液や食事と共に誤嚥され，気管支や肺に入ることで発症する．口腔内の衛生環境が不良であったり，誤嚥のしやすい高齢者や脳梗塞の後遺症で嚥下障害を来している患者，パーキンソン病などの神経疾患に罹患している患者に発症しやすい．

3 治療

医療・介護関連肺炎患者の治療においては，人工呼吸管理あるいは集中治療を要するような重症例であるかどうかと，耐性菌のリスクの有無を見極めることが重要である．そして，肺炎球菌，インフルエンザ菌，非定型病原体などを標的とした市中肺炎型の治療と，緑膿菌，グラム陰性腸内細菌，MRSA などを標的とした院内肺炎型の治療に大きく分けるとわかりやすい．

また，医療・介護関連肺炎患者では認知症や脳梗塞などの中枢神経疾患や貧血，低栄養など合併症を有していることが多く，予後も基礎疾患などの影響を

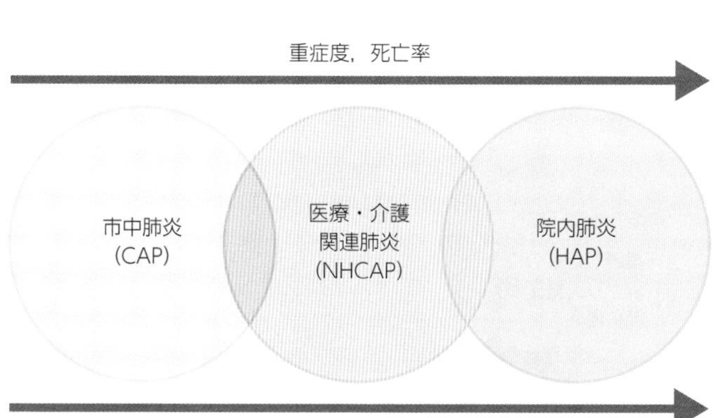

図 9-2 CAP，HAP，NHCAP

受けることが多い．そのため，適切な抗菌薬治療とともに，適切な合併症の管理，栄養管理などの全身管理を行っていくことも重要である．

4 予防

医療・介護関連肺炎患者は高齢者が多く，その病態には誤嚥が大きく関与していると考えられる．誤嚥が原因となる場合には，口腔内嫌気性菌が原因微生物となることが多い．誤嚥は嚥下（えんげ）反射の低下や意識障害の合併によって発生するが，咳嗽反射も低下している場合には，いわゆるむせ込みがみられないことも多く，むせ込みがないからといって誤嚥性肺炎を否定することにはならない．誤嚥が原因の場合は，適切な口腔ケアなどの対策を行うことが医療・介護関連肺炎の予防に重要である．また，肺炎球菌ワクチンやインフルエンザワクチンの接種は肺炎の予防に有用であるため，ワクチン接種歴を確認し，未接種者には積極的に接種を勧める．

2 医療・介護関連肺炎（NHCAP）患者の看護

医療・介護関連肺炎の主な発症機序は院内肺炎と重複する部分もあるが，異なるのは，発生場所が急性期治療を行う病院内であるか，それ以外の病床もしくは施設，在宅であるかという点である．医療・介護関連肺炎として，誤嚥性肺炎，インフルエンザ後の二次性細菌性肺炎，透析などの血管内治療に関連した耐性菌性肺炎（MRSA 肺炎など），免疫抑制薬や抗がん薬などによる治療中に発症した日和見感染症としての肺炎が挙げられる．多くは高齢者の誤嚥性肺炎である（図9-3）．これは，基礎疾患に中枢神経疾患や認知症，不顕性誤嚥*を含む誤嚥を来しやすい高齢者が多いためである．症状は市中肺炎と同じように，発熱，咳嗽，喀痰，息切れなどであるが，高齢者では食欲低下，失禁，日常の活動性低下，体重減少などにも注意し，身体所見では呼吸数の増加や SpO_2 の低下に注意する必要がある．

用語解説

不顕性誤嚥
誤嚥をしてもむせない状態．疾患に伴う神経麻痺や加齢に伴う筋力低下によって，気管の感覚や嚥下反射が低下して生じる．健常者でも，睡眠中は無自覚に唾液などを誤嚥している．

嚥下機能低下　咳反射低下

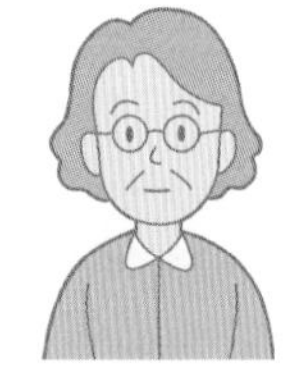

・加齢に伴う筋力低下
・疾患による神経麻痺
・疾患や治療による筋力低下

→：食物や唾液を誤嚥する場合
→：嘔吐などによって，食物と胃液を誤嚥する場合

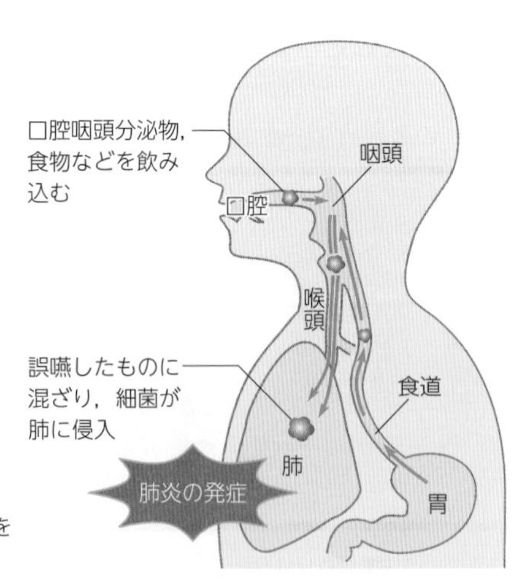
口腔咽頭分泌物，食物などを飲み込む
咽頭
口腔
喉頭
誤嚥したものに混ざり，細菌が肺に侵入
食道
肺
肺炎の発症
胃

図 9-3 ■誤嚥性肺炎の発生機序

医療・介護関連肺炎は老衰の過程で発症することも多い．誤嚥性肺炎の病態をとることも多いため予後不良となり，抗菌薬による治療が生命予後の改善につながらないこともある．積極的な治療の必要性について，対象者の状態に合わせ，個人や家族の意思やQOLを尊重し意思決定を支えられるよう関わり，より良い最期を迎えられるような環境を整えていくことが重要となる．

4 ウイルス性肺炎

virus pneumonia

1 ウイルス性肺炎とは

1 定義・臨床的特徴・疫学的特徴

ウイルス性肺炎は，ウイルスそのものによって引き起こされる肺炎である．ウイルスと細菌との混合感染がまれではないため，細菌性肺炎との鑑別は時に困難である．

一般的にウイルス性肺炎は小児，特に2歳以下の乳幼児に多く発症するが，近年は高齢者での流行も報告されている．原因となるウイルスは多岐にわたる（表9-8）．各ウイルスの流行時期に一致して，発症数が増加する．例えば，インフルエンザウイルスは冬に，小児に多く罹患するRSウイルスは晩秋に，ライノウイルスは秋から春にかけて流行する．

表9-8 ウイルス性肺炎の原因ウイルス

- インフルエンザウイルス
- RSウイルス
- ライノウイルス
- ヒトメタニューモウイルス
- コロナウイルス
- アデノウイルス
- エンテロウイルス
- EBウイルス
- 水痘（すいとう）・帯状疱疹（たいじょうほうしん）ウイルス
- サイトメガロウイルス
- 麻疹ウイルス　など

2 診断

ウイルス性肺炎の確定診断に関する明確な基準はない．ウイルス性肺炎の臨床所見としては非定型肺炎に類似しており，膿性痰が少なく，炎症反応の上昇に乏しく，喀痰から原因微生物が認められず，胸部単純X線写真で網状影を認めることなどが特徴である．これらの臨床情報に加え，ウイルスの分離同定，ウイルス抗原の検査，血清抗体価の上昇など，微生物学的検査所見を考慮して，総合的に判断する．

ウイルスの同定に用いられる検体は，鼻腔・咽頭拭い液などの上気道から採取した検体や喀痰，肺組織，気管支肺胞洗浄液（BALF）などの下気道から採取した検体であり，**鼻腔・咽頭拭い液**（➡ p.173 図9-1参照）が最もウイルス検出率が高い．これらの検体を用いた培養，免疫蛍光染色，PCR法などの核酸増幅法，迅速抗原検査などによって，ウイルスを同定する．また，ペア血清によるウイルス抗体価上昇も診断に有用である．それぞれのウイルスごとに適した検査法があり，例えばRSウイルスでは迅速抗原検査，特に免疫蛍光法は培養より感度が高い．核酸増幅法は最も感度が高いが，一般的ではない．

表 9-9 抗ウイルス薬

RS ウイルス	リバビリン（吸入，静注）
水痘・帯状疱疹ウイルス	アシクロビル（経口，静注），バラシクロビル（経口），ファムシクロビル（経口）
サイトメガロウイルス	バルガンシクロビル（経口），ガンシクロビル（静注），レテルモビル（経口，静注）
インフルエンザ	オセルタミビル（経口），バロキサビル（経口），ザナミビル（吸入），ラニナミビル（吸入），ペラミビル（静注）

3 細菌との重複感染

重症肺炎の発症要因の一つとして，ウイルスと細菌の重複感染が注目されている．特に肺炎球菌はさまざまな呼吸器系ウイルスとの混合感染の頻度が高い．小児と比較して成人では頻度は少ないが，成人でもライノウイルスやインフルエンザウイルスと肺炎球菌が重複感染すると重篤化することが知られている．

4 治療

ウイルス性肺炎と細菌性肺炎を完全に区別することは困難であり，臨床所見や微生物学的検査所見を総合的に考慮しながら抗菌薬を併用するかどうかを判断する．抗ウイルス薬が存在するウイルス感染症は限られており（表9-9），実際には輸液や酸素投与などによる循環・呼吸管理など支持療法が中心になる．RS ウイルスの感染予防を目的に，パリビズマブが投与されることもある．

2 ウイルス性肺炎患者の看護

1 ウイルス性肺炎患者に対する看護の考え方

ウイルス性肺炎は，発熱や咳嗽などの症状が強く現れ，重症の場合は呼吸困難を呈し，酸素療法や人工呼吸を必要とする場合もある[1]．多くのウイルスに対する治療薬はまだ確立されておらず，対症療法が基本となるため，症状緩和や回復の促進を高める支援が必要である．

2 アセスメントの視点

全身状態の観察

乳幼児や高齢者では，自覚症状が軽微でも重症化する場合があり，呼吸・循環・意識レベルを注意深く観察する．

症状と検査データ

抗ウイルス薬や，抗菌薬の投与の有無を確認し，発熱や症状の変化，各種検査値の経過を把握する．

3 看護のポイント

症状の緩和と心身の安静を保つ

発熱は生体の防御反応の一つであることから，安易に解熱鎮痛薬を使用せず，対症療法を行う．また，発熱により脱水を引き起こしやすいため，経口あるいは輸液にて水分補給を行う．ウイルス性肺炎による体力の消耗が激しいため，十分な栄養補給を行う．また，環境調整（温度，湿度，採光，騒音など）を行い，睡眠，休息を得られるよう支援する．

セルフケア支援

患者は発熱や咳嗽，呼吸困難などの症状により，日常生活動作（ADL）が制限される．看護師は患者の状態や治療状況，ADLをアセスメントし，発熱への対処や，栄養，水分の摂取，皮膚の保清など，環境を整えながら患者の消耗を最小限にし，治る力を引き出していけるよう，患者のニーズに即したセルフケア支援を行う．

感染予防

標準予防策（スタンダードプリコーション）に準じる．処置前後の手洗い，手指消毒，防護具（手袋，マスク，ガウンなど）を着用することで，感染を予防する．

➡標準予防策（スタンダードプリコーション）については，ナーシング・グラフィカEX『血液／アレルギー・膠原病／感染症』19章1節参照．

5 肺真菌症

pneumomycosis

1 肺真菌症とは

1 定義

肺真菌症（pneumomycosis）とは，真菌（カビ）を吸い込むことによって生じる感染症である．健康な人が感染することは少ないが，免疫が低下している人などで発症することがある．呼吸器系の真菌症で問題となるのは，アスペルギルス属による肺アスペルギルス症，クリプトコッカス・ネオフォルマンスによる肺クリプトコッカス症，接合菌によるムコール症である．このうち，アスペルギルスと接合菌は糸状真菌（しじょうしんきん）であり，クリプトコッカスは酵母様真菌（こうぼようしんきん）である．肺アスペルギルス症は病態から大きく分けて，侵襲性肺アスペルギルス症，慢性肺アスペルギルス症，アレルギー性気管支肺アスペルギルス症の三つがある．

2 侵襲性肺アスペルギルス症

侵襲性肺アスペルギルス症は，好中球減少症をはじめとした免疫抑制状態で発症する．リスクファクター（危険因子）として，副腎皮質ステロイド薬の大量長期投与，免疫抑制薬の投与，生物学的製剤の投与，抗菌薬の長期投与，低栄養状態，肝不全，COPD，間質性肺炎，臓器移植後（特に肺移植後）などがある．症状としては，急激な発熱，全身倦怠感などの全身症状と，咳嗽，喀痰，血痰，呼吸困難などの呼吸器症状があり，急速に増悪する．画像所見では，胸部X線検査で単発性あるいは多発性の結節影，浸潤影，空洞影を認め，数時間から数日の経過で増悪する．胸部CT検査では，発症早期に結節影や浸潤影の周囲にhalo sign（辺縁をすりガラス陰影がリング状に取り囲む様子）を伴うことがある．

確定診断は病理組織学的診断が最も確実である．2回以上陽性であればより確実である．喀痰検査が陰性あるいは施行できない症例では，積極的な気管支鏡検査による気管内採痰や経気管支肺生検を行う．培養検査では，環境中からの汚染による偽陽性である可能性も常に考慮する必要がある．血液検査ではβ-Dグルカンの上昇やアスペルギルス症におけるガラクトマンナン抗原の検出が参考となることがある．

抗真菌薬はボリコナゾールを第一選択とする．ボリコナゾールでは，霧視（むし），視野障害，視力障害など，眼科的な副作用が見られることがある．代替薬としてはアムホテリシンBまたはリポソーマル アムホテリシンB，ミカファンギン，カスポファンギンなどがある．

3 慢性肺アスペルギルス症

慢性肺アスペルギルス症は，肺の基礎疾患をもつ患者に発症し，緩徐に進行しながら増悪と寛解を繰り返す．1カ月以上続く呼吸器や全身症状，画像所見の増悪，一般抗菌薬に反応しないことが，慢性肺アスペルギルス症を疑うきっかけとなる．診断は，抗アスペルギルス沈降抗体が陽性または／かつ呼吸器検体の病理組織学的診断が陽性で，さらに培養検査が陽性であれば確定診断となる．

治療の第一選択は，侵襲性肺アスペルギルス症と同じくボリコナゾールであり，代替薬としてミカファンギンやイトラコナゾールが使用されることもある．初期治療は2週間以上の投与を目安にし，症状の軽快，安定化まで投薬を行う．その後，維持療法としてボリコナゾールもしくはイトラコナゾールの経口薬を6カ月以上長期投与する．治療終了の目安はないが，1～3カ月ごとに病状を確認し，安定していれば中止を検討してもよい．ただし，再発しやすいため，治療中止後も慎重な経過観察を行う必要がある．

4 アレルギー性気管支肺アスペルギルス症

アレルギー性気管支肺アスペルギルス症は，前述の2疾患と異なり，アスペルギルスが病原体としてではなく，生体内でのアレルギー反応の原因物質（抗原）として働く．典型的な例では重症の気管支喘息を合併し，CT検査で気管支拡張像や粘液栓の所見がある．治療はボリコナゾールやイトラコナゾールなどの抗真菌薬を必要に応じて検討するほか，合併する気管支喘息に対する吸入薬の投与などを行う．経口ステロイド薬が必要となることもある．

5 肺クリプトコッカス症

肺クリプトコッカス症は，侵襲性肺アスペルギルス症と同様に，真菌の組織に対する直接の侵襲によって起こり，免疫不全患者に発症する病態として知られるが，健常者にも発生しうる．感染源としてハトなど鳥のふんとの関与が示唆されている．環境中に浮遊する真菌を吸入することで発症する．喀痰検査などで下気道検体からクリプトコッカスが培養されれば，確定診断となる．また補助診断としては，グルクロノキシロマンナン抗原を検出する血清学的検査も有用である．画像所見では，結節性または空洞性の病変を認めることがあり，原発性または転移性肺腫瘍との鑑別が必要となる．治療はフルコナゾールが第一選択となり，代替薬としてアムホテリシンBまたはリポソーマル アムホテリシンBが使用されることもある．

6 ムコール症

ムコール症は，免疫不全患者に発症する．環境中の真菌を吸い込むことによる経気道的感染が主な感染経路と考えられる．喀痰中の接合菌の分離・同定によって確定診断を行うが，適切な検体を得て培養することが困難な上，病状の進行が早いことが多く，培養の分離を待たずに経過や病歴から疑うことが重要である．特にコントロール不良の糖尿病患者では，積極的にムコール症を鑑別に入れる必要がある．血清のβ-Dグルカンは陰性となるため，ムコール症の診断には寄与しない．ムコール症にはアムホテリシンBまたはリポソーマル アムホテリシンBが使用されるが，その効果は限られており，予後は悪い．

6 抗酸菌症

mycobacteriosis

1 抗酸菌症

1 抗酸菌症とは

抗酸菌症とは，抗酸菌に属する菌（結核菌，非結核性抗酸菌，らい菌）によって起こる感染症である．特に有名なのは結核と非結核性抗酸菌症であり，今回はその二つを解説する．結核菌は空気感染で拡大するため，隔離などの処置が必要である．一方，非結核性抗酸菌は広く環境中に存在するが，結核菌とは異なりヒトからヒトへの感染拡大はないのが特徴である．

2 肺結核

1 肺結核とは

1 背景・疫学

結核（tuberculosis）とは，抗酸菌の一種である結核菌が原因となって生じる感染症である．多くの場合は肺に結核菌が感染・増殖する**肺結核**（pulmonary tuberculosis）だが，リンパ節や腸などで病変が生じることもある（肺外結核）．日本は結核罹患率が10万人当たり9.2人（2021年）と，欧米諸国の水準に近付いており，結核の低まん延国となった．日本において結核発症のリスクが高いのは高齢者であり，ほとんどは過去の感染の再活性化である．また，ホームレス，生活保護受給者，住み込みの日雇い労働者などの社会的・経済的弱者の割合も高い．衛生環境の不良や集団生活，定期的な健康診断の未受診なども原

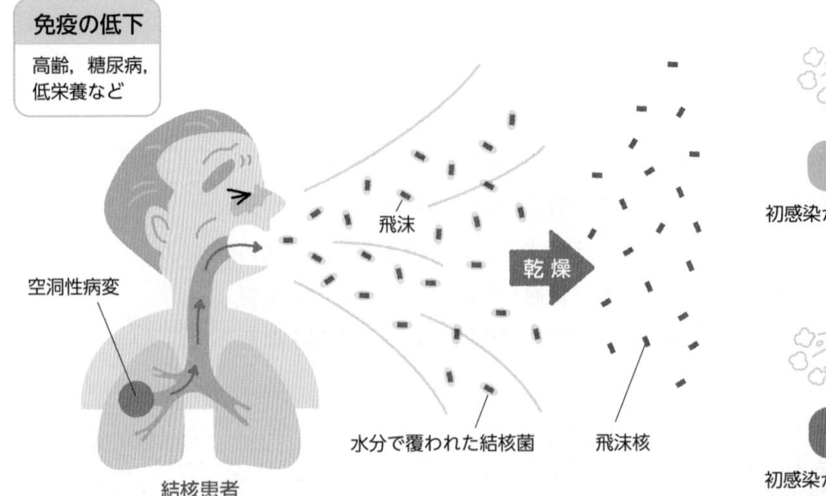

図 9-4 ■結核の感染様式

因になる．若年層では近年，流行地における海外出身者の割合が増えている．今後も外国人労働者や訪日外国人の増加に伴って，結核患者に占める外国出身者の割合は増加すると思われる．

医学的リスクとしては，高齢以外に，HIV 感染症，免疫抑制薬の使用，糖尿病，腎透析，胃切除後，抗がん薬治療などが挙げられる．日本では副腎皮質ステロイド薬などの免疫抑制薬を服用している患者の発症のほうが，HIV 関連での発症よりも多い．現在では中長期的な免疫抑制薬を使用する前に，**インターフェロンγ遊離試験**（interferon-gamma releasing assay：**IGRA**）と胸部画像検査で，潜在性または活動性結核感染のスクリーニングを行う．

結核の感染様式は，麻疹ウイルスや水痘・帯状疱疹ウイルスと同じく空気感染であり，粒子系５μm 以下の飛沫核が空気中を長時間浮遊することによって伝播する（図9-4）．そのため，マスクなどの標準予防策（スタンダードプリコーション）では感染拡大を防止できない．排菌陽性の患者はもちろん，結核を否定できない段階における診察では，十分な換気と陰圧を保てる個室で管理する必要がある．患者にはサージカルマスクの着用を指示し，医療者や家族は **N95 マスク**を着用する．

2 臨床所見

結核の症状は発熱や寝汗，体重減少などの全身症状と，臓器特異的な症状の二つに分けられる．後者の症状は結核菌に侵された臓器によって異なる．例えば，結核で最も多い肺結核では咳，痰，血痰，息切れなどの症状を呈する一方，尿路結核では膀胱症状を，脊椎カリエス（結核性脊椎炎）では背部痛などを呈する．初期のころは無症状，またはごく軽微な症状であることが多く，受診まで至らないこともある．結核は症状だけでは否定できず，特に高齢者や免疫抑制薬を服用している患者では，非典型的な症状で受診することがある．このような患者を診察する際は，結核の疑いを常に考慮する必要がある．

3 検査

結核の90％は肺結核であり，結核を疑った際，最初に行うべき検査は胸部単純X線検査である．**一次結核**（感染初期に発病する結核）は，肺内のどの部位にも起こる経気道性の病変で，肺門部リンパ節腫脹や胸水などを伴うことがあり，**二次結核**（感染して数年から数十年後に発病する結核）では，肺結核に典型的な上葉の空洞影を伴うといった画像的特徴を有する．また，胸部CT検査は，胸部単純X線検査よりも高い感度でより早期に結核病変を見つけることができる点で有用だが，結核と類似したCT所見を呈する他の肺病変との鑑別が難しい場合があるため，注意する．具体的には肺癌，細菌性肺炎，肺真菌症，肺非結核性抗酸菌症などである．

結核の確定診断は細菌学的検査で行う．喀痰抗酸菌塗抹培養検査は，肺結核の診断では最も確定的で，周囲への感染力を判断できるため重要である．喀痰抗酸菌検査は，結核を想定する際には通常3回行う．抗酸菌塗抹検査が陽性であれば，排菌している可能性はあるが，結核と非結核性抗酸菌のいずれの可能性もある．結核菌のPCR検査の判定が出るまでは，暫定的に感染性のある肺結核として扱う．塗抹陽性でPCRも陽性であれば結核と確定され，PCR陰性であれば結核はほぼ否定的となる．PCR検査は優れた検査だが，感受性試験ができないことと，生菌と死菌の区別がつきにくいことが難点である．

抗酸菌培養には2～3週間の培養期間を要する．培養で抗酸菌陽性となった後に同定検査を行い，結核菌か非結核性抗酸菌かを同定する．結核菌であれば，薬剤感受性試験を追加で行う．

4 補助検査

ツベルクリン反応（ツ反），IGRAはともに結核菌に対する免疫反応の有無をみる検査であり，接触者の健診を中心に，結核に感染する機会の多い医療者の健康管理，結核菌が検出されない場合の診断補助にも使用される．

ツベルクリン反応はBCGワクチンの接種で偽陽性となるが，IGRAではBCGワクチンの接種で偽陽性にはならないため，IGRAを用いたスクリーニングや接触者健診が行われることが多い．HIV感染や関節リウマチ，免疫抑制薬使用などの免疫低下状態では感度は低くなるが，免疫正常者であれば感度・特異度ともに高く，陽性であればどこかの時点で結核菌の感染があったことの証明となる．ただし，IGRAは現在の結核菌の活動状況までは反映しないため，終息した既感染か，現在も続いている感染（活動性結核または潜在性結核）かどうかの区別が問題となる．

ツベルクリン反応はBCGワクチン未接種者の場合には感度・特異度とも十分に高い有用な検査であるため，接触者健診では，5歳以下の小児にはIGRAに優先して使用する．

ツベルクリン反応もIGRAも，感染が成立してから陽性化するまで2カ月ほどかかるため，多くの場合，接触者健診は最終曝露から2～3カ月後に行われる．

5 治療

イソニアジド，リファンピシン，ピラジナミドと，エタンブトールまたはストレプトマイシンの4剤を初期の2カ月間，以後はイソニアジドとリファンピシンの2剤を4カ月間の計6カ月服用する治療が標準である．もし肺の空洞形成を伴い，2カ月の集中治療で培養陰性化しない場合，治療継続は7カ月となる．標準治療できちんと薬剤を内服できれば，およそ95%の患者は3カ月で喀痰培養は陰性となる．内服がきちんとなされない理由としては，患者のアドヒアランス不良と，副作用の出現がある．

副作用としては胃のむかつき，悪心などの消化器症状が最も多い．また，イソニアジド，リファンピシン，ピラジナミドの3剤は肝機能障害が問題となり得る．薬剤性肝機能障害は通常，治療開始後2カ月以内に起こることが多いが，それ以後に起こることもある．症状としては，倦怠感，腹痛，悪心・嘔吐など非特異的であり，症状を伴わない場合も多いため，早期発見には定期的な肝機能障害による逸脱酵素（AST，ALTなど）のモニタリングが必要である．ASTまたはALTが正常上限値の5倍を超えるか，正常上限値の3倍を超え，かつ症状がある場合には，いったんすべての薬剤を中止する．

また，すべての抗結核薬で発疹が起こり得る．軽度の場合は薬剤を中止することなく，抗ヒスタミン薬などで対処可能だが，発熱や粘膜障害，点状出血を伴う重症の場合は，すぐに薬剤を中止する必要がある．

イソニアジドに特異的な副作用として末梢神経障害があるが，1%未満のまれな副作用である．低栄養状態，HIV感染，糖尿病，腎障害，妊娠中，授乳中，アルコール多飲などがリスク因子となる．ピリドキシン（ビタミンB_6）は末梢神経障害の予防効果や治療もしくは悪化防止に使用される．

エタンブトールでは，時に視神経障害が問題となるため，エタンブトール使用中は定期的な眼科の診察を行うべきである．視神経障害は用量依存性であり，早期に中止することで視力障害は回復し得るが，発見が遅れると失明などの不可逆的な転帰（病気が進行した状態）を来すこともある．赤と緑の色覚異常が初期症状として現れることがあり，注意する．

6 DOTS

薬剤アドヒアランスを改善し，治療の失敗や薬剤耐性結核の出現を防止するために，**直接服薬確認療法**（directly observed treatment, short-course：**DOTS**）が推奨されている．保健所の職員が患者を定期的に訪問または電話で連絡を取り合い，内服状況を確認する．

2 肺結核患者の看護

1 肺結核患者に対する看護の考え方

肺結核患者の看護を実践するためには，患者を取り巻く状況を知り，理解することが重要である．

肺結核は「感染症の予防及び感染症の患者に対する医療に関する法律（感染症法)」の２類感染症に位置付けられ，診断した医師により，ただちに最寄りの保健所長に届け出なければならない（感染症法第 12 条）．また，感染源となる恐れのある患者には入院を勧告する義務があり，医療費には公費負担制度*がある．

肺結核の治療目的は，感染拡大を防止し，化学療法によって病巣内の結核菌を根絶することにある．したがって，感染予防対策と，治療中断や不完全な治療による結核菌の耐性化を防止するために，服薬支援が最重要とされている．肺結核の発病は，個々のライフスタイルや心理社会的な問題が影響している．また，入院患者の家族が感染を恐れて面会に来なくなることや，患者自ら家族や友人と距離を置くなど，患者にとって大切な人との関係に変化がみられ，情緒的サポートの喪失・孤立に陥りやすい．あるいは，入院により家を空ける，学校や仕事を長期間休む，学校や職場に病名が知れることにより，家庭経済・運営の変化や，社会活動の制限・場の喪失，役割喪失・社会復帰困難が生じることもある．さらに，肺病変の範囲が広く，呼吸機能障害を生じた場合には，治療が終了した後も継続した支援を行う．

以上のことから，肺結核は，単に「感染症」としての感染拡大防止と服薬支援を行うだけではなく，患者のライフスタイルや心理社会的な面を含んだ看護援助が必要である．

2 アセスメントの視点

服薬行動がとれるか

薬物治療には最短６カ月，病状や経過によっては最大 12 カ月が必要であり，長期にわたって抗結核薬を確実に内服し続けなければならない．したがって，患者が確実な服薬行動をとれるのか，身体的・精神的・社会的な側面から見極める必要がある（表9-10）．

疾患の知識を正しく理解できるか

肺結核に対する誤った認識により，感染防止行動がとれなかったり，必要以上に感染を恐れて孤立してしまったりする可能性がある．治療に長期間を要するのは治癒のためであることを，患者自身が理解することが大切である．

抗結核薬の副作用症状

抗結核薬の副作用には，肝機能障害や腎機能障害，末梢神経障害などの後遺症の恐れがある（表9-11）．副作用が出現した際は治療方針を変更する可能性があるため，注意深く観察を行う．

plus α

社会経済的格差と結核

日本の結核罹患率は地域差があり，住所不定者や生活困窮者，外国人労働者などの社会経済的弱者の罹患率が高い．かぜと似た初期症状のため，適切な医療機関を受診せずに発見が遅れると，まん延化する．長期間の薬物療法が必要なため治療費がかかり，治療を中断してしまうこともある．

用語解説

結核医療費公費負担制度

結核と診断された患者が安心して適正な医療を受けられるよう，医療費の一部，または全額を公費（都道府県）で負担する，感染症法に基づく制度．

表 9-10 ■肺結核患者のアセスメント項目

身体的側面	精神的側面	社会的側面	スピリチュアルな側面
□バイタルサイン 体温（発熱），脈拍，血圧，SpO_2 □自覚症状 咳，痰，胸痛，血痰，喀血，呼吸困難，食欲不振，倦怠感 □結核菌検査 塗抹検査，培養検査，薬剤感受性検査 □胸部 X 線検査・胸部 CT 検査所見 重症度，後遺症の可能性 □呼吸機能検査 低肺機能の見極め □抗結核薬の副作用症状 肝機能障害，末梢神経障害，視神経障害，発熱，腎機能障害など ※使用薬剤に応じる □栄養状態 体重，BMI，血中アルブミン濃度，血中ヘモグロビン濃度，食欲，食事内容，咀嚼嚥下機能，消化器症状の有無，浮腫 □合併症の有無 □日常生活動作 □認知機能 病状・治療方針の理解 □生活習慣	□病状の受け止め方 □治療に対する思い □不安感 □ストレスと対処法 □情緒的サポートの有無 □要望	□発病による障害（家庭，仕事，学業，趣味など） □家族や友人との関係 □介護者の有無，サポート体制 □経済的負担 □社会資源の活用状況 □生活環境	□苦悩 □孤立感 □喪失感 □生きている意味 □自分らしさとは □価値観 □思想，宗教

表 9-11 ■抗結核薬の主な副作用と治療方針

薬剤名	副作用	治療方針
イソニアジド (INH)	・肝機能障害 ・末梢神経障害 ・アレルギー反応（発熱，発疹）	・末梢神経障害に対してビタミン B_6 を投与
リファンピシン（RFP） リファブチン（RBT）	・肝機能障害 ・食欲不振など胃腸障害 ・アレルギー反応（発熱，筋肉痛，関節痛，血小板減少症，ショック症状）	・肝機能障害では，間欠的に休薬と再投与を繰り返す ・アレルギー反応に対しては，減感作療法（少量から再開し徐々に増量していく）を行う
ピラジナミド（PZA）	・肝機能障害 ・胃腸障害 ・高尿酸血症 ・関節痛	・高尿酸血症は，無症状であれば経過観察 ・妊婦に使用しない
エタンブトール（EB）	・視神経障害（視力低下，視野狭窄，欠損，色覚異常）	・副作用が出現すると直ちに中止
ストレプトマイシン（SM）	・第Ⅷ神経障害（耳鳴り，難聴，平衡感覚障害） ・腎機能障害 ・アレルギー反応（発熱，発疹）	・聴力検査 ・副作用が出現すると中止 ・妊婦に使用しない
カナマイシン（KM） エンビオマイシン（EVM） エチオナミド（TH）	・胃腸障害（悪心が強い） ・肝機能障害 ・末梢神経障害，視神経障害 ・不安，抑うつ	・制吐薬 ・視力検査 ・妊婦に禁忌
パラアミノサリチル酸（PAS）	・胃腸障害（食欲不振） ・アレルギー反応（発熱，発疹）	・胃腸障害，アレルギー反応への対処
サイクロセリン（CS）	・精神障害（頭痛，神経質，易怒性，精神疾患，けいれん），昏睡	・けいれんにはベンゾジアゼピン，ピリドキシンが使用される

※多剤耐性結核のみに使用されるデラマニド（DLM），ベダキリン（BDQ）については省略する．

症状と検査データの推移

症状の変化，胸部X線所見，結核菌検査の結果により治療方針が決まるため，症状や検査値の経過を把握しておく．

栄養状態

肺結核は消耗性疾患*のため，栄養不良になりやすい．治療効果を上げるためには，栄養状態を良好に保つ必要がある．

家族の状況やサポート体制

退院後の長期治療や呼吸機能障害を見越した援助が必要になるため，早期に家族や周囲の状況を把握しておく．

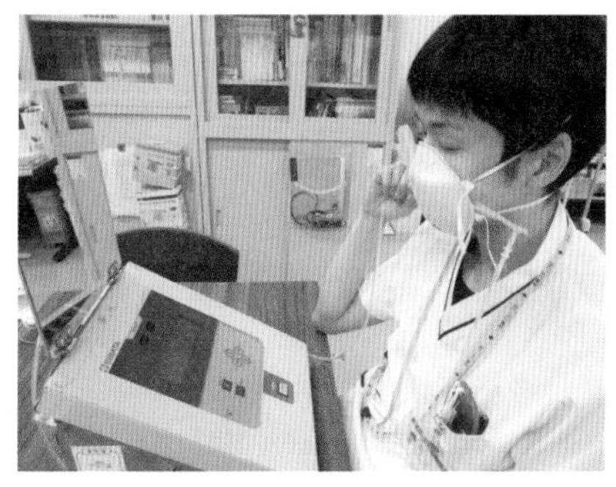

図9-5 N95マスクのフィットテスト
写真提供：金沢医科大学病院　野田洋子先生

3 看護のポイント

感染予防策

看護においては，標準予防策（スタンダードプリコーション）*を原則とし，さらに結核菌への対策が必要である．結核の感染経路は空気感染（飛沫核感染*）であり，結核菌が気道から肺に入り肺胞に定着すると感染が成立するため，医療者は空気感染予防用マスクであるN95マスクを着用する．ただし，N95マスクは正しく着用しなければ感染予防はできないため，フィットテスト（図9-5）による着用手技の習得が必要である．

患者には，飛沫を放出するのを防ぐ目的で，日常的にサージカルマスクを着用するよう勧める．患者にはN95マスクを着用させないことが原則である．N95マスクは感染から個人を守るために使用するものであり，感染拡大を防ぐために使用するものではない．また密閉性もあるため，患者着用には適さない．また，喀痰喀出時の注意点として，洗面所やごみ箱にそのまま吐き出さないこと，痰を飲み込むと，結核菌が消化管などに感染するリスクがあるため，痰を飲み込まないこと，必ずティッシュペーパーで痰を取り，ビニール袋に入れて密閉することを説明し，遵守するよう促す．

日本版DOTS

1995年にWHOにより提唱された直接服薬確認法（directly observed treatment, short-course：DOT）*を主軸とした包括的な結核対策を**DOTS**（ドッツ）といい，2003年に厚生労働省から「日本版21世紀型DOTS戦略推進体系図（日本版DOTS戦略）」が発表され，全国でDOTを用いた治療率向上の取り組みが行われている[2]．日本版DOTSには**院内DOTS**と**地域DOTS**があり，主に看護師が取り組むのは入院中の院内DOTSである（図9-6）．地域DOTSは保健師が主となり，外来DOTS，訪問DOTS，連絡確認DOTSで退院後の治療を支援する．

院内DOTSでは，退院後も患者が服薬を継続し治療を完遂できるように，結核の知識と服薬の重要性の教育指導，直接服薬確認と結核治療の理解度評価の服薬支援，保健所と連携してシームレスな支援を行う．具体的には，確実な服

＊用語解説

消耗性疾患
全身性の強い消耗を伴う慢性疾患．食物摂取の不足，消化・吸収の異常，栄養の利用障害，代謝亢進状態，栄養分の喪失によって，体脂肪が著しく減少し，体重が顕著に減少するるいそうを来す．がんや慢性感染性疾患（未治療結核）など．

標準予防策
スタンダードプリコーション．あらゆる人々が，医療環境において伝播する可能性のある微生物の感染または保菌の可能性があると想定し，医療を提供する際は，手指衛生の徹底，個人防護具使用，呼吸器衛生，ケア器具の取り扱い手順の確立，環境整備を実施する．

飛沫核感染
患者の咳やくしゃみのしぶきには飛沫核と呼ばれる病原菌やウイルスが含まれ，空気中に浮遊して空気流によって拡散され，その病原菌やウイルスを吸い込むことにより感染する．結核菌の他に，麻疹ウイルスや水痘ウイルスなどがある．

直接服薬確認法
医療者と患者が対面式で服薬確認をする方法．患者の治療薬の飲み込み，嚥下までを確認する．

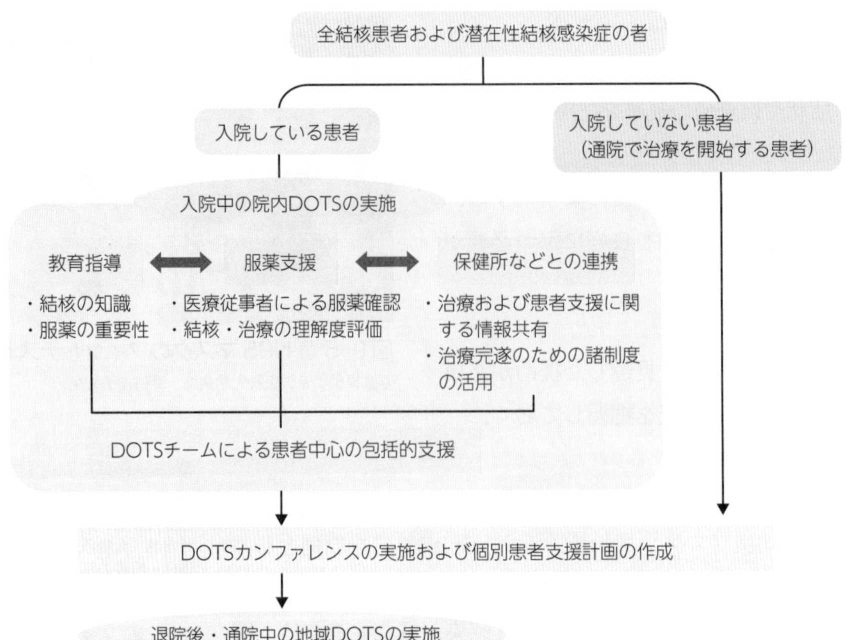

図 9-6 ■日本版 21 世紀型 DOTS 戦略推進体系図（一部抜粋）

厚生労働省.「結核患者に対する DOTS（直接服薬確認療法）の推進について」の一部改正について. 2016-11-25. https://www.mhlw.go.jp/file/06-Seisakujouhou-10900000-Kenkoukyoku/16112501.pdf.（参照 2022-11-04）.

薬治療で結核は完治することを患者が認識できるように，説明と励ましを継続し，生活の中での服薬習慣をつけていくこと，患者が自律的に服薬行動をとれるか評価していくことである．患者が入院した時点から，担当の保健師が患者を訪問して個別面接を実施するため，看護師は患者と保健師がスムーズに面接できるように配慮し，DOTS カンファレンス*で情報を共有し，退院後の地域 DOTS につなげていく．

症状の緩和

肺結核の症状は，表9-10 の身体的側面に示した通りである．微熱が続き，病勢が進むと高熱が続く．発熱時には，衣服・寝具の調整やクーリングにより体温調節の援助を実施し，高熱の場合には熱型を観察し，体力消耗を最小限にするために，医師の指示のもとで解熱薬の服用時間を調整する．また，安静を保持できるようにタイムスケジュールの管理や環境を調整する．

副作用への対処

肺結核の標準治療は，抗結核薬を 3 剤以上投与する多剤併用療法である．抗結核薬の副作用には，視神経障害や第Ⅷ脳神経障害*のように進行すると不可逆的なものもある．これらの副作用は，定期的な検査以上に，患者の自覚症状の発見が重要である．看護師は，薬剤それぞれの副作用（表9-11）を把握し，日常生活援助の中で患者の状態を注意深く観察して，患者が自覚症状を表現できるように助けることが必要である．患者の副作用症状が軽い段階で速やかに

＊用語解説

DOTS カンファレンス
病院の医師，看護師，薬剤師，メディカルソーシャルワーカーなどの医療スタッフと，保健所の医師，保健師が参加し，入院中の服薬状況だけでなく，退院後の受療状況や服薬状況および治療効果等を含めて評価する．個別の患者支援計画を作成，評価，見直す．

第Ⅷ脳神経障害
脳神経 12 対のうち，8 対目の神経．蝸牛・前庭神経ともいい，聴覚と平衡感覚をつかさどる．この神経が障害されると，めまいや耳鳴・難聴の症状が起こる．

医師に報告し，適切な治療判断ができるように医師を補助する．

栄養療法

消耗性疾患である肺結核は，発熱による代謝亢進や食欲不振により体重が減少し，低栄養状態に陥りやすい．武内らは，初回治療において，肺結核患者の入院時血清アルブミン値が3.0g/dL未満であった症例は全体の20％で，低栄養状態であると報告している[3]．病巣内の結核菌を根絶するためには，確実な服薬治療とともに，栄養状態を良好に保ち，免疫力を向上させることが大切である．基本的には，高カロリー・高タンパク食が摂取できるよう援助する．表9-10の身体的側面に示した栄養状態を定期的に評価し，問題がある場合には栄養サポートチーム（nutrition support team：NST）の介入を依頼する．

サポート者への関わり

家族や親戚，友人，在宅支援者は，患者の情緒的サポートとなる存在であり，退院後の治療を完遂するために重要である．サポート者が，感染をむやみに恐れて患者との関係性から遠ざからないよう，正しい肺結核の知識を伝える必要がある．面会時には，サポート者はN95マスクを着用とし，マスクフィッティング手技が習得できるよう援助する．そして，喀痰検査の結果を医師に確認し，感染リスクをアセスメントして，面会時にはサポート者が感染リスクを避けられるように配慮する．また，確実な服薬継続により，感染リスクは低下していくことを説明し，退院後の服薬支援について，入院中からサポート者と検討する．

呼吸機能障害の支援

結核菌が陰性化し病巣が治癒しても，肺の空洞病変や気管支拡張，胸膜癒着，無気肺等の形態的変化は不可逆的であり，それらの広がりと程度により，呼吸機能障害という後遺症をもつようになる．呼吸機能障害は入院治療中にある程度予測できるため，呼吸リハビリテーションの実施により労作時の息切れを軽減したり，呼吸不全の適応基準を満たせば在宅酸素療法／長期酸素療法（HOT/LTOT）導入となる．HOT/LTOTの必要性の理解，生活での活用，機器操作手技の習得のための教育を行う．

呼吸機能障害の程度により，自治体より医療費や行政サービスなどの助成制度があるため，メディカルソーシャルワーカーと連携し，申請手続きの支援を実施する．また，必要時には介護認定申請の支援や在宅サービスの調整を行う．

退院後の治療継続支援

退院後は，服薬の継続を中心として，規則正しい生活を送り，十分な睡眠時間をとること，栄養療法の継続，禁酒・禁煙であることを教育する．そして，入院中の服薬習慣が退院後の生活に合っているかをアセスメントし，服薬時間を決定する．服薬手帳を患者と医療者，在宅支援者，保健所との連携に活用できるよう，記録の教育を行う．

DOTSカンファレンスでは，退院後の服薬継続を阻む要因について検討し，具体的な服薬支援方法を協議する[4]．看護師は，入院中の患者の認知機能や治療の理解度，生活習慣，サポート体制をアセスメントし，地域DOTSの個別患者支援計画に反映できるよう情報提供する．

退院後は，保健所と通院病院が主体となり，調剤薬局・福祉関係・在宅看護関係などでDOTS推進地域ネットワークが構築される．

3 非結核性抗酸菌症（NTM）

1 非結核性抗酸菌症（NTM）とは

1 定義・疫学的特徴・臨床的特徴

非結核性抗酸菌（non-tuberculous mycobacterium：**NTM**）とは，結核菌以外の培養可能な抗酸菌の総称であり，これらの菌による肺の慢性感染症が**肺非結核性抗酸菌症**である．非結核性抗酸菌は環境寄生菌で，土壌や浴室のシャワーヘッド，水道管などに定着しており，日常的に曝露される．しかし，その中でも感染が成立するのは一部の菌であり，発症要因となる宿主因子や環境因子は不明な点も多く，現在も研究が進められている．

近年，非結核性抗酸菌症は中高年の女性を中心に感染者数が増加している．症状としては咳嗽や喀痰，血痰などの呼吸器症状が一般的だが，症状を伴わず健康診断での胸部画像所見から発見されることもある．

2 MAC症

主な非結核性抗酸菌を表9-12に示す．中でもMAC（*mycobacterium avium complex*）が原因となる**肺MAC症**の頻度が最も高い．血痰，咳嗽，喀痰などが生じる．MAC症は病理学的所見とCT画像所見によりいくつかの病型に分類され，病型ごとに臨床経過の特徴がみられる．

3 診断

非結核性抗酸菌は水道水からも検出され得る環境菌であり，1回の喀痰から検出しただけではコンタミネーション（混入，汚染）の可能性があるため，確定診断には至らない．2回以上の異なる喀痰検体で培養陽性となること，あるいは気管支洗浄液（BALF）で1回の培養陽性となることが診断には必要である．

表9-12 ■非結核性抗酸菌症の分類（Runyon分類）

群	菌種
Ⅰ群菌（光発色菌）	*M.kansasii*，*M.marinum*，*M.simiae*，*M.asiaticum*
Ⅱ群菌（暗発色菌）	*M.simiae*，*M.intermedium*，*M.lentiflavum*，*M.flavescens*，*M.gordonae*，*M.scrofulaceum*，*M.szulgai* など
Ⅲ群菌（非発色菌）	*M.avium complex*（*MAC*），*M.celatum*，*M.haemophilum*，*M.gastri*，*M.genavense*，*M.malmoense*，*M.nonchromogenicum*，*M.shimoidei*，*M.terrae*，*M.trivale*，*M.ulcerans*，*M.xenopi* など
Ⅳ群菌（迅速発育菌）	*M.abscessus*，*M.massilience*，*M.fortuitum*，*M.chelonae*，*M.phlei*，*M.smegmatis*，*M.vaccae*，*M.thermoresistible*，*M.peregrinum* など

4 治療

非結核性抗酸菌症の治療は抗菌薬の投与が中心である．明確な治療開始基準がなく，治療導入時期は診断確定後，すぐに抗菌化学療法を開始するか，あるいは診断確定後も症状・画像所見を観察しながら治療を開始するかは専門家の間でも意見が分かれている．理由として，一部の患者は病状の進行が非常に緩徐（かんじょ）であり，かつ治療期間が長期にわたるため，抗菌薬の副作用などの有害事象が起きる可能性があることが挙げられる．そのため，臨床では個々の症例に応じて治療の開始を判断している．

菌の種類により治療選択薬剤は一部異なるが，最も頻度の高い肺MAC症の抗菌化学療法は，リファンピシン，エタンブトール，クラリスロマイシンの3剤による多剤併用療法が基本である．必要に応じてストレプトマイシンまたはカナマイシンの併用を行う．単剤治療は耐性菌の獲得を促進するため，必ず多剤併用での治療を行う．

➡耐性菌については，ナーシング・グラフィカEX『血液／アレルギー・膠原病／感染症』20章1節参照．

抗菌化学療法にあたっては，薬剤の副作用に注意が必要である．リファンピシン関連の副作用として，白血球，血小板の減少，肝酵素上昇，皮疹，発熱，食欲不振，倦怠感などである．エタンブトールの副作用として，視神経障害が一般的である．前述のように，この副作用は用量依存性であり，治療期間が結核よりも一般的に長期にわたる非結核性抗酸菌症においては，さらに注意が必要である．クラリスロマイシン関連の副作用として，軟便，腹部膨満感などがある．リファンピシンによる倦怠感やクラリスロマイシンによる腹部膨満感などは，使用を続けていると次第に慣れてくることが多い．しかし，リファンピシンのそのほかの副作用を認めた場合は，いったんすべての薬剤を中止する．減感作（げんかんさ）療法（アレルゲン免疫療法）を行うと再投与可能になることが多い．

2 非結核性抗酸菌症患者の看護

1 非結核性抗酸菌症患者に対する看護の考え方

非結核性抗酸菌症は，近年肺結核症の罹患率を上回ったが，一般にはあまり知られていない疾患である．非結核性抗酸菌はヒトからヒトには感染せず，非結核性抗酸菌に感受性のある人が土壌や水回りで発生したエアロゾルを吸い込むことにより感染するといわれている．CT画像の病型により，進行が緩徐なもの，薬剤治療で進行が止まるもの，治療しても進行は止まらないものがある．患者それぞれのもつ因子や環境の違いにより，病状経過は異なる．肺結核と異なり，薬物療法での完治が困難であり，治療目標は将来，低肺機能とならないように症状や進行をコントロールすることである．

非結核性抗酸菌症と診断された患者は，ヒトからヒトへ感染しない疾患であるとはいえ，家族や友人に感染するのではないか，完治しない病気になり，将来自分はどのような経過をたどるのかわからないといった不安を強くもっている．非結核性抗酸菌症は解明されていないことが多いため，情報量は少ない．

plus α

非結核性抗酸菌症には男女差，地域差がある

非結核性抗酸菌症の原因菌は，*Mycobacterium avium complex*（MAC）が8～9割を占め，*Mycobacterium kansasii*（M. kansasii）*Mycobacterium abscessus*の順に多い[8]．肺MAC症は，日本において，中高年女性を中心に急増しているが，決定的な治療薬は存在しない[9]．肺M. kansasii症は，東京や大阪近郊で発生数が多いが，中部地方では少なく，男性患者の割合が70%以上である[10]．肺M. kansasii症の患者数は10年程増加しておらず，非結核性抗酸菌症の中では唯一，薬物療法による治癒が可能な疾患である．

病気の知名度が低く，人に感染する病気と誤解されやすいため，身近な人に病気のことを相談できずにいる場合がある．したがって，非結核性抗酸菌症患者には疾患や治療に関する情報提供や，症状をコントロールするための生活習慣の確立など，長期的に療養生活を支援していく必要がある．

2 アセスメントの視点

どのような生活環境か

環境による非結核性抗酸菌への曝露は，治療後の再発に関連することが示唆されている[5]．そのため，患者がどのような環境で暮らしているかを確認し，非結核性抗酸菌曝露の機会は何なのかを検討する必要がある．

化学療法の副作用症状

非結核性抗酸菌症の標準治療は３剤以上の多剤併用化学療法であり，副作用（表9-13）への対処が遅れると不可逆的な後遺症を残してしまうため，注意深く観察する．

症状と検査データの推移

症状の変化，胸部Ｘ線所見，抗酸菌検査の結果（表9-12）により治療方針が決まるため，症状や検査値の経過を把握しておく．

栄養状態

p.195 ９章６節２項 肺結核患者の看護 2. アセスメントの視点に準じる．

3 看護のポイント

生活指導

非結核性抗酸菌症の発症や再感染のリスクを下げるために，生活環境中にある感染源を可能な限り減少させ，エアロゾル吸入の機会を避けるように指導する．具体的には，給水・給湯設備やシャワーヘッド，浴室の清掃を小まめに実施し，浴室内を乾燥させること，加湿器の使用は避けること，土ほこりが生じる作業を避けることである．非結核性抗酸菌にはアルコールや塩素系消毒薬は無効だが，70℃以上の湯を５秒以上かけると殺菌する[6]ため，浴室清掃の仕上げや排水溝には高温の湯をかけると効果的である．

症状の緩和

症状がある場合には，p.195 ９章６節２項 肺結核患者の看護に準じる．非結核性抗酸菌症は，ほとんどの患者に慢性的な咳と膿性喀痰がみられる．喀痰が気管支や肺に貯留すると，他の感染症の合併や無気肺を起こすため，排痰援助・排痰指導は重要である．

副作用への対処

肺結核患者の看護と同様に，患者の副作用症状（表9-13）が軽い段階で発見でき，速やかに医師に報告し，適切な治療判断ができるよう，医師を補助することが大切である．

表 9-13 非結核菌抗酸菌症の主な治療薬と副作用

薬剤名	副作用
クラリスロマイシン (CAM)	・悪心・嘔吐，下痢，味覚異常，肝機能障害 ・QT 間隔延長，心室頻拍，心室細動 ・白血球減少，血小板減少，無顆粒球症 ・頭痛，不安，混乱，不眠，精神疾患，振戦，めまい，けいれん，見当識障害
リファンピシン (RFP)	p.196 表9-11 参照
エタンブトール (EB)	p.196 表9-11 参照
ストレプトマイシン (SM) **カナマイシン (KM)** **アミカシン (AMK)**	・第Ⅷ神経障害（耳鳴り，難聴，平衡感覚障害）※不可逆的 ・腎機能障害 ・アレルギー反応（発熱，発疹）
リファブチン (RBT)	p.196 表9-11 参照
シタフロキサシン (STFX)	・下痢（頻度が高い） ・めまい，頭痛，眠気 ・過敏症反応（発疹，血管浮腫，溶血性尿毒症症候群，溶血性貧血，急性間質性腎炎，急性肝炎，急性膵炎，好酸球性髄膜炎，スティーブンス・ジョンソン症候群）

免疫力向上のための生活習慣を促す

免疫力を向上する生活習慣は，症状や進行のコントロールにつながる．

①規則正しい生活，禁煙

②栄養療法（p.195 9 章 6 節 2 項 肺結核患者の看護に準じる）

③運動療法

適度な運動は免疫能を向上させる[7]．症状が無いか安定しているときには，患者の個別に適した運動療法を実施することが大切である．

➡運動療法，禁煙指導については，14 章 p.275，280 参照．

呼吸機能障害の支援

非結核性抗酸菌症は，肺の空洞の広がりや線維化，気管支拡張症が進行すると，肺の機能が低下する．呼吸機能障害の支援については，p.195 9 章 6 節 2 項 肺結核患者の看護に準じる．

臨床場面で考えてみよう

Q1 抗インフルエンザ薬としてはどのようなものがあるか.

Q2 インフルエンザの患者の看護で気を付けなければならないことは何か.

Q3 細菌性肺炎を大きく三つに分類するとどのようなものがあるか.

Q4 肺炎に伴う呼吸困難を訴える患者に対し，どのような支援が必要か.

Q5 肺結核の感染経路は何か.

Q6 肺結核患者にとって，感染拡大防止と完全治癒のための服薬支援が最も重要である．患者を確実な服薬行動に導くためのアセスメント項目は何か.

考え方の例

1 経口薬のオセルタミビル，バロキサビル，吸入薬のザナミビル，ラニナミビル，静脈注射薬のペラミビルの５種類がある．いずれも有症状期間をわずかに短縮する効果があるに過ぎず，治療の主体は対症療法であることに注意する.

2 インフルエンザウイルスの感染経路は飛沫感染・接触感染である．看護師は感染の拡大を防ぐために標準予防策（スタンダードプリコーション）に準じ，手洗い，アルコール製剤による手指衛生を実施するほか，患者にマスク着用を説明することも大切である.

3 肺炎は，発症の場や病態の観点から，市中肺炎（CAP），院内肺炎（HAP），医療・介護関連肺炎（NHCAP）に大きく分類される．それぞれに対して想定する患者背景や起因微生物，治療薬の選択肢が異なる.

4 痰の喀出を促し，安楽な呼吸を促す体位を整える．必要時は加湿や水分補給を促すとともに，口腔内を清潔に保ち，痰の粘稠度を低下させ，喀出を促す．低酸素に伴う呼吸困難がみられる場合には，医師の指示に従い，酸素投与や深呼吸を促すなどの支援を行う.

5 粒子径５μm以下の飛沫核が空気中を長時間浮遊することによる空気感染で伝播する．そのため，スタンダードプリコーションでは感染拡大を防止できない．十分な換気と陰圧を保てる個室で管理し，患者はサージカルマスク，医療者や家族はN95マスクの着用を徹底する必要がある.

6 身体的側面・精神的側面・社会的側面からのアセスメントが必要である．身体的側面は病状・治療方針の理解と日常生活動作，精神的側面は病状の受け止め方と治療に対する思い，社会的側面はサポート者の有無と生活環境をアセスメントする.

引用・参考文献

1）皿谷健．その他のウイルス性肺炎の重要性．medicina．2017，54（1），p.114-117.

2）日本結核病学会編．“結核患者の管理”．結核診療ガイド．南江堂，2018，p.82-83.

3）武内海歌ほか．肺結核患者の入院時栄養評価（第１報）．静脈経腸栄養．2013，28（3），p.827-832.

4）日本結核病学会エキスパート委員会（旧保健・看護委員会）．院内DOTSガイドライン（改訂第2版）．2015-03．https://www.kekkaku.gr.jp/pub/vo190(2015)/vo190no5p523-526.pdf，（参照 2022-11-18）.

5）日本結核病学会編．非結核性抗酸菌症診療マニュアル．医学書院，2015，p.34-43.

6）Schulze-Röbbecke, R. et al. Heat susceptibility of aquatic mycobacteria. Appl Environ Microbiol. 1992, 58（6）, p.1869-1873.

7）鈴木克彦．運動と免疫．日本補完代替医療学会誌．2004，１（1），p.31-40.

8）日本結核・非結核性抗酸菌症学会教育・用語委員会．“Ⅶ．非結核性抗酸菌症”．結核症の基礎知識．改訂5版，2021-05．https://www.kekkaku.gr.jp/books-basic/pdf/7.pdf，（参照 2022-11-18）.

9）前掲書 5）p.76.

10）前掲書 5）p.89-90.

11）前掲書 5）p.109-115.

10 肺 癌

がんの発生の機序

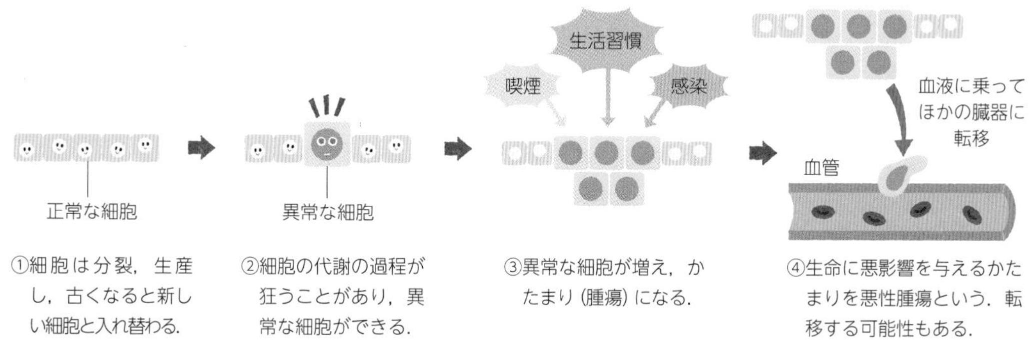

肺癌の分類

肺癌は，がん細胞や組織型（がんの組織の状態）によって，大きく小細胞肺癌と非小細胞肺癌に分けられる．

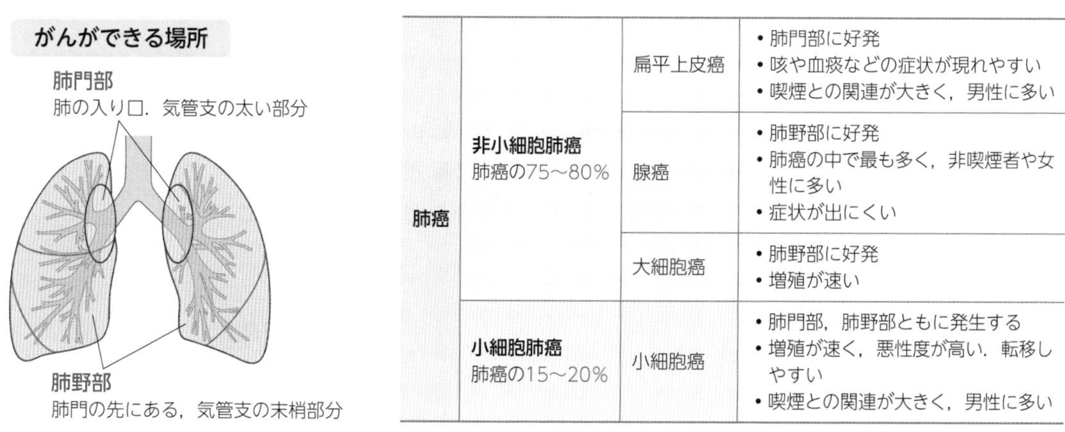

肺癌	**非小細胞肺癌** 肺癌の75～80%	扁平上皮癌	• 肺門部に好発 • 咳や血痰などの症状が現れやすい • 喫煙との関連が大きく，男性に多い
		腺癌	• 肺野部に好発 • 肺癌の中で最も多く，非喫煙者や女性に多い • 症状が出にくい
		大細胞癌	• 肺野部に好発 • 増殖が速い
	小細胞肺癌 肺癌の15～20%	小細胞癌	• 肺門部，肺野部ともに発生する • 増殖が速く，悪性度が高い．転移しやすい • 喫煙との関連が大きく，男性に多い

小細胞肺癌

N/C比が高い（細胞質に対して核が大きい）小型のがん細胞から成る．抗がん薬，放射線治療に対する感受性が高い．

非小細胞肺癌

扁平上皮癌，非扁平上皮癌（主に腺癌），大細胞癌が含まれる．

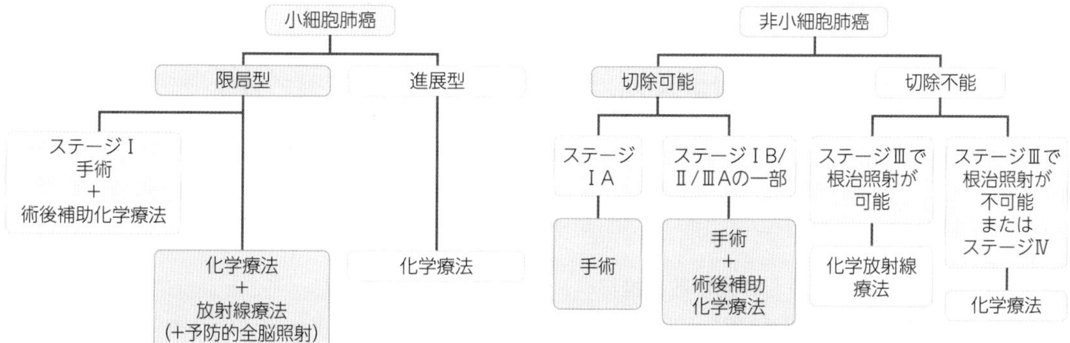

1 肺　癌

lung cancer

1 肺癌とは

細胞の増殖に関わる遺伝子に異常が起こると，細胞は無制限に増殖するようになってしまう．このような特徴をもった細胞を，がん細胞と呼ぶ．肺癌とは，肺，気管，気管支などの上皮細胞からがん細胞が発生した悪性腫瘍の総称である．

1 疫学

がんにおける2020年の肺癌の死亡数は，男性で1位（5万3,247人），女性で2位（2万2,338人）を占め，現在も罹患数は増加しているが，年齢調整死亡率は近年横ばいで推移している[1]（図10-1）．

肺癌の危険因子として喫煙との関連が知られており，非喫煙者と比較して喫煙者は男性で4.4倍，女性で2.8倍リスクが上昇すると報告されている[2]．特に中枢気道に発生しやすい扁平上皮癌や小細胞癌で関連が強い．また，受動喫煙で非喫煙者の肺癌の発症リスクが上昇することも知られている．そのほかの危険因子として，慢性閉塞性肺疾患（COPD），間質性肺炎，職業的曝露（アスベストなど），大気汚染（PM2.5など），高齢などが挙げられる．

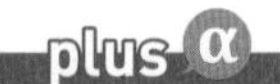

がんの進展

がんの進展の形式には①リンパ行性，②血行性，③播種，④直接浸潤が挙げられる．リンパ行性はがん細胞がリンパ管の中に浸潤して所属リンパ節に転移する．血行性はがん細胞が血管の中に浸潤して，遠隔臓器へ転移する．播種は，胸腔や腹腔などの体腔内にがん細胞が脱落して，漿膜面に転移巣を形成する．直接浸潤はがん細胞が周囲の組織に直接広がる．

2 症状

中枢気道に発生する場合を除き，早期肺癌で自覚症状を呈することは少ない．そのため，症状を自覚して医療機関を受診した場合には病状が進行していることが多い．臨床では脳や骨への遠隔転移に伴う症状を契機に発見されるこ

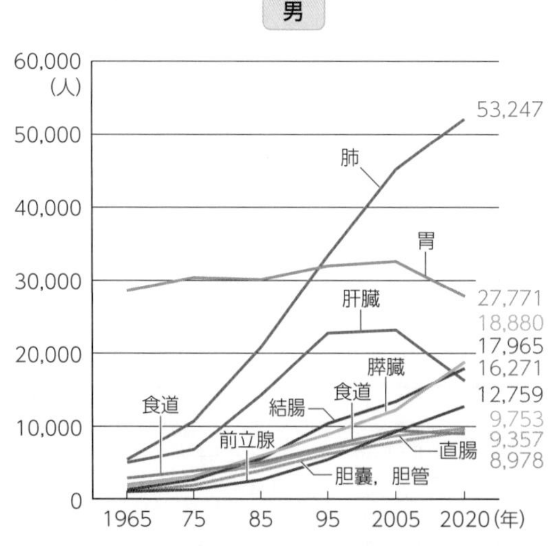

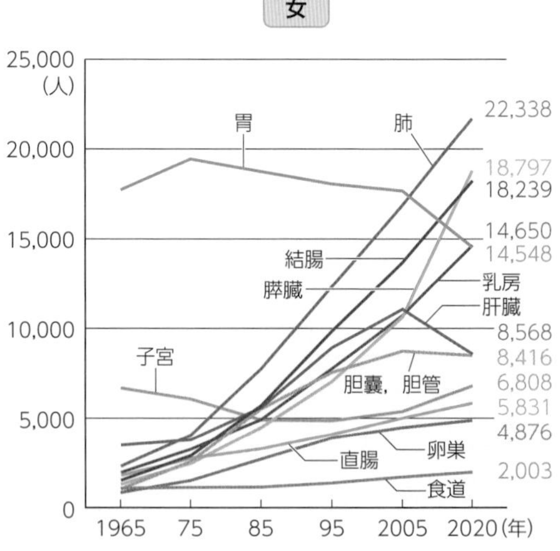

図 10-1 ■部位別にみたがんの死亡数の推移

公益財団法人がん研究振興財団．がんの統計2022．p.15．2022-04-11．https://ganjoho.jp/public/qa_links/report/statistics/2022_jp.html，（参照2022-11-04）．を参考に作成．

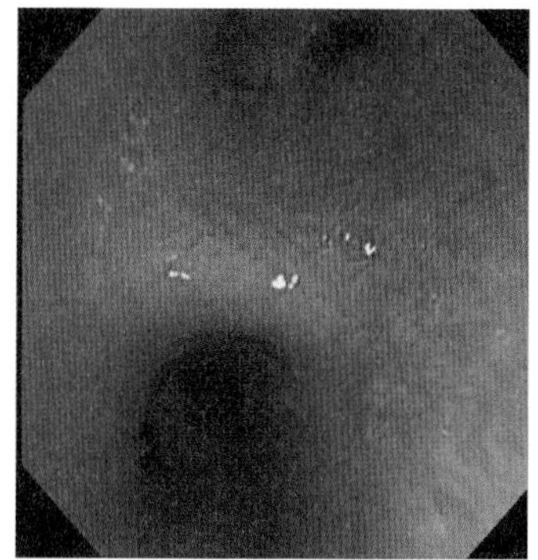

通常の中枢気道

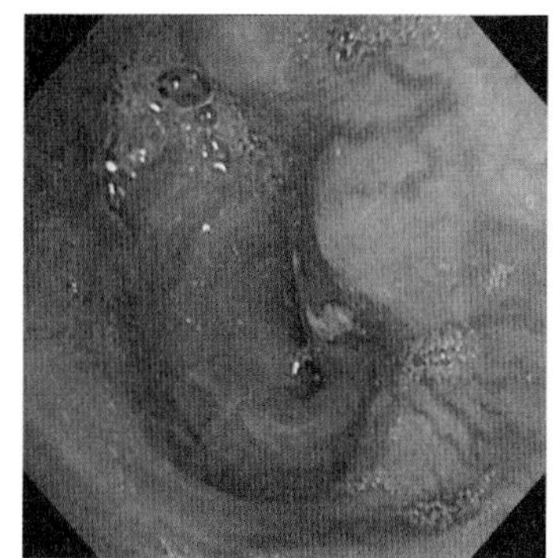

気管支内腔が閉塞している．閉塞性肺炎，喀血のリスクとなる．

図 10-2 ■閉塞した中枢気道

とも多く，注意が必要である．

一般的な症状

悪性腫瘍を生じた患者にみられる一般的な症状として，倦怠感，体重減少，食欲低下などが挙げられる．

中枢気道で認められる症状

中枢気道は，気管から始まる内径 2mm 以上の気管支である．中枢気道でがんが生じると，血痰（喀血），喀痰，咳嗽などを早期から認めることがある．腫瘍が気管支内腔を閉塞すると，閉塞性肺炎，無気肺が出現することもある（図10-2）．

末梢病変で認められる症状

末梢気道は，内径が 2mm 未満の小気管支や細気管支を指す．末梢気道に病変が生じると，早期には症状が出現しないが，病変が胸膜や胸壁，肋骨へ浸潤すると胸痛を伴うことがある．

嗄声

肺癌が反回神経に浸潤することで嗄声（させい）を生じる．縦隔リンパ節転移を起こしている症例で認められることが多い．

上大静脈症候群（SVCS）

上大静脈症候群（superior vena cava syndrome：SVCS）とは，肺腫瘍や縦隔腫瘍によって上大静脈（SVC）が圧迫され，閉塞することで，顔面，両側上肢の浮腫が出現し，頸静脈が怒張する状態である（図10-3）．時間経過とともに側副血行路*として表在静脈*の怒張を認めることがある．症状は閉塞の程度と部位による．

肺尖部の肺癌：パンコースト腫瘍

パンコースト腫瘍は，肺尖部に生じた腫瘍が胸郭外の腕神経叢などに浸潤することで，ホルネル症候群を生じる．

用語解説

側副血行路
主要な血管の血流低下や閉塞が見られた際に，血液循環を維持するために新たに自然形成される血管の迂回路のこと．SVCS の場合には奇静脈，内胸静脈，外側胸静脈，傍脊柱，食道の静脈から発生することが多い．

表在静脈
体内の表面近くにある皮下組織を走る静脈．

plus α

癌性心膜炎と悪性心嚢液
がん細胞が心膜へ浸潤して起こる病態で，がん細胞を含んだ血性の心嚢液が貯留する．心嚢液が貯留することで心臓の拡張障害を来すようになると，心タンポナーデとなる．心タンポナーデを発症すると急激な転帰をたどるため，心嚢ドレナージなどを行う．

癌性胸膜炎と悪性胸水
がん細胞が胸膜に播種することで生じる，胸膜が炎症を起こした病態．胸水細胞診を提出して，がん細胞を含む胸水（悪性胸水）が存在することが重要だが，感度は60%前後のため，繰り返し検査を行うこともある．胸水が大量に貯留して呼吸困難を呈する場合には，胸腔ドレナージや胸膜癒着術を行う．

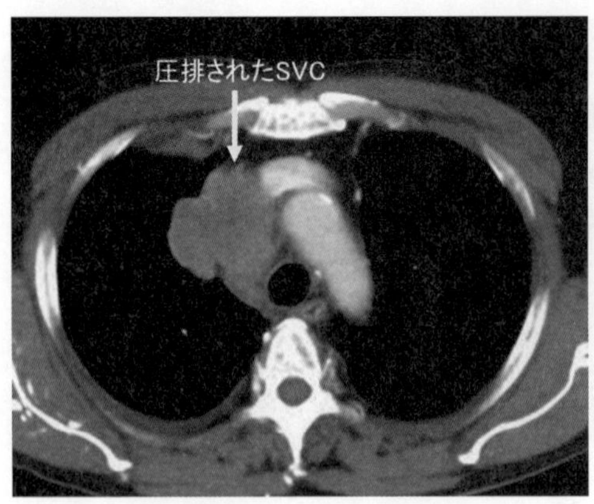

図 10-3 ■上大静脈症候群（SVCS）

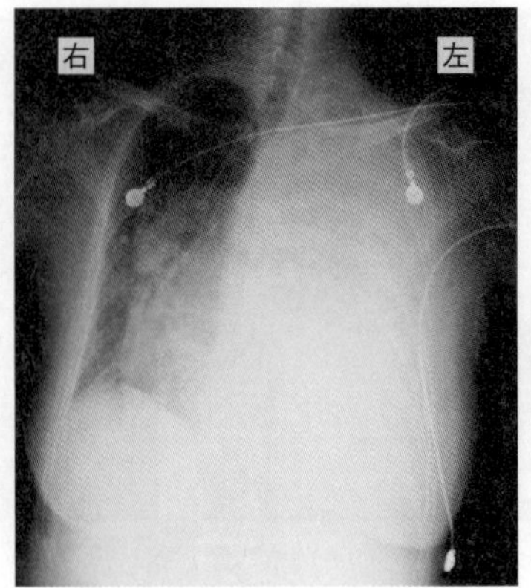

図 10-4 ■大量胸水

左肺に縦隔偏位を伴う大量の胸水貯留が生じ，左肺全体が白く写っている．

転移に伴う症状

最初にがん細胞が発生した臓器（原発巣）から，血液やリンパ節を経由して，別の臓器にもがんが現れることを，転移という．がん細胞が肺を覆っている胸膜に広がるように転移した場合（胸膜播種）は，大量胸水に伴う呼吸困難を呈することがある（図10-4）．骨転移を伴う症例の場合には，疼痛が出現し，痛みのために体動が困難となったり，脳転移や髄膜播種の場合には麻痺，症候性てんかん，意識障害を認めたりする．

3 診断

肺癌の診断は主に気管支鏡，CT ガイド下肺生検，胸腔鏡下肺生検などで組織を採取して行う．近年，組織診断が重要視されてきており，採取した組織に対して免疫組織化学染色*などを併用して診断を確定する．

肺癌の治療は組織型によって細分化されてきており，診断を確定するだけでなく，診療を目的に採取した検体の残り（余剰検体）を用いて遺伝子変異の有無について検査を行うことが必須となってきている．十分な量の検体の採取が近年ますます重要になっているといえる．組織採取の方法としては気管支鏡，経皮的肺生検，胸腔鏡下肺生検などが挙げられる．

> **用語解説**
> **免疫組織化学染色**
> 抗体を用いて組織内の抗原を検出する方法．肺癌で使用される抗体としては，腺癌のマーカーであるTTF-1，扁平上皮癌のマーカーであるp40が有名．また，免疫チェックポイント阻害薬を使用する際のPD-L1検査も，この方法で行われる．

組織採取の方法

▶ 気管支鏡検査

気管支鏡検査は，電子スコープやファイバースコープなどの気管支鏡を用いて，細胞や組織を採取する検査である．肺野に位置する病変の場合，気管支鏡検査が選択されることが多い．末梢病変の場合には超音波プローブを併用するEBUS-GS 法を用いることで，肺癌と診断できる割合が向上すると報告されている[3]．縦隔リンパ節に転移しているかどうかは治療方針に影響を与える．超音波気管支鏡を用いてエコーを見ながら針生検ができるEBUS-TBNA で組織採

➡気管支鏡検査については，3章12節p.55参照．

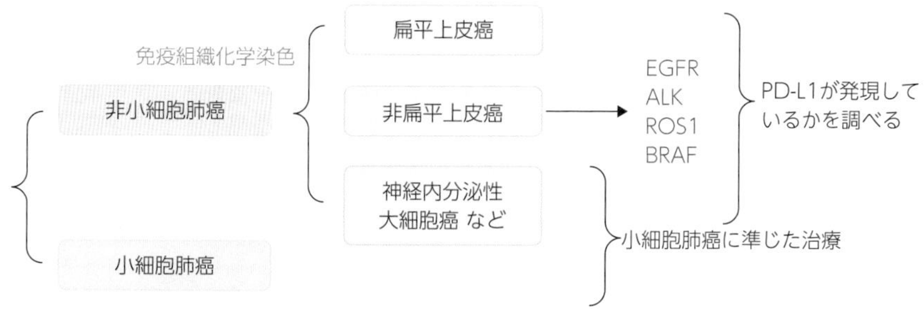

図 10-5 ■肺癌の組織型

取を行うことが推奨されている．検査に伴う合併症として，出血，気胸，発熱，喉頭の違和感などが挙げられる．中枢型の病変の場合には，特に出血のリスクがあるため，ホットバイオプシー鉗子（電気的熱凝固鉗子による生検）の利用が考慮される．また，検査後に閉塞性肺炎を合併することもあり，注意する．今後は組織量を十分に採取するために，気管支鏡下生検で組織を凍結させて採取するクライオバイオプシー（凍結生検）の利用も検討される．

▶ **経皮的肺生検**

経皮的肺生検は，胸膜直下や気管支内腔に到達していない病変の場合，CTガイドで病変の組織採取を行う．気管支鏡検査と比べて十分な組織量が採取でき，診断率が高いというメリットがあるが，気胸や出血のリスクが高く，胸膜播種を来す可能性があることに留意する．

▶ **胸腔鏡下肺生検**

胸腔鏡下肺生検は，全身麻酔下で皮膚を切開し，胸腔鏡を挿入してカメラで観察しながら病変部分を切除し，採取する．上記の方法で組織採取ができない場合に考慮されるが，実施する際は呼吸器内科，呼吸器外科で相談する必要がある．

組織型の決定

採取した組織標本を用いて組織型を決定する（図10-5）．肺癌の診療は組織型によって大きく治療方針が異なるため，非小細胞肺癌では免疫組織化学染色を行い，扁平上皮癌，非扁平上皮癌を区別することが重要である．また，非扁平上皮肺癌では遺伝子変異の有無によって初回治療が異なるため，余剰検体を用いてEGFR遺伝子変異検査*，ALK融合遺伝子検査*，ROS1融合遺伝子検査*，BRAF遺伝子変異検査*などの遺伝子検査を行うことが推奨されている．

病期の決定

組織診断を行った後，PET-CT，MRI，骨シンチグラフィーなどを行う．TNM分類（表10-1）に従って，病期を決定する．組織型，病期によって治療方針は異なる．

plus α

上皮内癌
上皮細胞から発生するがんの中で，臓器の表面を覆っている上皮内にとどまっている状態のがん．基本的には上皮と間質を隔てる基底膜を超えない状態であるため，手術によって切除可能で，転移もほとんどない状態と考えられる．

用語解説

EGFR遺伝子変異検査
EGFR遺伝子変異は，日本人では肺腺癌の50%，扁平上皮癌の5%と，肺癌の中で最も多く認められる遺伝子変異である．組織検体や胸水，気管支洗浄液などの液性検体を用いたPCR法による検査が行われていたが，近年は血漿検体を用いて検査が行えるようになった．ただし，血漿検体では感度が下がるといわれている．今後は次世代シークエンス（NGS）を用いた検査も行われるようになる．

ALK融合遺伝子検査
ALK融合遺伝子は肺腺癌の5％前後に認められ，EGFR遺伝子変異の次に頻度が高い．検査方法としては免疫組織化学染色と肺癌ALK遺伝子（FISH）法がある．いずれの検査も陽性の場合は分子標的治療薬を使用することが一般的だが，両方の検査結果が一致しない症例もある．そのような症例では，治療効果がやや低下すると報告されている．今後はNGSを用いた検査も行われるようになる．

ROS1融合遺伝子検査
肺腺癌の1%未満に認められるまれな遺伝子異常．組織検体や胸水，気管支洗浄液などの液性検体を用いたPCR法により検査する．今後はNGSを用いた検査も行われるようになる．

表 10-1 ■ TNM 臨床病期分類

		N0	N1	N2	N3	M1a	M1b 単発 遠隔転移	M1c 多発 遠隔転移
T1	T1a（≦ 1cm）	I A1	II B	III A	III B	IV A	IV A	IV B
	T1b（1 ～ 2cm）	I A2	II B	III A	III B	IV A	IV A	IV B
	T1c（2 ～ 3cm）	I A3	II B	III A	III B	IV A	IV A	IV B
T2	T2a（3 ～ 4cm）	I B	II B	III A	III B	IV A	IV A	IV B
	T2b（4 ～ 5cm）	II A	II B	III A	III B	IV A	IV A	IV B
T3	T3（5 ～ 7cm）	II B	III A	III B	III C	IV A	IV A	IV B
T4	T4（> 7cm）	III A	III A	III B	III C	IV A	IV A	IV B

T　原発腫瘍
TX：原発腫瘍の存在が判定できない，あるいは喀痰または気管支洗浄液細胞診でのみ陽性で画像診断や気管支鏡では観察できない
T0：原発腫瘍を認めない
Tis：上皮内癌（carcinoma in situ）：肺野型の場合は，充実成分径 0cm かつ病変全体径≦ 3cm
T1：腫瘍の充実成分径≦ 3cm，肺または臓側胸膜に覆われている，葉気管支より中枢への浸潤が気管支鏡上認められない（すなわち主気管支に及んでいない）
　T1mi：微少浸潤性腺癌：部分充実型を示し，充実成分径≦ 0.5cm かつ病変全体径≦ 3cm
　T1a：充実成分径≦ 1cm でかつ Tis・T1mi には相当しない
　T1b：充実成分径> 1cm でかつ≦ 2cm
　T1c：充実成分径> 2cm でかつ≦ 3cm
T2：充実成分径> 3cm でかつ≦ 5cm，または充実成分径≦ 3cm でも以下のいずれかであるもの
- 主気管支に及ぶが気管分岐部には及ばない
- 臓側胸膜に浸潤
- 肺門まで連続する部分的または一側全体の無気肺か閉塞性肺炎がある

　T2a：充実成分径> 3cm でかつ≦ 4cm
　T2b：充実成分径> 4cm でかつ≦ 5cm
T3：充実成分径> 5cm でかつ≦ 7cm，または充実成分径≦ 5cm でも以下のいずれかであるもの
- 壁側胸膜，胸壁（superior sulcus tumor を含む），横隔神経，心膜のいずれかに直接浸潤
- 同一葉内の不連続な副腫瘍結節

T4：充実成分径> 7cm，または大きさを問わず横隔膜，縦隔，心臓，大血管，気管，反回神経，食道，椎体，気管分岐部への浸潤，あるいは同側の異なった肺葉内の副腫瘍結節

N　所属リンパ節
NX：所属リンパ節評価不能
N0：所属リンパ節転移なし
N1：同側の気管支周囲かつ／または同側肺門，肺内リンパ節への転移で原発腫瘍の直接浸潤を含める
N2：同側縦隔かつ／または気管分岐下リンパ節への転移
N3：対側縦隔，対側肺門，同側あるいは対側の前斜角筋，鎖骨上窩リンパ節への転移

M　遠隔転移
M0：遠隔転移なし
M1：遠隔転移がある
　M1a：対側肺内の副腫瘍結節，胸膜または心膜の結節，悪性胸水（同側・対側），悪性心嚢水
　M1b：肺以外の一臓器への単発遠隔転移がある
　M1c：肺以外の一臓器または多臓器への多発遠隔転移がある

日本肺癌学会編．“肺癌の分類”．肺癌診療ガイドライン 2018 年版．金原出版，p.2-3.

4 治療

肺癌の治療はガイドラインに準じて行う．特に，薬物療法は新規の薬剤が承認され，標準治療が毎年更新されている．この項では，外科的治療，根治的・緩和的放射線治療，化学療法，免疫チェックポイント阻害薬とその副作用について概説する．

外科的治療

非小細胞肺癌のⅢA期までと小細胞肺癌のⅠ期の一部では，外科的治療が選択される．現在は開胸手術よりも胸腔鏡での手術が選択されることが多い．肺葉切除とリンパ節郭清を行う術式が標準治療だが，肺機能が低下している場合には部分切除，区域切除も選択される．また，胸壁にがんが浸潤している場合には，胸壁合併切除を行うことがある．術後には，テガフール・ウラシルまたはシスプラチン併用化学療法の追加で生存期間が延長することが知られているため，投与可能な症例では術後補助化学療法を行う．術前から縦隔リンパ節への転移が認められる場合には，今後，化学放射線治療後に免疫チェックポイント阻害薬を併用する治療法が中心になると予想される．

放射線治療

放射線治療は根治を目的に行う照射と，症状の緩和を中心に行う照射に大きく分けられる．

根治照射は，肺機能が低下している場合に外科的治療に代わって行う定位照射と，化学療法と併用して行われる照射に分けられる．いずれも照射後に放射線肺臓炎を起こすことは必発であり，肺野への照射がどの程度となるか（全肺体積に対する，20Gy 以上照射される肺体積の割合を示す $\dot{V}20$ などを参考にして）放射線治療科と相談する必要がある．局所制御という観点では，放射線治療は外科的治療には劣る．重篤な肺臓炎を起こす可能性があるため，縦隔を挟んで反対側までかかる放射線照射を行うことは避けたほうがよい．

症状緩和を中心とした緩和照射に代表的なものは，気管閉塞や上大静脈症候群，脊髄浸潤を伴う oncologic emergency *と呼ばれる病態の解除，骨転移に伴うがん性疼痛，転移性脳腫瘍に対する照射が挙げられる．特に転移性脳腫瘍で転移の個数が少なく，腫瘍のサイズも小さい場合には，定位照射やガンマナイフ*，サイバーナイフ*が選択される．転移の個数が多く，髄膜播種などを来している場合は全脳照射を選択する．また，小細胞肺癌の場合，化学療法後の治療反応が良好であれば，予防的全脳照射（PCI）を行うこともある．

▶ 放射線治療に伴う有害事象

放射線照射に伴う有害事象として，放射線肺臓炎，放射線食道炎，皮膚炎などが挙げられる．放射線肺臓炎は一般的には照射部位に一致して出現することが多いが，照射部位外にも出現することがある．無症状であれば経過観察可能だが，治療として，副腎皮質ステロイド薬の投与を行う．照射部位外に出現した場合は重篤となることが多く，酸素吸入が必要な場合には入院加療を要する

用語解説

BRAF 遺伝子変異検査
肺腺癌の 1％未満に認められるまれな遺伝子異常．新鮮凍結組織やホルマリン固定パラフィン包埋（FFPE）を用いた検査方法が保険収載（保険適用と価格の決定）されている．これまでは BRAF 遺伝子変異のみに行われていたが，今後は現在保険収載されている遺伝子変異の検査のコンパニオン診断薬（薬剤の使用対象かをあらかじめ診断する薬）として使用されることになる．

oncologic emergency
悪性腫瘍のために緊急の対応が必要となる症状の総称．高カルシウム血症，腫瘍崩壊症候群をはじめとした代謝障害，脳転移による脳圧亢進，脊髄浸潤，上大静脈症候群などの構造的障害，免疫チェックポイント阻害薬による免疫関連有害事象（irAE）などの治療に伴う障害に分けられる．

plus α

定位照射と全脳照射
転移性脳腫瘍に対する放射線照射の方法は，病変のみに放射線を照射する定位照射と脳全体に放射線を照射する全脳照射に分けられる．転移の個数が 4 個以下，大きさが3cm以下の場合には定位照射が多いが，それ以上の病変が認められる場合には全脳照射が選択される．標準的には 30Gy/10Fr で行われることが多い．

定位手術的照射と定位放射線治療
定位放射線治療は，病巣のみに放射線を照射する．病変に対して多数の方向から放射線を集中させることで，通常の放射線照射と比較して周囲の組織に与える照射線量を小さくすることができる．通常は複数回に分けて行うが，特別に 1 回の照射で終える場合のみ，定位手術的照射と呼ぶ．肺癌では 48Gy/4Fr で行うことが標準的．

こともある．放射線食道炎は縦郭への照射を行った場合に出現することが多く，アルギン酸ナトリウムを投与して対応する．多くの場合，照射後に症状は改善する．全脳照射を行った場合，特に高齢者では，半年程度経過した時点で認知症が出現することが多く，事前に十分な説明を行っておく必要がある．

化学療法

化学療法は**細胞障害性抗がん薬**，**分子標的治療薬**を用いた治療に大きく分類される．小細胞肺癌では細胞障害性抗がん薬のみ保険適用となっている．非小細胞肺癌では組織型，遺伝子変異の有無によって選択される薬剤が異なる．

▶ 細胞障害性抗がん薬を用いた治療

細胞障害性抗がん薬は，がん細胞の細胞分裂を阻害し，増殖を抑える働きをもつ．小細胞肺癌では，細胞障害性抗がん薬の奏効率は50％前後と高いが，再発率も高く，限局型でも生存期間の中央値は3年程度，進展型では1年程度である．非小細胞肺癌では小細胞肺癌と比較して奏効率は低いが，非扁平上皮癌では血管新生阻害薬であるベバシズマブとの併用療法で奏効率が上昇した．細胞障害性抗がん薬単独での生存期間の中央値は1年前後であったが，血管新生阻害薬との併用で1年半程度に改善してきている．また，遺伝子変異のない非小細胞肺癌では，細胞性抗がん薬を単独で投与した場合と比べ，細胞障害性抗がん薬と免疫チェックポイント阻害薬との併用療法のほうが奏効率，生存期間を改善させると報告され[4)]，日本でも2018年に初回治療の標準療法として承認された．今後は細胞障害性抗がん薬単独での治療を行う症例は少なくなっていくと予想される．

▶ 細胞障害性抗がん薬の副作用

細胞障害性抗がん薬の副作用として最も頻度が高いものは骨髄抑制であり，特に白血球減少に伴う発熱性好中球減少症*に注意する．白血球が減少した際は，G-CSF製剤（顆粒球コロニー形成刺激因子製剤）を使用する．ほかには悪心，食欲不振などの消化器症状の頻度も高いが，制吐薬として選択的ニューロキニン1受容体拮抗制吐薬であるアプレピタント，半減期の長い5-HT3受容体拮抗薬であるパロノセトロンが使用できるようになってから，グレードの高い副作用の頻度は低下している．

使用する薬剤ごとに特徴的な副作用は異なり，腎毒性，聴力障害，薬剤性肺障害，脱毛，末梢神経障害，血管炎などの症状は遭遇する頻度が比較的高い．使用するレジメン*（計画書）の内容を確認しておくことが重要である．また，薬剤性肺障害の合併は時に致死的となるため，肺野に間質性変化を認める症例では特に慎重に経過観察する．

▶ 分子標的治療薬を用いた治療

分子標的治療薬は，がん細胞の増殖に関わる因子にピンポイントに反応する薬剤である（図10-6）．遺伝子変異を認める非小細胞肺癌では，細胞障害性抗がん薬と比べて分子標的治療薬の有効性が確立されているため，分子標的治療

用語解説

ガンマナイフ
定位放射線治療の一つ．多数のコバルト線源がヘルメット状の照射ヘッドに半球状に配置された放射線照射装置を用いて，病変に集中的にガンマ線を照射できる．多発の脳転移に対しても行うことができる．

サイバーナイフ
アメリカで開発された放射線治療装置．ロボットアームに取り付けられたX線発生装置が，さまざまな方向から病変を集中的に狙い撃ちにするとともに，複数の病変に対して治療を行うことができる．ガンマナイフと比較して，頭部をきつく固定しなくてよいという利点もある．

発熱性好中球減少症
化学療法の治療期間中，絶対好中球数が500/mm³未満，もしくは1,000/mm³未満で500/mm³未満になることが予測される状況下で，腋窩温で37.5℃に発熱した状態．この時期に感染症を発症すると重篤化するため，ガイドラインに準拠して抗菌薬の予防投与などを行う．

plus α

肺癌の新しい治療法
新しい治療法として，重粒子線（炭素イオン）をがんの病巣に集中して照射する重粒子線治療，重粒子よりも小さい陽子線（水素原子）を照射する陽子線治療，コンピュータを用いて正常組織の照射線量を抑えて，腫瘍部分に集中して放射線を照射する強度変調放射線治療（IMRT）などの新しい治療法も行われるようになってきている．

遺伝子変異
遺伝子を形成するDNAは，アデニン，グアニン，シトシン，チミンの4個の塩基から成る．遺伝子の配列が異なると，本来遺伝子の情報からつくられるはずのタンパク質がつくられなかったり，正常とは異なったものがつくられたりする．これを遺伝子変異と呼ぶ．がん遺伝子，がん抑制遺伝子にこれらの遺伝子変異が起きたときに問題となる．

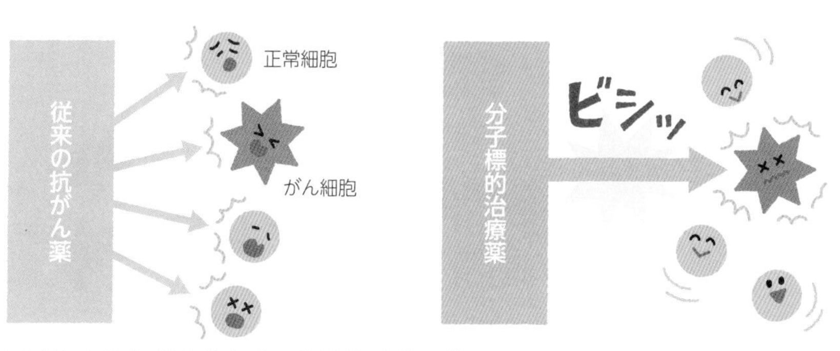

図 10-6 抗がん薬と分子標的治療薬の違い

薬による治療が初回の標準治療となる．そのため，治療を開始する前に遺伝子変異の有無を確認することが重要である．しかし，検査結果が届くまでに時間を要するため，緊急で治療が必要な場合には細胞障害性抗がん薬を使用することもある．

分子標的治療薬を単独で用いるよりも，細胞障害性抗がん薬または血管新生阻害薬*と併用した方が治療効果が高いと報告されており，併用療法も考慮されるが，分子標的治療薬の多くは 1 年前後で治療抵抗性*を示すようになることが多い．そのため，二次治療以後は細胞障害性抗がん薬を使用することが多い．EGFR 遺伝子変異を認める症例では生存期間の中央値が 3 年前後と報告される．ALK 融合遺伝子転座を認める症例では，アレクチニブ単独での生存期間の中央値が 2 年を超えるため，EGFR 遺伝子変異陽性の症例よりも予後が良いと一般的には考えられている．

▶ **分子標的治療薬の副作用**

分子標的治療薬特有の副作用として，薬剤性肺障害が有名である．背景に間質性肺疾患を認める症例の場合には，分子標的治療薬の適応を慎重に判断する必要がある．EGFR チロシンキナーゼ阻害薬では副作用として，薬剤性肺障害のほか，皮疹，肝機能障害，下痢などを認めることが多い．ALK チロシンキナーゼ阻害薬では副作用が少ないアレクチニブを使用することが多いが，アレクチニブへの治療抵抗性が獲得された後に使用する薬剤では副作用を認めるものが多い．ほかに，ROS1 融合遺伝子転座，BRAF 遺伝子変異を認める症例においても分子標的治療薬が保険適用となっている．

免疫チェックポイント阻害薬

がん細胞は，宿主の免疫細胞から攻撃を受けないようにして自分の身を守る，**免疫寛容**というしくみをもつことが知られている．その中で，PD-1/PD-L1 シグナルが重要な働きを示す．免疫チェックポイント阻害薬は，免疫寛容のしくみを阻害することで，抗腫瘍効果を発揮する薬剤である（図10-7）．

2015 年から，日本でも免疫チェックポイント阻害薬が使用可能となった．現在までにニボルマブ，ペムブロリズマブ，アテゾリズマブ，デュルバルマブが

用語解説

レジメン
抗がん薬を投与する場合の計画書．抗がん薬の投与量だけでなく，溶解または希釈する溶液の組成量，投与速度，制吐剤などの支持療法を含めた薬剤の投与順が時系列で決められている．このレジメンに従って化学療法を行うことで，医療事故を未然に防ぐことができる．

血管新生阻害薬
がん細胞は血管新生（新しい血管を形成すること）で腫瘍内に酸素や栄養の供給を行っている．血管新生阻害薬は，がん細胞による血管新生を抑えて，がん細胞への酸素や栄養の供給を阻害するとともに，腫瘍間質の抵抗を下げて腫瘍内への薬物動態を改善することで治療効果を発揮する．ただし，出血や血栓塞栓などの合併症があるため，すべての症例で使用できるわけではない．

治療抵抗性
主には分子標的治療薬を使用している最中に，一度は薬剤に反応して縮小した腫瘍が一定期間内に再度増大する現象．分子標的薬に対する治療抵抗性のメカニズムはさまざまであり，その克服のための研究が進められている．

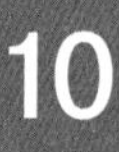

健康な人

PD-1

攻撃

PD-L1

T 細胞

がん細胞

T 細胞はがん細胞を認識し，攻撃・排除する働きをもつ．

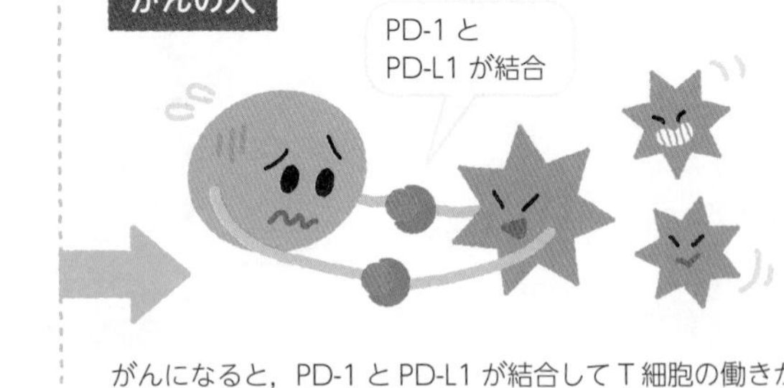

がんになると，PD-1 と PD-L1 が結合して T 細胞の働きが抑制され，T 細胞はがん細胞への攻撃を中止してしまう．

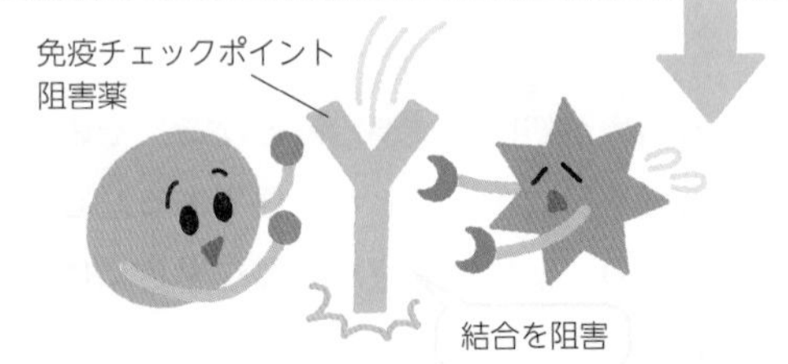

免疫チェックポイント阻害薬を投与することで，PD-1 と PD-L1 の結合が阻害される．

T 細胞が再活性化され，がん細胞への攻撃を再開する．

図 10-7 ■免疫チェックポイント阻害薬の機序

承認されている．これまで進行肺癌は根治不能と考えられていたが，免疫チェックポイント阻害薬の登場によって根治を期待できる時代となってきた．当初は免疫チェックポイント阻害薬単剤での治療が承認されていたが，細胞障害性抗がん薬と併用した場合の治療成績が良好であると報告され，2018 年から日本でも免疫チェックポイント阻害薬と細胞障害性抗がん薬の併用療法が承認された．今後，進行肺癌の薬物療法の中心となると予想される．

デュルバルマブは，化学放射線療法後の地固め療法*と位置づけられており，ほかの免疫チェックポイント阻害薬とは使用する場面が異なる．がんが増悪せずに生存できた期間が 16 カ月以上と，従来に比べて良好な治療成績であると報告されており，stage Ⅲの肺癌治療の中心となっていくと予想される．

▶ **免疫チェックポイント阻害薬の副作用**

免疫チェックポイント阻害薬に特有の副作用として**免疫関連有害事象**(immune-related adverse events：**irAE**）が報告されている．irAE は，免疫チェックポイント阻害薬により免疫反応が過剰となり，自己免疫疾患に似たさまざまな症状を生じる状態を指す．irAE の発症を予測することは難しく，症状出現時には早期に対応する必要がある．症状によっては呼吸器内科以外の診療科との連携が重要となるため，院内の診療科間だけでなく，看護師，薬剤師など多職種間で連携する体制を確立しておくことの重要性も指摘されている．

同時に，副作用に対しての患者教育も重要である．irAE が発症した場合の基

用語解説

地固め療法
白血病などの血液腫瘍において，寛解導入療法後に，腫瘍がほぼ消失した症例に対して，再発を予防するために追加で化学療法を行うこと．デュルバルマブは化学放射線療法後に腫瘍が縮小または消失している症例に対して使用することで，予後を改善したことから，地固め療法としての位置づけとも考えられている．

plus α

無増悪生存期間
がんが最も縮小した状態から 20％増大すると，病勢が進行したと判断する．無増悪生存期間は，治療中にがんが進行することなく，病勢が安定している期間（病勢が進行するまでの期間）を指す．

免疫チェックポイント阻害薬の副作用
頭痛，見え方の異常（ぶどう膜炎），1 型糖尿病，咳，悪心・嘔吐，食欲不振，下痢，血尿，手足に力が入らない，手足のふるえ，黄疸，内分泌障害（体重の減少，増加など），けいれんなどがみられる．多彩な症状が，さまざまなタイミングで出現する．

本的な対応は，副腎皮質ステロイド薬の全身投与だが，症状が重篤な場合には免疫抑制薬や TNF α阻害薬の使用も検討される．

irAE の中でも，薬剤性肺障害は死亡例も報告されており，乾性咳嗽，呼吸困難，発熱などが出現した際は，早期に医療機関を受診し，副腎皮質ステロイド薬の投与を行うことが重要である．副腎不全，甲状腺機能障害などの内分泌系の有害事象が出現した場合は，ホルモン補充療法などを行いながら治療を継続することが多いが，肺障害，大腸炎などが発生した場合には治療を休止し，一般的に再投与は行わない．また，間質性肺炎や活動性を伴う膠原病を合併している症例では，慎重に投与することとされており，その適応については患者本人，家族とも相談して判断する必要がある．

2 小細胞肺癌

small cell lung cancer

1 小細胞肺癌とは

小細胞肺癌は，N/C 比の高い小型のがん細胞からなり，抗がん薬や放射線治療に対する感受性が高い．臨床的な特徴として，喫煙に関連していることが多く，中枢に発生することが多い．肺癌全体の約 15％を占める．進行が早いため，小細胞肺癌を疑った時点で早期に診断を行う必要がある．小細胞肺癌は，細胞診のみでも診断を確定することができるため，細胞診の結果が判明した時点で治療を開始することが多い．腫瘍マーカーとしては NSE（神経特異エノラーゼ）*，ProGRP（ガストリン放出ペプチド前駆体）*を測定することになる．腫瘍随伴症候群*としてバソプレシン分泌過剰症（SIADH）*，ランバート・イートン症候群*などを呈することがある．

小細胞肺癌の治療方針は，病期よりも限局型，進展型のいずれのタイプに属するかに基づいて決定する（図10-8）．化学療法に対する反応性は比較的良好ではあるが，再発する症例も多い．治療休止後 3 カ月以内に再発した症例は refractory relapse と呼ばれ，治療を再開する際はレジメンを変更する．3 カ月以上経過して再発した場合は sensitive relapse として，休止前の治療を継続することが多い．また，化学療法後に寛緩状態となった症例では，予防的全脳照射を行うことで，脳転移の再発率を低下させると報告されている[6]．しかし，白質脳症*を発症して認知機能低下をもたらすこともあり，予防的全脳照射を行わない場合もある．

限局型は病変が一側の胸郭内に限局するタイプで，化学放射線療法が基本となる．放射線照射は加速分割照射と呼ばれる方法で行い，1 日 2 回照射を行うため，入院して行うことが多い．治療が完遂できた場合，5 年生存率は 25 ～ 35％前後と報告されている．

＊用語解説

NSE（神経特異エノラーゼ）
エノラーゼは解糖系酵素で，特に神経細胞に存在するため神経特異エノラーゼと呼ばれる．神経内分泌腫瘍や小細胞肺癌の腫瘍マーカーとして使用される．

ProGRP（ガストリン放出ペプチド前駆体）
GRP はガストリン分泌を刺激するホルモン．小細胞肺癌からも GRP および，前駆物質である ProGRP が放出されることがわかり，腫瘍マーカーとして使用されている．

腫瘍随伴症候群
腫瘍による浸潤や転移による直接的な症状ではなく，腫瘍が産生する生理活性物質や腫瘍が誘導した自己免疫反応による間接的な症状と定義される．悪性腫瘍の中では肺癌が最も多く，小細胞肺癌で高頻度に認められる[5]．

バソプレシン分泌過剰症（SIADH）
抗利尿ホルモンが異常に産生されることで，低ナトリウム血症を来す病態．原因は多岐にわたり，薬剤，感染症などで起こることが知られている．小細胞肺癌も原因の一つである

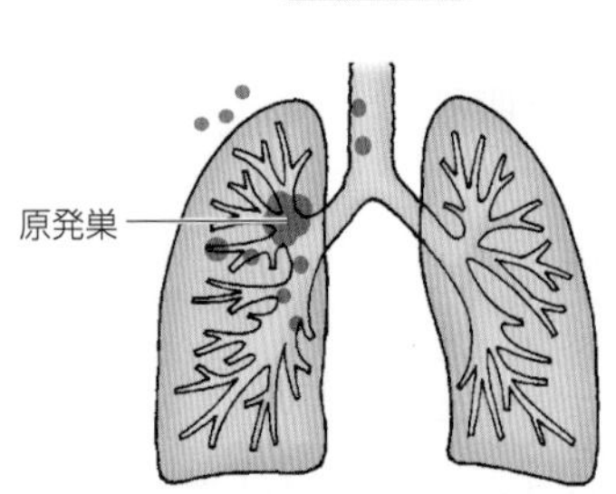

- 原発巣と同側の胸部に病巣が限られる
- 病巣と同じ側の肺門リンパ節，両側の縦隔リンパ節，両側の鎖骨上窩リンパ節までに限り，がんが広がる
- 5年生存率は25～35%

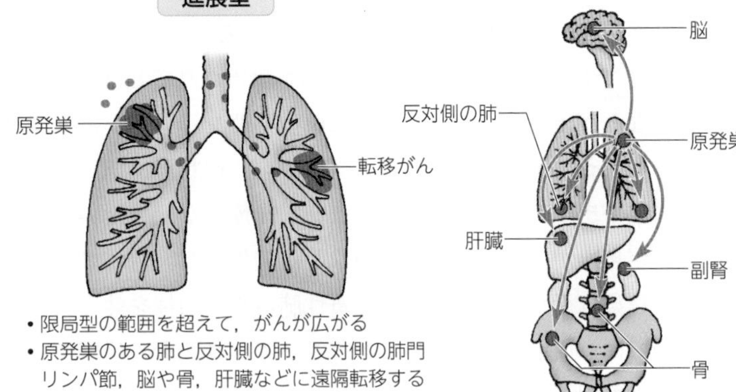

- 限局型の範囲を超えて，がんが広がる
- 原発巣のある肺と反対側の肺，反対側の肺門リンパ節，脳や骨，肝臓などに遠隔転移する
- がん性胸水がみられる
- 生存期間の中央値は約1年

図 10-8 ■小細胞肺癌の分類

進展型は病変が一側の胸郭外まで進展しているタイプで，基本的に化学療法を行う．予後は非常に厳しく，1 年生存率は 50%前後である．

2 小細胞肺癌患者の看護

1 小細胞肺癌患者に対する看護の考え方

ここでは，化学放射線療法を受ける小細胞肺癌患者の看護を取り上げる．小細胞肺癌は，増殖速度が早く転移しやすいという特徴がある．手術適応となることは少ないが，抗がん薬の感受性が高く化学療法や放射線治療の効果があり，初期であれば治癒の可能性がある．化学放射線療法を受ける患者の看護では，患者が治療を完遂できるように，有害事象の早期発見および症状のマネジメント，患者へのセルフケア支援が重要となる．

2 アセスメントの視点

小細胞肺癌患者のアセスメント項目を表10-2 に示す．

治療開始時の全身状態

化学療法は全身療法であり，全身性のさまざまな有害事象を伴う苦痛の強い治療である．また，放射線療法の併用により，骨髄抑制や全身倦怠感など有害事象が増強しやすい．そのため，治療開始時の患者の臓器機能や全身状態が治療に耐え得る状態かの評価が必要である．

化学療法の副作用

治療には，細胞傷害性抗がん薬であるシスプラチンとエトポシドが併用される．副作用はそれぞれ出現時期が異なるため，出現時期を予測したアセスメントが必要である．細胞障害性抗がん薬の副作用には，悪心・嘔吐，腎機能障害，骨髄抑制，全身倦怠感，脱毛，肺障害などが挙げられる．骨髄抑制，腎機能障害，肺障害は，障害の程度によっては治療の減量・中止，時に生命の危機につながることもあるため，早期発見，治療が重要となる．

用語解説

ランバート・イートン症候群
自己免疫反応（抗 P/Q 型 VGCC 抗体）によって筋無力症状が引き起こされる．小細胞肺癌との関連が深いといわれる．近位筋の筋力低下，自律神経症状，深部腱反射の消失が臨床的な特徴とされ，誘発筋電図では高頻度反復刺激で漸増現象（waxing）がみられる．

白質脳症
全脳照射後，6カ月以上経過してから発症する晩期の合併症の一つ．大脳白質が障害されることでさまざまな神経症状が生じ，進行すると認知機能の低下を認める．

plus α

refractory relapse と sensitive relapse
初回治療が奏功し，初回治療終了後から再発までの期間が 60 ～ 90 日以上の sensitive relapse とそれ以外の refractory relapse に分けられる．sensitive relapse の方が再発時の薬物療法に対する反応も良好であり，生存期間も長い．再発した場合の二次治療ではアムルビシンなどの薬剤が選択されることが多い．

表 10-2 小細胞肺癌の患者のアセスメント項目

身体的側面	精神的側面	社会的側面	スピリチュアルな側面
□バイタルサイン 体温（発熱），脈拍，血圧，SpO_2 □がんに伴う症状 咳嗽，喀痰，血痰，胸痛，背部痛，呼吸困難，呼吸音（減弱や消失，胸膜摩擦音） □全身状態 パフォーマンスステータス（PS），栄養状態（体重，BMI，食欲，食事摂取量），排泄状態，睡眠状態 □画像検査所見 単純胸部 X 線検査，MRI 検査，CT 検査，PET-CT 検査，骨シンチグラフィなどによる全身へのがんの広がりの有無 □血液検査 骨髄機能（白血球，好中球，赤血球，ヘモグロビン．血小板），腎機能（尿素窒素，クレアチニン，eGFR），肝機能（AST, ALT），栄養状態（アルブミン，コリンエステラーゼ） □心機能 心電図検査，必要に応じて心エコー □併存症（心疾患，腎疾患，肝疾患，糖尿病，皮膚疾患など）の有無 □口腔内の状態 □日常生活動作 □化学療法の有害事象（悪心・嘔吐，食欲不振，骨髄抑制，全身倦怠感，腎障害，肺障害，脱毛，アナフィラキシー症状，聴力低下） □放射線治療の有害事象（嚥下時のつっかえ感や痛み，皮膚の乾燥・掻痒感，肺障害，骨髄抑制）	□病気に対する受け止め方 □治療に対する受け止め方 □不安感，抑うつ □孤独感 □いら立ち，怒り □認知機能 □これまでの対処方法 □情緒的サポートの有無	□家庭・職場における役割遂行状況 □家族や友人との関係 □家族・友人の支援体制 □職場の支援体制 □経済的負担 □社会資源活用の有無	□死の恐怖 □人生の意味 □苦しみの意味 □価値観，信念 □死生観に対する悩み □罪の意識 □宗教 □希望，絶望

10

肺癌

放射線治療の有害事象

肺癌の放射線治療は，合計線量が 45Gy となるよう，3 週間で 30 回照射を行う．急性期有害事象には，放射線食道炎，放射線皮膚炎，放射線肺臓炎がある．放射線食道炎，放射線皮膚炎は，20Gy 前後から出現し，放射線肺臓炎は，治療終了直後から数カ月以内に照射野に一致して出現するため[7]，出現時期を考慮した上でアセスメントを行う必要がある．

セルフケア能力

化学放射線療法の有害事象は，それぞれ出現時期が異なり，入院中だけでなく退院後に出現する可能性もある．そのため，患者は有害事象の早期発見・予防および対処において，セルフケアを行うことが求められる．セルフケアの遂行には，患者が病気や治療についてどのように受け止めているか，治療スケジュール，有害事象や出現時期と対応策についての理解度，異常や緊急時の受診のタイミングの理解と実際に行動に移すことができているかなどを見極め，患者がどの程度のセルフケアが行えるかをアセスメントすることが必要である．

3 看護のポイント

有害事象のマネジメント

有害事象の症状マネジメントにおいては，早期発見と対処が重要である（図10-9）．主な有害事象のマネジメント方法を以下に示す．

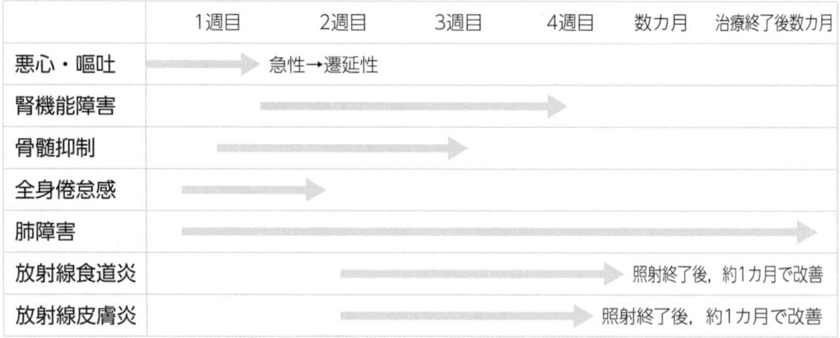

	1週目	2週目	3週目	4週目	数カ月	治療終了後数カ月
悪心・嘔吐		急性→遷延性				
腎機能障害						
骨髄抑制						
全身倦怠感						
肺障害						
放射線食道炎						照射終了後，約1カ月で改善
放射線皮膚炎						照射終了後，約1カ月で改善

図 10-9 ■化学放射線療法における有害事象発現時期の目安

▸ **悪心・嘔吐**

シスプラチンは，強い悪心・嘔吐を生じるため，症状のマネジメントは特に重要となる．

制吐薬を使用して，できるだけ苦痛の緩和に努める．嘔吐時は速やかに嘔吐物を片付け，口腔内を清潔に保つ．また，室内の臭気が嘔吐を誘発しないように換気する．食べ物のにおいや温かい食事により悪心を生じる場合は，冷まして配膳する．

▸ **腎機能障害**

シスプラチンは腎毒性があるため，腎機能障害を起こしやすい．悪心により水分摂取量が減少し脱水になると，さらに腎機能障害のリスクを高めるため，尿量の観察と水分摂取を促す．水分摂取が少ない場合は輸液が必要となる．

▸ **骨髄抑制**

抗がん薬の投与後1～2週間程度で白血球（好中球）の減少，1週間～10日程度で血小板の減少，2週間ごろからヘモグロビンの減少が生じる．放射線治療の併用では特に骨髄抑制を来しやすい．骨髄抑制が強い場合は，放射線治療を休止することもあるため，血液データの変化を注意して見ていく必要がある．

好中球の減少は，易感染状態をもたらす．感染予防として手洗い，口腔ケアを行い，必要時はマスク着用に努める，感染徴候を早期に発見して対処することが重要となる．血小板の減少時は，皮下出血や歯肉出血，脳出血による頭痛などの症状に注意して観察を行う．また，出血傾向があるときの日常生活上の注意点として，排便コントロール，ひげ剃りは電気かみそりで行うこと，歯磨きは柔らかい歯ブラシを用いることを指導する．ヘモグロビンの減少により，貧血症状が強いときは，急な動きを避けることや，仕事や家事は無理せず休息をとりながら行うことを指導する．

▸ **全身倦怠感**

化学療法および，放射線治療による放射線宿酔*で生じる．全身倦怠感により障害が生じている日常生活（食事，睡眠，清潔，休息）を整える．リラクセー

用語解説

放射線宿酔
放射線治療開始後，照射後数時間から数日以内に生じる全身症状で，一般に1週間くらいで自然に改善する[8]．症状としては，全身倦怠感や悪心・嘔吐，食欲不振，頭痛，めまいなどがある．肺の照射では出現はまれだが，照射範囲が広い場合は生じることがある．

ションやマッサージ，軽度の運動などを取り入れる．

▶ 肺障害

治療期間中から治療終了数カ月の間に，肺障害が生じることがある．咳嗽，発熱，呼吸困難などの症状出現時は速やかに報告するように指導する．

▶ 放射線食道炎

照射野に肺門，縦隔が含まれる場合，照射開始から２～３週間目から胸焼け，嚥下時の疼痛，食道のつっかえ感などが生じる．症状に応じて粘膜保護薬や抗炎症薬を食前に投与する．食事は軟らかく喉ごしの良いものにし，刺激物や熱いもの，極端に冷たいものを避ける．また，よく噛んで食べ，一度にたくさんの量を飲み込まないように指導する．

▶ 放射線皮膚炎

治療開始から２週間目より出現する．照射した部分の皮膚が炎症を起こし，発赤，色素沈着，熱感，乾燥，水疱（すいほう），疼痛や瘙痒感が出現することがある．摩擦による刺激で表皮剝離する場合もあるため，皮膚をこすったり掻いたりしないこと，照射部に当たる下着は柔らかいものにすることなどを指導する．

心理的支援

肺癌は予後不良のがんの一つであり，患者に死をイメージさせ，治療の効果が不確かであり，治療効果や予後に対する不安など，さまざまな不安を生じさせる．また，治療は大きな苦痛を伴うことや脱毛により外見が変化すること，定期的に治療を受けなければならず社会生活が制限されることなどにより，患者に多くのストレスをもたらす．看護師は患者が抱える心理的苦痛の表出を促し，傾聴に努める，必要に応じて情報提供を行い，ストレスや不安を軽減するための対処方法を患者と一緒に考えるなどの心理的支援を行う．

セルフケア支援

患者のセルフケアを支援するためには，まずセルフケアの必要性を説明し動機付けを行うことが必要である．患者がセルフケアを遂行するために必要な情報として，治療目的やスケジュール，有害事象とその発現時期，有害事象への対処方法や日常生活上の注意点・工夫などが挙げられる．これらの情報は，一度に提供しても理解が難しいことがあるため，パンフレットなどの資料を用いて，治療経過に合わせて伝えるとよい．また，患者・家族がどのような学習ニーズをもっているかを把握し，それに応じた情報の提供や日常生活に合わせた具体的な方法の提示も，セルフケアの促進に有用である．

3 非小細胞肺癌

non-small cell lung cancer

1 非小細胞肺癌とは

非小細胞肺癌とは，小細胞肺癌以外の肺癌で，扁平上皮癌や腺癌をはじめとする非扁平上皮癌，大細胞癌が含まれる．

1 扁平上皮癌

扁平上皮癌は，細胞の角化または細胞間橋のいずれか，または両方の特徴をもった組織型を呈する．喫煙との関連が指摘されており，中枢気道に発症することが多いため，咳嗽，血痰，喀血，気道狭窄などの症状を呈することがある．腫瘍マーカーではCYFRA（シフラ）*，SCC抗原*を確認する．細胞診ではパパニコロウ染色でオレンジ色に染色される角化傾向を伴うがん細胞を認める．

病期決定後に治療方針を検討する．Ⅱ期までは外科治療を行い，症例に応じて術後補助化学療法を行う．Ⅲ期では外科治療のほかに，根治目的の化学放射線療法と免疫チェックポイント阻害薬の併用療法，Ⅳ期では細胞障害性抗がん薬と免疫チェックポイント阻害薬の併用療法が推奨される．

2 非扁平上皮癌

非扁平上皮癌は肺癌の組織型の中で最も多く，半数以上は**腺癌**が占めることになるが，その組織像は多彩である．喫煙との関連も指摘されるが，非喫煙者，女性にも多く，比較的末梢側に発生し，初期には無症状であることが多い．そのため，咳嗽，血痰などの症状が出現した際には病勢が進行していることが多い．腫瘍マーカーとしてはCEA*，SLX*を確認する．

扁平上皮癌と同様にⅡ期までは外科治療を行い，症例に応じて術後補助化学療法を選択する．Ⅲ期では外科治療のほかに根治目的の化学放射線療法と免疫チェックポイント阻害薬の併用を選択する．Ⅳ期では薬物療法が選択されるが，腺癌では病期分類と同様に，遺伝子変異の有無を確認することが非常に重要である．遺伝子変異を認める症例の場合，分子標的治療薬が第一選択となるが，遺伝子変異を認めない症例の場合には細胞障害性抗がん薬と免疫チェックポイント阻害薬の併用療法が第一選択となる．

3 神経内分泌性大細胞癌

現在では神経内分泌癌という分類で小細胞肺癌の亜型と考えられている．非小細胞肺癌に分類されるが，治療は小細胞肺癌に準じて行われる．

2 非小細胞肺癌患者の看護

非小細胞肺癌の薬物療法は，組織型に加え，遺伝子変異によって使用する薬剤が異なる．分子標的治療薬や免疫チェックポイント阻害薬など新しい薬剤では，従来の細胞障害性抗がん薬とは異なる有害事象が出現する．そのため，薬剤の

＊用語解説

CYFRA
サイトケラチン19フラグメント．サイトケラチンは上皮細胞を構成するタンパク質であり，サイトケラチン19はその一つである．サイトケラチンの発現は肺癌，特に扁平上皮癌で特異性が高い．SCCとは相関性がない．

SCC抗原
子宮頸部扁平上皮癌の肝転移巣から抽出されたタンパク質．肺の扁平上皮癌でも腫瘍マーカーとして使用される．食道癌，頭頸部癌，子宮頸癌など，ほかの扁平上皮癌でも陽性となることが多い．

CEA（癌胎児性抗原）
大腸癌組織から検出された糖タンパクで，肺腺癌の腫瘍マーカーとしても使用される．喫煙者では高値を示すこともあり，注意する．

SLX（シリアルLe^{X}-i抗原）
大腸癌の肝転移組織から抽出された高分子量の糖タンパク質．がん化に伴う糖鎖合成経路の逸脱などによって産生されるものと考えられており，肺腺癌で腫瘍マーカーとして使用される．

表 10-3 扁平上皮癌の患者のアセスメント項目

身体的側面	精神的側面	社会的側面	スピリチュアルな側面
□バイタルサイン 体温（発熱），脈拍，血圧，SpO_2 □がんに伴う症状 咳嗽，喀痰，血痰，胸痛，背部痛，呼吸困難，呼吸音（減弱や消失，胸膜摩擦音） □全身状態 パフォーマンスステータス（PS），栄養状態（体重，BMI，食欲，食事摂取量），排泄状態，睡眠状態 □画像検査所見 単純胸部Ｘ線検査，MRI 検査，CT 検査，PET-CT 検査，骨シンチグラフィなどによる全身へのがんの広がりの有無 □血液検査 骨髄機能（白血球，好中球，赤血球，ヘモグロビン，血小板），腎機能（尿素窒素，クレアチニン，eGFR），肝機能（AST，ALT，ビリルビン），栄養状態（アルブミン，コリンエステラーゼ），甲状腺機能（甲状腺刺激ホルモン，遊離サイロキシン），空腹時血糖 □併存症（間質性肺疾患，甲状腺機能異常症，肝機能障害および肝炎・肝硬変，胆石症，胆囊炎，胆管炎，糖尿病，自己免疫疾患）の有無 □皮膚の状態（発疹の有無） □日常生活動作（ADL）	□病気に対する受け止め方 □治療に対する受け止め方 □不安感，抑うつ □孤独感 □いら立ち，怒り □認知機能 □これまでの対処方法 □情緒的サポートの有無	□家庭・職場における役割遂行状況 □家族や友人との関係 □家族・友人の支援体制 □職場の支援体制 □経済的負担 □社会資源活用の有無	□死の恐怖 □人生の意味 □苦しみの意味 □価値観，信念 □死生観に対する悩み □罪の意識 □宗教 □希望，絶望

種類によって異なる多様な有害事象について理解し，症状の早期発見に努めるとともに，患者へのセルフモニタリング教育および対処方法についてのセルフケア支援を行う必要がある．

1 扁平上皮癌の看護

扁平上皮癌患者に対する看護の考え方

扁平上皮癌は，肺門部に好発するがんである．肺門部に好発するがんは比較的早期から，咳，痰などの気管支の刺激症状やがん組織の壊死による血痰などの症状が出現しやすいため，治療による有害事象の緩和とともに，症状の緩和にも努める必要がある．

扁平上皮癌の治療の選択肢の一つとして，免疫チェックポイント阻害薬が挙げられる．免疫チェックポイント阻害薬により，免疫が強化されることで生じる免疫関連有害事象（irAE）では，発現時期が一定ではなく，時に生命予後に関わる重篤な事象となることもあるため，異常の早期発見が重要である．患者がセルフモニタリングを行い，異常を感じたときは，速やかに医療者に報告できるように指導する必要がある．

➡免疫チェックポイント阻害薬については，10章1節p.213参照．

アセスメントの視点

扁平上皮癌患者のアセスメント項目を表10-3に示す．

▶ 免疫チェックポイント阻害薬投与開始前の全身状態

小細胞肺癌の項で記述した全身状態（➡ p.216 参照）に加えて，間質性肺疾患，甲状腺機能異常症，肝機能障害および肝炎・肝硬変の既往，胆石症・胆囊炎・胆管炎の既往，糖尿病，自己免疫疾患の既往や家族歴などの有無を把握し，副作用発生のリスクの有無や治療後に発症したものかをアセスメントする．

▸ 免疫チェックポイント阻害薬の副作用

免疫チェックポイント阻害薬の使用によるirAEは全身のあらゆる臓器に出現するが，出現時期にはばらつきがある．発生頻度は高くはなくても，発症すると重篤になるものもあり，早期発見が何よりも重要である．全身の自己免疫関連有害事象を考慮した症状についてアセスメントする．

▸ セルフケア能力

irAEの早期発見・治療には，患者によるセルフモニタリングおよび医療者への報告が重要となる．小細胞肺癌の項のセルフケア能力のアセスメント（➡p.216参照）に加えて，患者がセルフモニタリングの必要性についてどのように考えているか，セルフモニタリングの実施状況，異常を感じたときの受診方法の理解と実際に行動に移すことができているかなどをアセスメントする．

看護のポイント

▸ 薬剤投与時の看護

投与は指定された機材（0.2または0.22μmのインラインフィルター）を使用する．Infusion reaction（急性輸注反応）*が出現する可能性があるため，救急カートの整備など緊急時に備えて準備を行っておく．投与中はバイタルサインおよび全身状態を注意深く観察するとともに，患者にも起こり得る症状について説明し，異常を感じた際は速やかに報告するように指導する．

> **＊用語解説**
> インフュージョンリアクション
> 分子標的治療薬を投与した際にみられる過敏性反応．投与後24時間以内に生じることが多い．発熱，悪寒，頭痛，発疹，呼吸困難などが生じる．

▸ 有害事象に対するセルフモニタリングの教育

irAEは一定の時期に発現するとは限らず，また，治療終了後にも生じる可能性があるため，患者が起こり得るirAEを理解しモニタリングすること，異常を感じたときには速やかに医療者に報告することが重要となる．患者がセルフモニタリングを行えるように，治療日誌（表10-4）などのツールを用いて，irAEの症状の有無をチェックできるようにする．また，患者と共に治療日誌を確認し，症状の有無やセルフケアの実施状況を振り返り，モニタリングを継続できるように支援する．

特に，注意すべき症状として以下のものがある．

●間質性肺疾患

乾性咳嗽，呼吸困難感，発熱の有無，呼吸音やSpO_2の低下に注意する．患者は，肺癌の症状と区別することが難しい可能性があるため，いつもと比べて症状が強くなっていると感じる場合や37.5℃以上の発熱がある場合は，速やかに受診するように指導する．

●全身倦怠感

全身倦怠感は最も多く発現する有害事象である．肝機能障害やirAEである甲状腺機能低下症，副腎不全などの症状である可能性もある．irAEではないか，検査データを確認し，注意して経過を観察するとともに，患者に対してもこれ

表 10-4 ■治療日誌

治療日	8 / 10	8 / 11	8 / 12	8 / 13	～
体温	36.3	36.5	36.2	36.8	
体重	55kg				
頭痛					
意識が薄れる					
まぶたが重い					
口の中やのどが渇きやすい					
空咳（痰のない咳）					
息切れ，呼吸困難感					
胸の痛み					
疲れやすい・だるい	少し				
悪心・嘔吐					
食欲不振					
下痢	2（泥状）	0	0	2（水っぽい）	
血便					
血尿					
尿量減少					
発疹などの皮膚症状		右腕に少し			
その他，気になる体調の変化		湿疹のところ以外もかゆみあり			

までと異なる倦怠感を強く感じたときには，速やかに受診もしくは医療者に報告するように指導する．

●下痢

下痢や血便を生じるため，下痢の回数や性状を観察する．細胞障害性抗がん薬などの下痢とは異なり，漫然とした止痢薬の投与は症状の重篤化を招くため，下痢の回数や性状を観察し，異常があれば速やかに医療者に報告するように指導する．

●皮膚障害

瘙痒感，発疹，白斑（はくはん），乾燥などが出現する．皮膚障害に対しては，清潔保持，保湿，紫外線からの保護などのスキンケアを行うように指導する．

2 非扁平上皮癌の看護

腺癌の患者に対する看護の考え方

腺癌は，非扁平上皮癌の一種で，末梢肺野に好発するがんである．早期のうちは自覚症状がないことが多いため，進行した状態で発見されることも多く，診断時にはすでに他臓器に転移していることも少なくない．そのため患者は，死を意識し，予後に対する不安を抱えながら，治療効果に期待して治療に臨ん

表 10-5 ■腺癌患者のアセスメント項目

身体的側面	精神的側面	社会的側面	スピリチュアルな側面
□バイタルサイン 体温（発熱），脈拍，血圧，SpO_2 □がんに伴う症状 咳嗽，喀痰，血痰，胸痛，背部痛，呼吸困難，呼吸音（減弱や消失，胸膜摩擦音） □全身状態 パフォーマンスステータス（PS），栄養状態（体重，BMI，食欲，食事摂取量），排泄状態，睡眠状態 □画像検査所見 単純胸部 X 線検査，MRI 検査，CT 検査，PET-CT 検査，骨シンチグラフィなどによる全身へのがんの広がりの有無 □血液検査 骨髄機能（白血球，好中球，赤血球，ヘモグロビン，血小板），肝機能（AST，ALT，ビリルビン），栄養状態（アルブミン，コリンエステラーゼ） □併存症（間質性肺疾患，肝機能障害および肝炎，肝硬変）の有無 □ EGFR チロシンキナーゼ阻害薬の有害事象（間質性肺疾患では37.5℃を超える発熱，SPO_2の低下，乾性咳嗽，呼吸困難感など，下痢，ざ瘡様皮疹，乾燥，爪囲炎，口腔粘膜炎）の有無と程度 □ ADL □喫煙歴	□病気に対する受け止め方 □治療に対する受け止め方 □不安感，抑うつ □孤独感 □いら立ち，怒り □認知機能 □これまでの対処方法 □情緒的サポートの有無	□家庭・職場における役割遂行状況 □家族・友人との関係 □家族・友人の支援体制 □職場の支援体制 □経済的負担 □社会資源活用の有無	□死の恐怖 □人生の意味 □苦しみの意味 □価値観，信念 □死生観に対する悩み □罪の意識 □宗教 □希望，絶望

でいる．肺癌の進行による咳嗽や呼吸困難感，胸痛，骨転移がある場合は，転移部位の痛みなど，がんに伴う症状と治療による有害事象の両方の苦痛を抱えていることもある．そのため，心理的支援を行うとともに，苦痛な症状の緩和に努め，QOL を維持して治療を継続できるように援助する必要がある．

がんの増殖を抑制する分子標的治療薬は，特定の遺伝子変異をもつ非小細胞肺癌患者の遺伝子の働きを阻害する．分子標的治療薬は，特定の遺伝子変異をもつ患者には従来の細胞障害性抗がん薬よりも高い効果をもたらすが，一方で間質性肺疾患や皮膚障害などの特徴的な副作用もある．また，分子標的治療薬の多くは経口薬であるため，患者のセルフケアが求められる．看護師は，患者が服薬を継続し，副作用の予防および症状マネジメントができるように指導する必要がある．

➡分子標的治療薬については，10章1節 p.212参照．

ここでは，分子標的治療薬の一つである EGFR チロシンキナーゼ阻害薬*で治療を受ける患者の看護を取り挙げる．

用語解説

EGFR チロシンキナーゼ阻害薬
分子標的治療薬の一種であり，がん細胞が増殖する原因となる上皮成長因子受容体（EGFR）チロシンキナーゼの活性を抑制する働きをもつ．

アセスメントの視点

腺癌患者のアセスメント項目を表10-5 に示す．

▸ EGFR チロシンキナーゼ阻害薬開始時の全身状態

がんの薬物療法は，全身状態が良好である患者（パフォーマンスステータス，PS 0 ～ 2）が対象となるが，EGFR チロシンキナーゼ阻害薬が効果を示す EGFR 遺伝子変異陽性の患者の場合，病状が進行し活動性が低下している患者（PS 3 ～ 4）でも治療の対象となり得る．PS 3 ～ 4 の患者では，咳嗽や呼吸困難感，疼

Study

パフォーマンスステータス(PS)

パフォーマンスステータス（PS）は，全身状態を０～４の５段階で評価する指標である．がん患者の日常生活動作（ADL）は死亡数週間前までは維持され，死亡直前に急速に低下する．そのため，活動性の低下を評価することはがん患者の予後を予測する因子の一つであり，化学療法の適応を評価する際にも重要な指標となる．パフォーマンスステータスが３以上は，基本的に化学療法の適応にはならない．

表 ECOG のパフォーマンスステータス（PS）

score	定義
0	まったく問題なく活動できる. 発病前と同じ日常生活が制限なく行える.
1	肉体的に激しい活動は制限されるが，歩行可能で，軽作業や座っての作業は行うことができる. 例：軽い家事，事務作業
2	歩行可能で自分の身の回りのことはすべて可能だが作業はできない. 日中の 50%以上はベッド外で過ごす.
3	限られた自分の身の回りのことしかできない．日中の 50%以上をベッドか椅子で過ごす.
4	まったく動けない. 自分の身の回りのことはまったくできない. 完全にベッドか椅子で過ごす.

1）Cancer Therapy Evaluation Program. Common Toxicity Criteria（CTC）. Version2.0. April 30, 1999. http://ctep.cancer.gov/protocolDevelopment/electronic_applications/docs/ctcv20_4-30-992.pdf.（参照 2022-11-04）.
2）JCOG ホームページ . http://www.jcog.jp/.（参照 2022-11-04）.

痛など，がんによる症状が進行し，日常生活行動が低下していると考えられる．そのため，これらについてアセスメントを行うとともに，家族の支援状況や社会資源の利用状況についてもアセスメントを行う．また，EGFR チロシンキナーゼ阻害薬の重篤な副作用のリスク因子として，間質性肺疾患の合併，喫煙歴，PS 2 以上で全身状態が不良などがあるため，リスク因子の有無についてもアセスメントを行う．

▶ 心理的苦痛のアセスメント

進行がんという診断は，患者に死が遠くはないことを想起させ，大きな衝撃をもたらす．患者は死に対する恐怖や不安を抱える中で，治療に関する意思決定を行う．治療は未知の経験であり，有害事象で苦しむのではないか，効果はあるのか，効果がなくなったらどうなるのかなど，さまざまな不安を抱えながら治療に臨んでいる．強い不安や気持ちの落ち込みが持続すると，日常生活の遂行やセルフケア能力の低下，QOL の低下につながるため，心理的苦痛のアセスメントを行い，心理的支援や必要であれば精神科医，臨床心理士など心理面のケアの専門家につなぐことを考慮する必要がある．

▶ EGFR チロシンキナーゼ阻害薬の副作用

EGFR チロシンキナーゼ阻害薬の副作用として，間質性肺疾患，下痢，肝機能障害，皮膚障害（ざ瘡様皮疹，乾燥，爪囲炎），口腔粘膜炎などが挙げられる．間質性肺疾患は，治療開始後 4 週間以内に発生することが多く，下痢は治療開始後 1 週間以内の発生が多い．皮膚障害は，治療開始 1 週間以降，持続的に発生するため，それぞれの出現しやすい時期を考慮してアセスメントを行う．

▶ セルフケア能力

EGFR チロシンキナーゼ阻害薬は経口薬であり，効果がある限り内服を継続する．したがって，患者が内服の管理を行える必要がある．

例えば食事の 1 時間前かつ，食後 2 時間は時間のあいた空腹時に内服する薬剤では，飲み忘れや忘れたと思って再度内服してしまうなどの問題が起こらないような工夫が求められる．そのため，患者の服薬管理についての受け止め方，服薬管理の方法や服薬を忘れた場合の対処方法についての理解，自己による管理が難しい場合は支援者がいるかなど，アセスメントを行う．また，皮膚障害の発生や悪化予防のため，治療開始時から皮膚の保湿や紫外線からの保護などスキンケアが必要となる．スキンケアに対する患者の受け止め方や実施状況，皮膚障害によるボディイメージの変容や日常生活への影響がどの程度生じているかについてもアセスメントする必要がある．

看護のポイント

▶ がんによる苦痛症状のマネジメント

肺癌患者が体験する代表的な苦痛の症状として，咳嗽や呼吸困難感，胸痛，骨転移による転移部位の疼痛などがある．それらのマネジメント方法を以下に示す．

●咳嗽

咳嗽は，呼吸困難感や疼痛の増強につながる．また，不眠や体力消耗を引き起こす．症状の出現状況に応じて鎮咳薬を投与する．また，室内の乾燥や体位によって咳嗽を誘発する場合は，室内の加湿や，安楽な体位をとれるようにする．

●呼吸困難感

呼吸困難感は，体動や咳嗽，会話，食事などで増強する．死を意識させる症状であり，不安などの心理的苦痛は呼吸困難感を増強させる因子となる．したがって，増強因子を緩和することにより，症状の悪化を防ぐ．医師の指示に応じて酸素療法が実施される場合には，患者自身で管理を行えるように指導する．体動が速く呼吸困難感を生じている場合は，ゆっくりと体動するよう心がけること，呼吸困難感が生じた場合は，休息をとりながら活動すること，深呼吸を行うことを指導する．睡眠や臥床時には，胸郭の動きを妨げない安楽な体位がとれるようにする．室温や湿度が高いと呼吸困難感を感じることがあるため，患者の希望に合わせて換気をしたり，室温を調整したりする．便秘がある場合，努責により呼吸困難感を増強させるため，排便コントロールを行う．不安が強い場合はそばに付き添い，不安を傾聴する．

●**疼痛**

疼痛の程度や，疼痛によって食事や睡眠，活動などが障害されていないかアセスメントする．また，鎮痛薬による効果をアセスメントし，必要に応じて頓用薬を使用するなど疼痛を緩和する．疼痛は主観的な症状であるため，緩和に当たっては患者が症状マネジメントに主体的に参加できるように支援し，症状の評価や疼痛緩和について目標を共有する．不安や抑うつなど心理面が影響している場合には，心理的な問題の軽減に努める．また，気分転換やリラクセーションなど，患者にとって効果的なものを一緒に考える．

▸ **副作用のマネジメント**

EGFR チロシンキナーゼ阻害薬の副作用として，間質性肺疾患では早期発見・対処が必要であり，下痢および皮膚障害では症状マネジメントが重要となる．主な副作用とマネジメント方法を以下に示す．

●**間質性肺疾患**

治療開始から 4 週間以内に出現することが多い．発症すると死亡に至ることもあり，早期に発見し薬剤を中止する必要があるため，投与初期は特に注意深い観察が必要となる．咳嗽，発熱，呼吸困難感などの症状について観察するとともに，患者にも症状出現時は速やかに報告するように指導する．

●**下痢**

治療開始から 1 週間以内に出現することが多い．下痢は止痢薬を用いることでコントロールできることも多いため，患者には止痢薬の使用方法を説明する．下痢が生じると，水分や食事摂取を制限する場合があり，水分摂取の必要性を説明するとともに，刺激物や脂っこいもの，食物繊維の多いものや冷たいものを避け，消化の良い食事をとるとよいことを患者に説明する．また，下痢による肛門周囲の粘膜や皮膚の障害を避けるため，排便後は温水式便座で洗浄したり，市販のお尻拭きなどで清潔にしたり，押さえるようにやさしく拭いたりすることを指導する．

●**皮膚障害（ざ瘡様皮疹，乾燥，爪囲炎）**

治療開始とともにスキンケアについて指導を行い，症状の出現や悪化を防ぐ．保清（石けんを泡立ててやさしく洗う），保湿（保湿剤の塗布を小まめに行う），外的刺激からの保護（炊事では手袋を装着する，紫外線を避ける，皮膚を掻かない・こすらない，爪囲炎が起こりにくいように爪はスクエアカットにし，深爪しない，きつい靴は履かないなど）について指導を行い，継続できるように支援する．

●**口腔粘膜炎**

治療開始前に歯科医による専門的な口腔ケアを行い，口腔ケア方法について患者教育を行う．食後の歯磨きや，真水やアズレンスルホン酸ナトリウム水和物などによる含嗽を指導し，予防に努める．口腔粘膜炎発生時には，症状に応

10 肺癌

じた対応が必要になるため，カンジダ性口内炎（口腔カンジダ症）やヘルペス性口内炎などの感染性の口内炎がないかを評価する．また，痛みにより食事の摂取や会話に影響がある場合には，鎮痛薬や局所麻酔薬を混ぜて含漱を行うようにする．

▶ セルフケア支援

EGFR チロシンキナーゼ阻害薬は経口薬のため，患者自身の管理が必要となる．入院中は，昼食時間の 1 時間前（午前 11 時ごろ）に投与することも多いが，退院後，職場に復帰する患者もいるため，患者の生活パターンを確認して，忘れずに内服できる時間を決定する．また，内服時間にアラームが鳴るようにしたり，服薬ノートなどのツールを用いて副作用の有無を記載し，内服したらチェックをつけたりなどするとよい．

▶ 意思決定支援

分子標的治療薬は高い治療効果を期待できるが，がん細胞が薬剤に対して耐性をもつようになり，治療効果の低下する時期が訪れる．腺癌の患者に限らず，患者はがんと診断されてから，終末期に至るまでの経過の中で，薬剤の変更や治療の中止，療養場所の選択など，繰り返し意思決定を行わなければならない．そのため看護師には，患者が最良と考える意思決定を行えるように支援することが求められる．

患者が病気や治療についてどのように受け止めているか，これまでの人生の中で培われてきた価値観，今後に対する患者の希望などを把握する．また，治療や療養の場の決定においては，家族の意向も影響する場合がある．患者を含めた家族の意思決定スタイル，家族が病気や治療についてどのように考えているかや家族の価値観，患者の意思決定を尊重する．また，家族が支えることができるかなどについても把握し，家族に対しても支援できるよう，家族とも積極的に関わり援助関係を築き，患者・家族に意思決定でいつでも支援できると伝える．

4 転移性肺腫瘍

pulmonary metastasis

1 転移性肺腫瘍とは

原発性の肺腫瘍のほか，大腸癌，腎細胞癌などの転移性病変として肺腫瘍を呈することもある．原発性肺癌と異なり，血行性転移に伴って発生するため，気管支内腔にがんが到達していないことが多く，生検は困難なことが多い．大腸癌の肺転移の場合には，外科的切除も検討されるが，肺以外の病変が制御されていることが前提となる．基本的には原発の癌種のガイドラインに準拠して治療方針を決定する．

臨床場面で考えてみよう

Q1 小細胞肺癌において放射線治療はどのような場面で使用が考慮されるか.

Q2 進行再発・切除不能非小細胞肺癌における治療にはどのようなものが挙げられるか.

Q3 化学療法による骨髄抑制で白血球（好中球）が減少している患者に対して，看護師はどのような指導を行うとよいか.

Q4 放射線照射を開始する患者に対して，放射線皮膚炎による障害を予防するために，看護師はどのような指導を行うとよいか.

Q5 免疫チェックポイント阻害薬の投与を受ける患者の指導において，重要な点は何か.

Q6 EGFR チロシンキナーゼ阻害薬の有害事象である皮膚障害の出現・悪化を防ぐために，看護師はどのような指導をするとよいか.

考え方の例

1 小細胞肺癌は限局型，進展型に分類して治療方針を決定する．限局型の症例では化学放射線療法を前提に治療方針を検討していくが，進展型では化学療法を原則に治療を行っていく．小細胞肺癌に対しては加速分割照射と呼ばれる方法で照射が行われる．また，限局型の場合で，化学放射線療法が奏功した症例では，予防的全脳照射も考慮する.

2 組織型，遺伝子変異の有無によって治療方針が大きく異なる．遺伝子変異を有する症例では分子標的治療薬が，遺伝子変異を有しない症例では細胞障害性抗がん薬と免疫チェックポイント阻害薬の併用療法，または，それぞれ単剤での薬物療法が治療の中心となる．これらの治療方針を決定するためにも，組織採取がますます重要になってきている.

3 白血球（好中球）の減少は易感染状態をもたらすため，感染予防行動が実施できるように指導することが必要となる．手洗いの励行，食前・食後，外出後の口腔ケア，必要時のマスクの着用，排便後のシャワートイレの使用などを指導する.

4 入浴時には洗浄剤やせっけんを泡立てた泡でやさしく洗浄し，水分はこすらず押さえ拭きする．下着は柔らかい生地のものにする，照射部への湿布の貼付や化粧水，制汗剤といった刺激となるものの使用を避けることなどを指導する.

5 自己免疫関連有害事象（irAE）の発生頻度は少ないが，生じると重篤化することがあるため，早期発見が重要である．セルフモニタリングを継続すること，異常を感じた際には速やかに受診することを指導する.

6 保清（入浴など），保湿（保湿剤の塗布），外的刺激からの保護（炊事では手袋を着ける，紫外線を避ける，爪囲炎が起こりにくいように深爪しない，きつい靴は履かないなど）といったスキンケアの継続を指導する.

10 肺癌

引用・参考文献

1）公益財団法人がん研究振興財団．がんの統計 2022．p.15．2022-04-11．https://ganjoho.jp/public/qa_links/report/statistics/2022_jp.html，（参照 2022-11-04）.

2）Wakai K. et al.　Tobacco smoking and lung cancer risk：an evaluation based on a systematic review of epidemiological evidence among the Japanese population. Jpn J Clin Oncol. 2006, 36（5）, p.309-324.

3）Paone, G. et al. Endobronchial ultrasound-driven biopsy in the diagnosis of peripheral lung lesions. Chest. 2005, 128（5）, p.3551-3557.

4）Gandhi, L. et al. Pembrolizumab plus Chemotherapy in Metastatic Non-Small-Cell Lung Cancer. N Engl J Med. 2018, 378（22）, p.2078-2092.

5）清水英治ほか．肺癌と腫瘍随伴症候群．日本内科学会雑誌．1999，88（11），p.2252-2259.

6）Aupérin, A. et al. Prophylactic cranial irradiation for patients with small-cell lung cancer in complete remission. N Engl J Med. 1999, 341（7）, p.476-484.

7）早川和重．特集　肺がん患者の治療とケア最前線：肺がんの治療法を知る：放射線療法．がん看護．2015，20（6），p.613-615.

8）伊東久夫ほか．“5 章 おもな有害事象とケア　4 宿酔・倦怠感”．がん放射線療法ケアガイド：病棟・外来・治療室で行うアセスメントと患者サポート．濱口恵子ほか編．中山書店，2009，p.105.

11 免疫・アレルギー性肺疾患

なぜアレルギーは起こるのか

アレルギーとは，身体に入ってきた抗原を認識して追い出すことで生体を守ろうと働くはずの免疫が，過剰に反応してしまい，人体に害を及ぼすものである．一例として，抗原抗体反応によるアレルギーの機序を解説する．

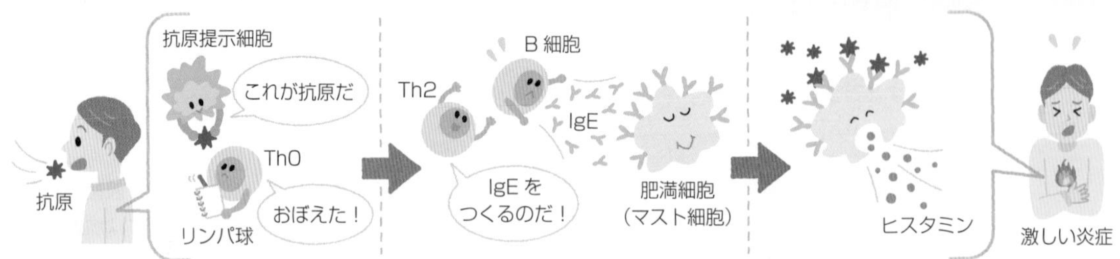

①抗原が体内に入ると，抗原提示細胞（樹状細胞）が，Th0 リンパ球に抗原を提示する．

② Th2 リンパ球の指示で B 細胞（リンパ球）が，IgE 抗体を産生する．IgE 抗体は肥満細胞（マスト細胞）の表面に付着する．

③再び抗原が体内に入ると，肥満細胞の表面に付着している IgE 抗体に抗原が結合し，ヒスタミンなどの化学伝達物質が放出され，激しいアレルギー反応が起こる．

主な免疫・アレルギー性肺疾患

気管支喘息（喘息）

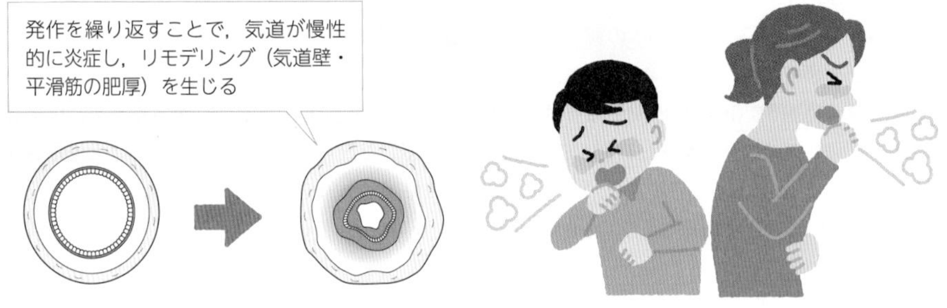
発作を繰り返すことで，気道が慢性的に炎症し，リモデリング（気道壁・平滑筋の肥厚）を生じる

好酸球性肺炎

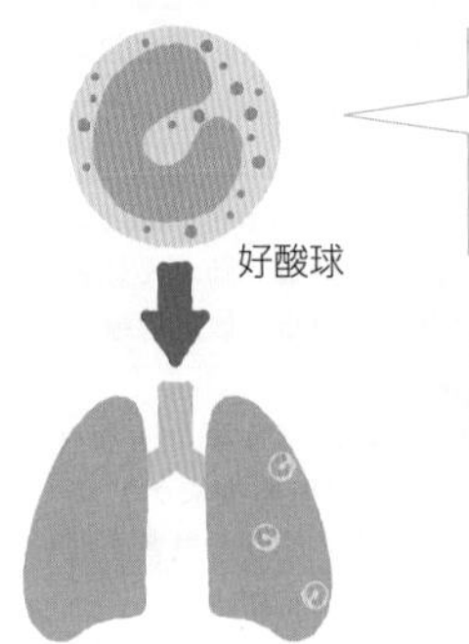

白血球の一種の顆粒球．白血球全体の 2 ～ 5% を占める．気管支喘息などのアレルギー性疾患や寄生虫感染の際に増加する．

- 急性：急速な呼吸困難，喘鳴
- 慢性：数日から数カ月で咳嗽，発熱，だるさ，進行する息切れ

1 気管支喘息
bronchial asthma

1 気管支喘息とは

1 病態

気管支喘息（**喘息**）は慢性の気道炎症を特徴とする疾患である．好酸球，リンパ球，マスト細胞（肥満細胞）などの炎症細胞や，サイトカインなどの液性因子が関与して，気道に慢性的な炎症を生じる．気道上皮が傷つき剝がれ落ちることで，少しの刺激にも反応しやすい敏感な状態（気道過敏性）となる．刺激を受けて気道平滑筋が収縮すると，気道が狭窄し，喘息の特徴である喘鳴（ゼーゼー，ヒューヒュー）を伴う呼吸困難が出現する（喘息発作）．平滑筋弛緩作用のある気管支拡張薬を使用すると，気流制限が改善する．これを**可逆性の気流制限**といい，喘息の診断において重要な所見の一つである．しかし，炎症・気流制限が長期に持続して，気道壁・平滑筋が肥厚して固くなってしまうと，気道の狭窄が元に戻らなくなる．この現象を気道の**リモデリング**といい，治療抵抗性・重症化の要因となる（図11-1）．

2 病型

喘息には大まかにアトピー型と非アトピー型があり，アトピー素因をもっているかどうかで分けられる．アトピー素因とは，種々の環境アレルゲンに対す

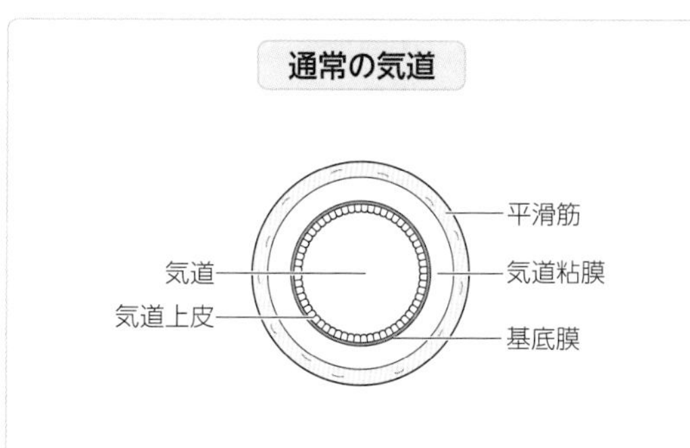

刺激を受けて平滑筋が収縮し，分泌物が増え，気道がさらに狭くなる

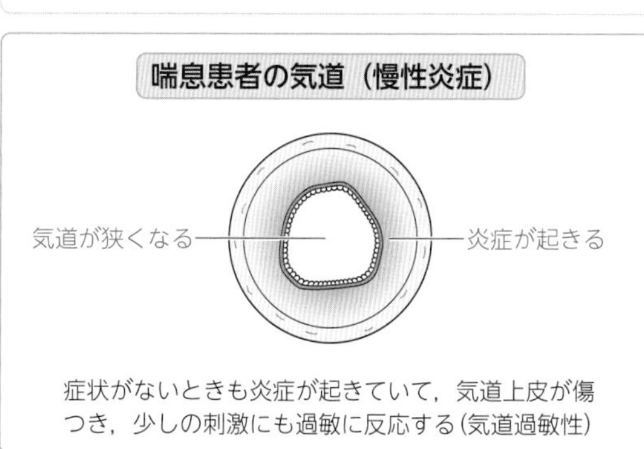

症状がないときも炎症が起きていて，気道上皮が傷つき，少しの刺激にも過敏に反応する（気道過敏性）

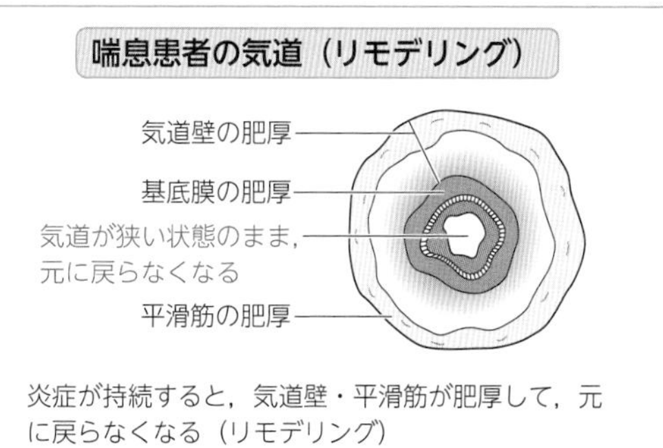

炎症が持続すると，気道壁・平滑筋が肥厚して，元に戻らなくなる（リモデリング）

図 11-1 喘息患者の気管支

るIgE抗体を産生しやすい体質のことである．血清総IgE値，抗原特異的IgE抗体，抗原に対する即時型反応（皮膚プリックテスト）*などにより判断される．喘息，アレルギー性鼻炎，アレルギー性結膜炎，アトピー性皮膚炎などの家族歴・既往歴がある場合は，アトピー素因の存在が示唆される．

小児期で発症する喘息はアトピー型が多く，アレルゲンへの曝露により症状が誘発されやすい．この場合，アレルゲンの回避・除去，アレルゲン免疫療法（減感作療法）などが有効性を示す．小児喘息は思春期までに60～80%で症状が消失し，長期寛解（アウトグロー*）するといわれているが，約30%が成人になって再発する[1)]．小児喘息から成人喘息へそのまま移行するケースもある．成人発症の喘息では非アトピー型が多い．

3 診断・検査

『喘息予防・管理ガイドライン2018』で診断の目安とされている項目を，表11-1に示す．臨床で特に重要なポイントとして，①発作性に繰り返し起こる症状（咳，喘鳴，呼吸困難），②可逆性のある気流制限が挙げられる．喘息の診断には，検査所見だけでなく，病歴聴取（問診）が重要である．喘息の症状は日内変動があることが多く，特に夜間から早朝にかけて増悪するパターンが多い．日中，外来受診時などには症状が軽微であり，見逃されてしまうこともある．早期に発見し，治療につなげることで，リモデリングを起こさせないことが重要である．

肺機能検査・気道可逆性試験

喘息を疑った場合に行う検査として，まず**肺機能検査**が挙げられる．喘息の病態の特徴である気流制限を反映して，1秒量・1秒率の低下を来し，閉塞性換気障害を呈する．また，気管支拡張薬を吸入する前後で比較する検査を**気道可逆性試験**といい，1秒量が12%以上かつ200mL以上改善する場合，気道可逆性があるという．喘息の診断を強く示唆する．ただし，非発作時には1秒量があまり低下しない症例もある．吸入前の1秒量が正常だと，気道可逆性が確認できない場合も多いため，気道可逆性試験は1秒量が低下している症例で行うと考えたほうがよい．治療薬として気管支拡張作用のある薬剤を使用していると，気道可逆性を調べることができないため，気道可逆性試験を行う場合は，検査前に治療薬の一部中止を指示する．

検査室で肺機能検査が正常でも，日内変動によって，夜間から早朝には気流制限が出現している症例もある．日内変動を調べるには，ピークフロー値の測定が有用である．朝と夕方で20%以上の変動がみられる場合，喘息の可能性が高まる．

表11-1 喘息診断の目安

1. 発作性の呼吸困難，喘鳴，胸苦しさ，咳の反復
2. 可逆性の気流制限
3. 気道過敏性の亢進
4. 気道炎症の存在
5. アトピー素因
6. 他疾患の除外

日本アレルギー学会喘息ガイドライン専門部会監修．喘息予防・管理ガイドライン2018．協和企画，2018，p.6.

plus α

血清総IgE値と抗原特異的IgE抗体
IgEは免疫グロブリンの一種で，血清総IgE値はアレルギーの状態を大まかに反映する値である．通年性の吸入抗原（ハウスダスト，ダニなど）に対する特異的IgE抗体が陽性の場合，アトピー型喘息と考えられる．抗原に曝露したとき，抗原がマスト細胞（肥満細胞）上のIgE抗体と結合すると，ヒスタミンやロイコトリエンなどの炎症物質が放出され，アレルギー症状を生じる（即時型アレルギー反応）．

用語解説

即時型反応（皮膚プリックテスト）
アレルゲンを皮膚にのせ，その上からプリック針で刺し，15～30分後に膨疹径を測定する．5mm以上を陽性とする．簡便で安全性も高く，アレルゲンの同定に有用な検査である．

アウトグロー
小児期に存在していた慢性疾患（喘息，食物アレルギーなど）が，成長に伴って寛解・治癒すること．

➡ピークフロー値の測定については，3章3節p.42参照．

血液検査・皮膚テスト

アトピー型の喘息の場合は，血清総IgE値が高値で，抗原特異的IgE抗体が陽性となる．問診で原因抗原として疑われるものがあれば，その抗原に対する皮膚テストを行うこともできる．末梢血中に好酸球の増加を認める場合もあるが，感度・特異度は低い．気道中の好酸球比率の増加のほうが，診断的意義は高い．

喀痰検査・呼気一酸化窒素（NO）

好酸球性気道炎症の存在の証明は，喘息診断のゴールドスタンダードともいえる．喀痰細胞診で好酸球の割合を調べることが重要だが，良質な検体の採取が困難な場合もあり，検体の質・処理方法によって結果が左右される．

より簡便かつ非侵襲的な方法として，呼気一酸化窒素（NO）の測定が臨床的に広く用いられている（図11-2）．好酸球性気道炎症があると，一酸化窒素の合成酵素が発現し，呼気中の一酸化窒素が増加することが知られている．それを定量化したものが，好酸球を主体とした気道炎症を反映する数値となる．人種・生活習慣などによっても影響を受けるため，カットオフ値として明確に定められた基準はないが，日本人を対象とした検討で正常上限値が37ppbであったことから，日本では35ppbを喘息病態検出の目安としている[2, 3]．

plus α

気管支喘息と好酸球

血中の好酸球は，薬剤アレルギー，寄生虫感染，EGPA，好酸球性白血病などの疾患でも上昇するが，喀痰中の好酸球は主に喘息で上昇する．

4 治療

喘息治療の管理目標を表11-2に示す．慢性安定期に使用する薬剤（コントローラー）と，急性増悪（発作）時に使用する薬剤（リリーバー）をうまく使い分け，コントロールが良好な状態を目指す．

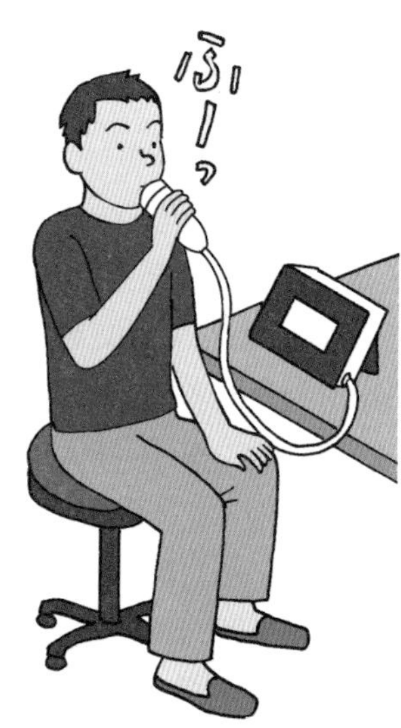

図11-2 呼気一酸化窒素（NO）の測定

慢性安定期

▶ 吸入ステロイド薬（ICS）

気管支喘息は気道の炎症性疾患であり，治療の第一選択薬は**吸入ステロイド薬（ICS）**となる．ガイドラインでは，ICSを主軸に，重症度に応じて薬剤を追加する治療ステップ（表11-3）を推奨している．コントロールが不十分なときは，治療薬を段階的に増量（ステップアップ）していく．症状が改善して数カ月以上安定したら，薬剤を段階的に減量（ステップダウン）することを考慮する．

ICSの普及により喘息患者のQOLは改善し，喘息死は著しく減少したが，内服薬とは異なり，ICSはきちんと吸入できていなければ十分な効果が現れない薬剤でもある．それぞれのデバイスに合った吸入方法があり，患者または介助者に対して適切な吸入支援を行うことが求められる．また，口腔カンジダや嗄声など

表11-2 喘息治療の管理目標

①症状のコントロール（症状がない状態を保つ）
- 気道炎症を制御する
- 正常な呼吸機能を保つ
  ピークフロー値（PEF）が予測値の80%以上の場合，すなわちグリーンゾーン，日内変動が10%未満

②将来のリスク回避
- 肺機能の経年的な低下を抑制する
- 喘息死を回避する
- 治療薬の副作用の発現を回避する

表 11-3 慢性期の治療ステップ

		治療ステップ 1	治療ステップ 2	治療ステップ 3	治療ステップ 4
長期管理薬	基本治療	ICS（低用量）	ICS（低〜中用量）	ICS（中〜高用量）	ICS（高用量）
		上記が使用できない場合，以下のいずれかを用いる LTRA テオフィリン徐放製剤 ※症状がまれなら必要なし	上記で不十分な場合に以下のいずれか 1 剤を併用 LABA （配合剤使用可） LAMA LTRA テオフィリン徐放製剤	上記に下記のいずれか 1 剤，あるいは複数を併用 LABA （配合剤使用可） LAMA LTRA テオフィリン徐放製剤	上記に下記の複数を併用 LABA （配合剤使用可） LAMA LTRA テオフィリン徐放製剤 抗 IgE 抗体 抗 IL-5 抗体 抗 IL-5R α抗体 経口ステロイド薬 気管支熱形成術
	追加治療	LTRA 以外の抗アレルギー薬			
発作治療		SABA	SABA	SABA	SABA

ICS：吸入ステロイド薬，LABA：長時間作用性 β_2 刺激薬，LAMA：長時間作用性抗コリン薬，
LTRA：ロイコトリエン受容体拮抗薬，SABA：短時間作用性吸入 β_2 刺激薬，抗 IL-5R α抗体：抗 IL-5 受容体α鎖抗体
日本アレルギー学会喘息ガイドライン専門部会監修．喘息予防・管理ガイドライン 2018．協和企画，2018，p.102.

の副作用を予防・軽減するため，吸入後は含嗽（ブクブクうがい，ガラガラうがい）をしっかり行うように指導する．

ICS のみで十分な治療効果が得られない場合，必要に応じてほかの薬剤を併用する．追加する薬剤として，吸入薬・貼付薬の長時間作用性 β_2 刺激薬（LABA），内服薬のロイコトリエン受容体拮抗薬（LTRA），吸入薬の長時間作用性抗コリン薬（LAMA），内服薬のテオフィリン徐放製剤などがある．気管支拡張作用をもつ薬剤，抗炎症作用をもつ薬剤，もしくはその両方の作用をもつ薬剤がある．それぞれに作用の強弱があり，患者の病態に沿った薬剤を選択する．

▶ **長時間作用性 β_2 刺激薬（LABA）**

追加する薬剤の中で優先度が高いのは，**長時間作用性 β_2 刺激薬（LABA）**の吸入薬である．ICS と LABA の配合剤は個々に使用するよりも有効性が高く，症状や肺機能を速やかに改善できるため，臨床の場面で広く用いられている．LABA の副作用として，振戦，動悸，頻脈などがある．LABA の単独使用は喘息症状の悪化を来すことが報告されており，禁忌である．

▶ **ロイコトリエン受容体拮抗薬（LTRA）**

ロイコトリエン受容体拮抗薬（LTRA）は，気管支拡張作用と抗炎症作用の両方をもつ．気管支拡張作用は LABA に劣るものの，抗炎症作用がしっかりとあるため，ICS が使用しにくい症例では単独使用も可能である．

▶ **長時間作用性抗コリン薬（LAMA）**

長時間作用性抗コリン薬（LAMA）は，COPD に対しても広く用いられてい

る．喘息に関しては，現在，チオトロピウムのソフトミスト定量吸入器（レスピマット®）のみが保険適用される．気管支拡張作用はLABAと同等であり，気道分泌の抑制効果も強い．副作用として，口渇，緑内障，排尿障害などがある．

▶ テオフィリン徐放製剤

テオフィリン徐放製剤は，LTRAと同じく，気管支拡張作用と抗炎症作用の両方を有している．副作用として悪心・嘔吐などの消化器症状，動悸，頻脈などがあり，血中濃度が上昇すると重篤な中毒症状（不整脈，けいれん，意識障害など）を来すこともあるため，血中濃度のモニタリングが重要である．5～15 μg/mLの至適濃度になるよう調整する．併用薬により血中濃度が上昇する場合があるため，注意する．

▶ 抗体製剤，経口ステロイド薬，気管支熱形成術

これらの薬剤を併用しても症状コントロールが困難な難治症例では，抗体製剤（皮下注射），経口ステロイド薬，気管支熱形成術が治療の選択肢に挙がる．**抗体製剤**は，抗IgE抗体，抗IL-5抗体，抗IL-5受容体α鎖抗体，抗IL-4/13受容体抗体がすでに臨床で用いられており，今後も使用可能な薬剤が増えると予想される．**気管支熱形成術**は18歳以上の重症喘息患者に対し，専門施設で入院の上，気管支鏡を用いて行う．**経口ステロイド薬**は副作用の観点から，可能な限り連用を避けるべきだが，やむを得ない場合には維持量がなるべく少なくなるように調整する．長期にわたって連用していた場合は，減量・中止する際の副腎不全にも注意が必要である．抗体製剤や気管支熱形成術には経口ステロイド薬の減量効果もあり，経口ステロイド薬の減量が困難な症例ではこれらの併用を検討する．

急性増悪（発作）時

発作の重症度を評価し，低酸素血症を伴うような症例では，酸素投与を行いながら適切な薬物治療・呼吸管理を行う．

まずは即効性のある**短時間作用性β_2刺激薬**（**SABA**）の吸入を行う．すでに発作による気道狭窄が生じている場合，末梢気道まで有効量の薬剤を到達させることが難しいため，ネブライザーを用いて時間をかけて吸入させることが推奨される．中等症以上の発作では，気道狭窄・気道浮腫を改善させるため，経口あるいは静脈注射の副腎皮質ステロイド薬の使用を考慮する．効果が現れるまでに数時間かかるため，慎重に経過観察を行う．日本ではテオフィリン徐放製剤の点滴投与も有効性が報告されているが，すでにテオフィリン徐放製剤の内服を行っている症例では血中濃度が上昇しやすいため，投与量を減らすなどしながら，中毒症状の出現に注意する．

これらの治療でも症状が改善しない場合や，低酸素血症や高二酸化炭素血症を伴う症例，意識障害などがみられる患者では，入院加療を考慮する．

5 アスピリン喘息

アスピリン*や非ステロイド性抗炎症薬（NSAIDs）*によって，強い気道症状

＊用語解説

アスピリン
サリチル酸系の解熱・鎮痛・消炎薬．血小板の凝集を抑制する効果もあり，梗塞性疾患の予防に用いられることもある．

非ステロイド性抗炎症薬（NSAIDs）
副腎皮質ステロイド薬以外の消炎鎮痛薬の総称．体内で炎症を引き起こすプロスタグランジンの生成を抑制し，炎症，疼痛，発熱を抑える．

を起こすタイプの喘息がある．下気道における喘鳴（喘息症状）だけでなく上気道の症状も来すため，近年ではこれらを包括した概念として，**AERD**（aspirin-exacerbated respiratory disease）と呼んでいる．成人喘息の5～10%を占める．慢性副鼻腔炎や鼻茸（はなたけ），嗅覚異常を合併している患者に多い．

典型的な症状として，NSAIDs使用の30分から数時間後に強い鼻症状（鼻汁・鼻閉など），喘息発作が出現する．顔面紅潮，結膜充血や，消化器症状（腹痛，嘔吐，下痢），瘙痒，蕁麻疹（じんましん）などの皮膚症状を来すこともある．

内服薬以外の注射薬，坐薬，貼付薬でも症状が誘発される可能性があり，注意する．AERDの患者でも比較的安全な解熱鎮痛薬として，塩基性NSAIDsであるチアラミドや，中用量以下であればアセトアミノフェンが用いられる．コハク酸エステル型のステロイド点滴は症状の悪化を来す可能性があり，使用および急速投与は避けるべきである．

2 気管支喘息患者の看護

1 気管支喘息患者に対する看護の考え方

気管支喘息の看護は，急性増悪（発作）への対応と長期管理に分けられる．

急性増悪（発作）時の看護

急性増悪（発作）を早急に改善するよう支援を行う．呼吸が普段通りできずに不安を感じたり，日常生活が制限されたりするため，治療の介助に加えて精神的サポートや日常生活援助が必要になる．

長期管理の看護

気管支喘息の長期管理目標は，p.233 表11-2に示すように，①症状のコントロール（発作や喘息症状がない状態を保つ），②将来のリスク回避とされている．目標を達成するためには，患者が自身で長期管理していくための方法を実践していかなければならない．アドヒアランスを高めるよう，患者教育をすることが看護の中心となる．

2 アセスメントの視点

気管支喘息患者のアセスメントについて，表11-4に示す．

急性増悪（発作）状態の評価

バイタルサインのチェック，呼吸音の聴取，呼吸困難感や動作状況を観察し発作強度を判断する（表11-5）．発作強度に応じて治療の援助をしていく．治療の反応はどうかを観察し，反応が不十分な場合や反応がない場合，医師の指示のもとで発作治療ステップを次の段階に進めていく（表11-6）．

急性増悪（発作）状態の把握の確認

発作強度を楽観視している患者にしばしば遭遇する．また，自分で発作を把握できていないため，治療が遅れることもある．患者が自分で発作強度を正しく判断できているか確認する．

表 11-4 ■気管支喘息患者のアセスメント項目

身体的側面	精神的側面	社会的側面	スピリチュアルな側面
□バイタルサイン 体温，脈拍，呼吸数，酸素飽和度（SpO_2），呼吸状態 □呼吸音 □咳の有無 □痰の有無，性状，量 □呼吸困難 □意識レベル □脱水症状 □呼吸機能検査 1秒量（FEV_1），1秒率（FEV_1%），フローボリューム曲線 □ピークフロー値 □アレルゲンの有無	□恐怖感 □不安感 □ストレス □発作の強度をどの程度と思っているか，実際の発作強度と乖離がないか □発作の自覚があるか	□急性増悪（発作）による障害（休職や欠席など） □生活の変化 □家族役割の変化 □経済的負担 □日常生活の状況 □服薬状況 □吸入手技 □喘息についての知識 □介助者の有無，状況 □ペットの有無	□生きている意味 □価値観 □自分らしさ

表 11-5 ■喘息発作の強度の目安

PEF 値は，予測値または自己最良値との割合を示す．

発作強度*	呼吸困難	動作	検査値の目安				発作治療ステップ
			PEF	SpO_2	PaO_2	$PaCO_2$	
喘鳴／胸苦しい	急ぐと苦しい 動くと苦しい	ほぼ普通	80%以上	96%以上	正常	45Torr未満	発作治療ステップ1
軽度（小発作）	苦しいが横になれる	やや困難					
中等度（中発作）	苦しくて横になれない	かなり困難 かろうじて歩ける	60～80%	91～95%	60Torr超	45Torr未満	発作治療ステップ2
高度（大発作）	苦しくて動けない	歩行不能 会話困難	60%未満	90%以下	60Torr以下	45Torr以上	発作治療ステップ3
重篤	呼吸減弱 チアノーゼ 呼吸停止	会話不能 体動不能 錯乱 意識障害 失禁	測定不能	90%以下	60Torr以下	45Torr 以上	発作治療ステップ 4

＊発作強度は主に呼吸困難の程度で測定する（他の項目は参考事項とする）．異なる発作強度の症状が混在する場合は強いほうをとる

日本アレルギー学会喘息ガイドライン専門部会監修．喘息予防・管理ガイドライン 2018．協和企画，2018，p.137.

疾患の知識の正しい理解

正しい知識がなく，急性増悪（発作）時のみ対症療法を続けた結果，気道の炎症が持続してリモデリングが進み，難治化することがある．小発作がずっと続いていても，こんなものだと思い生活に支障を来す可能性もある．気管支喘息は気道の慢性疾患であること，発作症状がなくても適切な治療を長期にわたり継続する必要があることを理解してもらう．

服薬行動

喘息の治療は吸入療法が主体である．長期間の治療になると，吸入が自己流になり，正しい手技でできない患者もいる．効果的に吸入ができていないこと

表 11-6 喘息の発作治療ステップ

治療目標：呼吸困難の消失，体動，睡眠正常，日常生活正常，PEF 値が予測値または自己最良値の80％以上，酸素飽和度＞95％，平常服薬，吸入で喘息症状の悪化なし．

ステップアップの目安：治療目標が 1 時間以内に達成されなければステップアップを考慮する．

	治療	対応の目安
発作治療ステップ 1	短時間作用性 β_2 刺激薬吸入＊2 ブデソニド／ホルモテロール吸入薬追加（SMART 療法施行時）	医師による指導のもとで自宅治療可
発作治療ステップ 2	短時間作用性 β_2 刺激薬ネブライザー吸入反復＊3 酸素吸入（SpO_2 95％前後を目標） ステロイド薬全身投与＊5 アミノフィリン点滴静注併用可＊4 0.1％アドレナリン（ボスミン®）皮下注＊6 使用可	救急外来 ・2～4 時間で反応不十分 ┐ ・1～2 時間で反応なし ┘ 入院治療 入院治療：高度喘息症状として発作治療ステップ 3 を施行
発作治療ステップ 3	短時間作用性 β_2 刺激薬ネブライザー吸入反復＊3 酸素吸入（SpO_2 95％前後を目標） ステロイド薬全身投与＊5 アミノフィリン点滴静注（持続）＊7 0.1％アドレナリン（ボスミン®）皮下注＊6 使用可 吸入短時間作用性抗コリン薬併用可	救急外来 1 時間以内に反応なければ入院加療 悪化すれば重篤症状の治療へ
発作治療ステップ 4	上記治療継続 症状，呼吸機能悪化で挿管＊1 酸素吸入にもかかわらずPaO_2 50mmHg 以下および／または意識障害を伴う急激な $PaCO_2$ の上昇 人工呼吸＊1，気管支洗浄を考慮 全身麻酔（イソフルラン，セボフルランなどによる）を考慮	直ちに入院，ICU 管理＊1

＊1 ICU または，気管内挿管，補助呼吸などの処置ができ，血圧，心電図，パルスオキシメーターによる継続的モニターが可能な病室．気管内挿管，人工呼吸装置の装着は，緊急処置としてやむを得ない場合以外は複数の経験のある専門医により行われることが望ましい．

＊2 短時間作用性 β_2 刺激薬 pMDI の場合：1～2 パフ，20 分おき 2 回反復可．

＊3 短時間作用性 β_2 刺激薬ネブライザー吸入：20～30 分おきに反復する．脈拍を 130/ 分以下に保つようにモニターする．

＊4 アミノフィリン 125～250mg を捕液薬 200～250mL に入れ，1 時間程度で点滴投与する．副作用（頭痛，吐き気，動悸，期外収縮など）の出現で中止．発作前にテオフィリン薬が投与されている場合は，半量もしくはそれ以下に減量する．可能な限り血中濃度を測定しながら投与する．

＊5 ステロイド薬点滴静注：ベタメタゾン 4～8mg あるいはデキサメタゾン 6.6～9.9mg を必要に応じて 6 時間ごとに点滴静注．

アスピリン喘息（NSAIDs 過敏喘息）の可能性がないことが判明している場合，ヒドロコルチゾン 200～500mg，メチルプレドニゾロン 40～125mg を点滴静注してもよい．以後ヒドロコルチゾン 100～200mg またはメチルプレドニゾロン 40～80mg を必要に応じて 4～6 時間ごとに，またはプレドニゾロン 0.5mg/kg/ 日，経口．

＊6 0.1％アドレナリン（ボスミン®）：0.1～0.3mL 皮下注射 20～30 分間隔で反復可．原則として脈拍は 130/ 分以下に保つようにモニターすることが望ましい．虚血性心疾患，緑内障［開放隅角（単性）緑内障は可］，甲状腺機能亢進症では禁忌，高血圧の存在下では血圧，心電図モニターが必要．

＊7 アミノフィリン持続点滴時は，最初の点滴（＊6 参照）後の持続点滴はアミノフィリン 125～250mg を 5～7 時間で点滴し，血中テオフィリン濃度が 8～20 μg/mL になるように血中濃度をモニターして中毒症状の発現で中止する．

日本アレルギー学会喘息ガイドライン専門部会監修．喘息予防・管理ガイドライン 2018．協和企画，2018，p.138.

があるため，定期的に吸入手技の確認をしていく[4]．長期管理薬（コントローラー）と発作治療薬（リリーバー）の違いを理解し，正しい方法で使用しているかも確認する．

治療継続の理解度

急性増悪（発作）時以外の症状がないときでも治療継続が必要であることを理解しているかを確認する．

日常生活に制限はないか

急性増悪（発作）により仕事や学校を欠席する，軽微な活動にとどめるなど，日常生活を制限していないかを把握する．運動制限がないかも確認する．

検査所見

呼吸機能の結果や症状によって治療ステップが決まるため，検査データや症状の把握をしておく．

家族の状況やサポート体制

長期にわたって治療が必要なため，家族の状況やサポート体制など周囲の状況を把握しておく．

3 看護のポイント

急性増悪（発作）の対応

早急に呼吸困難の改善を図り，心身の消耗を最小限にし，急性増悪（発作）の状態から改善するように努める．

▶ 吸入

喘鳴，胸苦しさを感じるのみの発作強度から中等度（中発作）までの症状では，まず短時間作用性β_2刺激薬（SABA）吸入を行う．効果が不十分であれば，1時間まで20分おきに吸入を繰り返す．薬剤の効果が3～4時間持続する場合は自宅治療とするが，症状が持続する場合は医療機関を受診する[5)]．

▶ 酸素管理

SpO_2の低下が認められた場合は，医師の指示のもと酸素投与を行う．SpO_2が95％以上保たれている場合でも，かろうじて酸素レベルを保っている場合がある．呼吸数や脈拍数を観察し，頻呼吸でSpO_2が維持されていると判断される場合は酸素を投与する．SpO_2を90％に維持できるように酸素を漸増していく．ただし，Ⅱ型呼吸不全の合併がある場合，酸素投与は慎重に行う[6)]．

▶ 輸液管理

頻呼吸，経口摂取困難から脱水を来していることが多く，点滴静脈注射で水分管理と抗炎症管理を行う[6)]．

▶ 苦痛の軽減

発作時に臥床すると苦しいため，胸部を拡張させ呼吸をスムーズにするような体位をとれるように援助する．ギャッチアップによる座位や，オーバーテーブルやクッションなどを用いて，前かがみになるような体位を保持できるように援助する（図11-3）．呼吸を妨げるようなきつい服や下着は緩める．

▶ 排痰の援助

分泌物の粘稠度を下げるために水分摂取を少しずつ促し，飲水できるように援助する．超音波ネブライザーによる加湿を行い，効果的に吸入できているか確認して，できていない場合は援助する．呼吸のリズムと胸郭の動きに合わせて胸部徒手圧迫をして，排痰を援助する．

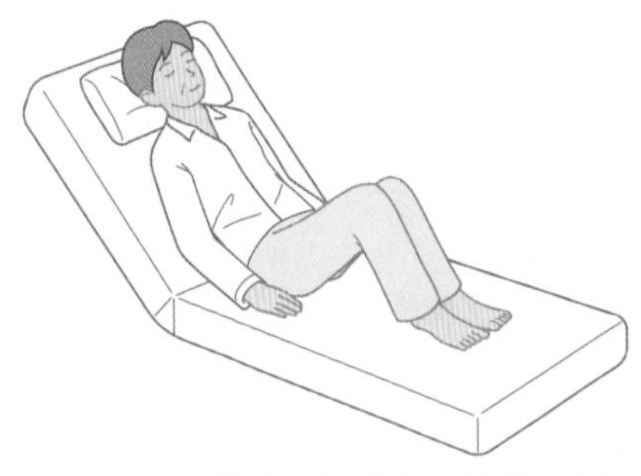

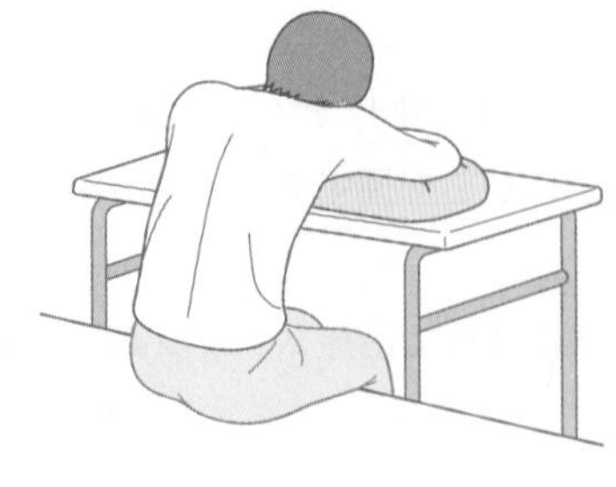

図 11-3 ■苦痛を軽減する体位の例

▶ 日常生活援助

動作を行うことが困難であったり，動作によって症状が悪化したりすることがあるため，安静度や状態に合わせた日常生活援助を行う．ベッドサイドを整理し，手の届く範囲にティッシュペーパーや飲水のコップを置き，患者の負担の軽減を図る．呼吸困難の程度に応じて尿道カテーテルの留置，ベッドサイドでの排泄や車椅子でのトイレ移動の介助を行う．全身清拭や洗髪など清潔援助も行う．

▶ 精神的サポート

発作がない時は健常な人と変わらない生活を送れるが，急性増悪（発作）により入院となった場合は，大きな発作であればあるほど精神的な動揺が大きい．呼吸ができないという不安から，死への恐怖を感じることがある．急性期には患者をなるべく一人にしないように付き添い，頻回に訪室する．呼気を意識するよう呼吸調整の声掛けや，パニックになって頻呼吸となったときはゆっくり呼吸するように声を掛ける．医療者が動揺していると敏感に感じ取られるため，注意する．

患者教育

病態と治療について説明し，長期コントロールの必要性の理解を促す．呼吸器感染症，喫煙，刺激物質（煙，臭気など）は増悪因子となるため，避けるようにする．急性増悪（発作）があった場合は，なぜ起きたのかを振り返ることで，発作が起きないようにするためにはどうすればよいか自己で考え，喘息コントロールができるように援助していく．日常生活で増悪するような因子があれば避けるようにする．

発作が起きた場合の対処方法，緊急受診のタイミング，方法についても伝える．発作時に自己で症状を把握できるよう，症状についての認識を促し，セルフマネジメントできるようにしていく．

長期管理セルフマネジメント

▶ 長期管理の目標

長期管理の目標は，患者が健常人と変わらない日常生活を送れることである．目標を達成するためには患者自身がセルフマネジメントでき，治療の継続，発作時には早期に対処できるように患者教育を行う．個々の理解度や症状も異なるため，患者の理解度のレベルや実行レベルに合わせる．定期的に理解度，実行度を確認していく．

▶ 喘息日誌

喘息日誌(図11-4)は患者のコントロール状態を知り，患者自身のセルフマネジメントにも活用できる．喘息日誌を記載することで，セルフマネジメントしているという自覚を促す意味もある．ピークフロー値，治療薬，症状の有無などを記載する．発作時の対処方法，連絡先，緊急受診先も記載しておく．

▶ ピークフローモニタリング

ピークフロー（PEF）は気道閉塞の程度を示し，1 秒量（FEV_1）と相関する．ピークフローメーターを経時的に測定することで，気道狭窄の程度や変化を客観的に評価できる．症状の不安定な患者や発作時の自覚症状が乏しい患者に勧める．ピークフローモニタリングをすることで，喘息の自己管理をしているということを患者に認識させる．正しい吹き方（➡ p.43 図3-3参照）を指導し，朝と夜に各 3 回ずつ測定し，最良値を喘息日誌に記録してもらう．薬剤の吸入前に測定する．ピークフロー検査の目安を表11-7 に示す．あくまでも目安で

日 誌

診察券番号

氏　名　　　　　　（男・女）

生年月日　　年　　月　　日生（　　歳）

現住所

電話番号

担当医

［薬剤禁忌　　　　　　　　］

発作がなくても毎日記入してください．
来院時は必ずご持参ください．

2019 年　6 月　**症状と治療の記録**

日付	7日（日）晴・曇・(雨)				8日（月）(晴)・曇・雨				9日（火）(晴)・曇・雨			
	朝		夜		朝		夜		朝		夜	
ピークフロー値について（600／500／400／300／200／100／0）												
測定値	300			320	350			370	370			
	朝	昼	夕	夜	朝	昼	夕	夜	朝	昼	夕	夜
喘息の症状　発作　苦しくて動けない												
喘息の症状　発作　苦しくて横になれない												
喘息の症状　発作　苦しいが横になれる	○	○	○	○								
ぜいぜい・ヒューヒュー	○				○	○	○	○	○	○		
胸苦しい												
せき	○	○	○	○	○	○						
たん	○											
息切れ												
発作なし												
日常生活　まったくできなかった												
日常生活　あまりできなかった	○											
日常生活　ほぼできた					○							
日常生活　普通にできた												
夜間睡眠（息苦しいため）　まったく眠れなかった												
夜間睡眠（息苦しいため）　あまり眠れなかった												
夜間睡眠（息苦しいため）　ほぼ眠れた												
夜間睡眠（息苦しいため）　途中で目が覚めた	○											
夜間睡眠　安眠できた					○							
鼻症状　くしゃみ												
鼻症状　鼻水	○	○	○	○								
鼻症状　鼻づまり	○											
治療　吸入　定期　シムビコート	2		2		2		2		2			
治療　吸入												
治療　吸入　頓用　シムビコート		1		1								
治療　内服　シングレア			1				1					
治療　内服												
治療　内服　頓用												
その他　発熱等の症状，他院での喘息治療など												

図 11-4 ▓喘息日誌

表 11-7 ピークフローゾーン管理

グリーンゾーン	ピークフロー値が自己最良値の 80 ～ 100%で，喘息がよくコントロールできている状態.
イエローゾーン	ピークフロー値が自己最良値の 50 ～ 80%で，急性増悪（発作）を起こしているか，長期的にみてコントロール悪化と考えられる．SABA を使用し，改善しなければ医師の診察が必要.
レッドゾーン	ピークフロー値が自己最良値の 50%以下で，早急に医師の診察が必要.

発作の危険度を三つのゾーンで表し，薬物使用や受診などの対処の目安を示す.

あり，医師と相談して個別に設定する.

吸入指導

治療の中心は治療ステップ 1 から吸入ステロイド薬（ICS）であり，吸入は正しい手技で行って初めて効果を発揮する．そのため，すべての患者に吸入指導を行う必要がある．使用方法を指導していくとともに，長期にわたって吸入を続けられるように目的の理解を促す．さまざまな吸入デバイスがあり，患者に合った吸入デバイスを選択する．加圧式定量吸入器（pMDI）は直接吸入ではタイミングが合わず難しいため，吸入補助具を使うこともある．数種類吸入していてデバイスが異なっている場合はデバイスの統一や，配合薬に変更するなど，アドヒアランスを高める工夫をする.

一般に，治療期間が長くなるとアドヒアランスが低下してくる．一度吸入指導をしたら支援を終了するのではなく，定期的に手技の確認を行う[4)].

plus α

吸入支援

吸入デバイスの操作手順や回数は吸入指導として行われるが，吸入療法は指導だけでは継続できない．喘息の病態や吸入継続の重要性を患者自身に理解してもらい，患者自身も治療に参加していくことが重要である．そのためには医師，看護師，薬剤師，理学療法士，介護職員など，患者に関わるすべての医療チームで患者の支援をしていく.

多職種連携

患者と医療者のパートナーシップを形成していく．多職種や複数の医療者から支援を受けられると治療意欲の向上につながりやすい．病院と保険薬局の連携や，訪問看護ステーション，介護事業所などとの連携をとり，長期コントロールができるように多職種で支援していく.

2 好酸球性肺炎

eosinophilic pneumonia

1 好酸球性肺炎とは

肺に好酸球が浸潤する疾患である．発症形式から急性，慢性に分けられるが，病歴・検査所見・臨床経過は大きく異なる.

1 急性好酸球性肺炎

若年成人に多く，発症にはしばしば喫煙が関与する．発熱，咳，呼吸困難などの症状を，数日から 1 週間以内の経過で急性発症する．呼吸不全が急激に進行し，人工呼吸管理を要するほどの状態となることもある．胸部 X 線検査では両側びまん性のすりガラス陰影，浸潤影，少量の胸水貯留などが典型的な所見

胸部 X 線

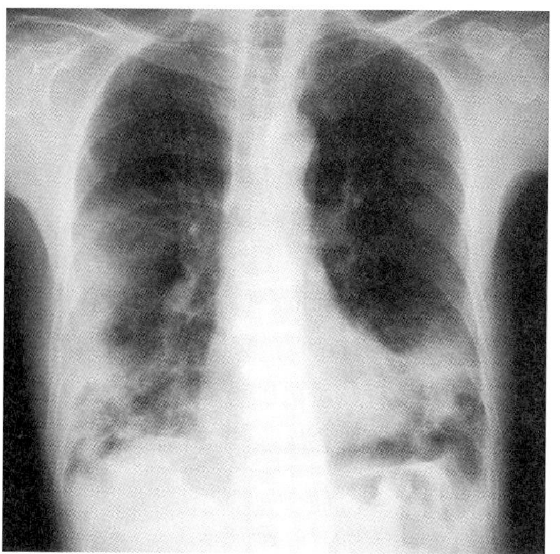

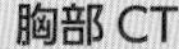

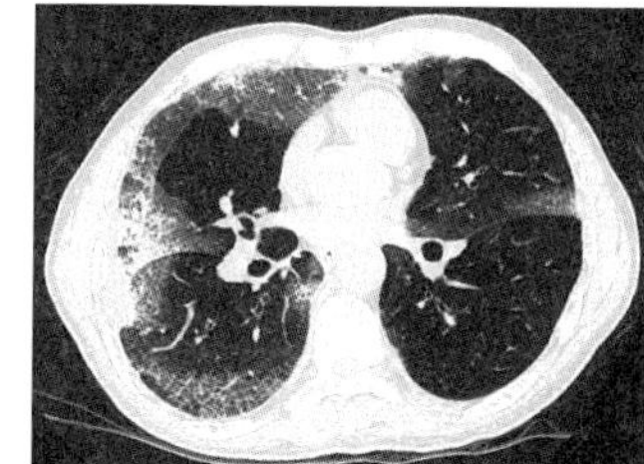

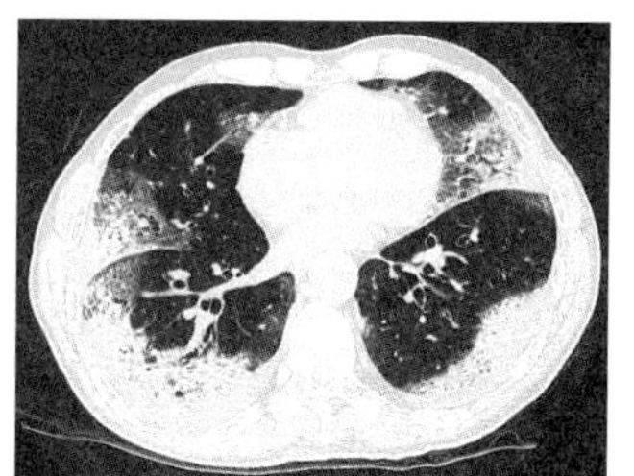

図 11-5 ■慢性好酸球性肺炎の画像所見
陰影が胸膜直下，末梢優位に分布するのが特徴的である．

である．血液中の好酸球の増加は認められないことが多いが，喀痰検査，肺胞洗浄液（BALF）では著明な好酸球の増加を認める．副腎皮質ステロイド薬による治療が奏功し，数日で病状が改善することが多く，再発は少ないとされる．

原因不明のこともあるが，喫煙が誘因となった場合には，喫煙により再発する可能性があるため，禁煙を指導する．近年，加熱式たばこでも急性好酸球性肺炎を発症した報告があり，避けるべきである．

2 慢性好酸球性肺炎

中高年に多く，数週間の経過で発熱，咳，呼吸困難などの症状を来す．全身倦怠感，体重減少などの非特異的な症状を訴える場合もある．喘息・アレルギー性鼻炎などの基礎疾患をもつ患者に多い．胸部 X 線検査では，肺水腫の写真のネガ（photographic negative of pulmonary edema）と呼ばれる肺野外側（末梢）優位の浸潤影が特徴的である（図11-5）．移動性の陰影を呈することもある．急性好酸球性肺炎と異なり，慢性好酸球性肺炎では血液中の好酸球の増加が認められることが多い．副腎皮質ステロイド薬による治療反応性は良好だが，副腎皮質ステロイド薬中止後の再発が多く，治療期間が長期に及ぶことも少なくない．

3 過敏性肺炎

hypersensitivity pneumonia

1 過敏性肺炎とは

1 病態・症状

環境中に存在する特定の抗原（有機物，無機物）を反復吸入することで感作されるアレルギー性の肺炎である．抗原に対してⅢ型・Ⅳ型アレルギー反応が起こる．原因抗原はさまざまで，国や地域によっても影響を受ける．日本では，夏型過敏性肺炎の割合が高い．そのほか，加湿器肺*，農夫肺*，鳥飼病*などがある．抗原の種類によって，発症しやすい季節がある．発症形式から急性，慢性に分けられる．急性では抗原の存在を示唆する病歴聴取がしやすく，抗原の同定につながるケースも多い．一方，慢性では潜在性に進行するため，患者本人が原因抗原になかなか気付くことができず，抗原の同定が難しい．

咳，呼吸困難などの症状が生じる．急性では発熱を伴うことも多い．

2 診断・検査

診断

診断には詳細な生活環境の問診が最も重要である．住居（古い木造家屋は夏型過敏性肺炎の可能性が高まる），周囲環境（鳥類の飼育，近隣に鳥類の多い公園などがないか），家庭内での羽毛布団・加湿器の使用，職場での抗原曝露の有無，趣味などの情報を詳細に聴取し，原因の検索を行う．入院すると抗原回避により症状が改善する症例も多い．試験外泊で症状が増悪する場合は，環境誘発試験陽性といい，家庭内に吸入抗原があることを示唆する．

検査

血液検査でKL-6（シアル化糖鎖抗原KL-6），SP-D（肺サーファクタントプロテインD）の上昇を認める．最も多い夏型過敏性肺炎では，原因となるトリコスポロン（真菌の一種）に対する特異抗体が陽性となり，診断に役立つ．

肺機能検査では拘束性換気障害を呈し，低酸素血症を認めることが多い．画像所見として，急性では小葉中心性の粒状影，汎小葉性のすりガラス陰影を呈す．陰影の分布はモザイク状になることもある．慢性では多彩な陰影が出現する．不規則な分布の線状影，胸膜直下の不整形陰影，斑状のすりガラス陰影，牽引性気管支拡張などである．進行例では線維化，蜂巣肺を呈し，特発性肺線維症との鑑別が難しくなる．気管支肺胞洗浄（BAL）では，リンパ球比率の増加が特徴である．慢性の場合には，好中球や好酸球の増加を伴うこともある．経気管支肺生検（TBLB）では，病理学的には，肺胞壁にリンパ球の浸潤を認め，肉芽腫が形成される．

3 治療

環境整備，抗原回避が基本である．それぞれの原因に応じて，住環境の整備

plus α

Ⅲ型アレルギー反応
Ⅲ型アレルギーは免疫複合体型とも呼ばれ，抗原と抗体の結合物（免疫複合体）による組織傷害を生じる．補体が活性化され，種々のアレルギー反応を惹起する．

Ⅳ型アレルギー反応
Ⅳ型アレルギーは遅延型アレルギー，細胞性免疫とも呼ばれる．感作されたT細胞と抗原が反応することで，サイトカインが放出され，細胞傷害を引き起こす．液性因子（抗体や補体など）は関与しない．

*** 用語解説**

加湿器肺
加湿器内に発生したカビを吸い込み，肺や気管支がアレルギー反応を起こして生じる過敏性肺炎の一種．

農夫肺
酪農家に多い，干し草などに繁殖した好熱性放線菌への曝露による職業性の過敏性肺炎．

鳥飼病
鳥の排泄物や羽毛に曝露することで生じる過敏性肺炎．鳥類との直接的な接触がなくても，羽毛製品の使用で発症することがある．

（クリーニング，改築，転居など），職場の配置換え，防じんマスクの使用，羽毛などの使用禁止（布団，ダウンベストなど），加湿器の定期的なクリーニングなどを指導する．抗原を回避していても症状が残存する場合には，経口ステロイド薬が適応となる．より重症例では免疫抑制薬の併用も考慮される．

臨床場面で考えてみよう

Q1 気管支喘息（喘息）に特徴的な症状や検査所見は何か．
Q2 急性増悪（発作）で入院した患者に対して，看護師はどのような対応をとるべきか．
Q3 急性増悪（発作）が治まり，退院することになった患者に対して，看護師はどのような指導を行うべきか．

考え方の例

1 症状：発作性に繰り返し起こる咳，喘鳴，呼吸困難など．症状には日内変動があり，特に夜間～早朝に悪化することが多い．
検査所見：可逆性のある気流制限，閉塞性換気障害を呈し，ピークフロー値が低下する．

2 バイタルサイン，呼吸音，呼吸困難感や動作状況を観察し，急性増悪（発作）の強度を評価する．治療の援助を行い，治療の反応はどうか観察を続け，必要に応じて医師の指示のもと追加治療をしていく．体位を整えたり，日常生活援助を行ったりして，苦痛の軽減を図る．

3 セルフマネジメントできるように，病態の理解，治療薬の継続，ピークフローモニタリング，急性増悪（発作）時の対応を指導する．退院直前ではこれらの指導が間に合わないことがあるため，入院早期から指導を行うことが望ましい．

引用・参考文献

1）日本アレルギー学会喘息ガイドライン専門部会監修．喘息予防・管理ガイドライン2018．協和企画．2018，282p.
2）Matsunaga, K. et al. Exhaled nitric oxide cutoff values for asthma diagnosis according to rhinitis and smoking status in Japanese subjects. Allergol Int. 2011, 60 (3), p.331-337.
3）呼気一酸化窒素（NO）測定ハンドブック作成委員会ほか編．呼気一酸化窒素（NO）測定ハンドブック．メディカルレビュー社，2018，66p.
4）中井晶子ほか．気管支喘息患者に対する看護師による吸入指導の効果．日本呼吸ケア・リハビリテーション学会誌．2016，26（1），p.101-107.
5）同掲書 1）p.139
6）同掲書 1）p.137

12 胸膜・縦隔疾患

胸膜・縦隔とは

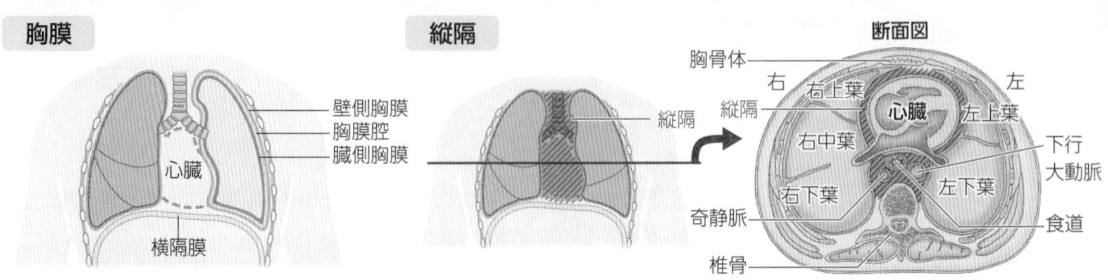

胸膜：肺と胸郭の内側を覆う膜を胸膜．肺を覆う側の胸膜を臓側胸膜，胸壁側の膜を壁側胸膜と呼ぶ．臓側胸膜と壁側胸膜の間には胸膜腔がある．

縦隔：左右の肺の間の部位．上縦隔，前縦隔，中縦隔，後縦隔に分類される．心臓，食道，気管，胸腺，胸管などが含まれる．

主な疾患

胸膜炎

胸膜に炎症が起きた状態．胸水が生じて，肺を圧迫することがある．

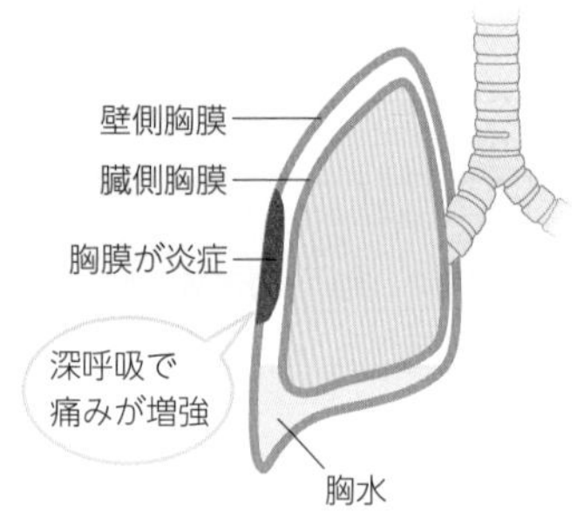

気胸（自然気胸），血胸

胸膜腔内に空気がたまることを気胸，血液がたまることを血胸という．

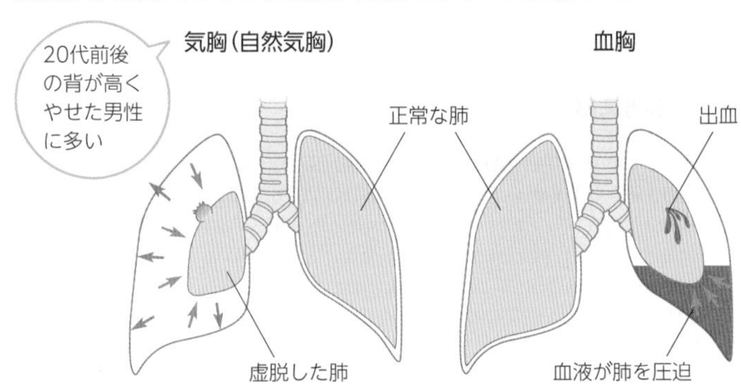

→ 胸腔が陽圧になる．肺は弾性により縮む．

→ 漏出した空気が縦隔，横隔膜を圧迫する．

胸膜腫瘍（悪性胸膜中皮腫）

アスベスト（石綿）などへの曝露によって，胸膜の中皮細胞からがんが発生する．

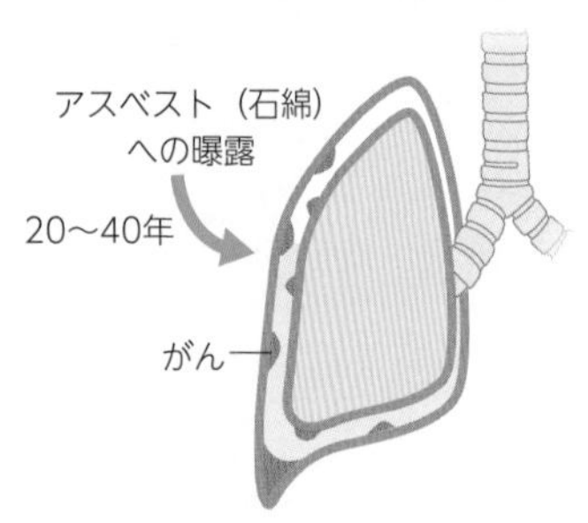

●**縦隔腫瘍**

縦隔内に発生する腫瘍の総称．発生は比較的まれ．胸腺腫が最も多い．

●**縦隔気腫**

縦隔内に空気が貯留した状態．明らかな原因がない特発性縦隔気腫と，外傷などが原因の続発性縦隔気腫に分類される．

1 胸膜炎

pleuritis

1 胸膜炎とは

1 定義

肺と胸郭の内側を覆う膜を**胸膜**といい，肺を覆う側の胸膜を**臓側胸膜**(ぞうそく)，胸壁側の膜を**壁側胸膜**(へきそく)と呼ぶ(図12-1)．通常，臓側胸膜と壁側胸膜は接しており，一枚に見える．

胸膜に炎症が起きた状態を**胸膜炎**と呼ぶ．胸膜炎になると，肺内から胸膜を通り抜けた水分（滲出液）が胸膜腔内に移動し，胸水を生じることがある．

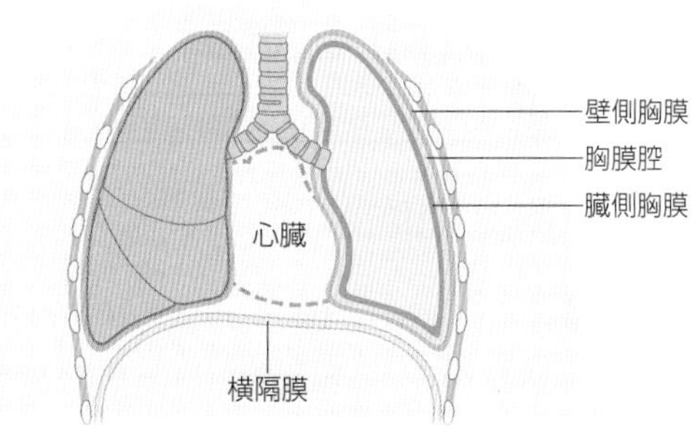

図 12-1 ■胸膜の構造

2 原因

胸膜炎の原因となる疾患は多種多様であり，胸膜に炎症をもたらす疾患として，感染症やがん，膠原病などが挙げられる(表12-1)．原因の疾患によって，治療経過は大きく異なる．

表 12-1 ■胸膜炎の原因

原因	主な疾患名
感染症	細菌性胸膜炎，肺炎随伴性胸水，結核性胸膜炎
悪性腫瘍	肺癌，転移性腫瘍，悪性リンパ腫，悪性胸膜中皮腫
その他	膠原病，血管炎，肺塞栓症，卵巣腫瘍など

3 症状

胸の痛みや息苦しさなどの症状が現れることが多い．大きく深呼吸すると痛みが増強するため，小刻みな浅い呼吸をする傾向がある．胸水が生じて胸腔内に多量に貯留すると，肺が圧迫されて呼吸困難が増強することがある．

4 検査・診断

胸部 X 線検査や胸部 CT 検査，超音波検査などを行い，胸水がたまっているかどうかや，胸膜病変の有無を確認する．血液検査では，感染症の有無の推測や，膠原病に関連した自己抗体の検索などを行う．胸腔内に針を刺して貯留した胸水を採取し，詳細に評価すること（胸水穿刺）は，結核菌やがん細胞の有無などから原因疾患を同定する上で重要である．胸水の性状から，心不全など，肺や胸膜以外の疾患が原因であると推測できることもある．

➡胸水穿刺については，3章10節 p.50 参照．

5 治療

胸膜炎の治療は，症状を和らげる対症療法と，胸膜炎の原因疾患に対する治療の二つに大きく分けることができる．対症療法では，胸腔穿刺や胸腔ドレナージによって，胸に針を刺したり，管を胸腔内に一定期間留置したりして胸水を排液することで，胸水が肺や心臓を圧迫することによって生じた，胸痛や呼吸困難などの圧迫症状を和らげることができる．また，胸膜痛*を軽減するため鎮痛薬を用いることがある．胸膜炎の原因が細菌感染ならば抗菌薬を投与し，

用語解説

胸膜痛

胸膜に炎症が起こった時に現れる痛み．典型的な場合には大きく息を吸った時や咳をした時に，より強くピリピリとした痛みを感じる．痛みの部位はさまざまで，発熱を伴うこともある．一方，狭心症や心筋梗塞で自覚する胸痛は，呼吸や体動とは関係なく前胸部に生じ，首や顎，肩に痛みが広がることがある．

結核が原因の場合は長期間にわたり抗結核薬を投与する．がんの場合には，臓側胸膜と壁側胸膜を癒着させて，液体が胸膜腔に貯留しないようにする胸膜癒着術による胸水貯留の防止，化学療法などでがんの進行を抑える治療が行われる．膠原病の場合はステロイド治療などが検討される．いずれも胸膜炎の原因を正確に特定した上で治療介入を行うことが重要となる．

2 気胸／血胸

pneumothorax／hemothorax

1 気胸／血胸とは

1 定義

肺が収納されている胸膜腔といわれる空間内に，空気がたまることを**気胸**，血液がたまることを**血胸**（けっきょう）という（図12-2）．また，気胸と血胸を合併した病態を**血気胸**（けっききょう）という．

2 病態・原因

気胸

肺表面にあるブラ，ブレブという空気のたまった袋が破れて肺の表面に穴が開き，肺の空気が胸腔に入ることで**自然気胸**になる．気胸の最も多い原因はこの自然気胸であり，背が高くやせた20代前後の男性に好発する特徴がある．肺気腫*や肺癌などの肺疾患に続発して生じる気胸は，**続発性自然気胸**と呼ばれる．その他に，子宮内膜症を原因として子宮内膜組織が横隔膜に広がり，月経に伴い気胸を発症する**月経随伴性気胸**，交通事故や転落，刺傷によって肺や気道に損傷を負ったことによる**外傷性気胸**や，医療行為に関連して発症する**医**

*用語解説

肺気腫
線維化を伴わない肺胞壁の断裂によって，終末細気管支よりも末梢の気腔が拡張した状態．慢性閉塞性肺疾患（COPD）に含まれる．運動時の息切れ，咳，痰が生じる．

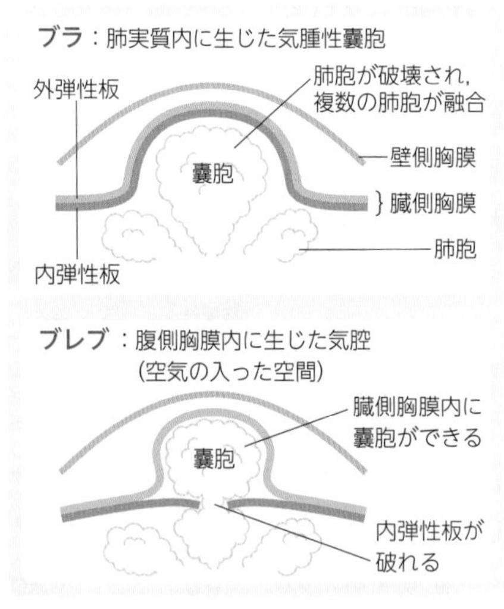

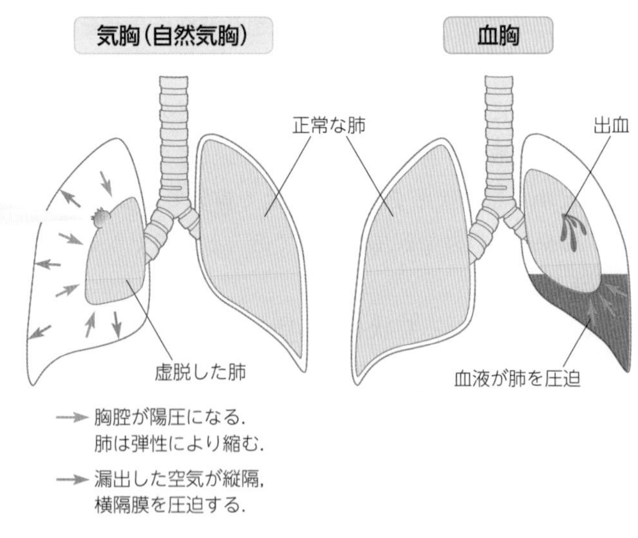

図 12-2 気胸と血胸の機序

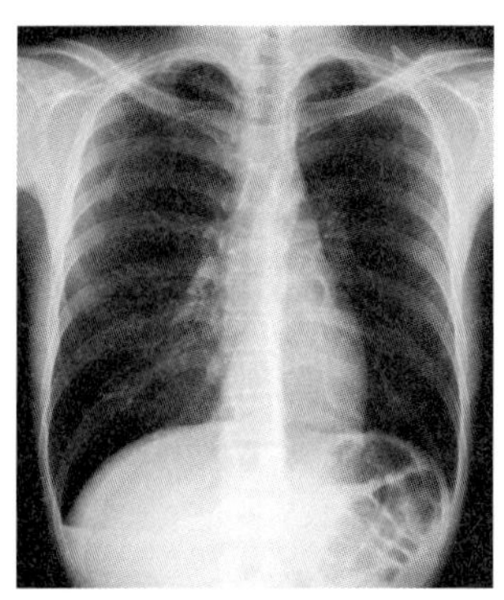
Ⅰ度（軽度）右気胸

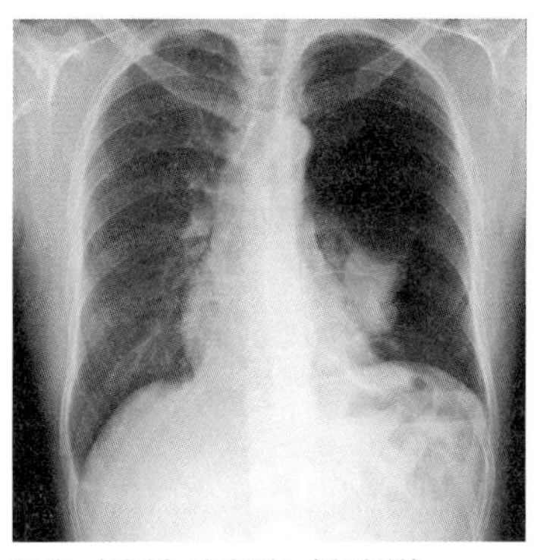
Ⅲ度（重度）左気胸（治療前）

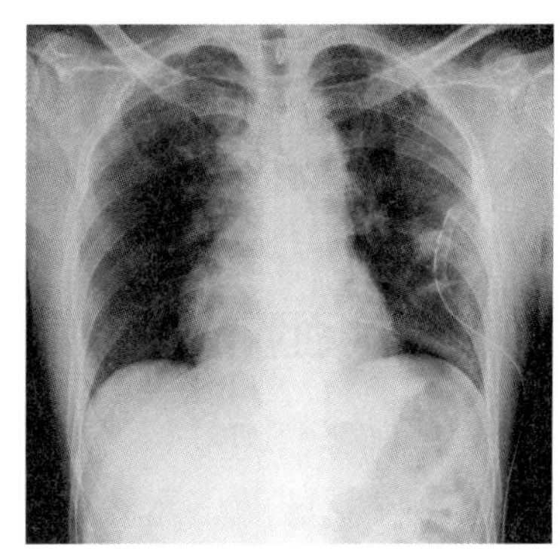
Ⅲ度（重度）左気胸（胸腔ドレーン挿入後）

図 12-3 ■気胸の画像所見

原性気胸などがある．気胸になると胸腔内圧が上がり，息を大きく吸っても肺が広がらず，深い呼吸ができなくなることがある．この時，胸腔内の空気が増えて心臓や肺を強く圧迫し，ショック状態に陥ることがあり，この状態を**緊張性気胸**と呼ぶ．

血胸

血胸は，交通事故による胸の強打や，鋭利なもので胸を刺されたなどの外傷，大動脈解離，胸部大動脈瘤の切迫破裂（動脈瘤が破裂しかかっている状態），医原性の出血などが原因で起こるとされる．

3 症状

気胸を発症すると，突然の胸痛，呼吸困難，咳などの症状が現れるが，無症状のこともある．呼吸困難の程度は，損傷を受けた肺の状態により異なる．

血胸の場合，少量の出血であれば無症状のこともあるが，一定量の出血が存在すると，気胸と同様の症状を呈する．出血量が著しく多い場合は，出血性ショックの状態に陥り，顔色不良や冷汗，頻脈などの症状が現れる．

4 検査・診断

気胸は胸部X線検査で診断が可能であり，胸腔内への空気貯留を画像所見として得られる（図12-3）．胸部CT検査では，囊胞の大きさや数，肺気腫など背景にある基礎疾患の有無を，胸部X線検査よりも詳細に確認できる．血胸も気胸と同様，画像検査で診断できる．CT検査では，肺挫傷（ざしょう）や出血源の検索なども実施可能なことがある．

5 治療

気胸の治療法は重症度により異なるが，緊張性気胸の場合は呼吸状態や循環動態が不安定なため，直ちに治療が必要である．軽症の気胸の場合は，安静を保つことで自然に改善することがある．気胸の程度が強い場合には，胸腔内に管（ドレーン）を留置し，持続的に空気を体外へ排出する**胸腔ドレナージ**が行われる．ドレナージで持続吸引しても空気の漏れが止まらない場合や，再発性気胸には，手術による治療介入がとられる．血胸の場合も，軽症であれば経過観察を行うことがあり，一定量以上の血液が存在するときはドレナージを行う．ただし，出血が持続する場合には止血術が必要になることがあり，早い段階から手術適応を検討しておく．

2 気胸／血胸患者の看護

1 気胸／血胸患者に対する看護の考え方

気胸と血胸は胸腔内に空気または血液が漏れ出し，胸腔内圧が上昇し換気障害を併発する病態である．自覚症状がなく健康診断で発見される場合や，胸腔内圧が上昇して縦隔偏位を来し，静脈還流*を低下させてショックを起こし，生命を脅かす状況まで発展する場合とさまざまである．

外傷性気胸は胸部などへの強い外力が加わったことにより発生し，原発性自然気胸は運動や咳，航空機への搭乗による気圧の変化などにより発生する場合が多いため，症状が現れる前の状況を，患者や目撃者などから確認しておくことが病態の把握につながる．そのため，来院時の看護師の問診による情報収集が，病態の早期発見につながる．緊張性気胸は，緊急度の高い疾患とされる**4キラーディジーズ**（急性冠症候群，急性大動脈解離，急性肺血管塞栓症，緊張性気胸）の一つで，早急の対応が必要である．緊張性気胸の症状を見逃さないためにも，確実なアセスメントが重要となる．医原性気胸では中心静脈カテーテルの挿入，肺生検，人工呼吸器による陽圧換気などの医療行為で発生する場合があるため，これらを行った際には，気胸が発生する可能性があることを念頭に置いて観察する必要がある．

血胸は，出血の量によっては，肺の換気障害のほか，血液喪失の症状を来す．持続的に大量に出血（1 時間当たり 200mL 以上の出血が目安）が認められる血胸では，開胸による止血術が必要であり，準備を行う．

用語解説

静脈還流
全身に送り届けられた血液が動脈を通り全身へ流れ，静脈を通って心臓へ戻ってくる流れを，静脈還流という．静脈還流には心臓の拡張による血液の吸引力，胸腔内圧の変化，下肢骨格筋のポンプ作用，静脈弁などが関与している．

2 アセスメントの視点

気胸，血胸の患者へのアセスメントの視点を，表12-2 に示す．

初期症状からのアセスメント

気胸は，突然の胸痛，咳嗽発作，呼吸困難が 3 大症状とされている．咳嗽は乾性の咳嗽であり，患側の胸腔内圧が上昇して肺が縮むことで胸痛が出現し，その刺激により咳嗽が誘発される．また，胸痛は肩から背中への鈍痛が多い．左肺に気胸が生じた場合には，虚血性心疾患と同様の症状を示すことが多いため，鑑別が必要である．

フィジカルアセスメント

呼吸音は患側で消失または減弱し，患側の呼吸による胸郭の動きが減少または消失するが，少量の気胸では鑑別は難しい．打診では太鼓を叩いたときのような**鼓音**（こおん）を確認する．患側肺の縮小とともに換気が障害され，呼吸困難を自覚する．緊張性気胸へ進行すると，血圧の低下，不整脈，チアノーゼなどの循環

表 12-2 ■気胸／血胸患者のアセスメント項目

身体的側面	精神的側面	社会的側面	スピリチュアルな側面
□バイタルサイン（体温，脈拍，血圧，SpO_2） □自覚症状（咳嗽，胸痛，呼吸困難感） □自覚症状出現からの経過時間 □胸郭の動きの左右差 □打診（鼓音，濁音） □呼吸音 □気管支の偏位 □頸静脈の怒張 □胸腔ドレナージの管理 □ドレナージ排液量，出血量 □貧血症状	□胸痛，呼吸困難感からの苦痛 □不安 □再発へのリスク □胸腔ドレナージによる活動制限への苦痛	□入院が必要な場合の社会的保障 □入院中の介護サポート □経済的負担	□苦痛 □呼吸困難感 □呼吸苦による死への恐怖

障害が出現し，ショック状態となる．胸腔内圧の上昇により，静脈還流が障害されて頸静脈は怒張し，縦隔の偏位により気管は健側へ偏位し，呼吸補助筋を使用しなければ呼吸を維持することもできなくなる．気胸が発生したと思われるイベントから数日が経過している場合，症状は安定していることが予測されるが，発症から数時間の気胸では胸腔内の虚脱が進行中の可能性があるため，症状悪化に注意が必要である．

3 看護のポイント

緊張性気胸への増悪

気胸や血気胸で注意しなければならない事象は，緊張性気胸へと進行することである．緊張性気胸では，静脈還流が障害されて心拍出量が低下する閉塞性ショック状態を引き起こす．そのため，気胸や血胸の患者を観察する際には，その症状を理解し観察を継続する必要がある．また，気胸の患者に陽圧換気をすると，気胸をさらに悪化させる可能性があるため，人工呼吸やバッグバルブマスクなどの気管に陽圧を加える換気には，十分注意が必要となる．

胸腔ドレーン中の管理

気胸，血胸に対し，脱気や排液の目的で胸腔ドレナージが行われる．その際に，虚脱していた肺の再膨張が急激に起きると，肺血流の再灌流（かんりゅう）が生じるとともに，さまざまな炎症反応を引き起こすサイトカインをはじめ，種々のメディエーター*が産生される．その結果，血管透過性が亢進し，**肺水腫**が生じる．これを**再拡張性肺水腫**という．再拡張性肺水腫は虚脱期間が長いほど，また虚脱率が高いほど発生しやすく，再拡張した肺の量と拡張するまでの時間によって肺水腫の程度は変わる．急激な肺の拡張は肺水腫を誘発するため避けるとともに，自覚症状やドレーン排液量を確認しながら肺拡張を行う必要がある．ドレーンの管理を行う看護師は，適切な吸引圧か，空気の漏れ（エアリーク）があるか，ドレーンは確実に固定されているかを確認するとともに，体動によるドレーンのねじれや屈曲の有無，挿入による疼痛の程度を確認し，ドレーンが

用語解説

メディエーター
細胞間でのシグナル伝達を行う化学物質を，ケミカルメディエーターという．炎症が発生した際に，白血球，肥満細胞，マクロファージから放出される炎症メディエーターは，血管透過性を亢進させ，血管拡張などを引き起こす．

患者の活動の妨げにならないような配慮が必要となる.

退院後の指導

気胸は再発のリスクがあるため，ブラをもつ患者へは気胸の症状やリスクを説明する．特に，退院後すぐのスキューバダイビングや航空機での移動など，気圧や水圧による胸腔内圧の変化を誘発する行動は避けるよう，指導する．

3 胸膜中皮腫

pleural mesothelioma

1 胸膜中皮腫とは

1 定義

胸膜にある中皮細胞から発生するがんが**胸膜中皮腫**（ちゅうひしゅ）である．悪性腫瘍に分類されるため，通常は**悪性胸膜中皮腫**と呼ばれる（図12-4）．原因の多くはアスベスト（石綿）への曝露で，曝露後，20 ～ 40 年を経て発症することが多い．したがって，診断時の年齢の中央値は 72 歳と高齢である．発育形式は，一カ所にかたまりを形成する限局性と，胸膜に沿って広く発育するびまん性に分かれる．多くの場合は，壁側と臓側の二つの胸膜の間にがん細胞を含んだ胸水がたまり，やがて心臓や肺を圧迫する．

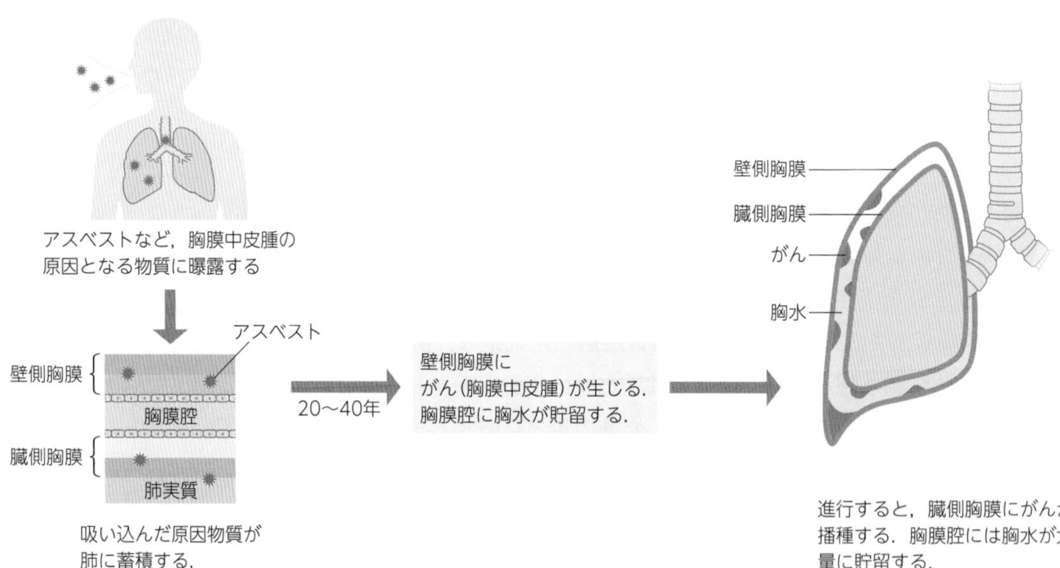
アスベストなど，胸膜中皮腫の原因となる物質に曝露する
アスベスト
壁側胸膜
胸膜腔
臓側胸膜
肺実質
吸い込んだ原因物質が肺に蓄積する．
20～40年
壁側胸膜にがん（胸膜中皮腫）が生じる．胸膜腔に胸水が貯留する．
壁側胸膜
臓側胸膜
がん
胸水
進行すると，臓側胸膜にがんが播種する．胸膜腔には胸水が大量に貯留する．

図 12-4 ■胸膜中皮腫の機序

2 症状・診断

胸痛や咳，胸水貯留による呼吸困難や胸部圧迫感を伴い，原因不明の発熱や体重減少がみられることもある．しかし，どれも胸膜中皮腫に特徴的な症状とはいえず，早期発見は極めて困難である．びまん性の中皮腫では，胸部X線検査や胸部CT検査で胸膜が不規則に肥厚した所見や複数のしこりがみられ，多量の胸水を伴うことがある．他の疾患と鑑別するため，胸に針を刺して胸水中の腫瘍細胞の有無を調べたり，局所麻酔あるいは全身麻酔で胸膜生検を行って調べたりする必要がある．非腫瘍性の炎症性胸膜肥厚やそのほかの悪性腫瘍（転移性腫瘍など）との鑑別が時に困難なため，胸膜中皮腫を正しく診断するには，ある程度の大きさの腫瘍組織採取が必要となる．胸水細胞診や胸腔鏡下胸膜生検での悪性細胞検出率にはばらつきがあり，不確実なこともある．全身麻酔での胸膜生検が最も診断率が高いとされている．

3 治療

胸膜中皮腫は非常に治りにくい疾患の一つとされている．治療法としては，手術，放射線治療，化学療法などが挙げられ，病期や全身状態により決定される．病変が胸膜のみに限局していて転移がなく，すべての病巣を完全に取り除くことが可能であると判断されれば手術の対象となり，片方の肺，胸膜などすべてを切除する胸膜肺全摘術（EPP）と呼ばれる大手術になることが多い．したがって，多くの症例で選択される治療法は化学療法で，抗がん薬の併用療法（ペメトレキセドとシスプラチン）が標準的治療である．近年は免疫チェックポイント阻害薬も適応されており，治療の選択肢が増えた．

2 胸膜中皮腫患者の看護

1 胸膜中皮腫患者に対する看護の考え方

胸膜中皮腫は，予後が不良な希少がんの一つで，年間1,500人程度の死亡数であり，2030年ごろには年間3,000人に及ぶと予想される[1]．診断された時点で，年齢や病期，進行度により手術療法が受けられないことも多く，科学的根拠のある化学療法もまだ少ない．そのため，患者のライフスタイルや生活の質（QOL），価値観を踏まえた，最善の治療選択の支援が重要である．

また，石綿（アスベスト）曝露による胸膜中皮腫という病名に戸惑い，憤りや不安が心理社会的側面に大きく影響する．病期や進行度，年齢や身体機能，既往歴だけでなく，患者のQOLを踏まえた治療選択肢として，手術療法，化学療法，放射線療法や症状を和らげる緩和医療について解説する．納得のいく治療を選択していくことができるよう，意向や価値観を尊重しながら意思決定を支援することが重要である．

2 アセスメントの視点

胸膜中皮腫は，胸水貯留で85％発症する[2]．そのため，胸水貯留による咳嗽や呼吸困難感，胸部が締めつけられるような疼痛，あるいは胸膜が腫れること

表 12-3 ■胸膜中皮腫患者のアセスメント項目

身体的側面	精神的側面	社会的側面	スピリチュアルな側面
□バイタルサイン 体温（発熱の有無），脈拍，血圧，SpO_2 □自覚症状 咳嗽，喀痰，胸痛，呼吸困難，食欲不振，体重減少，倦怠感，発熱 □胸部 X 線，胸腹部 CT 所見 胸膜プラーク*の有無，胸膜肥厚や胸水の有無（淡黄色～橙色漿液性，ヒアルロン酸高値の有無） □血液生化学検査 CRP 高値，血小板増加，腫瘍マーカー（CYFRA，TPA，CMRP，CEA 陰性有無） □呼吸機能検査 低肺機能の見極め（拘束性） □抗がん薬の副作用 悪心・嘔吐，白血球・好中球減少，ヘモグロビン減少，皮疹，末梢神経障害，倦怠感，腎機能障害，口腔粘膜炎，下痢，食欲不振，味覚障害，肝機能障害など □栄養状態 体重，BMI，血中アルブミン濃度，血中ヘモグロビン濃度，食事内容，消化器症状 □合併症の有無 □日常生活動作 □認知機能 病状，治療方針の理解度 □石綿（アスベスト）曝露歴（職業性曝露，家庭内曝露，近隣曝露） □生活習慣 職業歴，喫煙歴など	□病状の受け止め方 □治療に対する思い □落ち込みや不安，憤り，怒り 自分に過失がないのに完治が望めない病気になった怒りなど □ストレスと対処方法 □情緒的サポートの有無 □意向や要望	□家族や友人，職場における他者との関係 □介護者や扶養者の有無 □発病による経済的・社会的困りごと □家庭，仕事，学業，趣味，大事にしていること □社会資源の活用状況 公的制度（労災保険制度による労災補償，石綿健康被害救済制度），介護保険など，人的・社会資源などのサポート体制 □生活環境	□価値観や自分らしさ □苦悩や孤立感，喪失感，絶望感 □生きる，生きている意味 □思想，宗教

による疼痛の症状が出現する．発熱や倦怠感，食欲不振や体重減少を伴うことも多い．したがって，身体的・精神的・社会的・スピリチュアルな側面から，治療期から早期に緩和ケアの必要性を見極めていく（表12-3）．

局所浸潤における術式の選択では，手術関連合併症や侵襲の大きい胸膜肺全摘術（EPP），肺を温存する胸膜切除／肺剝皮術（P/D）によるQOLへの影響を考え，周術期における急性期症状の検査データの推移や，合併症の観察を注意深く行う．

腫瘍の切除が不可能で進行性あるいは再発した患者に一次療法として行われる，ペメトレキセド（葉酸代謝拮抗薬）とシスプラチン（白金製剤）の併用療法では，治療を継続できるように，薬物有害反応の程度の把握と観察を行う．ペメトレキセドの副作用を軽減するため，ビタミンB_{12}（筋肉注射）と葉酸を服用する．毎日内服管理できるよう，他の内服薬も含め自己管理の見極めを行う．

放射線治療は，腫瘍が胸壁を侵襲したことによる疼痛や骨・脳転移に対する症状緩和を目的とした集学的治療の一環で行われる．放射線治療に伴う皮膚の変化，放射線宿酔症状，疼痛の体験，程度をVAS（visual analogue scale）やNRS（numerical rating scale）などを用いて評価し，把握しておく．

用語解説

胸膜プラーク
石綿曝露により発生する壁側胸膜の局所的な線維性の肥厚．両側性かつ非対称性に発生するが，一側性のこともある．石綿高濃度曝露や近隣曝露による低濃度曝露で生じる．曝露後5年以上を経て発生し，20年を超えると石灰化を呈する．

plus α

アスベストに曝露しやすい職業
配管工，ボイラー業，電気配線工，建物解体業，吹き付け業，アスベスト製品製造業，石綿製品を扱う事業（建設業や造船業）など

3 看護のポイント

胸痛・背部痛への疼痛コントロール

胸膜中皮腫が胸壁や神経に広がるため，胸痛，背部痛が生じる．持続痛が増大する．モルヒネなどの鎮痛薬を早期から用いて，疼痛コントロールを図る．

呼吸困難の症状緩和

腫瘍が胸腔内に増大し，肺が十分に拡張しなくなると，呼吸困難を生じる．呼吸困難に対して副腎皮質ステロイド薬やモルヒネ，抗不安薬の投与や酸素吸入法など，医師と相談しながら緩和ケアを行う．

公的制度や在宅における療養環境の整備

診断後，治療期から入院期間は短期で，外来に通院しながら治療や胸水貯留や胸膜などの疼痛コントロール，呼吸困難など症状の緩和を行うことも多い．病態や病状の進行に合わせ，早期から患者・家族が過ごしやすい環境を整えていく．労災保険制度による労災補償*や石綿健康被害救済制度*，介護保険制度，在宅療養を支援してくれる医療・介護・福祉の施設や職種の役割やサービスの内容について，看護師は医療ソーシャルワーカーに情報を提供し，医療ソーシャルワーカーと患者が相談する場を調整する．

患者・家族を支える医療スタッフの調整

診断，治療から療養生活に至るまで，看護師は，医師，薬剤師，理学療法士・作業療法士などリハビリテーション専門職，管理栄養士，臨床心理士，医療ソーシャルワーカー，呼吸サポートチームや緩和ケアチームなどとの調整役を担う．

患者・家族のピアサポート

職業や住居から曝露の可能性などについて，共に考え共感し合い，情報交換の手伝いやサポートする組織として「中皮腫・アスベスト関連疾患・患者と家族の会」がある．全国に支部をもち，患者・家族のピアサポートや交流会の情報提供を行う．

*** 用語解説**

労災補償
石綿を吸い込む作業などに従事しており，胸部X線写真で第1型以上の石綿所見がある，または，石綿を吸い込む作業に1年以上従事した場合に，業務上疾病として労災補償対象になる労働基準監督署（厚生労働省）の制度．

石綿健康被害救済制度
石綿による健康被害に係る被害者の迅速な救済を図ることを目的に，労災補償などの対象とならない人に対して救済給付支給を行う，独立行政法人環境再生保全機構石綿健康被害救済部（環境省）の制度．胸膜中皮腫を罹患し，一定の基準を満たしたと認定されると，石綿健康被害救済制度の対象となる．医療費（自己負担分），療養手当，葬祭料，救済給付調整金を給付する．

4 縦隔腫瘍

mediastinal tumor

1 縦隔腫瘍とは

1 定義

縦隔（じゅうかく）とは，左右の肺の間の部位を指す（図12-5）．縦隔には心臓，食道，気管，胸腺，胸管などが含まれ，**上縦隔**，**前縦隔**，**中縦隔**，**後縦隔**に分類される．

縦隔腫瘍とは，縦隔内に発生する腫瘍の総称である．発生は比較的まれで，悪性も良性もあり，発生年齢は小児から高齢者まで幅広く分布している．縦隔内の発生部位によって特徴がある（図12-6）．縦隔内に位置していても，気管，

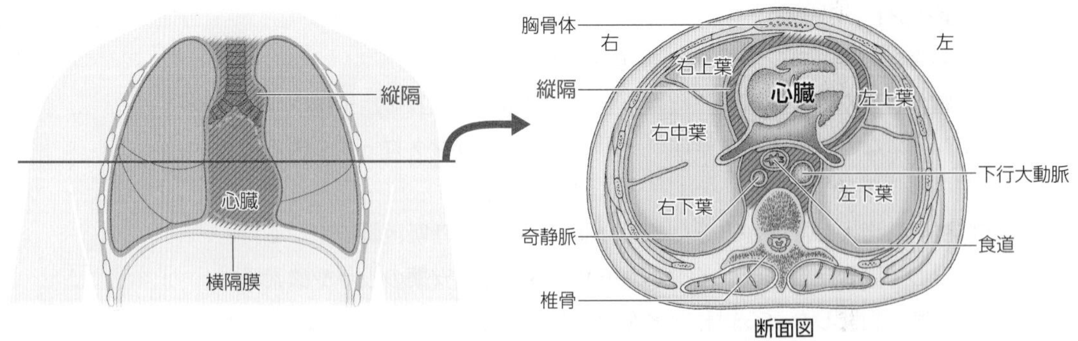

図 12-5 ■縦隔の構造
紫色の斜線部分が縦隔を示す.

食道，心臓で発生した腫瘍は各臓器別の腫瘍として扱われるため，通常は縦隔腫瘍からは除外される．多くの場合は無症状で，胸部 X 線検査や CT 検査で偶然発見される．腫瘍が増大化して胸痛や胸部圧迫感，呼吸困難や嗄声（声枯れ）などの症状を来すことがあり，これらは悪性腫瘍の場合に出現しやすい．

縦隔腫瘍の中で最も多いのは胸腺腫で，縦隔腫瘍全体の約40%を占めている．次いで嚢胞（先天性嚢腫），神経原性腫瘍となる．

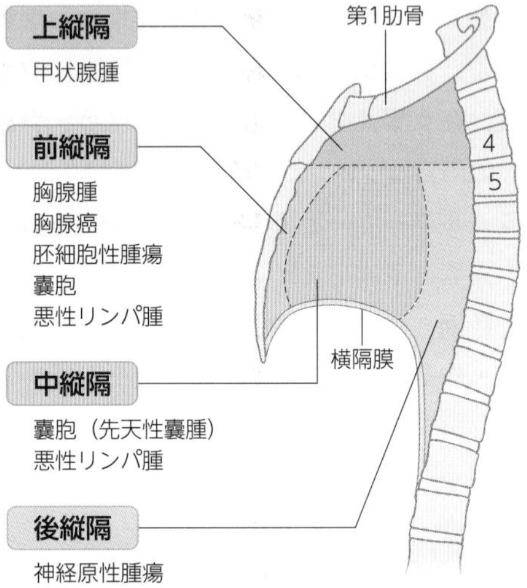

上縦隔
甲状腺腫
前縦隔
胸腺腫
胸腺癌
胚細胞性腫瘍
嚢胞
悪性リンパ腫
中縦隔
嚢胞（先天性嚢腫）
悪性リンパ腫
後縦隔
神経原性腫瘍
第1肋骨
4
5
横隔膜

図 12-6 ■縦隔の分類と生じやすい腫瘍

2 検査

胸部 X 線検査，胸部 CT 検査，胸部 MRI 検査，超音波検査などを組み合わせた画像診断が優先される．中でも MRI 検査は，CT 検査よりも良性や悪性の鑑別に有用な検査と考えられている．また，縦隔腫瘍の種類によって，血液検査で特徴的な異常を来すことがあり，血液腫瘍マーカーも診断に有用となる．最終的に診断を確定し，治療方針を決めるためには，顕微鏡による組織診断が必須となる．その際は，外部から針を刺したり，胸腔鏡や縦隔鏡を使って組織採取（生検）を行うなど，侵襲を伴う検査が必要となる．

3 治療

腫瘍の種類により治療方針は異なる．先天性嚢腫（液体成分がたまった薄壁の良性腫瘍）では経過観察となることが多いが，明らかな増大傾向があったり圧迫症状を呈したりする場合には，手術が適応される．一方，良性でも神経原性充実性腫瘍（神経線維や神経細胞から発生する腫瘍）では手術が行われる．悪性の場合には，手術療法，放射線治療，抗がん薬による治療のいずれか，またはそれらを組み合わせた集学的治療が行われる．

plus α

気管切開時の合併症
気管切開後２週間は，瘻孔形成が不十分なために体位変換時などに気管切開チューブが気道から皮下や縦隔に迷入することがある．気管切開チューブは無理に押し込まず，呼吸状態や皮下気腫の有無などを観察した上で，早急に医師に報告し気道確保の準備を行う．予防策として，気管切開チューブは初回留置後，原則２週間は交換せず，体位変換時は気管切開チューブを保持して行うことが必要である．

2 縦隔腫瘍患者の看護

1 アセスメントの視点

周辺臓器への浸潤や圧排による症状を把握する．縦隔腫瘍では，一般的には無症状が多いが，周囲臓器の圧迫や浸潤による胸痛，咳嗽，上大静脈症候群，ホルネル症候群*などの観察が必要である．また，胸膜・心膜播種では心不全徴候の観察を行う．

2 看護のポイント

手術の場合，創部は胸部にあり，疼痛により呼吸は浅くなって喀痰の喀出は困難になる．口腔内細菌や気道分泌物の誤嚥による肺炎や無気肺を予防するため，疼痛管理を十分に行い，口腔ケア，排痰支援を行う．

用語解説

ホルネル症候群
中等度縮瞳，眼瞼下垂，眼球陥凹が三大徴候で，交感神経遠心路の障害によって生じる．眼以外の症状として，顔面の発汗低下と紅潮がある．縦隔腫瘍では，交感神経圧迫や手術による交感神経幹の損傷などが要因として挙げられる．

12 胸膜・縦隔疾患

5 縦隔気腫

mediastinal emphysema

1 縦隔気腫とは

縦隔気腫は，縦隔内に空気が貯留した状態を指す(図12-7)．明らかな原因がなく発生する**特発性縦隔気腫**と，外傷などが原因で生じる**続発性縦隔気腫**に分類される．激しい咳や嘔吐，空洞性肺病変，喘息発作などが誘因となることもある．気胸や外傷後食道破裂などを同時に合併することもある．縦隔気腫自体は治療対象にならないため，自然寛解を待つ．

非発症時

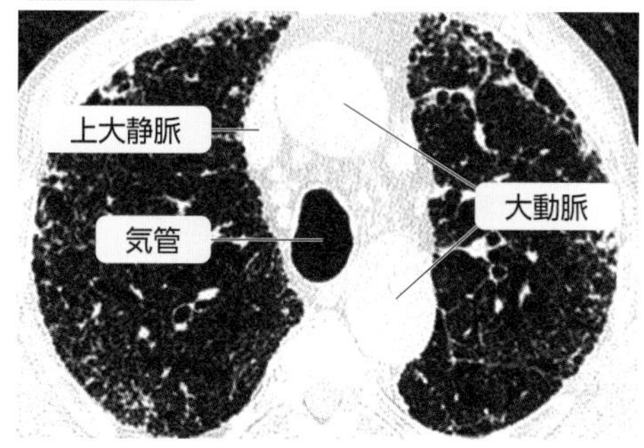

発症時

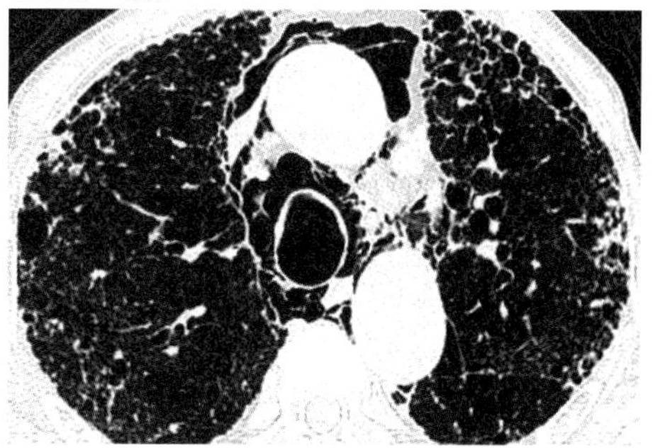

図 12-7 ■間質性肺炎に合併した縦隔気腫

縦隔気腫発症時は，縦隔内の軟部組織（灰白色の部分）に空気が入り込み，気腔が広がっている（黒色の部分）．

2 縦隔気腫患者の看護

1 アセスメントの視点

縦隔気腫は，激しい咳や外傷，治療上では人工呼吸器装着による陽圧換気や気管切開術など，さまざまな要因で発症するため，原因を把握する．症状は縦隔内に貯留した空気の量により，無症状から胸痛，胸部圧迫感，呼吸困難など多様である．呼吸状態とともに，触診時の握雪感（あくせつかん）（手で圧迫すると，ギュッギュッと雪を握ったような感触）によって合併する皮下気腫の有無と範囲を確認し，心拍動と同調して，高調なバリバリ音を胸骨左縁で聴取するハンマン徴候の有無などから，重症度を把握する．

2 看護のポイント

呼吸管理

縦隔気腫では軽症の場合，空気の自然消失を待つことが多い．気管切開術後は，呼吸状態とともに頸部や前胸部を触診し，縦隔気腫の有無を観察して，早期発見と対処をできるようにする．縦隔内臓器や気管・食道の損傷に起因するものは外科治療が行われるため，人工呼吸管理を行う．

苦痛の緩和

突然，呼吸困難が生じるため，声かけなどで不安を緩和し，安楽な体位を保持するなど，苦痛の緩和に努める．

6 胸腺腫／胸腺癌

thymoma ／ thymic carcinoma

1 胸腺腫／胸腺癌とは

1 胸腺とは

胸腺とは，胸骨の裏側，心臓の前にある臓器で，幼児期や小児期の免疫機能の発達に関わる（図12-8）．成長するにつれて徐々に小さくなり，やがて退化して脂肪組織になる．

2 定義

胸腺腫は，成人して退化した胸腺の細胞から発生する腫瘍を指す．腫瘍細胞の増殖はゆっくりで，胸腺外（被膜外）まで広がることはまれだが，進行すると周囲の肺や心臓，大血管に広がることもある．

胸腺癌は，胸腺腫と比べて腫瘍細胞の増殖が速く，容易に転移する．胸腺腫と胸腺癌は性質が異なるが，どちらも悪性の腫瘍として扱われる．

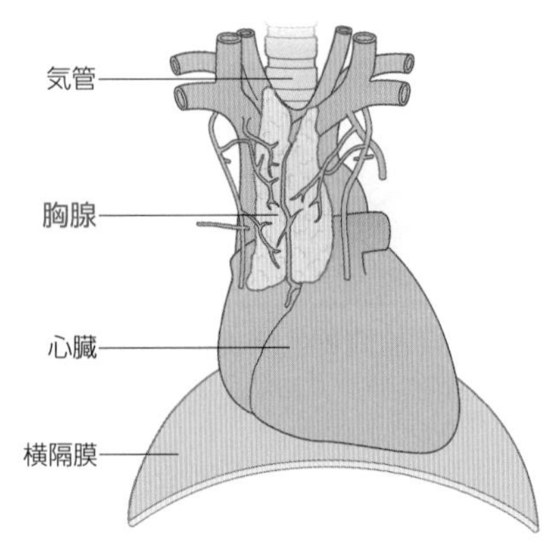

図 12-8 胸腺の構造

3 症状・合併症

一般的には症状を来すことは少ないが，咳や胸痛などを伴うことがある．健康診断などで胸部X線検査を受けて初めて異常を指摘され，診断に至ることが多い．

胸腺腫は他の疾患を合併していることがある．免疫に関連する合併症が多く，最も多いのは**重症筋無力症**である．主な症状は，まぶたが落ちる，食事を飲み込むのが難しい，字が書けないなどであり，筋肉を動かしていると症状が出現し，休むと回復する．また，夕方に症状が強くなるという特徴も有する．赤芽球癆（せきがきゅうろう）*を合併した場合は，貧血症状がみられる．その他，低γ-グロブリン血症*や慢性甲状腺炎*などを合併することがある．

4 検査・病期

4節 縦隔腫瘍（➡ p.255参照）と同様，CT検査やMRI検査などの画像検査を行い，腫瘍の状態や位置，周辺臓器との関係を調べて病期を決定する．また腫瘍の一部を採取して病理学的検査を行い，組織診断を行う．正岡分類と呼ばれる病期分類（ステージ）に従って分けられ，病期に基づいて治療方法が選択される（表12-4）．胸腺癌の場合は，診断時点ですでに別の部位にがんが広がっていることが多い．

5 治療

病期と全身の状態を考慮して治療法を決定する．手術が中心となるが，他に放射線治療や抗がん薬治療，ホルモン療法を組み合わせた集学的治療が行われることが多い．治療後10年以上経過してから再発する例もあり，長期間の経過観察が必要になる．

2 胸腺腫／胸腺癌患者の看護

1 アセスメントの視点

胸腺腫，胸腺癌の患者への看護では，腫瘍で周辺臓器が圧迫されることで生じる胸痛，胸部圧迫症状の有無，上大静脈が圧迫狭窄して循環障害が生じ，顔面や頸部の浮腫が起こる上大静脈症候群の観察が必要である．重症筋無力症では，眼瞼下垂（がんけんかすい）*や複視*などの眼症状や四肢筋力低下や呼吸困難感の有無などを観察する．低γ-グロブリン血症では易感染性が高まるため，感染予防に努め，随伴する疾患に応じた観察を要する．

2 看護のポイント

感染予防と筋力低下への支援

重症筋無力症を伴う胸腺腫では，胸腺と周辺脂肪組織を切除する拡大胸腺摘出術や，副腎皮質ステロイド薬の投与が行われ

表12-4 ■正岡分類

病期		
Ⅰ期		肉眼的に完全に被包され，顕微鏡的にも被膜への浸潤を認めない
Ⅱ期		周囲の脂肪織または縦隔胸膜への肉眼的浸潤，または被膜への顕微鏡的浸潤
Ⅲ期		隣接臓器への肉眼的浸潤：心膜，大血管，肺などへの浸潤
Ⅳ期	a	胸膜または心膜播種
	b	リンパ行性または血行性転移

日本肺癌学会編．"胸腺上皮性腫瘍の病期分類　表1"．胸腺腫瘍ガイドライン 2018年版．金原出版，p.320.

用語解説

赤芽球癆
骨髄で造血幹細胞の増殖・分化に障害が起こり，赤血球系細胞の産生だけが低下する貧血．骨髄では，赤芽球だけがほとんど消失する．

低γ-グロブリン血症
原発性免疫不全症候群の一つで，体内で免疫グロブリンGが正常の約20%以下しか産生されない状態．主に抗体を産生する役割をもつB細胞の欠陥による．

慢性甲状腺炎
甲状腺細胞に対抗する自己抗体が産生され，甲状腺の機能が低下する自己免疫疾患．女性に多い．新陳代謝に関わる甲状腺ホルモンの分泌が低下して，進行すると甲状腺機能低下症となり，顔・手足のむくみ，熱産生の低下による寒がり，体重増加などを来す．橋本病とも呼ばれる．

眼瞼下垂
開眼時に上眼瞼縁が瞳孔領にかかった状態．重症筋無力症の初発症状としてみられ，まぶたを上げる筋（上眼瞼挙筋）の機能不全がおもな原因である．重症筋無力症では，初発症状としてみられ，午前中は軽症だが夕方に症状が強くなる日内変動や易疲労性がある．

複視
物が二重に見えること．重症筋無力症の初発症状としてみられることが多く，眼瞼下垂を合併している場合が多い．

る．易感染性が高まるため，創傷管理や肺炎の予防に努める．複視や四肢筋力の低下などがある場合は，転倒・転落予防のためのセルフケア支援を行うとともに，リハビリテーションや環境の整備を行う．

心理・社会的支援

重症筋無力症では筋力低下による生活や就業などへの影響が大きく，胸腺癌は臨床的に予後不良な場合もある．疾病の受容や意思決定支援などについて，時期に応じて多様な支援が必要である．

臨床場面で考えてみよう

Q1 緊張性気胸のショック時にはどのような対応が必要か．

Q2 胸膜中皮腫患者の症状緩和や全人的安寧の視点で，看護師はどのようなケアを行うべきか．

Q3 胸腺腫患者で重症筋無力症の症状を有する患者への看護において，特に注意すべき点は何か．

考え方の例

1 緊張性気胸は，患側の胸腔内圧が上昇して，心臓を含む縦隔内臓器を圧迫し，静脈還流を低下させてしまう．早急に胸腔内圧を下げることがショックからの離脱につながるため，緊急胸腔ドレナージが必要である．しかし，ドレナージの準備には時間がかかるため，緊急回避として一時的に胸腔穿刺を行い，胸腔内圧の減圧を図る処置が行われることもある．

2 胸痛・背部痛の疼痛コントロール，呼吸困難の症状緩和，労災保険制度や，石綿被害救済制度などの公的制度を利用するための医療ソーシャルワーカーとの調整，在宅療養環境の整備や医療スタッフとの調整，患者・家族のピアサポートなどの情報共有を行う．

3 重症筋無力症の患者は呼吸をつかさどる筋力が低下している上，ステロイドパルス療法で免疫力が低下している場合がある．呼吸状態を頻回に観察し，口腔ケアで気道の清浄化に努め，リハビリテーションを継続的に行っていく必要がある．

引用・参考文献

1）日本肺癌学会．悪性胸膜中皮腫診療ガイドライン 2018 年版．https://www.haigan.gr.jp/guideline/2018/2/0/180200000100.html，（参照 2020-12-11）．

2）福岡和也．“第 6 章　胸膜疾患各論　19．びまん性悪性胸膜中皮腫”，胸膜全書：胸膜疾患のグローバルスタンダード．中野孝司編．医学ジャーナル社，2013，p.257．

13 その他の肺疾患

1 胸部外傷

chest injury

1 胸部外傷とは

1 胸部外傷とその病態

胸部には，生命の維持に重要な役割を果たしている呼吸・循環の主要臓器である肺，心臓，大血管が存在する．それらが損傷を受けると，呼吸不全や循環不全につながる緊急性の高い病態を生じ得るため，迅速な対応が必要となる．

胸部外傷による重篤な病態の例としては，気道閉塞・換気障害による酸素化不良，緊張性気胸や心タンポーデによる閉塞性ショック，大量出血による循環血液量減少性ショックなどが挙げられる．これらは致死的であるため，認知次第，早急に治療介入を行わなければならない．日本では初期診療の時点でいち早く治療に取りかかれるよう，**『外傷初期診療ガイドライン（JATEC）』**[1] が普及し，一定の効果を上げている．

2 胸部外傷と受傷機転

外傷診療においては，どのように受傷したか，すなわち受傷機転が重要であり，重傷度や損傷臓器の推定に役立つ．日本では自動車事故による外傷（鈍的外傷）が多く，以前はハンドルやダッシュボード，フロントガラスに体を打ち付けるような受傷機転が多くみられた．

胸部外傷ではハンドル外傷が重要で，交通事故の際にハンドルで前胸部を強打して，胸郭損傷を生じる．衝撃が大きい場合は心損傷や大動脈損傷も来す．近年は，シートベルト着用の義務化と飲酒運転の厳罰化により減少している．シートベルトを着用していても速度が速い場合，シートベルトの着用部位に一致した骨折などの損傷を来し得る．ナイフなどによる刺創や銃による銃創（鋭的外傷）は損傷形態が特徴的だが，日本では社会的背景から非常にまれである．

3 外傷初期診療ガイドライン

外傷の初期診療はJATECに準じて行われる．外傷患者にはまずprimary surveyを行い，問題ないことが確認できた場合，secondary surveyに移る．

Primary surveyとは，生命を脅かす生理学的異常に対する評価と蘇生であり，A（airway：**気道**），B（breathing：**呼吸**），C（circulation：**循環**），D（dysfunction of central nervous system：**中枢神経障害**），E（exposure & environment control：**脱衣と体温管理**）の五つを順番に診療していく．異常があった場合は，それを立て直すまで次の評価に移らないことが特徴である．

胸部外傷では主にA，B，Cの異常が起こる可能性がある．例えば，肺の損傷により大量喀血（かっけつ）が起これば，気道閉塞の危険性があるため気管挿管を行い，気道を確保する．大量血胸などで酸素化が保たれていない場合は，緊急で胸腔ドレナージを行う．出血により循環動態が保てない場合は，大量輸液・輸血で血管内容量の是正を目指す．

Secondary surveyとは，根本治療を要する損傷の解剖学的検索であり，頭から爪先まで系統的な診察を行う．診察で異常が見られた部位に対し，どういった検査や治療を行うかを決定していく．

4 胸部外傷各論

心・大血管系

▶ 胸部大動脈損傷

胸部大動脈損傷は，主に交通事故や高所からの転落などの鈍的外傷によって，心臓から血液を送り出す大動脈が裂けることにより生じる．胸部大動脈損傷は致死的な病態で，ほぼ現場で死亡するが，約2割は医療機関に搬送され治療の対象となる．左鎖骨下動脈分岐後の下行大動脈，いわゆる大動脈峡部が好発部位である．根治的治療としては開胸手術が基本であったが，近年ではステントグラフトによる低侵襲な治療も行われている．

▶ 心タンポナーデ

心タンポナーデは，心嚢内に液体や空気が貯留し，心臓の拡張運動が制限されることで致死的となり得る循環障害を来す状態である．外傷により血液貯留が生じたことで発症する可能性がある．症状としては頸静脈怒張，血圧低下，心音減弱，奇脈などが知られているが，外傷の急性期には認められないことがある．診断には心臓超音波検査が有効である．治療は速やかに心嚢内の血液を排除することが求められる．心嚢穿刺もしくは外科医などによる剣状突起下心膜開窓術（けんじょうとっきかしんまくかいそうじゅつ）*，緊急開胸による心膜切開を行う．

呼吸器系

▶ 肺挫傷

肺挫傷（はいざしょう）は，肺に強い衝撃が加わったことにより，肺胞や肺胞毛細血管構造が破壊され，間質や肺胞内出血，周囲の浮腫，無気肺などの所見として現れる．最もよくみられる胸部外傷の一つである．診断は胸部単純X線検査やCT検査で行われるが，酸素化の低下があっても数時間は画像に異常がない場合もあるため，注意する．基本的には酸素投与による保存的加療が行われるが，進行性の酸素化不良がある場合は人工呼吸管理が必要になることもある．

▶ 気胸

気胸は，主に肺の損傷により，胸腔内に空気が漏出している状態である．呼吸音の減弱や打診上の鼓音，皮下気腫などの所見を契機に疑う．診断は胸部単純X線検査やCT検査で行う．外傷患者は仰臥位の状態で単純X線撮影をすることが多く，腹側に貯留した空気を反映し，肋骨横隔膜が鋭化した所見である

plus α

胸部外傷と画像下治療
保存的治療で出血を制御できない場合，以前は開胸手術が行われてきたが，画像下治療（IVR）の進歩に伴い，カテーテルで止血を行う機会が増加している．症例にもよるが，手術に比べて低侵襲，短時間で終わることが多い．

ステントグラフト内挿術
ステントグラフトとは，針金がついた人工血管の一種である．血管の内側から細いカテーテルを通して留置することで，血管自体を内張りにして治療する．下行大動脈に発生する外傷性大動脈損傷に対して第一選択となっている．手術の創は基本的にカテーテルを入れる鼠径部のみでよく，開胸手術と異なり人工心肺が不要であるため，身体への負担が少なく済む．

用語解説

剣状突起下心膜開窓術
剣状突起下とはいわゆる「みぞおち」の部分である．そこに5cm程度の皮膚切開を置き，剣状突起の中央部分をはさみで切開する．胸骨後面と心膜前面を背側に向かって剝離すると心膜を確認でき，はさみで切開すると心嚢内の血液を除去することができるようになる．血液が凝固している場合などに有効である．

deep sulcus sign（図13-1）に注意する．近年では超音波で気胸を描出する試みも行われている．治療では，漏出している空気が大量であれば胸腔ドレナージを行う．

また，気胸の中でもショックを呈する気胸を**緊張性気胸**といい，最も緊急度の高い病態の一つである．肺もしくは胸壁の損傷が一方弁（逆止弁）となり，空気が一方向にしか流れなくなることで，胸腔内に空気が閉じ込められて胸腔内圧が上昇し，静脈還流が障害され，循環不全を呈する．さらに対側肺も縦隔の偏位により圧排され，呼吸不全を生じる．重要な身体所見として，視診では通常の気胸の所見に加え，胸腔内圧上昇を示す所見として，患側の胸郭膨隆，頸静脈怒張，頸部気管の健側への偏位などが重要である．治療は胸腔ドレナージによる迅速な減圧であるが，時間に余裕がない場合は緊急避難的に胸腔穿刺も行われる．

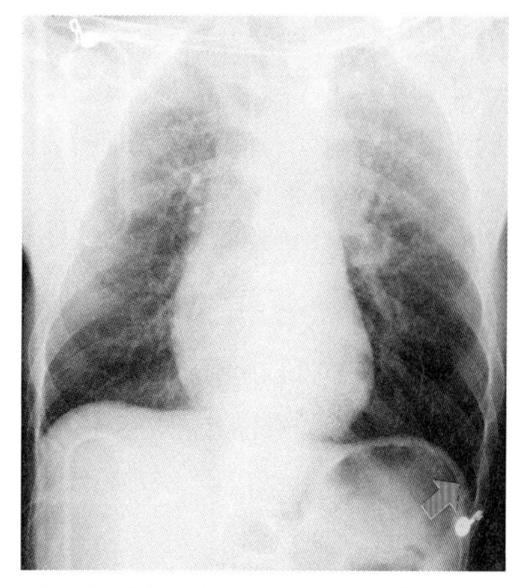

図 13-1 ■ deep sulcus sign
気胸を疑う所見．右側に比べ，左側の肋横隔膜角（肋骨と横隔膜が交差している部分，CP-angle）が鋭く切れ込んでいる．

血胸

血胸は胸腔内に血液が貯留する病態で，肺動静脈や肋間動脈のような血管損傷に加え，心損傷，横隔膜損傷などでも生じる．血胸の診断は一般的に胸部単純X線検査による．仰臥位の状態でX線検査を行って血胸が認知されるには，200～300mLの血液の貯留が必要といわれる．血胸の治療は気胸と同様，胸腔ドレナージであり，① 1,000mL以上の血液を吸引した，②ドレナージ開始後1,500mL以上の血液を吸引した，③ 2～4時間で200mL/時以上の出血が持続する，④持続する輸血が必要な場合は開胸による手術適応が考慮される．出血量だけにとらわれるのではなく，生理学的異常に着目した判断が重要である．

plus α

超音波による気胸の診断
近年，気胸の診断に超音波を用いることがある．リニアプローブで，前胸壁の肋間から胸腔を走査（スキャン）する．胸膜が呼吸運動に合わせてスライドする様子が観察されるが，気胸になるとこれが消失する．胸部単純X線検査よりも鋭敏に気胸を検出できるとされている．

多発肋骨骨折とフレイルチェスト（動揺胸郭）

▶ 多発肋骨骨折

多発肋骨骨折は，大きな外力が加わったために複数の肋骨を骨折することで，最も多く遭遇する胸部外傷である．症状は骨折部の圧痛や吸気時，体動時の疼痛であり，しばしば肺挫傷や血気胸を合併することがある．基本的には通院して治療を行うが，疼痛が強く体動困難な場合などは入院治療が考慮される．無気肺や肺炎を予防するために十分な鎮痛が必要である．日本では疼痛コントロールを目的にバストバンドでの固定も行われるが，使用により効果に差がないという研究報告[2)]もあり，効果は限定的と考えられる．

▶ フレイルチェスト（動揺胸郭）

多発肋骨骨折の特殊な病態として**フレイルチェスト（動揺胸郭）**がある（図13-2）．2カ所以上の肋骨・肋軟骨骨折が上下連続して複数存在する場合に，胸壁が吸気時に陥没し，呼気時に膨隆する奇異な胸郭運動を呈している病態である（図13-3）．診断は身体所見から行い，胸郭の奇異運動を視診で確認するとともに，触診で胸壁に触れて奇異性運動をする部分を評価する．治療は鎮痛薬を使用し，保存的にみられる場合もあるが，酸素化不良を認めた場合は，陽圧による人工呼吸管理（内固定）を行う．症例により，肋骨骨折に対する観血的整復固定術*（外固定）が行われることもある．

2 胸部外傷患者の看護

1 胸部外傷の患者に対する看護の考え方

胸部外傷では，胸郭や肺組織，重要臓器が外力により損傷を受け，通常の機能を果たせなくなることで，換気やガス交換，循環の異常が生じ，緊急度・重症度が高い病態を招く．看護においては常に緊急度を考慮し，異常の早期発見につなげる必要がある．

胸部外傷による呼吸障害は，気道の閉塞・狭窄，肺挫傷や血気胸などの肺実質の損傷による換気障害，肋骨骨折などによる胸郭運動の障害の三つの要因に大別される（図13-4）．これらの要因に加え，外傷に伴う痛みや呼吸困難などの症状，不安や恐怖などの精神的要因により，換気や酸素化の障害が生じ，ひいては，不穏，せん妄などを惹起して呼吸状態の悪化を助長する．

救命処置の準備や介助とともに，痛みの緩和や不穏，せん妄への対応，**急性ストレス障害**（acute stress disorder：**ASD**）*への精神的サポートを並行して行うことが重要となる．

＊用語解説

観血的整復固定術
骨折に対し，観血的＝外科的治療により骨折を整復し，正しい位置に固定する方法．一般的には「ボルトを入れる手術」といわれる．多発肋骨骨折，フレイルチェストには基本手術は行わないものの，症例によってはプレートと呼ばれる金属の板で骨折した肋骨をつなぐ手術を行うことがある．

ASD
強い精神的衝撃をもたらすような出来事の後に，感情麻痺に陥ったり，現実感の喪失，過度な覚醒，強い不安，離人感などのストレス反応が出現し，2日～4週間以内持続する．PTSDが1カ月以上症状が持続するのに対し，ASDは4週間以内に症状が改善する．出来事の衝撃が強烈であればあるほど，ASDになりやすい．

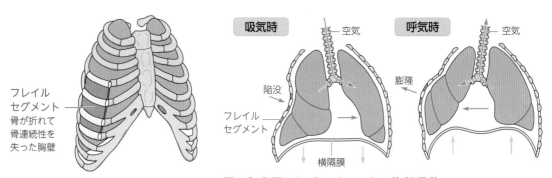

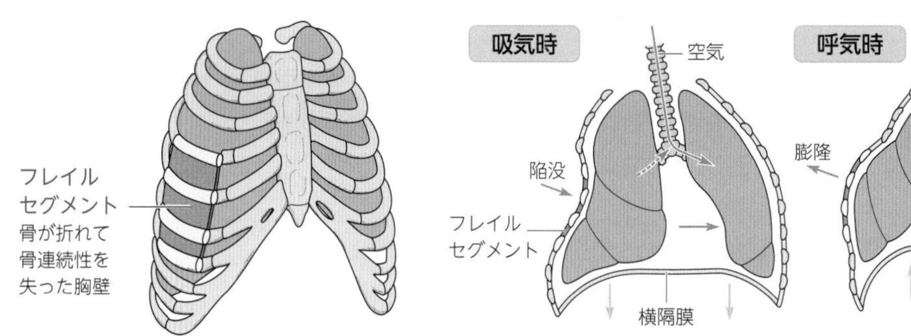

図13-2 ■フレイルチェスト

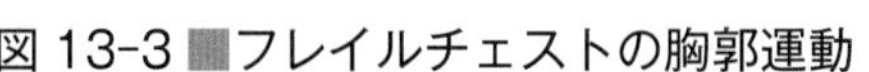

図13-3 ■フレイルチェストの胸郭運動

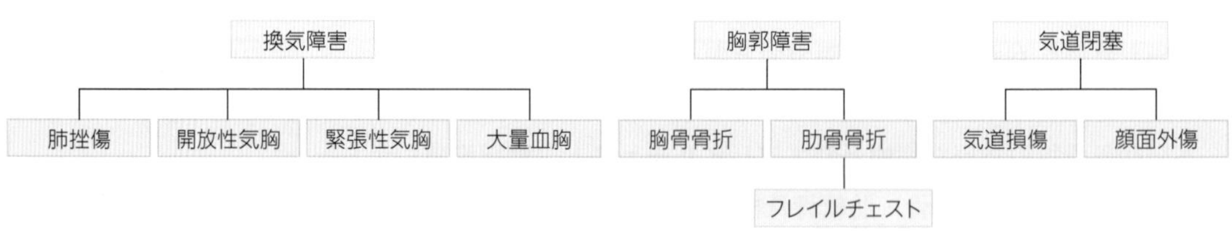

図13-4 ■胸部外傷の分類

日本外傷学会ほか監修．外傷初期診療ガイドライン：JATEC．改訂第5版，へるす出版，2016をもとに作成．

表 13-1 ■ ABCDE アプローチ

	五感を活用した観察	アセスメント
Airway（気道）	会話が可能か	声を出せる状態であれば，気道の開放と換気は良好である
	呼吸状態をみる	陥没呼吸，シーソー呼吸などは，**上気道が閉塞**している可能性がある
	呼吸の音を聴く	口腔内の異常音，喘鳴，嗄声を認めるときは，**気道が閉塞**している
	空気の出入りを感じる	空気の出入りが感じられないときは，**気道が閉塞**している
Breathing（呼吸）	呼吸回数をみる	
	呼吸補助筋（僧帽筋・胸鎖乳突筋など）の動きをみる	気道閉塞，呼吸不全の可能性がある
	呼吸様式をみる 呼吸音を聴く（聴診含む）	・奇異呼吸はフレイルチェストの可能性がある ・轢音（クラッキング音）があるときは肋骨骨折の可能性がある
	チアノーゼの有無をみる	チアノーゼの出現や SpO_2 の低下は呼吸不全の可能性がある
	SpO_2 を確認する	
	左右胸郭の動きをみる	・胸郭の動きが不安定（奇異呼吸）な場合は，フレイルチェストの所見 ・胸郭の変形は肋骨骨折の所見
	胸壁開放創の有無をみる	胸壁に吸い込み創があるときは，開放性気胸の所見
	頸部から胸部を触る（触診する）	・握雪感があるときには皮下気腫があり，気管・気管支損傷，気胸が疑われる ・頸静脈の怒張があるときは，心タンポナーデ，緊張性気胸
	頸部をみる	頸部皮下血腫は気道閉塞が疑われる
	頸部の気管偏位をみる	気管の偏位は緊張性気胸が疑われる
	胸部を打診する	・鼓音は気胸，緊張性気胸が疑われる ・濁音は，血胸が疑われる
Circulation（循環）	血圧を測定する	平均動脈圧 60mmHg 以下，150 回／分＜ HR ＜ 40 回／分，著明な冷汗，チアノーゼの出現は，緊張性気胸による閉塞性ショック，大量血胸による出血性ショックの可能性がある
	脈拍を触る（数，リズム，緊張）	
	身体を触る，みる	
Disability（意識）	意識レベルをみる（GCS） 瞳孔をみる	グラスゴー・コーマ・スケール（GCS）8 点以上は重度頭部外傷，9 ～ 13 点は中等度頭部外傷
Exposure（体温）	皮膚をみる，触る	末梢冷感は深部体温の低下，体表の冷たさは，末梢血管の収縮，蒼白は，組織還流の低下

＊ D と E は p.261 外傷初期診療ガイドライン D（中枢神経障害）と E（脱衣と体温管理）と同じものを指す．ここでは看護の視点から，バイタルサインと結びつけやすいよう，D（意識）と E（体温）と表現している．

日本外傷学会ほか監修．外傷初期診療ガイドライン：JATEC．改訂第 5 版，へるす出版，2016 を参考に作成．

2 アセスメントの視点

緊急度と重症度の判断

外傷を受けた患者の初期観察と評価は，損傷部位だけをみるのではなく，生命危機を回避し，重症化を防ぐための ABCDE アプローチ＊（表13-1）を基本に，緊急度を中心に状態を判断する（表13-2）．胸部外傷において極めて緊急度の高い病態の特徴的な観察項目と所見を理解し，詳細かつ継続的に観察する．

呼吸障害の程度

ABCDE アプローチを中心に，心電図モニター，SpO_2 モニターなどから得られるデータや検査所見を統合し，換気と低酸素血症の状態をアセスメントする．

用語解説

ABCDE アプローチ
外傷では，緊急度を考慮した初期診療を適切に行うことが，外傷死を最小限にすることにつながる．このため，生命徴候を迅速かつ適切に判断し，救命に向けた診療につなげるための手順として，A：気道，B：呼吸，C：循環，D：意識（中枢神経障害），E：体温（脱衣と体温管理）を系統立てて評価できるようにしたもの．

表 13-2 呼吸障害の程度

呼吸障害のレベル		
状態		O_2 Sat
重度	過度の呼吸努力のため，疲労した状態 チアノーゼ，単語のみ話せる状態，会話できない状態，上気道閉塞，傾眠または不穏状態，無呼吸，挿管されている状態，または補助呼吸が必要な状態	<90%
中等度	呼吸努力が増加した状態 文節単位の会話，とぎれとぎれの会話，気道は保護されているが重度または増悪する吸気性喘鳴（stridor）を認める	<92%
軽度	呼吸苦，頻呼吸，労作時息切れ．呼吸努力の増加は認めない．文章単位で会話可能．吸気性喘鳴（stridor）はあっても明らかな上気道閉塞を認めない	＜92～94%

日本外傷学会ほか監修．外傷初期診療ガイドライン：JATEC．改訂第5版，へるす出版，2016を参考に作成．

痛みの程度と痛みが及ぼす影響

胸部外傷の患者は肋骨骨折や打撲などによる痛みにより胸郭可動域の制限や呼吸抑制，ADLの低下が生じ，低酸素状態となるため，鎮痛は必須である．痛みは，患者の主観的評価と痛みスケールなどによる客観的評価を併用し，痛みの部位や程度，性質などを適切にアセスメントする．同時に，痛みが呼吸様式や酸素化，ADLへ，どの程度影響を及ぼしているかもアセスメントする．

認知機能

外傷による侵襲や痛み，不安などの要因は，不穏やせん妄などの認知機能障害を来し，低酸素血症につながりやすい．また，興奮状態が呼吸状態の悪化につながるため，鎮静・不穏，せん妄スケールなどを用いて不穏やせん妄の有無，程度を把握する．

急性ストレス障害（ASD），心的外傷後ストレス障害（PTSD）の徴候

患者は，死の危険を感じた，深刻なけがを負ったといった衝撃的な体験（トラウマ）によって，睡眠障害や苦痛な体験がよみがえる（フラッシュバック）など急性ストレス障害（ASD）症状が出現することがある．この症状の持続が**心的外傷後ストレス障害**（post traumatic stress disorder：**PTSD**）*へとつながる．患者の言動や睡眠の状況からASDの徴候の有無をとらえ，対応につなげる必要がある．

3 看護のポイント

救急処置と診療の補助

大量血胸や緊張性気胸は，緊急度の高い病態であり，状況に応じて，BLS（basic life support，一次救命処置）を実施する．また，呼吸音減弱，皮下気腫，頸静脈怒張，低血圧を認めた場合は胸腔ドレナージや気管内挿管を施行するため，それらが予測される場合には事前の処置の準備と介助を行う．

胸郭の安定化と酸素化の促進に向けた援助

▶ **固定法**

肋骨骨折による胸郭の動揺の安定化を図る方法として，バストバンドによる

＊用語解説

PTSD
事故や事件など，強い精神的衝撃を受けるトラウマ（心的外傷）体験により生じる，特徴的なストレス症候群．症状としては，出来事に関する不快で苦痛な記憶が突然蘇る，出来事を思い出したり考えたりすることを避ける，動悸や発汗などの生理的反応などがある．これらの症状が1カ月以上持続し，社会生活や日常生活が障害される場合，PTSDと診断される．

外固定と人工呼吸器の陽圧換気による内固定がある．バストバンド装着時は，伸縮性のない部分を患部に当て，息を吐いた状態で適度な強さで固定できるように装着する．バストバンドの位置にずれがないか，適切な強さで固定されているかを確認する．内固定では，人工呼吸器での陽圧管理を適切に行い，フレイルチェストの状態を観察する．

▶ **呼吸理学療法**

患者の状態に応じて，体位ドレナージやポジショニング，自発的呼吸訓練器具を用いた呼吸訓練などの呼吸理学療法を行う．肺の重力変化により換気血流比を改善し，分泌物の移動や咳嗽力を強化することで，肺の換気障害を予防する．麻薬性鎮痛薬や鎮静薬を使用中の患者では，鎮静深度と咳嗽力の程度を観察し，痰を喀出するための咳嗽力が維持できる適切な鎮静深度を保つことも必要である．

▶ **リラクセーション**

呼吸筋の緊張に対し，呼吸筋や呼吸補助筋の温罨法やマッサージを行う．胸背部温罨法は，換気量を増加させる効果があり，酸素化の改善にもつながる[3)]．肋骨骨折がある場合，骨折部のマッサージは痛みを伴うため，極力避ける．

痛みの把握と緩和

痛みの要因をアセスメントし，鎮痛薬の使用や温罨法，マッサージなどのケアを行う．痛みに伴う症状緩和は，酸素化の改善や患者の生活リズム，早期離床につなげられるようタイミングを調整する．

不穏，せん妄への対応

患者の状況に合わせて，現状が認識できるよう，時計やカレンダー，テレビの設置などの環境調整を行う．その際，身体拘束が第一選択とならないよう，患者の人権擁護の視点からもチームで対応について検討する．必要に応じて，多職種と協働し，薬理学的介入を行う．

急性ストレス障害への援助

患者は精神的に混乱し，動揺した状態にある．看護師は患者に寄り添い，現状の説明や思いの傾聴に努め，夜間は休息がとれるよう配慮する．状況に応じ，精神科医師，臨床心理士，精神科リエゾンチームなどの多職種と連携を図る．

2 じん肺／珪肺／石綿肺

pneumoconiosis ／ pulmonary silicosis ／ asbestosis

1 じん肺／珪肺／石綿肺とは

1 じん肺

じん肺は，職業に関係した無機粉塵への曝露による疾患であり，じん肺法*では「粉じんを吸入することによって肺に生じた線維増殖性変化を主体とする疾患」と定義されている．気道の炎症性変化，気腫性変化を伴い，一般に不可逆性の疾患である．

症状として，咳嗽，喀痰，息切れなどがあるが，じん肺に特異的なものはない．じん肺法施行規則では，肺結核，結核性胸膜炎，続発性気管支炎，続発性気管支拡張症，続発性気胸，原発性肺癌を合併症としている．粉じんを吸入する職業に従事している者は，じん肺の予防，じん肺有所見者の進展防止措置，合併症に対する適切な治療などを踏まえて，就業時，定期，定期外，離職時に健康診断を受けることが義務付けられている．その結果に基づき，じん肺管理区分が決定され，粉じん曝露の低減措置，作業転換，療養などがとられる．

2 珪肺

珪肺（けいはい）は，遊離珪酸*を吸入することにより発症するじん肺の中で，最も多い疾患である．珪酸の粉じんは他の粉じんに比べて気管支周囲の間質に移行しやすく，所属リンパ節の変化も強い．胸部X線検査で肺門部リンパ節辺縁に卵殻状の石灰化（egg-shell）を生じることがある．肺野に線維化が生じると，3～10mmの粒状影としてX線検査で認められる．さらに進行すると，粒状影が癒合して結節影になる（大陰影）．有効な治療法はないため，対症療法を行う．

3 石綿肺

石綿肺（いしわたはい）は，石綿（アスベスト，図13-5）を吸入することにより発症する．石綿は建築材，断熱材，防音材などさまざまな用途に使われていたため，職業的な粉じん曝露以外に，環境での曝露も問題となる．自覚のないうちに曝露している場合があり，詳細な職歴，現在までの居住地などについて聴取することが大切である．胸膜の肥厚や石灰化などの胸膜病変を生じやすい．X線検査では，下肺野に線維化が不整形陰影として認められる．曝露後，何十年も経ってから悪性胸膜中皮腫を生じることがあるため，長期の経過観察が重要である．

2 じん肺／珪肺／石綿肺患者の看護

吸入した原因物質により疾患名が決まるため，職歴や作業環境を詳細に問診する．じん肺法に基づく定期的な検診を受けていない人では，自覚症状が乏しく，呼吸機能の低下による呼吸困難を訴え受診する場合や，まれに喀血により救急搬送されて診断がつく場合がある．

進行性の労作時呼吸困難は，じん肺により％肺活量（%VC）の低下（拘束性換気障害）と肺拡散能（DLCO）の低下のために生じる．粉じん吸入の予防，中止（職種の変更など），禁煙指導を行う．肺結核や続発性気管支炎，続発性気胸，肺癌，中皮腫などの合併症の発症に注意が必要であり，定期的な診療を行う．増悪した場合は，薬物療法に加え，在宅酸素療法（HOT）が必要となり，日常生活に応じた呼吸リハビリテーションや呼吸困難のセルフマネジ

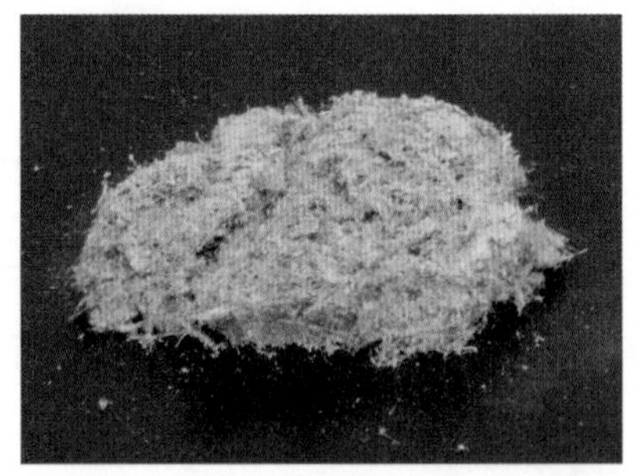

図13-5 ■アスベスト（クロシドライト）
写真提供：大阪市立環境科学研究センター

＊用語解説

じん肺法
じん肺の適正な予防と健康管理などの必要な措置を講ずることにより，労働者の健康を保持し，福祉の増進に寄与することを目的とする法律．1960（昭和35）年に制定された．

遊離珪酸
石英，クリストバライト，トリジマイトの総称で，結晶質シリカとも呼ばれる．二酸化ケイ素（シリカ）からできた鉱石．

メントを行う．

珪肺では，自己免疫疾患を合併することがある．HOT の使用では手先の動きが困難な場合があり，患者に応じた工夫が必要である．

3 気管支拡張症

bronchiectasis

1 気管支拡張症とは

気管支拡張症（bronchiectasis：**BE**）とは，気管支の組織成分がさまざまな原因により破壊され，気道の不可逆的な拡張が起こったものであり，ゆっくり進行することが多い．先天的なものは少なく，多くは気道感染を繰り返すことにより発症する後天的なものである．小児期の麻疹や百日咳の罹患などに続発することもある．

症状としては膿性痰，咳嗽，血痰，喀血などがある．副鼻腔炎を合併することも多い．X 線検査，高分解能 CT 検査（HRCT）で気管支拡張所見，気管支内の分泌物貯留を認める．痰の多い症例に対しては，去痰薬の投与や体位ドレナージなど気道クリーニングを行う．気道の粘液線毛輸送系の改善を目的に，マクロライド系抗菌薬（エリスロマイシン，クラリスロマイシンなど）の少量長期投与も行われるが，耐性菌の出現が問題である．気道感染や肺炎合併時には喀痰培養検査で薬剤感受性を確認して適切な抗菌薬を用いる．症状増悪を予防するため，禁煙指導を行う．血痰を認めるときは止血剤の投与が必要となる．喀血量が多いときには気管支動脈塞栓術や外科的に病巣切除を行うこともある．

2 気管支拡張症患者の看護

原因疾患の治療に加え，慢性気道感染のコントロールのため，気管支拡張薬や吸入ステロイド薬，去痰薬，マクロライド少量長期療法（マクロライド療法）などの対症療法が行われる．薬物療法が継続できるように，患者指導を行う．また，大量の気道分泌物の排出を促進するため体位ドレナージ，呼吸リハビリテーションの指導を行う．血痰や喀血を繰り返すことで，患者・家族は精神的に困惑する．病気の特徴を正しく伝えることが大切である．

慢性の炎症に加え，咳嗽や喀痰喀出によるエネルギーの消耗によって，やせ型の患者が多い．栄養評価を行い，栄養，食事指導が必要となる．二次感染を起こすと急性増悪し，呼吸不全に陥るため，日常生活では，肺炎球菌ワクチンやインフルエンザワクチンを接種するなど，感染予防の指導をする．安定期は患者教育が中心となり，患者自身が疾患，日常生活をセルフマネジメントできるよう継続的に支援する．

4 サルコイドーシス

sarrcoidosis

1 サルコイドーシスとは

サルコイドーシスは，多臓器に病変を形成する原因不明の肉芽腫性疾患である．サルコイドーシスの肉芽腫は結核の肉芽腫と異なり，中心部に壊死を伴わないため，非乾酪性と呼ばれる．全身の臓器に病変を形成するが，無症状のまま健診で異常を指摘されることも多い．日本では両側肺門リンパ節腫脹（BHL）や眼症状（虹彩炎（こうさいえん），ぶどう膜炎，霧視（むし），視力低下など）での発症が多い．気管支鏡や縦隔リンパ節生検，皮膚病変部の生検で肉芽腫を認めるなど，病理検査所見に基づき診断される．気管支肺胞洗浄液（BALF）におけるリンパ球の増多，CD4/CD8 比上昇，ACE やリゾチーム高値も診断の一助となる．若年者は発症後 2 年以内に自然治癒することも多いが，難治化して肺線維症に至る症例もある．

治療では副腎皮質ステロイド薬が有効である．心臓，神経，眼病変などの重要臓器に病変を認める場合に適応される．

! 臨床場面で考えてみよう

Q1 フレイルチェストにより内固定（陽圧による人工呼吸管理）を行っている患者に対し，体位ドレナージを試みる際の看護のポイントは何か．

Q2 20 代から定年まで工事現場で働いていた男性が，進行する呼吸困難を訴え，呼吸器内科を受診した．どのような作業環境が考えられるか．

考え方の例

1 胸部外傷では，骨折や打撲による痛みを伴うことが多い．体位ドレナージに向けて体を動かすと痛みはさらに増強して，胸郭運動制限や呼吸抑制が生じ，低酸素状態につながる可能性がある．そのため，看護ケアの前には，痛みを疼痛スケールやバイタルサインなどの客観的評価からとらえるとともに，患者が痛みを表現できる場合には，主観的評価も併せて把握し，鎮痛を図る．ケア実施前後でフレイルチェストの状態を比較し，悪化する場合には，バストバンド（外固定）の併用も検討する．

2 じん肺は，職業性疾患のため，現在または過去の職業で，粉塵や微粒子を長期間吸入する作業環境にあったかどうかを詳しく聞き取ることが重要である．鉱山や炭坑，陶磁器製造業，石切業，鋳物業，トンネル工事，アスベストを用いる建築や建造物の解体業，歯科技工士などがある．

引用・参考文献

1）日本外傷学会ほか監修．外傷初期診療ガイドライン：JATEC．改訂第 5 版，へるす出版，2016，p.75-96.

2）Lazcano, A. et al. Use of rib belts in acute rib fractures. Am J Emerg Med. 1989, 7（1）, p.97-100.

3）鎌倉やよい．術後肺合併症の予防に関する熱布清拭の臨床的効果．第 24 回成人看護Ⅰ．1993，p.15-17.

3

呼吸リハビリテーション

14 呼吸リハビリテーションと患者支援

1 呼吸リハビリテーション

1 呼吸リハビリテーションとは

1 定義・目的・効果

呼吸リハビリテーションとは，病気や外傷によって呼吸器に障害が生じた患者に対して，可能な限り機能を回復，あるいは維持することで，症状を改善し，患者が自立した日常や社会生活を送れるように継続的に支援する医療である．

「呼吸リハビリテーションに関するステートメント」[1)] によると，呼吸リハビリテーションは，「呼吸器に関連した病気を持つ患者が，可能な限り疾患の進行を予防あるいは健康状態を回復・維持するため，医療者と協働的なパートナーシップのもとに疾患を自身で管理して，自立できるよう生涯にわたり継続して支援していくための個別化された包括的介入である」と定義されている．

呼吸リハビリテーションの目的は，呼吸困難の軽減と運動耐容能の改善，不安や抑うつを軽減し，健康関連 QOL や健康状態を向上させることである．すでに薬物療法により症状が軽減している患者においても，上乗せの改善効果を得ることができる．ただし，得られた改善効果は薬物療法などと同様，中断により失われてしまうことも明らかで，継続への指導が重要である．長期的な目標は効果の維持に加え，入院回数・日数の減少や生存期間の延長であり，多職種が関わる包括的なプログラムでこれらの長期の効果が得られると期待されている[2)]．

2 呼吸リハビリテーションの歴史

歴史をひもとくと，呼吸リハビリテーションは 1781 年に Tissot, J.C. による呼吸練習の報告から始まり，1940 ～ 1950 年代には体位排痰法，口すぼめ呼吸，腹式呼吸，歩行時の酸素療法が試みられている．1993年に米国心血管・呼吸リハビリテーション協会（AACVPR）から，初めてのガイドラインが出され，1997 年に米国胸部医師学会（ACCP）と AACVPR 共同で，エビデンスに基づく初めてのガイドラインを出版した．それ以降，多くの研究が重ねられ，呼吸リハビリテーションはリハビリテーションの分野としてはエビデンスの確立が進んだ分野となっている．

3 包括的呼吸リハビリテーション

現代の呼吸リハビリテーションは，患者およびその家族に対して，多次元的医療サービスを，多くの職域にわたる専門家チームの協力，すなわち学際的医療チームによって提供する医療介入システムである．具体的には患者評価，患者・家族教育，薬物療法，酸素療法，栄養療法，理学療法，作業療法，運動療法，社交活動などの種目をすべて含んだ包括的な医療プログラムによって行われており，**包括的呼吸リハビリテーション**と呼ばれている．

2 包括的呼吸リハビリテーションの対象と方法

1 対象・方法

呼吸リハビリテーションの対象は，呼吸器疾患や呼吸器に障害を生じたさまざまな状態である．呼吸リハビリテーションの対象とそれぞれの方法について表14-1にまとめた．包括的呼吸リハビリテーションを構成する3本柱は**運動療法**，**栄養療法**，**継続的教育プログラム**である．多職種で有機的に効率よく同時進行させることが，3本柱を成功させる鍵である．

2 急性期疾患の包括的呼吸リハビリテーション

肺炎など急性発症する疾患（慢性疾患の急性増悪を含む）やそれによって生じた肺損傷，救命救急室（ER）や集中治療室（ICU）などで気管切開や人工呼吸管理を受けているときは，多臓器に及ぶ不安定な全身状態を呈していることが多い．積極的な運動介入を行う場合は十分なモニタリングを行い，無理な負

表 14-1 ■呼吸リハビリテーションの対象と方法

対象	具体的な対象・方法
COPD	中等症から重症で特に効果が顕著だが，すべての重症度において有効．全身持久力，四肢筋力，吸気筋力トレーニングを行う．重症例においてはインターバルトレーニングや神経筋電気刺激も有用．口すぼめ呼吸などの呼吸法指導やストレッチ，運動不安感軽減や定期的な服薬などのコンディショニング，運動療法へのアドヒアランスや活動的な生活への行動変容を含むセルフマネジメント教育も併用する．
ICU 在室・退室後患者	人工呼吸器離脱，急性呼吸窮迫症候群（ARDS），ICU-AW（acquired weakness），集中治療後症候群（PICS）などに，気道クリアランス，早期離床，筋力強化を行う．
間質性肺炎	特発性肺線維症や慢性線維化性間質性肺炎などが対象．COPD に準じた運動療法プログラムが適用される．呼吸法，セルフマネジメント方法を疾患の経過に合わせて指導する．
気管支喘息	持久力トレーニングを中心として，水泳，歩行，ランニング，階段昇降，自転車エルゴメータなどが推奨される．必要に応じて運動療法前に気管支拡張薬を使用する．
気管支拡張症	慢性的気道分泌物貯留や気道閉塞，繰り返す気道感染が特徴で，ときに気道出血を来す．気道クリアランス，労作時呼吸困難軽減，運動耐容能向上のためのプログラムを行う．
肺結核後遺症	胸膜の癒着と肥厚による胸郭運動制限と肺容量の低下，気道病変に起因する混合性換気障害．多くが呼吸不全と肺性心を合併する．運動療法を中心としたプログラムを行う．
肺癌	化学療法・放射線治療患者，末期患者など．全身消耗や活動低下，ADL 制限の予防，改善，支持ケア患者には呼吸困難の軽減や運動耐容能向上，コンディショニングを行う．
周術期患者	呼吸器合併症の発生予防と術後早期の身体活動の回復促進を図り，ADL 再獲得を目指す．術前は呼吸練習や気道クリアランス法の指導，術後は早期離床を中心に介入する．
気管切開下にある患者	慢性呼吸器疾患急性増悪，重症急性呼吸不全で気管切開下管理となった患者などが対象．排痰困難や呼吸機能障害改善と ADL の再獲得を目標とし，コンディショニングと運動療法を中心としたプログラムを実施する．
神経筋疾患	運動ニューロン疾患，ポリオ後症候群，多発性硬化症，脊髄性筋萎縮症，各種ミオパチー，筋ジストロフィーなどの患者が対象．気道クリアランスと呼吸筋力維持向上プログラムを行う．

荷がかからないようにあらかじめ中止基準を設けておく．気道分泌物の排出を促進するため，スクイージング*などの気道クリアランス手技*や腹臥位療法が行われることもあるが，エビデンスは限られており，ルーティンに行われるべきではない．

3 慢性期疾患の包括的呼吸リハビリテーション

慢性の肺疾患で喫煙が関係する慢性閉塞性肺疾患（COPD）や，自己免疫が関係する間質性肺炎や肺線維症などは，普段の酸素療法に加え，栄養療法や禁煙プログラム，パニックコントロールなど，呼吸苦，不安軽減のための生活指導の重要性が高まる．急性増悪の予防とその対処法を含むセルフマネジメントの教育により，予期せぬ受診や救急入院が減少し，医療費削減効果が得られる．さらに，健康関連 QOL および息切れスケールの改善も証明されている．

筋萎縮性側索硬化症（ALS），筋ジストロフィー，高位頸髄損傷者など神経筋疾患で呼吸筋麻痺を来した場合，非侵襲的陽圧換気療法（NPPV）を利用すると，生存年齢，QOL が劇的に改善する．これらの患者にも呼吸リハビリテーションは必須である．

肺癌や肺移植手術などに加え，胃癌，食道癌などの消化器疾患，咽頭・喉頭の手術などの周術期にも呼吸リハビリテーションが大きな効果を発揮する．さらに，終末期がん患者の呼吸苦軽減や運動耐容能向上，コンディショニングにも効果がある．

3 包括的呼吸リハビリテーションの医療チーム

呼吸リハビリテーションは包括的に行われる．原則としてチーム医療であり，専門のヘルスケアプロフェッショナル，すなわち，医師，看護師，理学療法士，作業療法士，言語聴覚士，臨床工学技士，管理栄養士，歯科医師，歯科衛生士，医療ソーシャルワーカー，薬剤師，保健師，公認心理師，臨床心理士，ケアマネジャーなどの協働と，必要に応じて患者を支援する家族やボランティアも参加して行われる．また，疾患のセルフマネジメントを促しながら，医療者と患者が協働的なパートナーシップのもとに，健康状態の回復・維持および社会における自立支援を目指して生涯にわたり継続して行われるものである[2)]．

図14-1 にチーム医療の三つのモデルを示す．**多職種チームモデル**は，チームメンバーそれぞれが主治医と直接の協力関係をもつ．主治医は常に患者に寄り添い，すべての情報を把握することができるが，チームを構成するメンバー同士の連携が薄くなる．**相互関係チームモデル**は，患者を中心に据えてチーム構成メンバーが連携し合う．それぞれのメンバーが自分の専門分野に対して責任意識を高く保つことができるが，一つの職種が欠けるだけで必須なサービスが完成しなくなるリスクをもつ．**相互乗り入れチームモデル**は，構成メンバーが自分の専門分野外であっても臨機応変に補完し合うことにより，迅速に目標を達成できる．国家資格には，名称独占*と業務独占*があり，それらをお互い

＊用語解説

スクイージング
胸郭の圧迫によって痰を中枢気道へと移動させ，喀出しやすくする徒手的な手技．手掌を痰がたまっている胸郭に当てて，生理的に可動する方向に絞り込むように圧迫する．痰が中枢気道に移動したら，自発的に咳き込ませて喀出させる．呼気に合わせて圧迫を加えながら，空気を吐き出す力を利用する．吸気が始まるときは圧迫を緩める．

気道クリアランス手技
気道内にある異物や分泌物を排除するための手技．スクイージングが代表的で，そのほか，指先や手掌で胸壁をリズミカルに叩く軽打法，細かな振動を加える振動法などがある．痰の移動に重力を利用するため，体位変換を組み合わせて行う．重症不整脈，気管支痙攣や疼痛などを誘発することもある．

名称独占
診療報酬を得るために職名を名乗ることができる．リハビリテーション専門職はこれに当たる．

業務独占
特定の医療行為を行うことを法律上定められたもの．医師・看護師・薬剤師など．

a. 多職種チームモデル
multidisciplinary team model

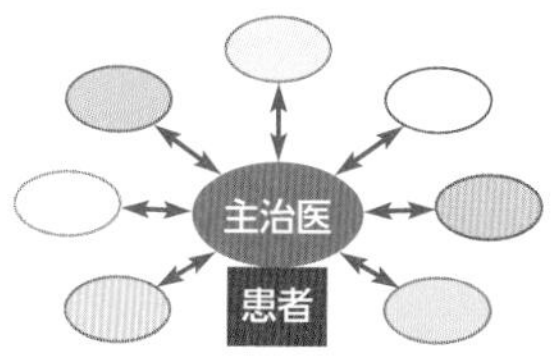

協力するが連携は薄い

b. 相互関係チームモデル
interdisciplinary team model

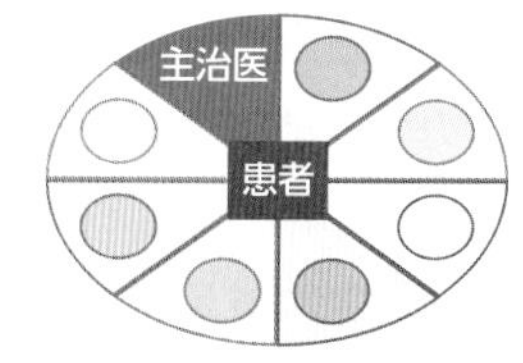

連携は強いが，それぞれの役割内のみの職務を行う

c. 相互乗り入れチームモデル
transdisciplinary team model

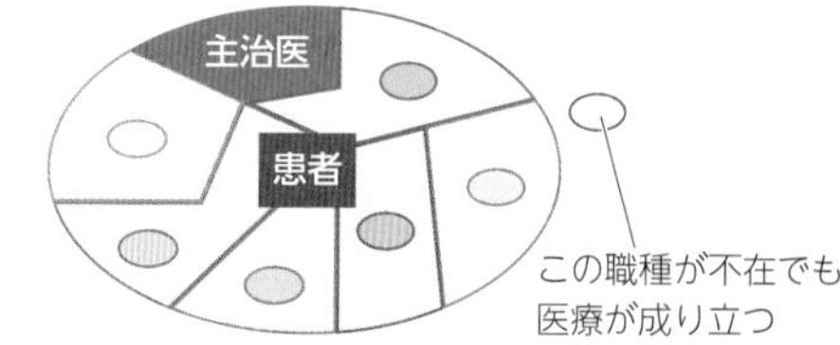

職種の枠を超えて補完し合う

図 14-1 ■チーム医療の三つのモデル

が熟知した上で現状の進行状況を把握している必要があるため，最も高いレベルの連携が必要である．どのモデルも一長一短であるが，包括的呼吸リハビリテーションとしては，相互乗り入れチームモデルを目指したい．

2 実践プログラム

1 呼吸リハビリテーションのプログラム

1 患者評価による目標設定とプログラム立案

呼吸リハビリテーションの実践に当たっては，まず，適切な患者評価により問題点を明確にし，目標とプログラムの立案を行う必要がある．呼吸リハビリテーションの主要な構成要素は，**運動療法**，**呼吸理学療法**，**患者教育**であり，中でも運動療法は必須のプログラムとして中心的な部分を占める(図14-2)．

2 運動療法

慢性呼吸器疾患の場合，運動療法は，呼吸困難による身体活動量の低下が原因で生じた二次的な運動障害への介入手段となる．これによって，呼吸困難の軽減，運動耐容能の増大，健康関連 QOL の向上といった効果が得られる．運動療法は**全身持久力トレーニング**と**筋力トレーニング**に大別され，通常は歩行練習など下肢の持久力トレーニングを必須とする(表14-2)．

3 呼吸理学療法

患者は労作時の呼吸困難のために，運動を実施することが困難である．そのため，あらかじめリラクセーションや呼吸方法，排痰法などによって，呼吸運動時に生じる仕事量を減らして，呼吸しやすくなるよう呼吸状態を安定化させ，運動時に呼吸困難が生じないようにすることが必要である．これらの方法は**呼吸理学療法**，またはコンディショニングといわれ，運動療法を円滑に進め，その効果を大きくする効果も期待できる．

理学療法にはリラクセーション，呼吸練習，排痰法，胸郭可動域練習などが含まれる．代表的な内容は**呼吸練習**や**排痰法**である．呼吸練習は呼吸パターンを意識的に変化させることによって，呼吸仕事量の軽減を試みる方法で，口すぼめ呼吸や横隔膜呼吸が代表的である．排痰法は，気道内に貯留する気道分泌物の排出を有意に促進するための手段であり，自力での排痰が困難な場合や，喀痰量が多い（30mL/日以上）患者に限定される．咳嗽と強制呼出手技（ハフィング），体位排痰法などが含まれ，比較的大きな気道に貯留する場合には咳嗽と強制呼出手技を行う．また，末梢肺領域に気道分泌物が貯留する場合は，

呼吸困難の原因

- **換気の異常亢進**：換気効率の低下，低酸素血症，換気仕事量の増大，骨格筋機能異常
- **換気能力の低下**：気流制限，動的過膨張，肺・胸郭のコンプライアンス低下，呼吸筋力低下
- **換気仕事量の増大**：肺・胸郭のコンプライアンス低下，動的過膨張，気道抵抗の上昇

換気の需要を軽減

- 運動療法
- ADLトレーニング

換気仕事量を軽減

- リラクセーション
- 呼吸練習
- 排痰法
- 胸郭可動域練習

患者教育

図 14-2 呼吸リハビリテーションのプログラム

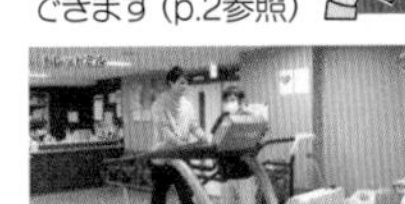

コンテンツが視聴できます（p.2参照）

●運動療法（呼吸リハビリテーション）〈動画〉

表 14-2 運動療法の目的と期待できる効果

	概要と目的	代表的な方法	効果
全身持久力トレーニング	・運動強度を一定に保ちつつ，大きな筋群をリズミカルに使用する動的運動を連続的に行うトレーニング ・運動耐容能の改善など	・下肢の運動中心：平地歩行，トレッドミル，自転車エルゴメーターなど 【運動処方】 ・運動強度：最高運動能力の60〜80%が目標 ・運動時間：20分以上 ・実施頻度：週3〜5回 ・継続期間：8週間程度	・労作時呼吸困難の軽減 ・運動耐容能の増大 ・日常生活活動の拡大 ・健康関連QOLの改善
筋力トレーニング	・局所あるいは全身の筋群に比較的高強度の負荷（抵抗）を与えるトレーニング ・筋出力の向上，筋肥大など	・対象とする筋群：下肢の抗重力筋（特に大腿四頭筋や下腿三頭筋），上肢を使用するADLと関連が大きい筋群（肩関節周囲筋，肘関節筋群） ・負荷の加え方：弾性ゴムバンド，フリーウエイト，自重トレーニングなど 【運動処方】 ・運動強度：1回反復最大負荷量の60〜80% ・回数：8〜15回を1〜3セット ・実施頻度：2〜3回/週	・筋力の向上 ・動作遂行能力の改善

貯留している領域が高い位置に，中枢気道が低い位置になるような体位を利用し，重力の作用で中枢気道へ貯留した分泌物の誘導排出を図る体位排痰法を適用する．

4 患者教育

呼吸リハビリテーションでは，患者教育が必要不可欠であり，患者自身が疾患や管理の理解を深め，自己管理（セルフマネジメント）によって疾患と上手につきあう方法を学ぶ．運動療法も含めた治療や管理の動機付けにもなり，心身が安定した状態で毎日の生活を過ごすことにつなげていく．

➡患者教育については，14章3節p.278も参照．

2 栄養療法

1 呼吸リハビリテーションにおける栄養療法

呼吸リハビリテーションは，患者の症状を緩和し，活動量の低下を防ぐため，呼吸筋力や下肢筋力などを鍛える運動療法が中心となる．筋肉量を維持・増加するため，筋タンパク質の同化作用を促進させるよう，十分なエネルギーとタンパク質の摂取が必要となる．

特にCOPD患者は，その病態により，エネルギー消費量の増加とエネルギー摂取量の低下が特徴である．Ⅲ期以上の患者では，約40％に体重減少がみられ，栄養障害の存在が認められる．また，安定期のCOPDでは，軽度の体重減少は体脂肪量の減少によるものが主であるが，中等度以上の体重減少は筋タンパク量の減少を伴うマラスムス型栄養障害*である．以上のことから，COPD患者は効率の良い栄養摂取を意識しなければ，容易に栄養不足の状態に陥ってしまうため，呼吸リハビリテーションには栄養療法が必須となる．

日常生活のセルフマネジメントとして，早期から栄養評価を行い，適切な時期に栄養療法を開始することが重要である．

2 アセスメントの視点

体重（％IBW*，BMI*）

体重減少は独立した予後因子である．定期的に測定を行い，栄養状態を推察するとともに，経時的（約6カ月ごと）に体重変化をみていくことが重要である．

食習慣，食事内容・量

食事回数，食事時間，間食，アルコール摂取など食習慣の詳細や，摂取エネルギー量や栄養のバランスといった食事内容・量を詳細に評価する．

食事摂取時の臨床症状

食事を妨げる要因として，摂取時の呼吸困難や腹部膨満などの症状を評価する．咀嚼（そしゃく）や嚥下の状態，消化器系の手術歴，糖尿病や心臓病など併存する疾病，服薬状況などについても併せて確認する．

3 日常生活における栄養療法実践のポイント

①効率の良いエネルギー摂取をする（表14-3）

②良質なタンパク質を摂る

用語解説

マラスムス型栄養障害
慢性的なエネルギー，タンパク質の摂取不足により体重が減少し，体脂肪だけでなく骨格筋の減少も認められる栄養障害．体脂肪の消費と骨格筋の異化亢進で栄養不足を代償しているため，血清アルブミン値は正常または正常に近い値を示す．栄養状態の評価には，この特徴を念頭に置くことが必要である．

％IBW
理想体重（ideal body weight：IBW）は，BMI22を標準として，身長（m）^{2} × 22で求める．％IBWは理想体重比のことで，現体重（kg）÷ IBW（kg）× 100で求める．％IBWは，90％以上は普通，80％以上90％未満が軽度，70％以上80％未満が中等度，70％未満が高度の栄養不良と考える．

BMI
体格指数（body mass index）．
BMI（kg/m^2）＝体重（kg）÷［身長（m）］^{2}
日本肥満学会では判定基準として，18.5未満を低体重（やせ），18.5～25未満を普通体重，25～30未満を肥満（1度），30～35未満を肥満（2度），35～40未満を肥満（3度），40以上を肥満（4度）と定めている．

表 14-3 ■栄養指導の例：食品グループと主な働き

主な働き	エネルギーや体温となる		血液や筋肉をつくる	体の調子を整える
主な栄養素（エネルギー産生量）	炭水化物（4kcal/g）	脂質（9kcal/g）	タンパク質（4kcal/g）	ビタミン・ミネラル
栄養素を多く含む食品グループ	穀類 いも類 砂糖	油脂類	肉類 魚介類 卵 大豆類 乳製品	野菜 海藻 きのこ類 果物

＊赤字　脂肪が多い食事は少量で高エネルギーを摂取できる.

③1回の食事量を減らし，回数を多くする
④腹部膨満を来しやすい食品は控える
⑤食事準備の負担を減らす
⑥水分補給は小まめに行うが，食事中は控えてしっかり食べる
⑦適宜，少量高エネルギーや呼吸商＊を加味した脂質含有量の多い栄養剤を利用する

用語解説

呼吸商
単位時間当たり，生体内で栄養素が代謝されるときに消費された酸素量に対し，産生された二酸化炭素量の体積比のこと.
呼吸商＝単位時間当たり CO_2 排出量／単位時間当たり O_2 消費量
炭水化物が代謝されるときの呼吸商は1.0，タンパク質は0.8，脂質は0.7となる．COPD患者にとって，呼吸換気系の負担を減らすことからも，呼吸商の低い脂質は有利となる.

3 患者教育

1 呼吸リハビリテーションにおける患者教育の考え方

1 呼吸リハビリテーションと患者教育

包括的呼吸リハビリテーションにおける**患者教育（セルフマネジメント教育）**とは，健康問題をもつ人が疾患に関連する知識を得るだけではなく，自身が多様な価値観に基づき，医療者と協働しながら達成目標や行動計画を作成し，問題解決のスキルを高め，自信をつけることにより健康を増進・維持するための行動変容をもたらす支援である[1)]．セルフマネジメント教育を通して，患者と家族，医療者が共同で疾患に取り組む姿勢の向上を目指す.

慢性呼吸器疾患患者の場合，セルフマネジメント教育の主な目的は，症状の軽減，不安・ストレスの解消，疾患の進行予防，増悪の回避，QOLの向上，ひいては患者と国の医療費軽減である．呼吸リハビリテーションにおけるセルフマネジメント教育は，図14-3のプロセスに従って進められる[3)].

plus α

セルフマネジメント教育の効果
セルフマネジメント教育では，患者が自分の病気の療養に関するテーラーメイドの知識・技術をもち，自分の生活と折り合いをつけながら個々の症状や徴候に自分自身でうまく対処していけるように支援する．患者と医療者が協同し共にセルフマネジメント行動の習得を目指すことで，症状や徴候のコントロールが可能になり，療養していく上での自信が身につき，QOLの向上につながる.

2 アセスメントの視点

介入の前後には，教育的要素を踏まえたアセスメントを実施する（表14-4）.

教育プログラム全体に関わる評価

自己管理のための学習内容や達成目標についての知識，理解度の把握，喫煙状況，服薬管理，栄養摂取などのセルフマネジメントの実践状況の把握，手技が必要な療養行動（吸入療法，在宅酸素療法など）の遂行状況や自立度などを評価する．

患者自身の一般的能力や精神状態

患者の基礎的な学習能力を把握し，コミュニケーション能力の障害，視力・聴力低下の有無，認知症の有無などを評価する．抑うつや不安，ストレスについても客観的な評価を行う．

環境

個人のライフスタイル，生活習慣，家族構成，家庭内における役割などを把握する．就労している人であれば，職種と労働環境についての聞き取りを行う．

行動変容ステージ

行動変容に関する有力な理論の一つに，行動変容ステージを用いた考え方がある．行動変容の変化を，無関心期（6 カ月以内に行動を起こそうという気がない），関心期（6 カ月以内に行動を起こそうという意図がある），準備期（30 日以内に行動を起こそうという意図があり，その方向ですでにいくつかの行動段階を経ている），実行期（顕在的行動が変化してから 6 カ月未満である），維持期（顕在的行動が変化してから 6 カ月以上経っている）に分類し，介入する[4)]．患者がどのステージにあるかをアセスメントし，適切な働きかけを行う．

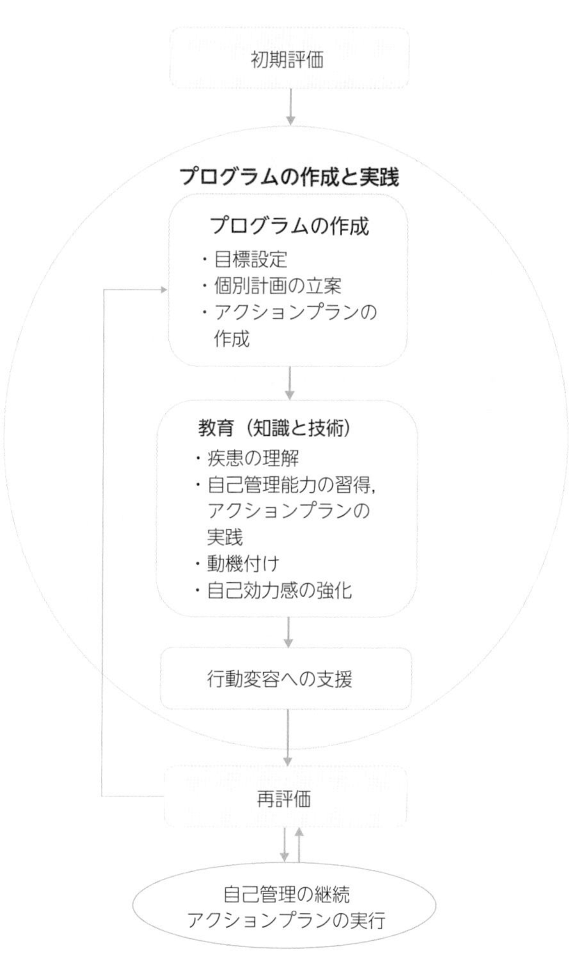
初期評価
プログラムの作成と実践
プログラムの作成
・目標設定
・個別計画の立案
・アクションプランの作成
教育（知識と技術）
・疾患の理解
・自己管理能力の習得，アクションプランの実践
・動機付け
・自己効力感の強化
行動変容への支援
再評価
自己管理の継続
アクションプランの実行

図 14-3 患者教育のプロセス

日本呼吸ケア・リハビリテーション学会 呼吸リハビリテーション委員会ほか編．呼吸リハビリテーションマニュアル：患者教育の考え方と実践．照林社．2007，p.1.

表 14-4 呼吸リハビリテーションにおける患者教育のアセスメント項目

教育プログラム全体	患者自身の一般的能力や精神状態	環境	行動変容ステージ	患者・家族の意向
□情報の理解度 □実践状況の把握 □手技の巧拙	□理解力，記憶力 □自己管理能力，判断能力 □抑うつ，不安，ストレス □疾患の受容とモチベーション □健康の価値観 □コミュニケーション能力	□生活習慣，家族構成 □就労の有無，労働環境 □地域における社会的役割	□無関心期 □関心期 □準備期 □実行期 □維持期	□積極的な関心あり □消極的な関心あり □どちらでもない □やや拒否的である □まったく拒否的である

患者・家族の意向

患者や家族，支援者の意向や希望を随時アセスメントし，プログラムの構成や再検討の参考にする．

3 看護のポイント

目標設定

個々の患者の状態や環境を考慮した目標を設定する．医療者側が一方的に目標を決めるのではなく，患者や家族の希望を取り入れた，達成可能な目標とする．

個別計画の立案と実施

プログラムの内容は多岐にわたる（表14-5）．疾患の知識，薬剤管理，感染予防など基本的な内容の基礎プログラムに，個別に必要な内容を追加していく．介入方法は，医療チームの規模や患者の人数などを考慮して，個別教育または集団教育を選択して実施する[5]．

アクションプランの作成

アクションプランは，目標を達成するための具体的な行動計画である．患者のニーズに合わせて，「調子が良い日の1日の過ごし方」や「1日の目標エネルギーを摂取するための食事計画」などのアクションプランを作成する[5]．

再評価

教育プログラムの中間，もしくは終了時に再評価を行う．セルフマネジメント行動の習得状況や，行動変容ステージの変化をアセスメントするだけでなく，プログラム内容の再検討や，維持に向けたサポート内容の検討を行う．

自己管理の継続

セルフマネジメント行動を維持するために，日誌をつけるセルフモニタリングは有効である．日誌をもとに，患者と医療者が日々の経過やセルフマネジメント行動の振り返りを行うことで，患者がアドヒアランス*を高く保つことにつながる．

用語解説

アドヒアランス
対象が積極的に治療方針の決定に参加し，自らの決定に従って養生法を実行することを目指す姿勢を示す．実際の生活者としての対象の視点で，養生法実施の難しさや障害を明らかにしようと用いられるようになった．対象自身が病気を受容し，治療方針の選択に自ら主体的に参加して，積極的に養生法を行おうとしている場合，アドヒアランスがよいと表現する．

plus α

行動変容理論
行動変容とは，健康維持・回復のために，不適切な行動を望ましいものに改善すること．食事，飲酒，運動，喫煙，服薬などの健康に関する行動に対し，理論（モデル）を用いて働きかけることで，介入や評価を明確にする．ヘルスビリーフモデルやステージ理論，社会的認知理論などがある．

4 禁煙指導

1 呼吸リハビリテーションにおける禁煙指導の考え方

1 喫煙者を取り巻く状況

厚生労働省の調査によると，2017年の成人喫煙率は男性29.4%，女性7.2%であり，この10年間でいずれも有意に減少している[6]．しかし，喫煙は呼吸器，循環器，口腔組織をはじめさまざまな器官に影響を及ぼし，重大な健康被害をもたらす．禁煙はすべての慢性呼吸器疾患における治療の基本であるが，たばこ煙に含まれるニコチンのもつ強い依存性により，身体的な離脱症状や心理的問題を伴うため，喫煙行動を中止させることは容易ではない．

表 14-5 自己管理のための学習内容

項目	学習内容の例
1. 疾患の自己管理	・自己管理のステップ ・アクションプランの立て方　ほか
2. 肺の構造・疾患，検査	・肺の構造・機能，病態 ・呼吸器疾患の運動への影響　ほか
3. 禁煙	・たばこの健康に対する影響，特に肺癌と COPD ・たばこの依存性とストレス解消の誤解　ほか
4. 環境因子の影響	・粉じん，化学物質など，有害物質の健康への影響 ・受動喫煙対策　ほか
5. 薬物療法	・吸入薬，吸入器具，補助器具の使用方法 ・薬の用法・用量，使用の順番，副作用への対処　ほか
6. ワクチン接種	・インフルエンザワクチン接種の意義 ・肺炎球菌ワクチン接種の意義
7. 増悪の予防，早期対応	・増悪の病態と，疾患の経過に与える影響（生命予後，経済的負担） ・増悪時のアクションプラン（対処法，受診のタイミングなど）　ほか
8. 日常生活の工夫と息切れの管理	・息切れを起こす動作 ・パニックコントロール　ほか
9. 運動の重要性	・運動の重要性 ・FITT（frequency：頻度，intensity：強度，time：持続時間，type：種類）に基づいた運動　ほか
10. 栄養・食事療法	・呼吸器疾患と栄養障害 ・栄養療法の意義　ほか
11. 栄養補給療法	・栄養剤の摂取方法 ・注意する合併症　ほか
12. 在宅酸素療法	・災害・緊急時の対応法 ・日常生活の送り方（自己管理，外出，旅行など）　ほか
13. 在宅人工呼吸療法（NPPV，TPPV）	・在宅人工呼吸器の意義，必要性，効果 ・機器の操作，安全な利用法　ほか
14. 福祉サービスの活用	・身体障害者手帳と等級に応じたサービス ・障害支援区分と障害福祉サービス　ほか
15. 心理面への援助	・慢性呼吸器疾患と不安，抑うつ ・ストレス対処法，ストレス管理法　ほか
16. 倫理的問題	・患者の権利と義務 ・緩和医療　ほか
17. 訪問看護における患者教育	・疾患の自己管理 ・増悪の判断，対応

注
＊患者教育の内容に関するエビデンスは十分ではなく，上記は主に経験に基づき推奨される項目である．
＊各項目について自己管理の理解の一助となるよう目標を絞りこむことによって内容を単純化させるとよい．
＊教育の達成目標は，患者ごとに具体的な行動レベルで設定されるべきである．
＊糖尿病，高血圧，脂質代謝異常など併存症を伴う場合には，これらを考慮した教育内容を作成する．

2 アセスメントの視点

禁煙治療の柱として，健康保険では，**禁煙外来**が設定されている．指導に当たり，以下の流れで介入を行う（図14-4）[3, 7]．

①喫煙歴と現在の状況の確認，喫煙に伴う症状や身体所見の問診

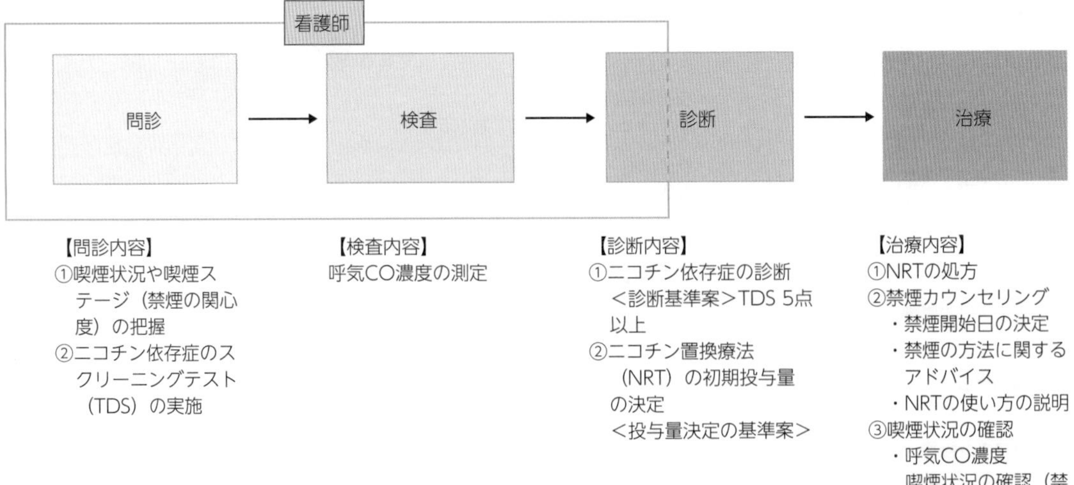
看護師
問診
検査
診断
治療
【問診内容】
①喫煙状況や喫煙ステージ（禁煙の関心度）の把握
②ニコチン依存症のスクリーニングテスト（TDS）の実施
【検査内容】
呼気CO濃度の測定
【診断内容】
①ニコチン依存症の診断
<診断基準案>TDS 5点以上
②ニコチン置換療法（NRT）の初期投与量の決定
<投与量決定の基準案>
【治療内容】
①NRTの処方
②禁煙カウンセリング
・禁煙開始日の決定
・禁煙の方法に関するアドバイス
・NRTの使い方の説明
③喫煙状況の確認
・呼気CO濃度
喫煙状況の確認（禁煙：8ppm未満）

図 14-4 ■日常診療における禁煙治療の流れ

日本呼吸器学会 大気・室内環境関連疾患予防と対策の手引き2019作成委員会編．大気・室内環境関連疾患予防と対策の手引き2019．メディカルレビュー社．2019.

表 14-6 ■たばこ依存症スクリーニングテスト（TDS）

設問内容	はい１点	いいえ0点
問１　自分が吸うつもりよりも，ずっと多くたばこを吸ってしまうことがありましたか．		
問２　禁煙や本数を減らそうと試みて，できなかったことはありましたか．		
問３　禁煙したり本数を減らそうとしたときに，たばこがほしくてたまらなくなることがありましたか．		
問４　禁煙したり本数を減らそうとしたときに，次のどれかがありましたか．（イライラ，神経質，落ち着かない，集中しにくい，ゆううつ，頭痛，眠気，胃のむかつき，脈が遅い，手のふるえ，食欲または体重増加）		
問５　上の症状を消すために，またたばこを吸い始めることがありましたか．		
問６　重い病気にかかって，たばこは良くないとわかっているのに吸うことがありましたか．		
問７　たばこのために健康問題が起きていることがわかっていても，吸うことがありましたか．		
問８　たばこのために精神的問題が起きているとわかっていても，吸うことがありましたか．		
問９　自分はたばこに依存していると感じることがありましたか．		
問10　たばこが吸えないような仕事やつきあいを避けることが何度かありましたか．		

判定方法：10点未満のうち５点以上の場合ICD-10診断によるたばこの依存症である可能性が高い．
得点が高いほど禁煙成功の確率が低い傾向にある．

日本呼吸ケア・リハビリテーション学会呼吸リハビリテーション委員会ほか編．呼吸リハビリテーションマニュアル：患者教育の考え方と実践．照林社．2007，p.53より一部改変．

②禁煙に関する行動変容ステージ（禁煙の関心度）の把握
③既往歴，治療中の疾患，服用中の薬の確認
④たばこ依存症スクリーニングテスト（tabacco dependence screenere：TDS）（表14-6）
⑤呼気CO濃度*の測定

3 禁煙治療の実際

標準的な禁煙治療プログラムは，3カ月（12週）間で計5回受診する禁煙外来を実施する．初回診察時に，患者と相談の上，禁煙開始日を決定する．初回診察から2週間後，4週間後，8週間後，12週間後の計4回，禁煙継続のための外来が実施される．

禁煙補助薬として，ニコチンパッチとニコチンガム，ニコチン受容体部分作動内服薬のバレニクリンが使用可能である．それぞれ非使用時と比較し，禁煙率はニコチンパッチでは約1.6倍，ニコチンガムでは約1.5倍，バレニクリンでは約2.2倍高まる[8]．

4 看護のポイント

看護師による禁煙指導の有効性は報告されており，たとえ1～3分の禁煙介入でも禁煙効果は有意に高まり，90分以上では約3倍に，全体では1.5倍まで禁煙効果が上がると報告されている[9]．喫煙欲求を抑える方法は3種類ある．**行動パターン変更法**は，起床後の喫煙行動が慣習化していた場合，洗面・着替えなどの順番を変更するなどして，喫煙と結びついている今までの生活行動パターンを変える．**環境改善法**は，喫煙場所に立ち寄らないなど，喫煙のきっかけとなる環境を改善する．**代償行動法**は，食後の喫煙習慣がある場合，喫煙の代わりにコーヒーを飲む，ガムを噛むなど，ほかの行動を実行する．

喫煙者の多くは，喫煙の有害性や常習性について十分理解しており，それでもなおやめることができない状況にある．禁煙の継続が困難な理由は，個人の意思の弱さととらえられていることも多い．喫煙行動はニコチン中毒に起因しており，離脱症状は個人の意思では制御困難であることを説明した上で，禁煙外来によるニコチン補充が有効であると理解してもらうことが肝要である．禁煙達成者の多くは，何度も禁煙治療に挑戦して禁煙を達成していることを説明し，失敗してもよいのでまずは始めることを促す．動機付けとして，経過中も呼気CO濃度の測定を行うことも有用である．

用語解説

呼気CO濃度
たばこには，約200種類以上の有害物質が含まれている．代表的な有害物質として，ニコチン，一酸化炭素（CO），タールがある．これらの有害物質をどれくらい体内に取り込んでいるかは，たばこの吸い方によって変わり，たばこの本数だけでは正確に把握することができないため，禁煙外来前に呼気中の一酸化炭素濃度を測定する．

5 アドバンス・ケア・プランニング（ACP）

1 アドバンス・ケア・プランニング（ACP）とは

アドバンス・ケア・プランニング（advance care planning：**ACP**）とは，将来の医療およびケアについて，患者を主体に，家族や近しい人，医療ケアチームが，繰り返し話し合いを行い，患者の意思決定を支援するプロセスとされている．ACPとは何か，呼吸器疾患患者へのACPについて述べる．

2 呼吸器疾患患者のACPの考え方

1 ACPはなぜ必要か

日本の高齢化率は2021年で28.9%であり，超高齢社会を迎えている[10)]．2040年には，高齢化率は35.3%となり[10)]，65歳以上の高齢者世帯における独居高齢者は40.0%になるとされている[11)]．その中で，患者の人生の締めくくりの時期に，家族や医療・ケア関係者などがどのように寄り添うかが，これまで以上に大きな課題となる[12)]．

患者が死に至る軌跡は多様であり[12)]，患者や家族の意思も状況に応じて変わる(図14-5)．終末期医療において医療者が目指すべきところは，尊厳のある死，すなわち，尊厳をもって生きることを支えることであると考える．尊厳死とは，人間としての尊厳を保って死に至ること，つまり，単に生物としてではなく，人間として遇されて，人間として死に至ること，または，そのようにして達成された死を指す．死に至るまで，自らの存在を肯定する自尊心をもって生きる在り方を達成することがエンド・オブ・ライフ・ケア*の目的である．それを推進すべくACPという概念が注目されている．

＊用語解説

エンド・オブ・ライフ・ケア
「診断名，健康状態，年齢に関わらず，差し迫った死，あるいはいつか来る死について考える人が，生が終わる時まで最善の生を生きることができるように支援すること」[13)]とされる．ターミナルケアより広い概念であり，患者の生活や人生に焦点を当て，患者だけでなく家族もケアの対象としていくことが重視されている．

2 ACPの目的

ACPには，①将来に向けてケアを計画する「プロセス」であり，②患者の気がかり，価値観を把握する，③個々の治療の選択だけではなく，全体的な目標を立てる，④家族も含めて話し合いを行う，⑤患者が将来，意思決定能力が低下した際も患者の望む医療を提供できるように準備する，⑥事前指示（アドバンス・ディレクティブ）を含むという特徴がある[14)]．

ACPは，患者・家族の価値観や目標を理解し，これからの人生の計画も含ん

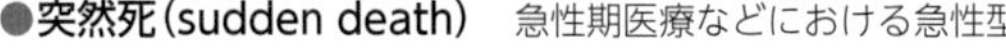

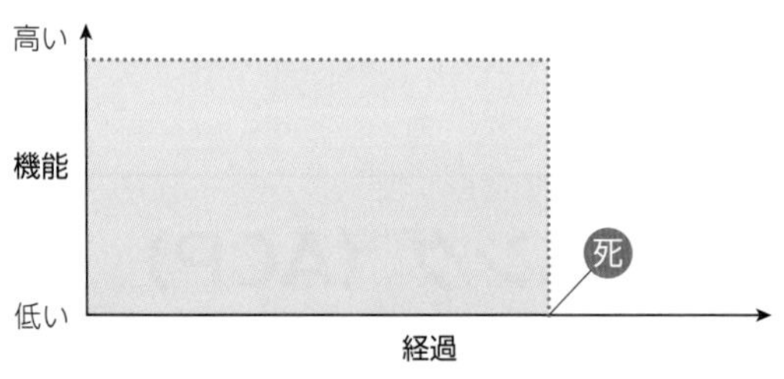

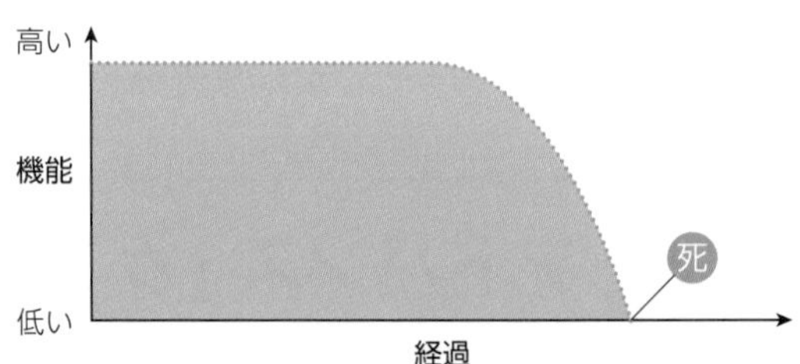

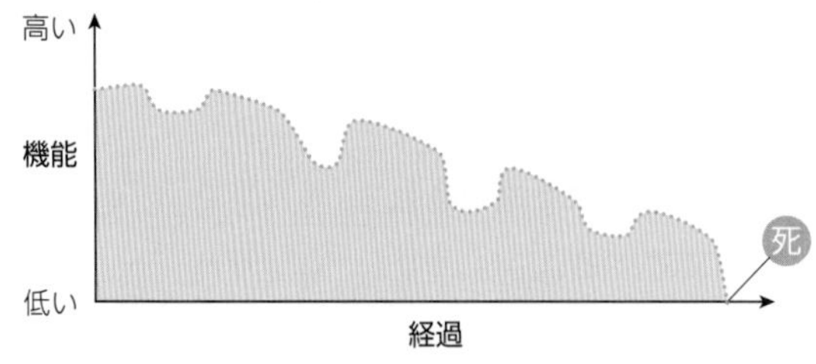

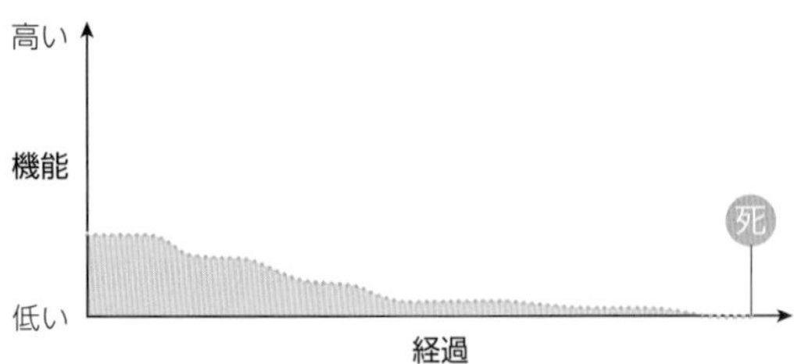

図14-5 ■死に至る軌跡

だ治療・ケアに関する話し合いのプロセスを示す．ACPの目的は，将来，患者の意思決定能力が低下した場合でも，患者の意向を尊重し，患者が望む医療を提供することである．このACPの考え方を意思決定の中心にすることで，患者にとって不適切な医療の提供が回避され，患者がどのような状況に置かれても，患者にとって最善の治療・ケアを家族や多職種チームメンバーと共に考えていくことができる．

3 ACPの概念

ACPの概念には，事前指示（アドバンスディレクティブ）とDNAR（do not attempt resuscitation）がある．

事前指示（アドバンスディレクティブ）とは，患者あるいは健常人が，将来判断能力を失った際に，自らに行われる医療行為に対する意向を前もって示すこと[15]である．意向を示す方法として，①医療行為に関して医療者側に指示を与える，②自らが判断できなくなった際の代理決定者を委任する，という二つの形態がある．一般的に，①を文書で表したものを，**リビングウィル**と呼ぶ．リビングウィルは，患者が意思決定能力を有している間に，どのタイプの延命措置を患者が希望するかしないか，どのような状況で選択した延命措置を実施し，控え，中止するかについて記述する．

DNARとは，急変時または末期状態で心停止，呼吸停止をした場合に，胸骨圧迫，気管挿管，人工呼吸器の装着，エピネフリンなどの薬剤投与といった蘇生処置をしないという取り決め・指示のことである．いかなる治療にも反応しない不治の進行性病変があり，死が目前に迫っている患者に対しては，患者が心停止に陥った時，心肺蘇生を行わないことを前もって指示しておくことができる．どの治療をどこまで行うのかを詳細に決められる場合もあり，例えば胸骨圧迫や気管挿管は行わないが昇圧剤の投与は行うなど，多職種との話し合いや家族の希望で決められる．

これらのことから，ACPは，事前指示（アドバンスディレクティブ）と生命維持治療の差し控え（DNARなど）を含む広い概念であるといえる．また，事前指示は生命維持治療の差し控えのみを指すものではない（図14-6）．

3 各呼吸器疾患患者へのACPの実施

1 呼吸器疾患とACP

ACPの概念をもとに，呼吸器疾患患者のACPを考えてみたい．呼吸器疾患の死の様相は図14-5に示した臓器不全モデルに該当するといわれている．臓器不全モデルは，急性増悪と改善を繰り返しながら徐々に悪化する軌道をたどり，最期のときは比較的突然訪れることが多いとされている．中でも慢性呼吸器疾患は，加齢とともに重症化しやすく，高度の呼吸困難や運動耐容能の低下により，患者のQOLやADLは著しく障害される．近年は，在宅酸素療法や在宅人工呼吸療法などの在宅ケアの普及に伴い，在宅で終末期を迎える重症慢性

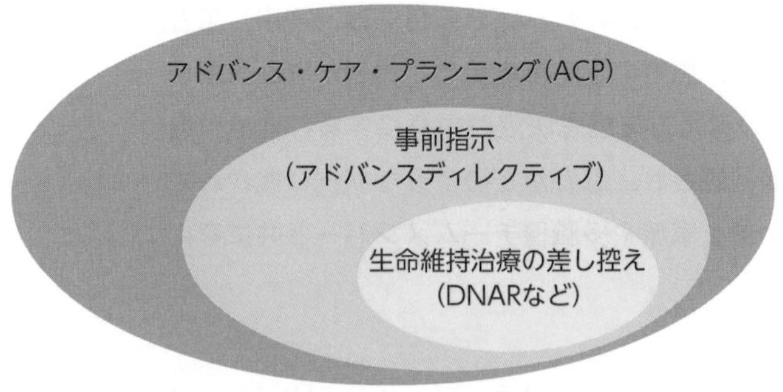

図 14-6 ACP の概念

呼吸器疾患患者は増加傾向にあるといわれている．このような慢性呼吸器疾患の終末期医療においても，ACP の概念は重要である．

2 COPD 患者への ACP

代表的な慢性呼吸器疾患であるCOPDの終末期では，急性増悪を繰り返し，次第に全機能が低下する．COPD 急性増悪入院患者の死亡率は5%で，入院患者1年以内の再入院が45%，1年以内の死亡率は13%といわれている．さらに再入院を繰り返すほど予後が悪いとされている．米国で行われた多施設合同研究 SUPPORT（the Study to Understand Prognoses and Preferences for Outcomes and Risks of Treatment）[16] では，終末期と考えられる1,016症例のCOPD 急性増悪例を対象に，死亡前6カ月の臨床経過を集積した．その結果，① 1年生存率は59%であり，39%に三つ以上の併存症を認めた，②死期が近づくにつれ，QOL は有意に低下した，③蘇生を希望しない例は，死亡前3～6カ月では約40%であったが，死亡前1カ月では77%に達した，④死亡前3～6カ月の臨床症状は呼吸困難や身体疼痛であり，臨死期ではその症状はさらに増加した．また，症状は家族にも影響を与えた，⑤終末期肺癌と比較すると，COPD では ICU で死亡する症例が多く，蘇生処置や人工呼吸管理となることが多かった，⑥心肺蘇生や人工呼吸管理となった症例では，延命よりも症状緩和を希望した患者が少なからず存在した，と報告している．

この研究から，COPD 終末期患者は，呼吸困難や疼痛などにより著しいQOLの低下を認め，急性増悪は生命予後を悪化させ，治療内容や処置の選択も患者家族が満足を得られるとは限らないと理解できる．このことから，慢性呼吸器疾患患者においても ACP はとても重要な考え方になる．

3 呼吸器疾患患者への ACP と治療

慢性呼吸器疾患の病態は，細胞壊死や退行性変化によって衰退していく．しかし，障害される部位，速度は原因となる疾患や個人により異なり，法則性に乏しい．ただし，終末期は生体保持に必要な呼吸機能や嚥下機能が侵され，終末期の苦痛として呼吸困難や身体疼痛，嚥下障害，食欲不振などが出現しやすい[17]．臓器不全モデルである慢性呼吸器疾患患者では，疾患に対してのスタンダードな治療を最期まで行うことが緩和ケアとなるため，症状緩和のためにも積極的な原疾患の治療の継続が必要であり，標準的な治療・ケアの上にオピオイド（麻薬）の投与など，緩和ケアの手技を加えていく．特に，呼吸困難に対しては，酸素療法に加えて少量のモルヒネ投与が有効である．COPDの呼吸困難に対しては，下肢運動療法を中心にした包括的呼吸リハビリテーションが有効である．しかし，疾患の進行とともに運動療法の実施は困難となるため，吸入などの薬物療法，酸素療法，肺理学療法，呼吸筋マッサージ，栄養療法などは継続しつつ，モルヒネや酸素の使用など積極的な緩和ケア的手技を加えていく．また，患者自ら意思表示ができる間に事前指示やDNARの有無などを，患者家族を中心に医療チームで話し合うことも重要である．

4 呼吸器疾患患者にとっての最善を考える

呼吸器疾患患者の終末期は，呼吸困難や活動耐性低下により，QOLやADLが著しく低下する．また，身体・精神的な問題のみならず，スピリチュアルな問題や社会的な問題も抱えることになるだろう．よって，ACPを共通の概念とし，患者がどのような状況に置かれても，患者にとっての最善を家族や多職種チームメンバーと共に考えていくことが重要である．

引用・参考文献

1）植木純，神津玲ほか．呼吸リハビリテーションに関するステートメント．日本呼吸ケア・リハビリテーション学会誌．2018，27（2）．p.95-114．
2）日本呼吸ケア・リハビリテーション学会ほか編．呼吸リハビリテーションマニュアル：運動療法．第２版，照林社，2012，p.2-11．
3）日本呼吸ケア・リハビリテーション学会呼吸リハビリテーション委員会ほか編．呼吸リハビリテーションマニュアル：患者教育の考え方と実践．照林社．2007，218p．
4）Karen Glanz ほか編．健康行動と健康教育：理論，研究，実践．曽根智史ほか訳．医学書院，2006，298p．
5）前掲書 2）p.27．
6）健康・体力づくり事業財団．厚生労働省の最新たばこ情報．http://www.health-net.or.jp/tobacco/front.html，（参照 2022-11-04）．
7）日本呼吸器学会大気・室内環境関連疾患予防と対策の手引き2019作成委員会編．大気・室内環境関連疾患予防と対策の手引き 2019．メディカルレビュー社，2019，175p．
8）日本循環器学会ほか．禁煙治療のための標準手順書．第8.1版，p.15．2021-09-16．https://www.j-circ.or.jp/kinen/anti_smoke_std/，（参照 2022-11-04）．
9）Rice, VH. et al. Nursing intervention and smoking cessation：meta-analysis update. Heart Lung. 2006, 35（3），p.147-63.
10）内閣府．“第１章　高齢化の状況”．令和４年版高齢社会白書．p.2．https://www8.cao.go.jp/kourei/whitepaper/w-2022/zenbun/04pdf_index.html，（参照 2022-11-04）．
11）国立社会保障・人口問題研究所．日本の世帯数の将来推計（全国推計）（2018（平成 30）年推計）．2018-01-12．http://www.ipss.go.jp/pp-ajsetai/j/HPRJ2018/t-page.asp，（参照 2022-11-04）．
12）日本医師会．“終末期医療　アドバンス・ケア・プランニング（ACP）から考える；2018年4月”．医の倫理．https://www.med.or.jp/doctor/rinri/i_rinri/006612.html，（参照 2022-11-04）．
13）千葉大学大学院看護学研究科エンド・オブ・ライフケア看護学．エンド・オブ・ライフケアの考え方．https://www.n.chiba-u.jp/eolc/opinion/index.html，（参照 2022-11-04）．
14）白浜雅司．“アドバンス・ケア・プランニング - 意識低下後も患者の意思を尊重するケア”．ギア・チェンジ：緩和医療を学ぶ二十一会．池永昌之ほか編．医学書院，2004，p.78-87．
15）赤林朗ほか．“臨床に役立つ倫理的諸問題のキーワード解説＆事例”．臨床で直面する倫理的諸問題：キーワードと事例から学ぶ対処法．インターナショナルナーシング・レビュー，2001，24（3）p.37．
16）Lynn, J. et al. Living and dying with chronic obstructive pulmonary disease. J Am Geriatr Soc. 2000, 48（S1），p.91-100.
17）Elkington, H. et al. The healthcare needs of chronic obstructive pulmonary disease patients in the last year of life. Palliat Med. 2005, 19（6），p.485-491.
18）日本呼吸器学会COPDガイドライン第４版作成委員会編．COPD（慢性閉塞性肺疾患）診断と治療のためのガイドライン．第４版，メディカルレビュー社，161p．

4

事例で学ぶ
呼吸器疾患患者の看護

15 肺切除術を受ける患者の看護

事例紹介

患者：A さん，64 歳，女性，身長 157cm，体重 50kg

現病歴：生来，元気で健康診断を受診したことがなかった．友人の勧めで健康診断を受けた際，高血圧と脂質異常症を指摘され，近医を受診した．この時に胸部 X 線検査，CT 検査にて右肺上葉に結節を認めたため，H病院を受診することとなった．現在，特に症状は認めず．ADL自立，パフォーマンスステータスは0（問題なく生活できる．発病前と同じ日常生活が制限なく行える）である．

内服処方：アムロジピンベシル 5mg 1 錠分 1 朝，イルベサルタン 10mg 1 錠分 1 朝，ロスバスタチンカルシウム 2.5mg 1 錠分 1 朝

入院までの経過：

●入院・手術オリエンテーション

H病院を受診し，呼吸器内科で精密検査を行った結果，腺癌と診断された（表15-1）．その後，呼吸器外科にて担当医から A さんと夫へ手術の必要性について説明が行われ，同意した．外来看護師が入院・手術オリエンテーション（図15-1）を実施した．う歯があるため歯科受診を勧め，歯科にて治療を行い，入院となった．

●社会生活

現在，夫と二人暮らしをしており，長男夫婦が近くに住んでいる．長男の妻との関係は良好で，よくお互いの家を行き来している．たまに孫の面倒をみている．夫の年金で生活しているが，金銭的に困窮したことはない．20 歳から喫煙（15 ～ 20 本 / 日），飲酒は機会飲酒である．

●本人の思い

外来看護師に「今まで病気になんてかかったことがないし，『肺に影がある』なんて言われたら怖いしね．私が元気でいないと夫の面倒をみれる人がいないからね．早く元気になれたらいいな．あまり言いたくないけど，最近，夫の物忘れがひどくなってきたから，一人にさせるのが心配で．気がかりなことは夫のことかな」と話していた．周術期外来で禁煙の必要性を説明され，以後，禁煙している．

表 15-1 ■術前検査の結果

検査内容	結果
胸部 X 線検査，CT 検査	右上葉に結節影あり
気管支鏡検査	腺癌（cT1bN0M0）
PET 検査	リンパ節含め，明らかな転移認めず
呼吸機能検査（スパイロメトリー）	VC（肺活量）2,720mL，％VC（％肺活量）112.9%，FEV_1（1 秒量）2,110mL，FEV_1%（1 秒率）79%，正常範囲
血液検査	T-P（総タンパク）6.9，Alb（アルブミン）3.9，T-bil（総ビリルビン）0.7，AST 20，ALT 25，LD（乳酸脱水素酵素）208，ALP（アルカリフォスファターゼ）293，BUN（尿素窒素）19，Cr（クレアチニン）0.4，eGFR（推定糸球体濾過量）118，Na 141，K 4.1，Cl 103，Ca 9.4，CRP 0.17，WBC（白血球数）9,600，RBC（赤血球数）443，HGB（ヘモグロビン）14.4，HCT（ヘマトクリット）95.3，PLT（血小板数）43.3

plus α

肺癌の分類
肺癌は四つの組織型に分類される．
①腺癌：肺野部に発生しやすく，女性やたばこを吸わない人に多い．肺癌全体の50%．
②扁平上皮癌：肺門部に発生しやすく，たばことの関連が高い．全体の 25 ～ 30%．
③大細胞癌：肺野部に発生しやすい．全体の数%．
④小細胞癌：成長が早く，転移しやすい．全体の10～15%．

●腹式呼吸〈動画〉

手術に向けての準備（手術オリエンテーション）

手術に向けて

●規則正しい生活とうがい・手洗いをしっかり行い，体調を整えましょう．
●深呼吸の練習，首のストレッチ，傷を抑えて小さく咳をする練習を行ってください．
●医師からの手術説明，麻酔科の診察，手術室看護師による説明があります．
●気になることや心配なことがあれば，医師や看護師に声をかけてください．

深呼吸（腹式呼吸）

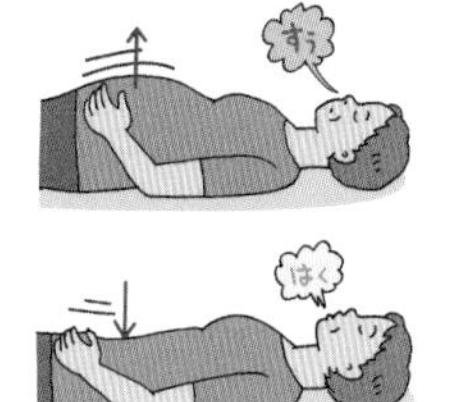

1. 息を鼻から吸い，お腹を膨らませることを意識します．
2. 息は口から吐き，お腹をへこませることを意識します．

痰の出し方

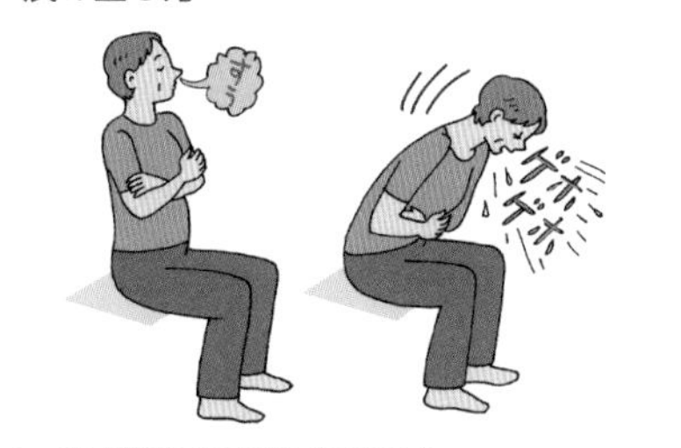

1. 腹式呼吸で息を吸い込みます．
2. お腹を抱えるようにして，傷口を手で押さえながら，身体を前に倒します．
3. 口を少し開きながら，大きく2回咳をします．

集中治療室必要物品	
食事セット（おはし，スプーン，フォーク，コップ）	フェイスタオル
歯磨きセット（必要な方は入れ歯洗浄剤など）	おむつ（術後に使用：テープ式2枚）
電動ひげ剃り	バストバンド（術後に使用：入院時説明）

術後の様子について

●術後は点滴，心電図モニターや酸素チューブがついています．状態に応じて，徐々に外れていきます．
●痛みや吐き気は我慢せずに，看護師へ相談してください．
●できるだけベッドから降りて，ご自身で動くようにしましょう．

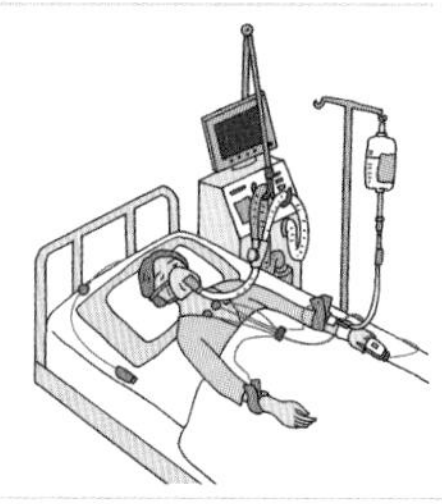

図 15-1 ■手術オリエンテーションの資料の例

1 アセスメントの視点

1 Aさんへの看護の視点

Aさんは特に症状がなく，偶然，胸部X線検査，CT検査で結節が見つかり，肺癌と診断された．Aさんのように，もともと症状がなく，偶然がんが発見されるケースも少なくない．患者・家族ともに，がんという病気や手術に対する思い，受け止め方に戸惑い，今後どのような経過をたどるのか，先の見えない不安にさいなまれていることが予測される．また，手術という生体侵襲による恒常性の乱れや活動エネルギーの低下，喪失体験，社会生活からの孤立感，自己の価値観など，身体面のみならず，心理面，社会面，スピリチュアルな側面からも患者家族の置かれている状況を考えて（表15-2），その人らしく元の生活に戻れるよう，術後の心身の早期回復を目指す．看護師は，回復を患者のQOLの維持・向上につなげるためにどのような問題があるのか，どのようなケアを行うことが必要なのかといった視点で考えることが重要である．

表 15-2 ■肺切除術を受ける患者のアセスメントの視点

【術前】

身体的側面	精神的側面	社会的側面	スピリチュアルな側面
□ バイタルサイン 体温，脈拍，心拍，血圧，呼吸回数，呼吸音，経皮的酸素飽和度（SpO_2） □ 自覚症状 咳嗽，血痰，呼吸困難感，倦怠感 □ う歯，開口制限の有無 □ 食事摂取状況，栄養状態 □ 既往歴 □ ADL □ パフォーマンスステータス（全身状態，PS） □ 嗜好品 □ 認知機能 □ 検体（血液）検査 □ 生理機能検査 心電図，心エコー，気管支鏡，呼吸機能検査など □ 画像検査 胸部X線，CT，PET	□ 病状，手術に対する受け止め方 □ 治療（手術など）に対する思い □ 不安の有無，内容 □ コーピング方法 □ 支援者の有無 □ 治療や術後の生活に対する思い	□ 症状，手術に伴う障害（家庭，仕事，学業，趣味など） □ 家族や友人との関係 □ 介護者の有無 □ サポート体制の有無 □ 経済的負担 □ 社会資源の活用状況 □ 生活環境	□ 価値観 □ 生死への思い □ 自分らしさ □ 苦悩 □ 孤独感 □ 喪失感 □ 思想，宗教観

【術後】

身体的側面	精神的側面	社会的側面	スピリチュアルな側面
□ バイタルサイン 体温，脈拍，心拍，血圧，呼吸回数，呼吸音，意識レベル，SpO_2 □ 自覚症状 咳嗽，呼吸困難感，倦怠感 □ 食事摂取状況，栄養状態 □ ADL，離床状況 □ 創部，ドレーン抜去部の状態 □ 急性疼痛の有無，程度 □ 悪心・嘔吐の有無 □ 検体（血液）検査 □ 生理機能検査 必要時実施：心電図，心エコー，気管支鏡，呼吸機能検査など □ 画像検査 胸部X線 必要時実施：CT，PET	□ 病状，手術に対する受け止め方 □ 今後の治療に対する思い □ 睡眠状況 □ 急性疼痛に対する思い □ 悪心・嘔吐に対する思い □ 不安の有無，内容 □ コーピング方法 □ 支援者の有無 □ 治療や術後の生活に対する思い	□ 症状，手術に伴う障害（家庭，仕事，学業，趣味など） □ 家族や友人との関係 □ 介護者の有無 □ サポート体制の有無 □ 経済的負担 □ 社会資源の活用状況 □ 生活環境	□ 価値観 □ 生死への思い □ 自分らしさ □ 苦悩 □ 孤独感 □ 喪失感 □ 思想，宗教観

2 身体的側面

疾患・病態の理解，全身麻酔の影響，生体侵襲，回復過程を踏まえた情報収集を行うことが大切である．肺癌の初期の段階では特に自覚症状は認められないことが多く，健康診断や人間ドックの際に胸部X線やCTの異常所見で発見されることが多い．病状の進行とともに，倦怠感や食欲の低下が認められるようになる．また，肺癌の特徴的な症状として，咳嗽，息切れなどが挙げられる．

術前と術後では，身体的側面の観察項目にバイタルサインなどが重複することがある．患者の術前のバイタルサインのデータや採血結果を把握し，それぞれ正常値から逸脱するような異常データがないか，また徐々に変化していないかという経時的な観察が，異常の早期発見と早期対応につながる大切なアセスメントの視点となる．

術前の全身状態の把握

手術では生体には大きな侵襲がかかるため，さまざまな生体反応が起こる．術前検査は，予備能，生理機能はどうなっているか，手術や麻酔の影響に生体が耐えられるかを評価する目的で行われる．手術による生体侵襲を無事に過ごすためには，心・肺・肝・腎・脳血管系・内分泌系などの各機能が正常であること，体液バランス，栄養状態が良好であること，感染症がないことが望ましい．また，術前の状態を把握することで重症度判定やリスク評価ができるため，術中・術後の合併症を予測し，ケアを立案する．

全身麻酔

全身麻酔は，中枢神経系，すなわち脳に薬物を作用させて麻酔状態を得る．意識の消失，無痛，筋弛緩，有害反射の抑制の四つの要素が必要だが，四つの要素を過不足なく満たす薬剤はなく，麻酔薬，鎮痛薬，筋弛緩薬を組み合わせて使うバランス麻酔が主流である．これらの薬剤を調節しながら，手術は行われる．手術が終了すれば，麻酔拮抗薬を使用し，抜管する．抜管後は，意識レベル，血圧，脈拍，呼吸回数，呼吸様式などを観察し，麻酔覚醒遅延に注意する．

手術療法と術後合併症

術前の呼吸機能や切除量によって酸素療法が必要になる場合があり，患者のQOLを低下させることが予測される．このため，術前からの禁煙指導や呼吸リハビリテーションは重要である．

また，手術方法には開胸手術，胸腔鏡手術（VATS），ロボット支援手術（da Vinci®手術）がある．開胸手術は大きく胸を切り開く方法である．胸腔鏡下手術は，胸に数カ所の穴を開けて，カメラと鉗子を用いて肺を切除する方法である．切開する際に皮膚や筋肉などを切断したことによる創部痛と，肋骨の下側を通る肋間神経が損傷・切断されることによる創部痛が出現することがある．

術後合併症としては，出血，不整脈，無気肺，皮下気腫，肺水腫，肺瘻，乳び胸，反回神経麻痺，肺血栓塞栓症，肺炎，膿胸といった感染症や間質性肺炎，手術間際まで喫煙をしていた患者では急性肺障害の発症など，重篤な状態に陥る場合がある．

急性疼痛

疼痛管理は術中から行われている．術後の疼痛は単に痛いだけでなく，ADLの低下や精神的影響など全身状態の回復に大きく影響するため，積極的な疼痛緩和が必要である．痛みの感じ方はそれぞれのため，患者と医療者が痛みを共有できるよう，NRS（numerical rating scale）やフェイススケールなどを用いて，薬剤使用前後や治療・ケア実施後の評価を行うことが大切である．

plus α

麻酔覚醒スコア

麻酔から覚醒していることを客観的に評価するスコア．①指示動作が可能か，②呼吸・咳嗽反射があるか，③術前の血圧と著しい差がないか，④意識があり，呼名反応があるか，⑤皮膚色が良いか，といった内容の５項目に分かれている．各項目ごとに2，1，0点と点数化し，10点満点で完全覚醒と評価する．

疼痛評価スケール

患者と医療者が主観的な痛みの程度を共有・評価し，苦痛緩和を行うためのスケール．主観的評価を行うNRS，VAS，フェイススケール，挿管中のために発語ができない患者の場合は客観的評価を行うBPS，CPOTといったさまざまなスケールがある．

栄養状態

手術を受ける患者は，手術侵襲に耐えられる栄養状態かの評価が必要である．ある程度の筋肉量を有していなければ，術後の生体侵襲や炎症によるサイトカインが産生された場合，エネルギー代謝が亢進し，全身の筋タンパク質の異化が亢進する．このため，食物アレルギーの有無や義歯の有無，嚥下・口腔機能，麻痺による食形態の制限の有無など，術前から患者の食事に関する背景や，BMIは18以上か，アルブミン値，総コレステロール値などの栄養状態，体重減少の有無などの情報収集を行う．低栄養状態や術後食事摂取が少ない場合には，管理栄養士に相談し，栄養状態の改善を図る必要がある．

創部の状態

創傷の治癒過程として，①止血，炎症期，②増殖期，③成熟期を経て，治癒へと至る．このため，術後は創傷被覆材（ドレッシング材）を貼付し，湿潤環境を保つ．創部は感染徴候や出血がなければ，術後48時間はパッキングしたままとする．縫合された創部は原則48時間で上皮化が完成し，以後創部からの菌の侵入はなくなるため，術後48時間以降，創傷被覆材による保護は不要である．この治癒過程を障害する要因として，感染，栄養障害，持続する物理的刺激，乾燥などが挙げられる．創部の状態（発赤，熱感，疼痛，腫脹の有無）を観察する必要がある．

3 精神的側面

がんは死と直結するイメージがあったが，医学の進歩によって完治を見込めるものとなった．それでも，がんは生命を脅かす病気である．がん告知あるいは病状告知の後，治療の選択，退院時，転移・再発をした後など，患者・家族は「まさか自分が」「なぜこんなことに」とさまざまな不安や苦痛と直面する．手術を受けるとどのような経過をたどるのか，どうなれば退院できるのかといった先の見通しがつかないことによる不安も考えられる．そのため，パンフレットなどを用いて術後経過などを説明するオリエンテーションも重要な意味をもつ．また集中治療室に収容された後は，点滴や心電図モニターなどが装着されているため，家族が近づきにくい雰囲気になっている．患者と共に過ごすことへの保証や面会時間などの調整を行い，患者・家族間のコミュニケーションの促進を行う．

患者・家族が危機に陥らないように対応するだけでなく，危機的な状態から家族としての力を高められるように援助することが求められる．

4 社会的側面

がんの治療は長期にわたることが多いため，患者は休職などを強いられ，社会からの断絶を体験する．家族を支える役割にある患者では，休職することで収入を得られなくなり，家族に生活費や治療費用などの経済的負担がかかることが予測される．また，家族は看病と自分の生活を両立していかなければならないため，社会資源の活用状況などを把握し，支援体制を整える必要がある．

5 スピリチュアルな側面

がんになってしまったことや手術を受けなければならないことを，患者自身がどのように感じ，考えたかは，患者の根底にある価値観に基づく．

病気自体を自分自身ではどうにもできないこと，自分らしさが失われること，将来が見えないこと，死への不安など，患者の苦悩，苦痛が挙げられる．患者の思いを傾聴すること，そばに寄り添うことが求められるため，援助的コミュニケーションスキルが必要である．

2 看護目標，看護計画

1 術前

#1　手術に向けた身体的準備不足

喫煙，知識不足，術後疼痛，呼吸器合併症のリスク，手術前日入院

看護目標：(1)禁煙ができる，(2)呼吸リハビリテーションに必要な深呼吸，ストレッチができる，(3)創部を保護しながら咳嗽ができる

①自宅での禁煙状況を聞き取り，禁煙の必要性を指導する．

②パンフレット内容を理解できているかを確認する．

③呼吸リハビリテーションについて説明し，実施する．

④創部のイメージ付けをし，咳嗽練習を実施する．

⑤疼痛評価ツールを説明し，疼痛出現時は看護師に相談するように指導する．創部保護と体位変換時のコツを指導する．

#2　不安

がん，初めての手術，知識不足，夫の物忘れ

看護目標：(1)手術に対する不明点や疑問を述べることができる，(2)入院中，夫の支援者を見つけることができる

①手術や疾患に対する思いを聞く．

②医師からの説明内容をどの程度理解しているかを確認する．不明な点や気になることがあれば，看護師へ相談するよう伝える．

③夫の様子を聞くなど，患者，家族の言動や行動を観察する．

④長男夫婦の協力体制を確認し，入院中の生活の協力をお願いする．

2 手術当日

#1　麻酔覚醒遅延

看護目標：麻酔から覚醒し，二次的合併症が起こらない

①麻酔覚醒状況，バイタルサイン，舌根沈下の有無，四肢の動きを確認する．

②バッグバルブマスク，ネーザルエアウェイ，救急カートを準備する．

③呼吸・循環モニタリングを行い，呼吸抑制時には医師を呼び，緊急対応を行う．

#2　術後悪心・嘔吐（PONV）

看護目標：症状が改善する

①悪心・嘔吐の有無を確認し，症状がみられたときは，医師の指示に基づいて

制吐薬を使用する.
②麻薬性鎮痛薬の使用状況を確認する.
③疼痛評価を行い,疼痛出現時は,非ステロイド系鎮痛薬などを使用する.
④患者の希望に合わせ,含漱を実施する.
⑤症状出現時にはすぐナースコールを押すように指導する.

#3　術後疼痛

看護目標：疼痛を我慢することなく,看護師へ報告できる
①疼痛評価を行う.鎮痛薬の使用状況から,医師の指示に基づく鎮痛薬の使用がなされているかを確認する.鎮痛薬使用前・後の疼痛評価を行う.
②表情,言動を観察する.
③バイタルサインを確認する.
④疼痛時には我慢せず,ナースコールを押すように指導する.

#4　呼吸器合併症

看護目標：無気肺,肺炎など呼吸器合併症が起こらない
①バイタルサイン,SpO_2モニター,疼痛の有無,程度,口腔内の状態,胸部X線検査,血液検査を確認する.
②ドレーン挿入部の位置,排液の量・性状,呼吸性変動の有無,吸引圧を確認する.
③喀痰の性状,自己喀出状況を確認する.
④ドレーン管理,ポジショニングを行う.
⑤疼痛時は鎮痛薬を使用する.疼痛出現時は,我慢しないように指導する.
⑥口腔ケアを行い,口腔内乾燥時には含漱を行うように指導する.
⑦バストバンドを装着する.
⑧必要時,医師の指示に基づき酸素投与を行う.
⑨深呼吸,頸部ストレッチの実施を促す.

#5　深部静脈血栓症

看護目標：血栓塞栓症状を認めない
①バイタルサイン,SpO_2モニター,ホーマンズサイン*,下肢の動きを観察する.
②膝立てや足関節の運動を行う.
③初回歩行時の際は意識レベルや呼吸状態,バイタルサインと自覚症状を確認する.また,歩行開始時に呼吸困難感など異変があった場合は,すぐに看護師に伝えるよう,指導する.

用語解説
ホーマンズサイン
Homans徴候.足関節を背屈させると,腓腹部(下腿三頭筋)に痛みが生じること.深部静脈血栓症の診断で用いられる.

3　術後1～3日目

#1　術後疼痛

看護目標：(1)疼痛を我慢することなく,看護師へ報告できる,(2)ADLを拡大できる
①疼痛評価を行い,医師の指示に基づいて鎮痛薬を使用する.使用前,使用後に疼痛評価を行う.
②表情,言動,鎮痛薬の使用状況,バイタルサイン,ADLの状況を観察する.

③できるだけ臥床時間を短くし，病棟内での歩行や座位時間を増やす．臥床による弊害，座位や歩行による呼吸や循環への効果を指導する．
④疼痛出現時は我慢せず，ナースコールを押すように指導する．

4 術後４日目以降

#1　創感染

看護目標：創部感染を起こさない

①創部の状態（発赤・熱感・疼痛・腫脹の有無，滲出液の有無）を観察する．創部は泡で優しく洗浄する．毎日創部の状態を観察し，異常を早期発見できるように指導する．
②血液検査を行う．
③ドレーン抜去部は，抜糸まで防水テープを貼付する．防水テープの貼付方法を指導する．
④確実な薬剤投与を行う．
⑤入浴は不可とし，シャワー浴のみとする．
⑥疼痛などの症状が出現したときは，すぐに看護師へ報告するよう指導する．

3 看護の実際

1 手術前日

手術前日に入院となり，入院時に外来で実施した手術オリエンテーションの内容について不明点を確認すると，「特に質問はない」と答えた．「禁煙も続けてるよ」と話すが，表情は暗く，こわばっていた．A さんは生来健康で，入院や手術の経験がないことから，手術に対する不安がうかがえる．手術オリエンテーション時に行った禁煙指導は守られており，A さんは自分の意思で禁煙し，治療に参加している．理解度の確認のため，パンフレットに基づき，入院から手術の流れ，術後経過について再度説明を行った際，術後疼痛，術後の悪心・嘔吐について説明したところ，「がんだって言われてあっという間に手術が決まって，今度は痛いなんてもうそんなの嫌だわ」と涙を流した．疼痛時の対処方法や，痛みを我慢しなくてよいことを説明すると，「そうですか，よかった」と安心した様子だった．手術前日のため，絶飲食時間や手術当日の来院者と到着時間，集中治療室へ持参する荷物の確認を行った．

術後経過を説明しながら，具体的に患者自身にどのような身体的な変化があるかをイメージ付けすること，また早期回復のために何を目標に行動をするかを指導・教育することは患者自身の能動的な行動につながる．がんに対する思いや疼痛に対する不安を傾聴し，また禁煙行動を継続できたことをねぎらい，患者自身のアドヒアランス行動につながるように関わることが重要である．

2 手術当日

手術出棟前のバイタルサインはBp 136/68，PR 68，RR 14，BT 36.2，SpO_2 99%だった．

8:45　手術開始

診断名：右上葉肺癌　術式：胸腔鏡下右肺上葉切除・リンパ節郭清

手術時間：1 時間 25 分　麻酔時間：2 時間 27 分　手術中体位：左側臥位　ASA-PS：2

12:00　集中治療室 入室

入室時バイタルサイン：Bp 132/78，HR 72，RR 10，BT 35.8，SpO_2 99%（酸素マスク 5L）

輸液：維持液 80mL/ 時

フェンタニル 0.5mg（10mL）＋生理食塩水 10mL/20mL：1mL/ 時

右胸腔ドレーン：排液 0mL　陰圧：－10cmH_2O　呼吸性変動あり　皮下気腫なし

右胸腔ドレーンが挿入されており，体動時に眉間にしわを寄せる表情があった．四肢の動きは認めており，従命動作も可能であった．

手術中は側臥位で体位が固定されていたこと，帰室後は疼痛があったこと，ドレーンが挿入されていたことから，自動運動が困難であった．このため，背部，殿部など皮膚の発赤の有無を確認した．また，弾性ストッキング接着部位の皮膚状態を確認したところ，発赤はなかった．

医師とドレーンの位置の確認を行い，体動や不慮の出来事によるドレーン抜去がないように，テープで固定した．疼痛緩和とドレーン刺入部からの空気の吸い込みを予防する目的でバストバンドを装着して，無気肺予防に頭部を 15° 程度挙上し，A さんに深呼吸を行うこと，静脈還流改善と深部静脈血栓症（DVT）予防目的として膝立てや足関節を動かすように説明した．

バイタルサインの変化だけでは異常の早期発見は困難であり，患者からの訴え，自覚症状というサインは大変重要である．このため，息苦しくなったり痛みが増してきたりしたときは必ずナースコール押すように指導を行った．20 時ごろ，A さんからナースコールがあり，訪床すると，「気持ちが悪い」と悪心を訴えた．腹鳴は聴取可能，疼痛緩和目的で投与しているフェンタニルによる副作用と考え，塩酸メトクロプラミド 10mg を静脈注射し，症状は軽減した．

3 手術翌日／1 日目

8 時から飲水と内服薬を開始した．出血量が指示範囲のため，医師から初回歩行可能と指示があった．初回歩行を行うため，バイタルサインを測定し，Bp 126/58, HR 66, RR 16, BT 37.2, SpO_2 99%（大気圧）だった．呼吸音はコースクラックルを聴取したため，術前に指導した咳嗽方法を思い出せるように再度説明し，創部を押さえながら咳嗽する方法を伝えたところ，「傷の辺りが痛くて咳ができない」と発言があった．疼痛の程度を確認すると，「7/10かな」と話した．

昨日から食事を摂取していないこと，全身麻酔により口腔内分泌物が低下していたことから，口腔内の乾燥や汚染が考えられる．初回飲水を行うに当たり，口腔内を清潔にした上で飲水を行うことは，誤嚥した場合のリスクの点で，大変重要である．歯ブラシをベッド上にセッティングし，歯磨きを行い，その後

plus α

ドレーン管理
ドレナージには治療的・予防的・情報ドレナージといった目的がある．術後は血液や滲出液などの除去や術後出血などの術後合併症の早期発見の目的で挿入される．ドレナージのために体内に留置されるドレーンと排液のためのドレーンバックの種類が多数あるため，それぞれの特徴と必要な観察項目を知ることがドレーン管理につながる．

ポジショニングの目的
急性期領域におけるポジショニングは，手術などに伴い，患者自身で体位や体勢を整えることが困難または制限がある場合に，同一体位による粘膜・皮膚障害，安楽の弊害，呼吸器合併症など二次的合併症の予防のために行われる．

ホーマンズサインの確認
深部静脈血栓症（DVT）の有無を検査する方法の一つ．足首を背屈して，下腿三頭筋に痛みが出ればホーマンズサイン陽性である．DVT の原因は多岐にわたり，手術，長期臥床，悪性疾患，妊娠，経口避妊薬服用，血栓性素因などによる血流のうっ滞，血管内皮細胞障害，過凝固状態で発生する．

PICS
集中治療後症候群（post intensive care syndrome）．ICU 在室中あるいは退院後に生じる運動機能障害，認知機能障害，精神障害で，長期予後に影響を与える病態．患者に限らず，家族にも影響を及ぼし，ICU 退室後の死亡率上昇や QOL 低下につながる．PICS は基礎疾患による病態に加えて，医療行為，環境，心的ストレスなどが作用して発症すると考えられている．

ロキソプロフェン，レバミピドを内服した．また，ホーマンズサインの確認，ベッド上で，ヒップアップ，足上げの実施，ゆっくり頭部挙上を行い，気分不快の有無を確認した．端座位，立位を施行し，起立性低血圧が起こっていないかを確認するために，めまい，ふらつきの有無を聴取した．バイタルサインの測定後，SpO_2 モニターを装着し，初回歩行を行った．施行中，施行後も呼吸状態，意識レベルの変化を認めず，歩行終了となった．

4 手術２日目

定時処方のロキソプロフェン 60mg，レバミピド 100mg を 1 日 3 回 1 錠ずつ内服していたが，ドレーンの刺入部周辺の痛みが続いており，ベッド上で臥床がちであった．胸部 X 線上，左肺に陰影があり，無気肺と診断された．A さんに現在の疼痛の状況を確認すると，NRS 2 とのことであった．疼痛が原因で離床ができないのではないと判断し，左肺に無気肺ができていることと合わせて離床の必要性を説明し，SpO_2 モニターを装着して病棟内歩行を行った．施行中，SpO_2 は 98％を維持し，息切れなどの自覚症状はなく，A さんは「一人で歩くのは心配だった．こうやって機械をつけて，一緒に歩いてもらって自信がついた」と話していた．疼痛は患者にとってさまざまな不安と苦痛を抱かせる．また，疼痛が持続することで無気肺や肺炎といった二次的合併症を併発したり，精神的ストレスがかかったりと，患者にとって不利益を生じる．このため，疼痛に関するアセスメントは大変重要である．

5 手術３日目

胸部 X 線検査で異常所見がないため，ドレーン抜去となった．疼痛は体動時に出現するが，病棟内歩行や日常生活に制限はなく，「退屈になってきた」「お父さんのことは娘がちゃんとやってくれてるから安心だけどね」と話していた．

6 手術４～７日目

創部，ドレーン抜去部ともに異常所見がないため，創部（ドレーン抜去部）保護シャワーが開始となった．パンフレットに基づき，創部保護の方法や緊急受診方法について説明を行った．採血の結果，胸部 X 線検査所見ともに異常所見がなかったため，退院となった．

疼痛は創部の治癒と合わせて，徐々に緩和されていく段階である．反対に，疼痛が増強する，発熱を認めるといった場合には，創部とドレーン抜去部の皮膚の状態（発赤，熱感，疼痛，腫脹）と採血結果とあわせて観察を行い，異常時には医師へ報告を行う．この時期には，徐々に自宅退院のことを想定した患者指導を行う．創部（ドレーン抜去部）の保護の方法や発熱時など緊急受診方法について指導を行い，重症化する前に早期受診できるよう教育する．

4 看護の評価

1 術前

A さんは肺癌と診断され，手術の必要性は理解していたと思われる．しかし，今まで自覚症状もなく過ごしてきたため，がんであり自分は手術が必要な状態であること，夫の生活が気がかりであることなど，急に起こった出来事を受け止めきれない心理状態にあったと考えられる．長男夫婦が近くに住んでおり，長男の妻との関係も良好であったため，長男夫婦が支援者となり，手術を受けることができたことは，家族間での協力体制ができていたためといえる．A さん自身の身体的な準備に関しては，術前外来時のパンフレットの説明だけでは理解は難しく，入院時に呼吸リハビリテーションの方法など知識の確認を行い，不足分については再指導を行ったことは適切であると考える．

2 術後

A さんは喫煙者であったため，呼吸器合併症のリスクが高いことを懸念していた．術後麻薬性鎮痛薬の影響から，術後悪心・嘔吐（PONV）が出現したが，すぐに制吐薬の投与と薬剤を中止し，疼痛評価を行いながら，非ステロイド性鎮痛薬を投与したため，疼痛コントロールを適正に行うことができた．これにより，呼吸器合併症のリスク回避のためのポジショニングや深呼吸，ADL 拡大が容易に行えた．糖尿病の合併もなく，栄養状態も問題なかったため，創部の状態も問題なく経過でき，無事に退院へつなげることができた．

5 事例を振り返って

本事例は，糖尿病や腎不全など複合合併症がなかったこと，家族関係がよく，支援者がいたことで，大きな問題なく手術を受け，退院することができた．

近年では，後期高齢者の患者が増えており，老老介護やフレイルなど多くの問題を抱えている患者が多い．このため，患者を取り巻く環境や身体状態を適切にアセスメントし，早期に介入を行うことで，合併症予防につながると考える．疾患・病状の理解，適切な情報収集とアセスメント，看護介入，評価の視点をもちながら，実践を行う必要がある．

plus α

フレイルの予防
加齢に伴う生理的な予備能力の低下を来し，少しのストレスで健康障害が生じやすい状態．しかるべき介入により，健常な状態に戻るという可逆性がある．特に手術など過大な生体侵襲といったストレスがかかる場合は，ストレス要因の検索と早期からの予防介入が重要である．

6 設問

肺切除術を受ける A さんの術前，術後の問題点は何か．

➡ A さんは 20 歳からの喫煙歴があり，生来健康であったために入院の経験がなかった．また，手術を受けないといけないことやがんという診断を聞いて，大変な衝撃を受けたと予想される．
喫煙は交感神経を緊張させ，心血管系・呼吸器合併症・創治癒に影響を来すため，術後合併症を予防し，早期回復を目指すためには禁煙が必要である．
術後は全身麻酔の影響，肺切除術後の合併症に対する予防ケアと異常の早期発見，術後の疼痛管理が重要となる．全身麻酔に伴う生体の変化，術後生体侵襲，安静臥床と創痛に伴う弊害に着眼した観察とケアが必要である．

16 COPD 患者の急性増悪から在宅療養に向けた看護

事例紹介

患　者：Bさん，73歳，男性，身長169cm，体重59kg．60歳まで会社員．妻と二人暮らし，一人娘は近所に家族で在住

現病歴：70歳の時に労作時の息切れがあり近医を受診し，COPDと診断された．72歳で在宅酸素療法（HOT）を導入し，酸素流量の処方は，安静時1L/分，労作時2L/分であった．退院半年後に，膿性痰と38.4℃の発熱があり受診し，胸部X線検査で右肺炎を認めて入院となった．前回のHOT導入時は，HOT機器管理や酸素流量調整と，動作要領や口すぼめ呼吸などの呼吸リハビリテーションを受け，習得して退院した．人前で酸素はしたくないとHOTに対してネガティブな思いを抱いていたが，酸素吸入による息切れの軽減を体験した後は，「酸素をうまく使えたらいいと思う」という前向きな言葉に変化し，生活に取り入れようとする意欲がみられていた．しかし，退院後は，指示通りの酸素管理はできていなかった．

既往歴：なし

喫煙歴：18～62歳まで30本/日，喫煙指数（ブリンクマン指数）*は1320

1 アセスメントの視点

Bさんのアセスメントの視点を，表16-1に示す．

1 身体的側面

状態

▶ 身体所見

入院時は，体温38.4℃，脈拍100回/分，血圧136/88mmHg，呼吸回数34回/分で呼気の延長を認め，胸鎖乳突筋の使用がみられた．酸素1L/分流量で SpO_2 が87％のため，安静時2L/分，労作時3L/分に酸素流量が変更となった．右肺野に水泡音を聴取し，湿性咳嗽，黄色痰が多いが自己喀出できた．少しの動作で息切れがあり，動作時は修正ボルグスケール7（かなり強い）(➡ p.23 表2-7参照）であった．チアノーゼ，頸静脈怒張，浮腫はない．

▶ 検査所見

胸部X線検査では，右肺炎像，滴状心*，胸部CT検査では，両肺野に著明な気腫性変化やブラ，右下葉浸潤影がみられた．血液ガス分析（酸素2L/分）は，pH 7.362，PaO_2 71.8Torr，$PaCO_2$ 53.7Torr，SaO_2 92.6％だった．呼吸機能検査は，FEV_1 0.79L，FEV_1％ 30.5％，％FEV_1 26.8％，VC 2.59L，％VC 71％だった．血液検査は，WBC 8,000/mL，Cr 0.90mg/dL，BUN 22.1mg/dL，Na 143mEq/L，K 4.7mEq/L，CRP 13.38mg/dLだった．心エコー検査で，肺高血圧症や右心負荷はない．心電図に異常はない．

用語解説

喫煙指数（ブリンクマン指数）
1日当たりの喫煙本数×喫煙年数．数値が高いほど，がんの発病率が高い．400以上で肺癌の発病率が高くなる．

滴状心
心臓が小さく，細長くなること．COPDでは，肺の過膨張によって心臓が圧迫されて生じる．

表 16-1 ■ B さんのアセスメントの視点

身体的側面	精神的側面	社会的側面	スピリチュアルな側面
□バイタルサイン □呼吸状態，呼吸音 □自覚症状（咳，痰，息切れの程度，胸痛，SpO_2） □低酸素血症，高二酸化炭素血症の症状の有無と程度 □胸部 X 線検査，胸部 CT 検査，心エコー，心電図 □血液ガス分析 □呼吸機能検査 □血液検査（WBC，CRP，電解質，Hb，赤沈など） □浮腫，頸静脈怒張 □栄養 □治療 □活動 □ ADL レベルと呼吸状態	□病状の受け止め方 □治療に対する思い □不安感 □ストレス □情緒的サポートの有無 □うつ	□病気による障害（家庭，仕事，学業，趣味など） □家族・友人との関係 □介護者の有無，サポート体制 □経済状況 □社会資源の活用状況 □生活環境	□喪失感 □孤独感 □苦悩 □生きている意味 □価値観 □思想・宗教

▶ **栄養状態**

発熱するまでは食欲があった．BMI 20.7，% IBW 93%，Alb 4.3g/dL，Hb 14.0g/dL で，誤嚥やむせはなかった．

▶ **活動**

日常生活は自立していた．家庭菜園が楽しみであり，毎朝 2 時間畑に行って作業していた．酸素ボンベをリュックサックに入れて持っていくが，ほとんど使用していなかった．

アセスメント

▶ **検査所見からのアセスメント**

呼吸機能検査の結果，% FEV_1 は 26.8%で，COPD の病期分類ではⅣ期「きわめて高度の気流閉塞」状態（➡ p.134 表7-1 参照）である．B さんの息切れは，COPD に伴う気道閉塞と肺過膨張によって換気が制限されていることや，低酸素血症あるいは高二酸化炭酸血症によって化学受容器が刺激されたことによる呼吸数の増加，胸鎖乳突筋の使用による呼吸仕事量の増大および呼吸筋疲労などによって生じていると考えられる．さらに，痰の貯留を示唆する水泡音の聴取や喀痰状況より非効果的気道浄化および動脈血ガス分析で $PaCO_2$ が 53.7Torr と高く，ガス交換障害の状態である．呼吸困難の程度も，修正ボルグスケール 7 と強い不快を感じている．痰の貯留は，気道の閉塞と換気障害をさらに悪化させ，CO_2 ナルコーシスに至る危険がある．呼吸困難をはじめ苦痛の緩和を図りながら，気道浄化を積極的に行う．

浮腫や頸静脈怒張は認めず，心エコー検査においても肺高血圧症や右心負荷がないことから，二次的な心臓への影響はない．ただ今後，病態の進行により，右心不全，肺高血圧症の合併が予測されるため，低酸素血症の予防および症状の観察を行う必要がある．HOT へのアドヒアランスは不良であり，低酸素血

plus α

% IBW
% IBW ＝実測体重 /IBW × 100
80 ～ 90%＝軽度栄養障害
70 ～ 79%＝中等度栄養障害
69%以下＝高度栄養障害
B さんは体重59kg，標準体重（IBW）は 68.8kg のため，59/62.8 × 100=93 となり，% IBW は93%である．

低酸素血症と高二酸化炭素血症の症状
低酸素血症：呼吸困難，動悸，判断力の低下，呼吸回数の増加，頻脈，不整脈，血圧上昇，チアノーゼ，見当識障害，不穏・興奮，意識消失，血圧低下，徐脈，ショック状態
高二酸化炭素血症：頭痛，めまい，呼吸困難，呼吸回数の増加，発汗，顔面紅潮，頻脈，血圧上昇，不穏・興奮・傾眠傾向，意識レベル低下，呼吸減弱，縮瞳，羽ばたき振戦，昏睡，呼吸停止

➡ CO_2 ナルコーシスについては，2 章 10 節 p.36 参照．

症の防止，悪化予防などセルフマネジメントできるように介入する必要がある．

▶ **身体，栄養状態，活動のアセスメント**

BMI 20.7 は普通体重で，% IBW が 93%であることから，栄養障害はない．Alb 4.3g/dL，Hb 14.0g/dL と検査データからも問題はない．ただ今後，病状の進行に伴う息切れの増強による食事量の低下や，呼吸仕事量の増大によるエネルギー消費量の増加が予測され，栄養の摂取と消費のバランス異常を来し，体重減少率の進行，活動量の低下および筋力の低下などを引き起こす可能性がある．体重減少は予後予測因子であり，栄養状態の管理・支援は必要と考える．また 1 回の咳嗽により 2kcal 消費するといわれており，無効な咳嗽によるエネルギー消費を抑える必要がある．

2 精神的側面

病状の受け止め方として，B さんは「たばこを吸ったせいで病気になった．もう治らないと聞いている．2，3 日前から咳と痰が増えていたし，息切れも強くなっていた．今までは息が上がったら一生懸命鼻から酸素を吸って調整して落ち着いたけど，今回は苦しくて……本当に悪くなったなと落ち込むよ」と語った．治療に対する思いとして，「酸素吸入をしないと身体の酸素が少なくて心臓に悪いことはわかってるけど，畑仕事ではじゃまになるし，外出時，人にじろじろ見られるし，格好悪いから酸素はあんまり使っていなかった」「入院した時，呼吸法とかリハビリテーションを習ったけど，そんなことしなくても大丈夫だと思って覚えていない」と語った．

妻と娘は B さんを尊敬しており，家族の支援は良好であった．B さん自身も家族に大切にされていると実感し，満足していた．

アセスメント

B さんは息切れの増強によって病状の進行を認識し，予後への不安を抱いている．また，ボディイメージの変調による自己概念の揺らぎ，酸素吸入を行う煩わしさなど，HOT に対してネガティブな感情を抱いており，それらが HOT のアドヒアランスの障害となっていると考えられる．適切な酸素管理や，習得した呼吸法やパニックコントロールなどのリハビリテーション内容を在宅で実践できていないことから，自己の健康管理に関しての認識が低く，非効果的健康管理の状態である．家族からの情緒的サポートは受けており，自己価値の維持はできていると考えられる．

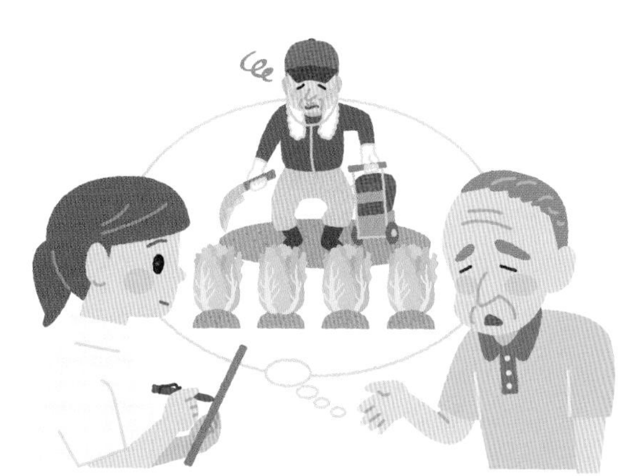

3 社会的側面

介護認定は要支援 1 で，ADL は自立している．定年まで電気関係の仕事をしていたが，定年後は近所に畑を購入し，家庭菜園を楽しんでいた．「定年後に家庭菜園を始めて，今では収穫した野菜を家族や近所の人にあげて喜んでもらうことがうれしくて楽しい．人のために役立ってるなと．生きがいですね．それが，酸素をしながらでは思うようにできません」と語っている．

仕事をしていたころは，妻は専業主婦で家事をこなし，Bさんは仕事に専念し，二人で家庭生活を守ってきた．家族は酸素管理や栄養管理に気を配っており，娘は病状の説明や確認事項などがあれば，妻とともに来院した．Bさんは「家族がいるから安心です」と話している．

アセスメント

家族・近所の人に家庭菜園でつくった野菜を提供することに社会的役割を見いだし，楽しみ・生きがいになっている．酸素療法による行動の面倒さ，ボディイメージの変調による自己概念の揺れなどを認識し，酸素療法が楽しみ・生きがいの障害になっている．COPDは最重症であり，適切な酸素管理や療養法などでセルフマネジメント能力を向上させないと，肺高血圧症，肺性心など二次的障害が生じ，趣味を継続できなくなる可能性は高い．

Bさんは，家族から栄養や酸素管理などの支援を受け大切にされている実感もあり，家族のソーシャルサポートは良好といえる．

4 スピリチュアルな側面

「酸素をしているところは見られたくない．これでも昔は，（外観を）ビシッと決めて仕事を頑張ってきてたからね．格好悪いことはしたくないね」と語っている．

アセスメント

ボディイメージの変化によるストレスは感じているが，スピリチュアルペインは生じていない．

2 急性期における患者の問題，看護目標，看護計画

1 急性期のCOPDの看護

COPDの急性期は，感染により気道内分泌物が増加し気道閉塞および換気不全を助長する．早急に気道浄化し，換気改善を図り，二次的障害の予防，呼吸困難の軽減，不安の緩和に努めることが重要である．

2 看護計画

＃1　気道内分泌物の増加や気道閉塞による非効果的気道浄化

看護目標：気道内分泌物の喀出により，気道内浄化を図れ，息切れが軽減できる

①全身状態（バイタルサイン，意識レベルなど），呼吸状態（呼吸回数，SpO_2，呼吸音，咳嗽・喀痰など），呼吸補助筋の使用状況，検査所見（血液検査データ，胸部画像検査など），栄養状態を観察する．

② COPDの病態，治療，酸素吸入の必要性を説明する．

③内服薬，吸入薬の作用・副作用について説明する．吸入薬の使用方法を指導する．

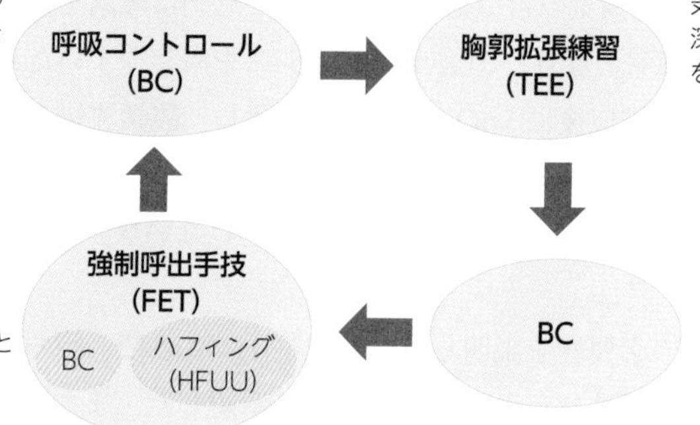
呼吸補助筋の休息や気道閉塞の増加防止を目的に，安静呼吸を行う．リラックスした状態で，腹式呼吸を行う
呼吸コントロール
(BC)
胸郭拡張練習
(TEE)
気管内の痰を移動させるために，深吸気による胸郭の拡張と息止めを意識して，深呼吸を3～4回行う
BC
強制呼出手技
(FET)
BC
ハフィング
(HFUU)
・深呼吸を行い，最大吸気の後，1～2秒息を止める
・声門を開いて一気に「はー」と言いながら息を強く吐く

図 16-1 アクティブサイクル呼吸法（ACBT 法）

大倉和貴．アクティブサイクル呼吸法（ACBT），自律性排痰性（AD）．呼吸器ケア．2017，15（12），p.1180-1184 をもとに作成．

④呼吸法（口すぼめ呼吸など），排痰法の援助（体位ドレナージ，ACBT 法など）について説明する（図16-1）．ファウラー位など安楽な体位を支援する．

⑤換気，温度，湿度の調整など，酸素療法に適した環境を支援する．必要時には水分補給，口腔ケアを行う．

⑥呼吸困難時の対処方法，パニックコントロールについて指導する．

⑦息切れを起こしやすい動作と対処法について説明する．また，動作を呼気時に行うように説明する．呼気時に動作を行うことで，動作がゆっくり行われる．

⑧喀痰の性状や量，咳嗽の程度などを観察し，医療者に報告するように指導する．

＃２　非気道浄化および閉塞による換気不全による非効果的な呼吸パターン

看護目標：換気が改善し息切れがなく日常生活を送ることができる

＃１の項目に以下を追加．

①労作時の動作要領や動作の速さをアセスメントし，B さんの状態に合わせた活動方法を指導する．例えば，COPD が重症で呼気排出障害が著明であり，更衣や排泄時など，息切れが生じやすいときの動作要領を確認し，息切れを増強させる動作について根拠と対処法を説明する．

3 急性期の看護の実際と評価

1 B さんの看護の実際

呼吸困難をはじめとする苦痛の緩和を図りながら，理学療法士と協働し，積極的に気道浄化を図った．現在の病状，排痰の必要性を説明し，呼吸回数や呼吸補助筋の使用状況，脈拍，SpO_2 の観察を行いながら，排痰支援を行った．炎症所見が高値であり，倦怠感も強く，臥床時間が長いため，重力によって排痰を促す体位ドレナージを取り入れた．聴診により，右肺に水泡音を聴取し，痰の貯留を確認して，B さんに左側臥位になると痰が出やすいと説明して実施した後，排痰法の ACBT 法も取り入れた．酸素 3L/ 分下の実施で，SpO_2 が 85%に低下するため，低酸素血症および呼吸困難を緩和して排痰法を実施できるように医師に報告し，酸素 4L/ 分に変更する指示のもと，SpO_2 90%以上を保ちながら排痰できた．閉塞性換気障害であるCOPDは，過剰に酸素を投与すると呼吸中枢が抑制され低換気となり，CO_2ナルコーシスを来しやすいため，酸素流量調整は重要である．排痰後にSpO_2の改善を確認し，酸素流量を安静時の2L/分に減量し，Bさんにも酸素流量調整の必要性を伝えた．Bさんからは，「酸素を上げて痰を出して落ち着いたら，下げないといけないな」という言葉が聞かれた．

痰の性状および量の観察の必要性を説明し，共に観察することで，自ら報告できるようになった．吸入の手技は，うまくできており承認した．また，体位ドレナージやACBT法もうまくできるようになり，手技が良いことをたたえ，排痰が良好であったときには効果的な手技で実践できた成果だと共に喜ぶことで，Bさんは自信をもち，積極的に取り組むようになった．

2 評価

効果的な排痰法の実施は理学療法士の専門分野であり，協働した．排痰時に呼吸状態を観察しながら，酸素流量が不足していることを主治医に報告し，酸素増量の指示のもとで排痰法を実施したことにより，低酸素血症予防および排痰による呼吸困難の増強を防止できた．急性期で倦怠感も強い状況の中，体位ドレナージを併用することで効果的な排痰につながった．また，ACBT法を習得することで，無効な咳嗽によるエネルギー消費を抑えることができたと考える．排痰後にSpO_2の改善を確認して酸素流量を下げることは，高二酸化炭素血症の予防につながる．都度説明することで，酸素流量調整の必要性を理解することができた．

排痰法を共に実施し，排痰状況を共に観察・評価したこと，手技がうまくできていることをたたえ（言語的説得），排痰後に呼吸困難が軽減することの自覚を促したこと（生理的・情動的状態）で自己効力感は向上し，セルフマネジメント能力の向上に効果的であったといえる．

BさんはCOPDが呼気排出障害であると理解しておらず，息切れ時に吸気を意識していたことで肺が過膨張となり，さらなる呼吸困難を増強させていた．COPDの病態生理および口すぼめ呼吸のメカニズムについて説明し，練習を行い，うまく実施できるようになったことで，息切れの増強を防ぐことができた．息切れの自己コントロール感につながった．

4 回復期における患者の問題，看護目標，看護計画

1 回復期のCOPDの看護

COPDは，増悪を繰り返すことにより病状が進行する．安定期を長く過ごすためには呼吸管理だけでなく，増悪の予防をはじめ栄養療法，運動療法などの自己管理をすることが不可欠であり，セルフマネジメント教育は重要である．病気や治療に対する認識と思い，感情を把握するとともに，在宅療養を見据えた教育を行う．自己効力感を向上させるためのアプローチは，セルフマネジメ

ント能力の向上に有効である．

また，病状の進行に伴い，喪失体験をしたり，生活の再構築が必要になったりすることもある．それらに対する孤独，不安，自尊感情の低下などへの精神的介入も重要である．

2 看護計画

＃３　疾患や治療，療養法に対する知識不足に関連した非効果的な自己健康管理

看護目標：疾患および療養法を理解し，セルフマネジメントできる

①COPD の病態，治療，自己の身体の状態をどのように理解しているかを聞き，不足分を説明する．

②労作による呼吸状態（SpO_2，呼吸回数，心拍数，呼吸補助筋の使用，息切れの程度）の変化について観察する．

③HOT の知識と理解，HOT への思い，管理状況を確認する．患者の思いに共感しながら，酸素の必要性および管理について理解が不十分なところを説明する．

④日常生活に必要な酸素流量を検討し，適切な酸素管理を行う．

⑤療養法（排痰法と呼吸法，栄養，運動療法，薬物療法，感染予防）に関する考え方と実施状況を確認する．増悪を予防するため，在宅での療養法および入院までの経過を振り返る．実践してきた療養法を承認し，その困難さに共感する．日常生活の工夫（息切れを軽減する動作要領）について指導する．

⑥呼吸法，排痰法の援助・指導を行う．

⑦感染予防，薬物療法の援助を行う．

⑧パニックコントロールについて指導する．

⑨普段の活動状況と望む生活，生きがい，価値観について情報を収集する．患者の望む生き方を目標とし，療養法の工夫について共に考える．動作要領を振り返り，動作を見直し対処方法，工夫，栄養の維持，アクションプランについて共に考える．療養法習得への取り組みや，少しでもうまくできたときにはたたえる．

⑩病気と付き合っていくために必要な心構えを説明する．また，状態変化の徴候の理解の促進と，早期受診行動につなげるための支援を行う．

5 在宅への移行に向けた看護の実際と評価

1 B さんの看護の実際

方針

前回の退院後のセルフマネジメントにおけるアドヒアランスの障害と，今回の急性期に指導した効果的な呼吸法や動作要領などの理解・習得度のアセスメント，入院後の HOT に対する思いやアドヒアランスの障害を明らかにして，在宅で酸素療法を実施できるようにセルフマネジメント能力を向上させるための支援を行った．

息切れの増強により病状の進行と不可逆性であること，低酸素による心負担は理解できているが，HOT によるボディイメージの変化と酸素を使用することの煩わしさがアドヒアランスの障害となり，療養行動に結び付いていなかった．HOT に対する思いに共感しながら，肺高血圧症や肺性心など二次的障害を予防し，生きがいである家庭菜園を継続するために（生きがい連結法*），うまく酸素を使用する方法を共に考えたいと伝え，まず，パートナーシップの構築を図った．

用語解説

生きがい連結法
生きがいを明確にし，生きがいと目標とする行動を関連づけるセルフマネジメントの技法．岡美智代が考案した慢性疾患患者の行動変容を支援する「EASE プログラム®」の中の一つ．

患者自身の病状の理解の促進

病状の理解として，COPD は不可逆性であり，B さん自身も病状が進行していると自覚していた．しかし，呼気排出障害という理解はなく，息切れ時に吸気を意識していたことで過膨張となり，呼吸困難を増強させていた．COPD の病態生理および口すぼめ呼吸のメカニズムについて説明，練習を行い，うまく実施できたときには称賛した．

自己の身体の理解を深めるために，労作時に SpO_2 と脈拍，呼吸状態をモニタリングし，共に評価した．入浴は酸素 3L/ 分で，入浴前，洗髪後，洗体後，更衣後ともに SpO_2 は 91％以上，脈拍 80 ～ 90 回 / 分，修正ボルグスケール 3 であった．動作が速いため，ゆっくり行うように声掛けをした．入院前は，労作時 2L/ 分で酸素を投与しており，酸素 2L/ 分で試したいという申し出があった．患者自身が納得して酸素流量 3L/ 分を使用するためには必要な過程と判断し，試みた．結果，SpO_2 は 87％に低下したため，B さんは酸素流量 3L/ 分必要であることを納得した．理学療法士が，在宅生活を見据えた階段の昇降や平地歩行の練習を行った．歩行ペースや休憩のタイミング，動作要領など指導を受けた．看護師も協働した．

在宅療養に向けた支援

生きがいである家庭菜園の継続に向けて，リュックサックにボンベを入れて作業を行うことにした．B さんと共に考え，前かがみにならないように椅子を利用することにした．酸素流量は安静時 1L/ 分，労作時 2L/ 分，入浴，畑仕事 3L/ 分となった．

今回，入院数日前に咳・痰および息切れの増強と微熱を認めたが，外来予約が 4 日後のため，定期受診を待って受診していた．その経緯や，思いを振り返り，急性増悪の重症化予防が病態の進行および予後へ影響することや，増悪徴候と早期受診の必要性を妻，娘も含めて説明した．入浴時の酸素流量が増加したことを思い出し，「咳や痰が増えたり息切れが強かったりしたら，早く受診して肺炎になる前に治さないといけませんね．手洗いもしっかりします」という言葉も聞かれ，早期受診および感染予防の必要性は理解できたと考える．

2 評価

セルフマネジメント支援において，パートナーシップの構築は重要である．Ⅳ期の COPD であり，酸素療法は低酸素血症を予防し，肺高血圧症，肺性心の発生，進行防止のため不可欠である．しかし，価値観はさまざまであり，Bさんが，COPDやHOTを含め，治療をどのように理解し考えていたのか，今回の入院加療によってその理解がどう変化したかを把握し，思いに共感することから関わった．そしてアドヒアランスの障害など問題を明らかにし，実施できていた療養法は承認・称賛し（自己効力感向上），生きがいの継続を目標として必要な療養法の習得への支援を行った結果，セルフマネジメント能力は向上したと考える．

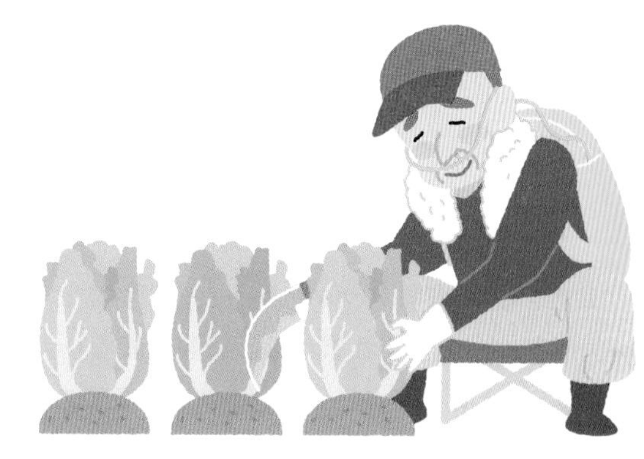

6 事例を振り返って

1 慢性呼吸器疾患をもつ人の看護

慢性疾患は，ケアのほとんどが家庭で行われ，適切な管理を行わないと病態は進行・悪化するため，セルフマネジメントが重要といわれている[1]．Bさんは，半年前にHOT導入のため入院し，HOT管理，感染予防などセルフマネジメント教育を受けて退院していた．しかし，適切な酸素管理や感染予防などを実施できておらず，肺炎で入院した．COPDの増悪を繰り返すことは，患者のQOL低下，呼吸機能低下，生命予後悪化と関連する．

安定期を長く過ごすために，増悪による入院期間は，在宅におけるセルフマネジメントの状況を振り返り，退院後の療養生活に向けた行動変容，セルフマネジメントの向上に大変重要な教育の期間となる．入院時から，退院後に疾患のセルフマネジメントができるように，病気をどのように理解し，現在の状況をどのように感じているのか，療養法への思いやどのように過ごしていきたいのかなど，情報収集を行いながら関わっていく．

そして，患者に合わせて必要な知識・技術を個々に提供しながら，患者と共に患者の価値観に沿った療養法を考えていくことが重要である．またパートナーシップの構築と自己効力感へのアプローチは不可欠である．

COPDの進行は，全身併存症と肺合併症を引き起こす．併存症には栄養障害，骨格筋機能障害，不安，抑うつなどがある．合併症には，喘息，肺線維症，肺高血圧症などがある[2]．これらを引き起こさないためにも，多職種チームで呼吸リハビリテーションを実施することが重要である．また，施設だけでなく，外来や訪問看護での継続看護が重要であり，看護専門外来の開設が増加している．

➡呼吸リハビリテーションについては，14章p.272参照.

2 COPDとアドバンス・ケア・プランニング

近年，アドバンス・ケア・プランニングの重要性が論じられている．本来は増悪前にアドバンス・ケア・プランニングを開始することが望ましいが，予後

➡アドバンス・ケア・プランニングについては，14章5節p.283参照.

が不確かな慢性呼吸器疾患患者では早々に開始されることは少ない．増悪による入院で状態が安定した時に，終末期医療についての説明を行い，アドバンス・ケア・プランニングを開始することが重要と考える．

7 設問

HOT へのアドヒアランスが不良の患者にどのように関わったらよいか．

➡医療者は，患者それぞれの価値観は異なり，HOT に対するアドヒアランスが不良なのは当然のことと認識する．そして，①患者の思いを傾聴・共感し，理解を示す，②楽しみや生きがい，望む生き方を聞く，③病状と HOT の効果を説明し，望む生き方をするために酸素療法は素晴らしい資源であり，うまく使うことが重要であると伝える．

引用・参考文献

1）黒江ゆり子．病のクロニシティ（慢性性）と生きることについての看護学的省察．日本慢性看護学会誌．2007，1（1），p.3-9.

2）日本呼吸器学会 COPD ガイドライン第5版作成委員会編．COPD（慢性閉塞性肺疾患）診断と治療のためのガイドライン 2018．第5版，メディカルレビュー社，2018，p.34.

疾患と看護① 呼吸器
看護師国家試験出題基準（令和５年版）対照表

※以下に掲載のない出題基準項目は，他巻にて対応しています．

必修問題

目標Ⅲ．看護に必要な人体の構造と機能および健康障害と回復について基本的な知識を問う．

大項目	中項目（出題範囲）	小項目（キーワード）	本書該当ページ
10．人体の構造と機能	A．人体の基本的な構造と正常な機能	呼吸器系	p.12

目標Ⅳ．看護技術に関する基本的な知識を問う．

大項目	中項目（出題範囲）	小項目（キーワード）	本書該当ページ
16．診療に伴う看護技術	F．呼吸管理	酸素療法の原則	p.62
		酸素ボンベ	p.62，63
		酸素流量計	p.62，63
		鼻腔カニューラ	p.62，63
		酸素マスク	p.62，63
		ネブライザー	p.88
		体位ドレナージ	p.127，128

人体の構造と機能

目標Ⅰ．正常な人体の構造と機能について基本的な理解を問う．
目標Ⅱ．フィジカルアセスメントおよび日常生活の営みを支える看護に必要な人体の構造と機能について基本的な理解を問う．
目標Ⅲ．疾病の成り立ちとの関連において，人体の構造と機能について基本的な理解を問う．

大項目	中項目（出題範囲）	小項目（キーワード）	本書該当ページ
10．呼吸器系	A．気道の構造と機能	鼻腔，咽頭，喉頭，気管，気管支	p.12，13
	B．肺の構造	肺	p.12，14，15
		胸膜腔	p.16
	C．縦郭	縦郭の区分	p.16，256
		縦郭に含まれる器官	p.16，256
	D．呼吸	呼吸筋	p.17
		換気	p.22
		ガス交換	p.12，14
		呼吸運動	p.16，18
		呼吸調節	p.18，19

疾病の成り立ちと回復の促進

目標Ⅳ．各疾患の病態と診断・治療について基本的な理解を問う．

大項目	中項目（出題範囲）	小項目（キーワード）	本書該当ページ
5．呼吸機能	A．呼吸器系の疾患の病態と診断・治療	炎症性疾患（気管支炎，肺炎，間質性肺炎，胸膜炎）	p.85，144，175，247
		気管支喘息	p.230，231
		慢性閉塞性肺疾患＜COPD＞	p.131
		肺循環障害（肺高血圧，肺塞栓症）	8章
		肺結核	p.191
		気胸	p.73，89，248
		腫瘍（肺癌，中皮腫）	10章，p.252，255，258

成人看護学

目標Ⅱ．急性期にある患者と家族の特徴を理解し看護を展開するための基本的な理解を問う．

大項目	中項目（出題範囲）	小項目（キーワード）	本書該当ページ
5．周術期にある患者と家族の看護	D．術後合併症と予防	深部静脈血栓症，肺血栓塞栓症	p.164
		呼吸器合併症	p.97

目標Ⅶ．各機能障害のある患者の特徴および病期や障害に応じた看護について基本的な理解を問う．

大項目	中項目（出題範囲）	小項目（キーワード）	本書該当ページ
10．呼吸機能障害のある患者の看護	A．原因と障害の程度のアセスメントと看護	酸素化障害	6章
		換気障害	7章
		呼吸運動障害	5，6，7章
		生命・生活への影響	15，16章
	B．検査・処置を受ける患者への看護	動脈血ガス分析，動脈血酸素飽和度	p.44，48
		呼吸機能検査	p.41
		気管支鏡検査	p.55
		胸腔穿刺	p.50
		肺生検	p.53
		胸部エックス線検査，胸部CT検査	p.46，47
		喀痰の吸引，喀痰細胞診，喀痰培養	p.40，176
	C．治療を受ける患者の看護	酸素療法	p.62，65
		侵襲的・非侵襲的陽圧換気	p.70，74，75，76，81
		肺切除術，内視鏡的肺切除術	p.94，99
		胸腔ドレナージ	p.89，92
		吸入による薬物療法	p.84，87
		薬物療法（化学療法，抗菌薬）	p.83，86
	D．病期や機能障害に応じた看護	腫瘍（肺癌，悪性中皮腫）	10章，p.252，253，255，257，258，259
		呼吸器感染症（肺炎，気管支炎，胸膜炎，肺結核，膿胸）	p.85，175，178，180，182，186，191，247
		慢性閉塞性肺疾患＜COPD＞，肺気腫	p.131，135，248
		気管支喘息	p.231，236
		気胸	p.248

疾患と看護❶
呼吸器

INDEX

数字，A—Z

あ

く

け

こ

さ

し

り

る

れ

ろ

表紙・本文デザイン：株式会社ひでみ企画

図版・イラスト：有限会社デザインスタジオEX
有限会社彩考，佐沙木彩乃
清水みどり，中村恵子

ナーシング・グラフィカの内容に関する「更新情報・正誤表」「看護師国家試験出題基準対照表」は下記のウェブページでご覧いただくことができます.

更新情報・正誤表
https://store.medica.co.jp/n-graphicus.html
教科書のタイトルをクリックするとご覧いただけます.

看護師国家試験出題基準対照表
https://ml.medica.co.jp/rapport/#tests

ナーシング・グラフィカ EX 疾患と看護①
呼吸器

2020年１月15日発行　第１版第１刷©
2023年１月15日発行　第１版第３刷

編　者　讃井 將満　加茂 徹郎
宇都宮 明美　本城 綾子

発行者　長谷川 翔
発行所　株式会社メディカ出版
〒532-8588
大阪市淀川区宮原３－４－30
ニッセイ新大阪ビル16F
電話　06-6398-5045（編集）
0120-276-115（お客様センター）
https://store.medica.co.jp/n-graphicus.html
印刷･製本　株式会社広済堂ネクスト

ISBN978-4-8404-6897-8

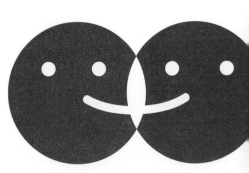